冠心病
中西医诊治策略

梁 燕 等主编

上海科学普及出版社

图书在版编目（CIP）数据

冠心病中西医诊治策略 / 梁燕等主编. -- 上海 :
上海科学普及出版社, 2024. 11. -- ISBN 978-7-5427
-8890-0
Ⅰ. R541.4
中国国家版本馆 CIP 数据核字第 2024T6V080 号

统　　筹 张善涛
责任编辑 陈星星

冠心病中西医诊治策略
梁　燕　等主编
上海科学普及出版社出版发行
（上海中山北路 832 号　邮政编码 200070）
http://www.pspsh.com

各地新华书店经销　　廊坊市海涛印刷有限公司
开本 787×1092　1/16　　印张 25.25　　字数 346 000
2024 年 11 月第 1 版　2025 年 1 月第 1 次印刷

ISBN 978-7-5427-8890-0　　定价：176.00 元
本书如有缺页、错装或坏损等严重质量问题
请向工厂联系调换
联系电话：0769-85252189

冠心病中西医诊治策略

编委会

名誉主编

王　强

主　编

梁　燕　孙　侃　常　冰　王春亮　张　松

副主编

谢　田　吴鹤伶　史佳森　王　娟　来　于

李　昌　于文宁　樊玉珠　马晓晶　李鑫鑫

马红伟　杜波苒　倪梦洁　张少甜

编　委

（按姓氏笔画排序）

于文宁　马红伟[*]　马晓晶　王　强　王春亮

王　娟　史佳森　邢春燕　孙　侃　杜波苒

杜　娟　李　昌　李玥彤　李　婧　李鑫鑫

来　于　吴鹤伶　张少甜　张　松　张　岩

倪梦洁　涂　田　常　冰　梁　燕　曹盼盼

谢　田　樊玉珠

*作者工作单位为石家庄市人民医院；其余作者工作单位均为石家庄市中医院

前言

冠心病是冠状动脉粥样硬化性心脏病的简称，是由于冠状动脉血管发生粥样硬化病变而造成血管腔狭窄或闭塞，使得血流无法顺利流通，满足不了心肌的需求，进而造成心肌受损的一种心血管疾病。该病可导致心绞痛、心肌梗死、心律失常、心力衰竭或猝死等发生，严重威胁着人类的生命健康。随着医学的快速发展，心血管内科专业在近年来取得了一系列进步，尤其在中西医结合方面的治疗，取得了很大的成绩。为了促进广大心血管内科医务人员在临床工作中更好地认识、了解冠心病在中西医结合方面的诊治，并规范地开展临床工作，在参阅国内外相关研究进展的基础上，结合我们的临床经验特编此书。

本书共分为两篇。第一篇为基础篇，即第一章至第八章，内容包括绪论、心血管的结构与功能、冠心病概述、病理学、常见临床症状、检查及分型、诊断与鉴别诊断及冠心病的治疗方法。第二篇为临床篇，即第九至第十九章，详尽地讲述了无症状性心肌缺血、稳定型心绞痛、缺血性心肌病、急性冠状动脉综合征、冠心病猝死、特殊类型冠心病、冠心病与相关疾病、冠心病的中医调护、中西医结合治疗冠心病、中西医结合治疗心肌梗死后再灌注及冠心病的预防。

本书读者对象为心血管内科及各大医疗机构的医务人员，包括省级医院、市级医院、县级医院、乡镇医院以及社区医疗服务中心的临床医生；同时还包括广大研究生、进修生、医学院校学生等，可作为其工作和学习的工具书及辅助参考资料。

本书编写过程中，得到了多位同道的支持和关怀，他们在繁忙的医疗、教学和科研工作之余参与撰写，在此表示衷心的感谢。

由于时间仓促，专业水平有限，书中存在的不妥之处和纰漏，敬请读者和同道批评指正。

编者

2024年3月

目　录

第一篇　基础篇

第一章 绪 论

第一节 冠心病的中医渊源及发展

一、冠心病中医基础的奠基

中医学起源较早，甲骨文中已有了“心疾”的字样。早于《黄帝内经》（简称《内经》）的马王堆汉墓出土的帛书也有关于心病的记述，如《足臂十一经脉》云：“臂太阴脉……其病，心痛，心烦而噫。”《阴阳十一脉灸经》谓“臂钜阴脉……其所产病：胸痛，心痛，四末痛，瘕，为五病。”

对心脏内容记载最详细的当属《内经》，较全面地阐述了有关心脏的生理、病证、病因病机、诊法、治则等内容。有关心脏的生理功能方面，如“心主身之血脉”“心者，君主之官，神明出焉”。《难经》中亦指出：“心主藏神。”说明心脏的主要功能是主血脉和藏神。对病证的记载，如《内经》有“心病”“真心痛”“厥心痛”“目不瞑”“脱痈”“大厥”“薄厥”等病的记载，并对“心痛”的性质和部位特点进行了较详细地论述。如《素问・藏气发时论》曰：“心病者，日中慧，夜半甚，平旦静。”“心病者，胸中痛、胁支满、胁下痛、膺背肩胛间痛、两臂内痛。”又如《灵枢・厥病》篇云：“厥心痛，痛如以椎针刺其心，心痛甚者。”“真心痛，手足青至节，心痛甚，旦发夕死，夕发旦死。”对周围血管病症的描述，如《灵枢・痈疽》云：“发于足趾，名曰脱痈，其状赤黑，死，不治……”相当于现代的血栓闭塞性脉管炎。至汉代张仲景所著《金匮要略》的记载，详于“胸痹”证候、痛的性质，如“心中痞……胸满，胁下逆抢心”“心痛彻背，背痛彻心”“心悬痛”“不得卧，心痛彻背”“胸中如窒”等，即言“压榨感”“窒息样痛”，还观察了心痛的发作方式及脉象等，对“惊悸”也进行了论述。

《内经》已经认识到心系病证的病因病机可由外感六淫、内伤七情引起。六淫致病，如《素问·至真要大论》：“太阳之胜寒厥入胃，则内生心痛”，还载有“风淫所胜”“热淫所胜”“燥淫所胜”“湿淫所胜”等病因所致心系的各种疾病。七情致病，《左传》载有“明淫心疾”，即是说思虑过度，有可能引起心脏病。《内经》谈到“忧愁思虑则伤心”等。瘀血致病，《内经》中无“瘀血”之名，但有“留血”“恶血”之语，“瘀血”“蓄血”之名始于张仲景所著《伤寒杂病论》。痰饮，《内经》有“多饮善病胸痹”。饮食所伤，《内经》云：“多食咸，则脉凝泣而色变”“味过于咸，大骨气劳短肌，心气抑”。这说明瘀血阻滞、痰饮内阻、饮食所伤是造成心血管病变的主要病机，其中各种原因导致心脉痹阻是心系病证的基本病机。

在诊法方面，《内经》记述有色诊和脉诊的内容，如色诊的《素问·痿论》云：“色赤而络脉溢”等；脉诊的《素问·脉要精微论》云：“脉者，血之府也……涩则心痛”，《素问·阴阳应象大论》云：“脉钩多胃少是心有病，但钩无胃曰死”。重视脉的胃气与预后的关系。

对治则的确立，《内经》重视“治病求本”，强调“标本缓急”，治分先后，即“急则治标”“缓则治本”；病有“逆从”，正反异治，即“逆者正治，从者反治”，逆病气而治谓正治，顺从病气而治谓从治法。具体应用上，“寒者热之”“热者寒之”“虚者补之”“实者泻之”。《难经》提出：“损其心者，调其营卫”。《金匮要略》又立“痼疾”加于新病，先治新病、后治宿疾的原则。

治疗方法上，《内经》列出针灸治疗心系病证的方法，如《素问·缪刺论》：“邪客于足少阴之经，令人卒心痛，暴胀，胸胁支满，无疾者，刺然骨之前出血……”。《灵枢·杂病》中记载：“心痛，但短气不足以息，刺手太阳”。《灵枢·刺热》篇载有：“心痛者……取其少阴太阳，舌下血者”等治疗方法。

在治疗用药上，《神农本草经》载有许多治疗心系病证的药物，如“蒲黄，消瘀血”“丹参，寒热积聚，破癥除瘕”“川芎，主中风入脑，妇人血闭”，还有“竹叶”“牡丹皮”“犀角”等清心降火的药物，补充了《内经》的不足。

鉴于先秦两汉时期对心脏的生理、病理、病因病机、病证、诊治方法等有了一定的认识，以及《神农本草经》有关心系病证的药性、《伤寒杂病论》对心系病证治疗方剂的创立，奠基了中医心血管病学理论体系的基础。

二、冠心病的中医发展

继《内经》《伤寒杂病论》之后，随着对各种疾病认识的不断深入，治疗经验渐渐丰富，中医心血管病学理论有了较大的发展。特别是中华人民共和国成立以来，中医心血管病学的辨证论治、辨病辨证相结合诊疗体系得到了发展和完善。

辨证论治作为中医学的精髓，在《内经》之前已有辨证的萌芽，《内经》的问世奠基了辨证论治的理论基础，如“三因制宜法则”“标本先后法则”等。辨病辨证相结合是中医学诊疗疾病的主要模式，辨病早于辨证。张仲景所著《伤寒杂病论》提出的“六经辨证”“脏腑经络先后病”基本确立了辨证论治；其以辨某病脉证并治为篇名，“病下系证，证下列方，方随证出，随证治之”，体现了以病为纲、以证为目，病脉证并重的辨病、辨证论治思想，并有机地将辨病、辨证论治结合在一起。后世《南阳活人书》对此有精辟论述：“因名识病，因病识证，如暗得明，胸中晓然，无复疑虑，而处病不差矣。”

载有心血管疾病辨证论治方法的论著，应首推张仲景所著《伤寒杂病论》。如治疗“心下悸”：“饮水多而小便少，心下悸，乃水停心下，水气犯心也。茯苓甘草汤以治其水”“若心下悸而厥冷，身瞤动者……宜真武汤”“若汗后，心中悸而烦者……宜小建中汤”“若伤寒邪气入厥阴，已成败症，脉结代，心动悸者……炙甘草汤主之”（清代吴坤安《伤寒指掌》）。张仲景还创制了半夏麻黄丸、小半夏加茯苓汤治疗“心下悸”，黄连阿胶汤治疗“心中烦，不得卧”等。对“胸痹心痛”的治疗，张仲景首辨“阳微阴弦”，创制瓜蒌薤白白酒汤、小陷胸汤、瓜蒌薤白半夏汤、酸枣仁汤等方剂，体现了辨证施治的特点。

仲景以后的医家对心血管疾病的辨治内容不断充实。如隋代巢元方认为“心痛”中又有虚实两大类，治法当异；唐代孙思邈所著《千金要方》和《千金翼方》所举心痛胸痹的证候表现特点和治法，更体现了同病异治的辨证思想，如“心痛暴绞急欲绝，灸神府百壮……”“心痛如锥刀刺气结，灸膈俞七壮”“心痛短气不足以息，刺手太阴”“胸痹引背时寒，间使主之；胸痹心痛，天井主之”等。宋金元时期的医家对心血管疾病的辨证更多，治法也十分丰富。如《太平惠民和剂局方》将心痛的病因病机归为脏腑虚弱，风邪冷热之气所客，正气不足，邪气胜盛；列有“治卒心痛诸方”“治心痹诸方”“治胸痹诸方”等，所载苏合香丸，经临床验证颇有效果。金代刘完素所著《素问病机气宜保命集·心痛论》依据临床表现，将心痛分为“热厥”“寒厥”和“大实”三种不同证型，分别运用“汗”“散”“温”“利”等法，并载有治疗方药。明清时期的医家对心血管疾病的辨证更为细腻，对心系病证有了较明确的鉴别，指出心痛与胃脘痛有别，并从邪犯部位之不同以区分真心痛和厥心痛，如明代王肯堂所著《证治准绳》指出：“心与胃各一脏，其病形不同，岂胃脘痛即心痛哉？”指出：“胃脘逼近于心，移其邪上犯于心，为心痛者亦多”。关于厥心痛和真心痛的区别，明代李梴所著《医学入门·心痛》称：“真心痛，因内外邪犯心君，一日即死；厥心痛，因内外邪犯之包络，或它脏邪犯心之支络”。随着对心血管疾病认识的不断深入，出现了不同的类别法，仅心痛的分类就有从邪犯脏腑经络分类，从疼痛性质、发作的情况分类，从病因病机分类等，对证候的辨识也逐渐完善，更明确地体现出辨病辨证相结合的治疗思想。如《明医杂著》《证治汇补》等论述有多种心血管疾病的辨证论治。

第二节　中西医结合在冠心病中的应用与发展

一、心绞痛

中西医结合通过宏观微观相结合、辨证辨病相结合、中西药有机结合，在临床许多方面取得了单用中医和西医难以取得的疗效。如今中西医结合方法在冠心病心绞痛的诊治上取得了突破性的进展。

1. 中西医结合治疗心绞痛的概况　对心绞痛的治疗包括减少心血管危险因素的生活方式的改变、中西药物治疗和血运重建三种方法。对心绞痛的治疗重点随着对其病理生理的认识而不断发展。早期认为其机制与冠脉舒缩异常有关时应用钙通道阻滞剂等治疗，近年来，针对冠状动脉内血栓形成的机制较多应用抗血小板和抗血栓治疗，随着对急性冠脉综合征与急性炎症反应关系的深入了解，可能导致有效的抗炎症药物出现，从而实现对不稳定型心绞痛（UA）的更全面和更有效的治疗。多数学者认为冠心病心绞痛的发生与心、脾、肾三脏有关，从“瘀”“虚”“痰”论治，建立了冠心病心绞痛不同证型的客观辨证标准。心气虚证，以心脏收缩功能和舒张功能减退为主，其中左室舒张功能对心气虚的诊断敏感性较高，左室收缩功能对心气虚的诊断特异性较高；气虚血瘀证，以红细胞成分增多、血浆成分相对减少、微循环异常形态改变为主，其心功能明显减退；气滞血瘀证，则以血浆成分增多、血细胞凝聚性增高、外周微血管异常流态改变为主，心功能处于代偿期。

通过冠脉造影证实，痰瘀互结证患者的动脉狭窄与病变支数较单纯瘀血内阻证患者重；痰浊证的微观指标出现游离胆固醇、血清胆固醇、低密度脂蛋白胆固醇（LDL-C）明显升高等，而血液流变性、血管活性物质水平变化与血瘀证近似。冠心病肾虚证有载脂蛋白A1显著降低、载脂蛋白B100/载脂蛋白A1显著升高，过氧化脂质（LPO）升高、超氧化物歧化酶（SOD）降低等客观指标的异常。有些学者对冠心病心绞痛的不同类型分别进行病证调查，结果显示：自发性心绞痛多为阴寒凝滞；劳累性心绞痛以气虚血瘀多见；变异性心绞痛以阳虚寒凝为多，更年期患者则多为阴虚气郁。

在治疗冠心病心绞痛的药物上，筛选出的单药、单药中药提取物和单体化合物在临床应用的比例不断提高，并对其作用机制也有了深入研究。

活血化瘀法：具有抗血小板黏附、聚集，扩张冠状动脉，增加心肌血流量，改善心肌代谢，降低氧耗量，改善微循环等作用。

宣痹通阳法：可改善脂质代谢、降低血脂、减轻动脉粥样硬化的发生、发展，且对恢复心功能、降低心肌耗氧量、提高心肌细胞的耐缺氧能力亦有效。

芳香温通类药物：多含有挥发油，经口腔黏膜及呼吸道吸收迅速，具有解除血管痉挛、增加心肌血流量的作用。其中有些药物还有镇静、镇痛作用。

补肾药物：可通过调节内分泌功能、改善机体的免疫状态、抗氧化和改善冠脉循环、增加冠脉流量等达到治疗目的。有许多中药具有β肾上腺素能受体阻滞剂样作用、钙离子拮抗剂样作用、调脂作用等。

在辨证论治前提下，充分利用现代研究成果，宏观微观相结合，辨证辨病相结合，实现了中医处方的中西医结合。根据患者病情、病期的不同，把冠心病心绞痛的共性与个性、宏观与微观、辨证与辨病相结合进行系列性治疗，使治法方案化、药物系列化。把传统中医药与现代介入治疗有机结合，应用介入治疗（如射频消融术、冠脉支架植入术、起搏器植入术等），配合介入系列方药，取得了优于单纯应用西医介入治疗的效果。

2. 中西医结合治疗心绞痛的思路　中医对功能的总体把握与现代医学对结构的认识将在未来的医学发展中逐渐融合，有效物质的分离、单体药物的重新构建和源于中药治疗冠心病的有效基因药物也将应用于临床。从危险因素的调控、发病机制的新认识、治疗的各环节等方面寻找结合点，中西医药物有机结合、内服外治有机结合、药物介入与手术有机结合，将在思路和方法上产生新突破。

（1）动脉粥样硬化及冠脉成形术后血管再狭窄的防治。冠心病动脉粥样硬化（AS）防治的新举措，应针对动脉内皮的保护、抗氧化及炎症的控制，这应成为中西医结合研究的一个重要结合点。近年来，以活血化瘀为主体的多个研究表明，血府逐瘀汤、补阳还五汤、丹参（单味或注射液）、四逆汤等可使冠脉内支架植入术后或模拟经皮冠脉腔内成形术后动物模型的再狭窄得以改善，其机制可能涉及调控血脂异常，抑制血管平滑肌细胞（VSMC）增殖、迁移，抑制胶原堆积及病理性血管重塑等。血府逐瘀汤可使实验性AS家兔动脉内膜斑块面积以及其与中膜面积的比值和冠脉病变的发生率明显降低，其作用机制涉及调控血脂异常（降低血清总胆固醇及LDL-C），抑制血小板黏附，并通过基因的调控而抑制VSMC的增殖及迁移等。水蛭和丹参等分别具有抑制VSMC增殖、迁移，以及诱导VSMC凋亡的效应，也可能具有抗AS的前景。中医药在动脉粥样硬化及冠脉成形术后再狭窄的防治上具有一定的潜力，需进一步加强研究。

（2）寻找治疗性血管新生效应的中药。促进缺血心肌区域侧支循环的建立和动脉血管的新生，即治疗性血管新生。参与此过程的有关生长因子及细胞激肽主要包括血管内皮生长因子、纤维母细胞生长因子及血管形成素等。众多的临床实践表明，补气活血、化瘀生肌、行气通络等药物对冠心病心绞痛的治疗有确切疗效，所以，中西医结合研究心血管病应成为一个重要的结合点。

（3）寻找效果更好的改善冠脉血供、减轻再灌注损伤和保护心肌的药物。心肌缺血损伤是涉及细胞适应、代偿、坏死、凋亡、修复等多种机制的复杂过程，除波及心肌细胞外，还可波及冠脉内皮细胞、血管平滑肌细胞和心肌成纤维细胞等，单一保护因素可能无明显效果。目前，直接寻求内源性细胞保护物质是研究热点。由于中药的成分比较复杂，可能针对不同的环节达到保护心肌的作用，与西药相比有其优势和特点，所以可尝试将二者结合用于临床治疗。临床观察中医药疗效，再加以基础研究佐证，这将是一条很好的研究思路，对于推广中药应用、更好的保护缺血心肌均具有重要意义。

心肌细胞保护是指通过一些方法提高心肌细胞的耐受性，主要包括：①提高膜、膜脂质、膜蛋白的稳定性；②改变能量代谢途径，即改变心肌细胞对氧的依赖方式，例如将心肌细胞的有氧依赖方式改变为无氧酵解方式；R保护亚细胞器（内质网、线粒体、溶酶体等〉。探寻内源性心肌细胞保护物质包括：①从古老基因表达产物中寻求内源性保护物质，如应激蛋白；②蛋白质组技术和反向生物学研究策略有助于寻找新的内源性细胞保护剂；R以损伤因子为靶点的拮抗治疗已取得临床认可（如β受体阻滞剂、钙通道阻断剂、ACEI、AT1阻断剂、醛固酮受体阻断剂等）；③以保护因子为靶点的补充治疗。缺血损伤的机制及机体的抗损伤机制，都是多途径、多环节的复杂机制，所以单因素的保护效果有限。损伤与抗损伤是多因素的相互作用，对缺血心肌保护应该争取实现多靶点的整合治疗，而不是"混合"治疗和单因素治疗。

心肌缺血预处理（IPC）是指经受多次短暂缺血发作后，心肌对随后发生的持续性缺血的耐受性增强。探索心肌缺血预处理（IPC）的存在与规律也是一条重要途径。国内研究表明，重组人内皮生长因子（rh-EGF）与心肌细胞共同培养可产生IPC效应。实验性缺血大鼠用丹参注射液亦可加强IPC保护效应，即具药物模拟性IPC效应。缺血预处理对心肌保护是肯定有益的，因为它触发了内源性的心肌保护机制，但在临床应用上确实有其局限性，这就需要寻找内源性的保护物质，通过多途径干预心肌损伤的过程，达到保护心肌的目的。

（4）调控基因中药的相关研究。人类基因组图的初步完成、功能性基因组的分离与鉴定、蛋白质组学的研究、基因表达的差异性比较研究、转录与表达的分子调控机制、基因芯片技术、数字和信息分析技术的运用以及在测序基因组后的人功能基因组研究，都为揭示冠心病中医证侯的相关基因提供可能。中药DNA分子标记以及中药基因芯片的研究等已成为当今中药研究的热点，并将使传统中药进入一个崭新的时代。基因治疗技术可以解决一般药物难以解决的问题，通过基因的修复、替换或干预，未来可能突破许多重要疾病的治疗难关。因此，研制调控冠心病基因的有效中药具有重大意义。

今后应结合流行病学的宏观研究，在细胞、基因、分子等微观层次，充分利用中西医各自优势，取长补短，有机结合，开展多学科协作研究，寻找新的治疗靶点，从而在冠心病心绞痛的诊治上产生突破和飞跃。

二、高血压

高血压是一种高患病率、高病死率和高致残率的常见病。高血压在中医学中属于“头痛”“眩晕”“中风”等范畴。中医认为高血压的发生与情志失调、饮食不节、内伤虚损等因素导致的人体脏腑功能失调，气血阴阳不相顺接有关。如长期的精神紧张或忧思恼怒，肝气郁滞，日久化火；或过食肥甘厚味，损伤脾胃，湿浊内蕴，日久化火；劳伤过度或久病年老，肾阴虚损，肝失所养，阴虚阳亢而至眩晕、头胀痛等。现代中医学将高血压与传统中医的“风眩”相对应，认为“风眩”是一种因肝肾阳亢阴亏，风阳上扰，气血逆乱所致，以眩晕、头痛、血压增高、脉弦为主要表现的眩晕类疾病。

目前，长期服用中、西药降压药是防治高血压的主要措施之一，但西药和中药在治疗方面都存在一定局限性。实践证明，中西医结合治疗较之单纯的中医或西医治疗有着不可替代的优越性，是高血压治疗的最佳方法。

中医学注重“天人合一”的整体观念和辨证论治的思维方式，重视气血、脏腑、阴阳的平衡，强调心理、人体、环境的调整。中医治疗高血压善于从全身机能状态失调入手，关注患者的体质差异，分析其他脏腑器官的病变与血压升高的关系，寻求引发高血压的因素，诸如情志、饮食、居住条件及环境等，针对这些致病因素，决定治疗方案。治疗时可以忽略血压，而仅根据患者的症状做出诊断并治疗。就血压而言，不论其值高低，只要表现的证型相同，就可以用同一方药进行治疗，此即为“异病同治”和“辨证论治”。血压在西医是绝对的诊断依据，诊断时注重血压指标、危险因素及心血管疾病危险度分层。治疗时必须掌握患者具体升高的血压值，根据引起血压升高的原因鉴别是继发还是原发，然后做出诊断并选择用药，即所谓的“辨病治疗”。但中、西医治疗高血压的共同目的是一致的，即最大限度地降低心脑血管病的病死率和病残率，提高患者的生活质量。

辨证论治是中医学的特点，辨病治疗是西医的原则，而中西医结合则应辨病与辨证相结合，两者不可偏废。临床上应提倡对高血压首先辨病、分级；然后再进行中医辨证分型、辨证施治。其次是发现病证之间、分期和分型之间的内在联系。最后，从中医的角度来认识高血压总的发病机制。

高血压是由许多病因引起的心血管综合征，可逐渐导致心脏和血管功能与结构的改变，西药降压迅速，有利于尽早达到目标血压，但延缓或逆转器官损害是一漫长的过程，即使坚持长期有效控制血压亦未必能达到目的。中医药在即时降压疗效方面虽不如西药，但疗效持久、不良反应少，且突出整体观念，强调整体阴阳、气血、脏府平衡，因而可在多层面、多点上发挥作用，这与西药集中、专一的治疗方向形成鲜明对照。随着联合用药、个体化的高血压治疗新理念的提出，西医也开始更加重视患者临床症状的改善及生活质量的提高。中医药着眼于整体调治，在这方面已有较多的工作积累，研究证明中药如活血化瘀类、祛痰降浊类对高血压左室肥厚有一定程度的逆转，并且对其血管活性物质也有显著影响；在阻止动脉粥样硬化的形成及改善胰岛素抵抗方面的优势也越来越突出。临床研究和实践也表明，对高血压引发的心力衰竭、心肌供血不足、脑卒中、肾衰竭等，采用中西医结合治疗都有明显优势。

所以，中西医结合治疗高血压既可有效控制血压，又能更好地改善患者的症状，提高生活质量，前景广阔，值得从理论和实践上，不断地进行全方位的探索与研究，实现中西医的有机融合，发挥和扩展中西医结合治病的优势与范围，达到科学治疗之根本目的，造福更多的患者。

中医治疗高血压强调证论治、整体观念，临床往往分为肝阳上亢、阴虚阳亢、肝肾阴虚、痰浊中阻、瘀血阻络等证型，选用中药方剂时药理作用要针对这些证型。西药也可辨证应用，在中西医结合治疗高血压时，选用西医降压药时可结合上述辨证、体质类型加以区别，有助于提高疗效。研究表明，痰浊中阻型且形体肥胖的患者选用利尿药、含有利尿药的降压复方制剂或合并有利尿作用的降压药效果较好；肝阳上亢、阴虚阳亢或肝肾阴虚型选用ACEI类更佳；对瘀血阻络型选用钙离子拮抗药（CCB）、扩血管类药更为合适；而肝阳上亢型则宜选用β受体阻滞药。

现代药理研究也表明，平肝潜阳类中药如白蒺藜、钩藤、石决明，活血化瘀类中药如丹参、当归等，养阴类中药如白芍、首乌、葛根等，利尿类中药如车前子、泽泻等，其功效与利尿剂、CCB、β受体阻滞药和血管紧张素转换酶抑制药（ACEI）的降压作用相似。

通过中、西药理相互渗透及有机结合，对提高降压效果、改善症状、减少降压药物用量以及不良反应都有所裨益，使中西医结合治疗高血压具有实际的可行性。

近年来，中西医结合的方法在心血管疾病的治疗上取得了长足的进展。中西医作为两种不同的医学理论体系，对心血管疾病有各自的认识。中医学虽无心血管系统各疾病的病名，但早有与此相关的一些证候的详细记载。霍根红等指出中医药治疗心血管疾病的现状和优势体现在整体观念、辨证论治、丰富的临床经验和方药宝库，以及中药的多靶点及丰富的治疗方法；但同时也指出了中医药治疗心血管疾病的局限性，认为应该重视对中医理论系统的研究，推进方药及剂型的研究，加强药物安全性评价，开展一系列相关实验研究，结合循证医学等。罗万玲等发现，中药对心血管疾病治疗效果显著，具有疗效好、活性强、不良反应小的优点；并对近年来国内中药治疗高血压、高血脂、血栓、心肌缺血所致的心绞痛和心率失常等心血管疾病的实验研究和临床应用文献进行了整理，综述了中药治疗心血管疾病的研究进展，同时也指出了中药治疗心血管疾病中存在的问题：第一，中药原材料中有效成分比较低，因此中药的降压、降脂幅度不大，起效比较慢，故中西医应取长补短，充分发挥中西医结合优势，既能使血压、血脂达标，又能从整体机能调节以达到治本的目的；第二，中药资源是一个丰富的自然产物资源，现利用的常用中药非常有限，可根据已知中药的有效成分的同源性寻找更多的药用资源；第三，治疗心血管药物剂型单调，可开发研制多种剂型以达到速效的效果。因此，对于心血管系统各疾病的治疗，中医重在调整阴阳，疏通气血，从而起到预防、治疗的双重作用，且作用持久，但于“治标”方面的作用相对较弱。西医则强调扩张血管，加强血液循环与流通。倪宇艇等认为，心血管疾病是一种多病因疾病，中、西医治疗心血管疾病，各有其优势及不足，而中西医结合治疗心血管疾病，能起到扬长避短、优势互补的作用。随着对心血管疾病研究的不断深入，对心血管疾病的治疗越来越趋向于联合用药，而中医在心血管疾病治疗过程中的辨证论治所取得的疗效已得到越来越多的学者的研究证实，受到患者和医生的关注。

总之，近几年国内外对治疗心血管疾病的有效成分及有效机制的研究已取得初步进展，并在相应的中医以及西医理论指导下，开展了对辨证论治的实验探索。但中西药的合用并不等同于中西医结合，而且药物化学成分复杂，药理作用广泛，其机制是从多个层面、多个环节、多个部位发挥作用，很难从单方面来进行准确定位。随着循证医学和现代科学技术的发展，人们对各类心血管疾病的病因、病机、治疗等方面有了新的认识，这对未来的治疗及研究都提出了严峻的挑战。

第三节　中西医结合治疗冠心病的策略思考

一、提高控制心血管疾病危险因素的依从性

流行病学表明，当下已经了解的重要的心血管疾病危险因素中，有九成以上促进了脑卒中、心肌梗死的发病，对危险因子的控制涵盖了脂代谢紊乱、肥胖，努力构建健康的生活模式（戒烟、低热量饮食、提高运动时间），针对高危群体（按照心血管危险积分）予以药物治疗控制危险因素，为防治动脉粥样硬化心血管疾病的本质解决方式。我国地域广阔，人口众多，并且不同民族、地域的习惯和生活有很大区别，不同区域在经济层面有很大不同，基于此，需要结合人群的不同特性，应用可行、有效的方式，不能实行“一刀切”的方针。传统层面而言，我国群众拥有优良的膳食体系和生活习性，为防治心血管病危险因素的良好条件。一直以来，我们群众注重体育运动，例如气功、太极拳等我国群众普遍喜爱的运动，都可以对肥胖、高血压等进行良好的调整；而且还强调养生，呈现出我国群众防治疾病、健身的迫切心愿。在临床中证明诸多中成药具备防治心血管病危险因素的功效，如果临床试验能进一步证明这些中药能控制不同的危险（如高血压、高血脂、高血糖），这将极大提高群众的依从性，成为一级预防的最佳补充。

二、提前预防，在预防的层面使用当下医学全新的防治和筛选重点诊治心血管高危人群

动脉粥样硬化的形成是不断积累的病理生理过程，在最终形成比较严重的动脉管腔狭窄、造成心脑等靶器官损伤前，很难获得良好的诊断和治疗。倘若产生了症状，会提升不良事件的风险。近期，欧美等心血管疾病学会将冠心病分为“慢性稳定型心绞痛”“急性冠脉综合征”，并未关注无症状心肌缺血的重要特性。近期以来，国外的流行病学资料发现无症状性高危心血管事件的严重性，及时对该类患者进行识别和处理，需要尽快落实到心血管疾病防治议事日程之中。

对无症状高危群体进行识别，当下通常按照具备危险因素的状况，应用Framingham评分对无冠心病症状群体予以划分：①低危，十年之中产生心血管事

件危险<10%（或<6%）；②中危，十年之中产生心血管事件危险为10%～20%；③高危，十年之中产生心血管事件危险≥20%。但以上方式具备很强的局限性，由于其是针对十年时间预测的，时间跨度很长，针对高危群体的预测并不明确和精准，很难对中危之中的高危进行识别。就本质而言，在国外对的大样本的临床试验中，75%的冠心病群体按照危险进行划分为中低危群体，导致该患者尚未历经优良的预防诊治。

我国古代医家就注重预防疾病，《内经》之中有“上医治未病”的表述。自20世纪80年代开始构建的“冠心病早防早治”的观念，随着临床证据不断增多，且影像检查技术的更好发展，心脏CT可通过无创的模式对冠脉钙化予以计分，为冠状动脉粥样硬化的形成构建了直接的证据。此后产生的血管多普勒超声检查，可通过无创的模式发现颈动脉粥样硬化。针对没有症状、没有冠心病历史的群体来说，在应用危险因素积极性分层的环节，以上检查构建的信息（冠脉钙化积分、颈动脉内膜中层厚度）可提升预测心血管事件的技能。其与心血管疾病的关系为此后诸多前瞻性研究的所证实。2010年，美国ACCF/AHA颁发的指南中将其纳入为Ⅱa类推荐，基于危险分层，持续在中危群体中对近期（<3年之中）具备高危心血管事件的群体进行识别，并将其作为主要的干预群体。

三、不断规范冠心病的治疗方法，持续研究中西融合防治心脑血管疾病的措施

慢性稳定型心绞痛患者在临床中是冠心病的主要群体，患者常常出现心绞痛，导致工作、生活质量持续降低，具有很高的死亡率。针对该类型患者而言，在治疗中需要实现症状的改善和生活质量、运动耐量的提升，并且达到改善预对的目的。针对改善症状，西医具备比较丰富的经验，且在循证医学、药理学层面具备规范的指导模式。我国中医学将冠心病稳定型心绞痛归纳为“胸痹心痛”范围之中，具有大量的经验。按照中医理论，中药治疗心绞痛一直以来被诸多一线医生认可和接受，并获得患者的认可。近些年来药监部门批准中成药在临床中使用，特别是针对不满意西药或者是出于诸多原因不希望长期服用西药治疗以及进行血管重建手术的患者。当下尚须对使用时间比较长的药品强化临床安全性、疗效、品质的相关研究。规范的中西医融合诊疗模式是我国的特色，且在临床中得到了修正、检验和发展。针对药物治疗无效的顽固性心绞痛，血管重建是控制症状的主要模式，可对并

发症（心功能不全、心律失常）进行有效改善和治疗，但依旧有诸多患者在手术之后复发心绞痛，需要持续药物治疗，中药为经常使用的有效类型的药物。

慢性稳定型心绞痛患者心血管事件二级预防为慢性稳定型心绞痛患者的主要治疗目标。该目标通常不能获得满意的落实，最主要原因是由于西药的不良反应（例如他汀类导致的肝功能损害，阿司匹林导致的消化道出血），或者单纯是由于患者对西药有担忧，不希望进行长时间的服用。针对急性心血管事件产生机制，补气、活血、通络、化痰、清热解毒功效的中药在动物实验中被证实拥有稳定动脉粥样硬化斑块、改善凝血功能、抗心肌缺血的功效。这些临床试验均将心脑血管预后当作重点，可为防治动脉粥样硬化心血管事件提供证据。

第四节　冠心病中西医结合临床研究的重点和策略

一、心血管疾病中西医结合临床研究的重点

1. 继续加强对心血管重大疾病的防控　中医学与现代医学虽然对“心”的认识有很大差异，但无论是中医基础理论中的心主神明、主血脉，还是现代医学中的心主循环、主泵血功能，对于“心”的研究始终是医学领域的重点内容。

心血管重大疾病主要包括心肌梗死、心力衰竭、恶性或潜在恶性心律失常、心源性猝死等，这些疾病严重危害人类健康，具有较高病死率。因此，加强心血管疾病的预防尤为重要。有研究已证明，长期服用阿司匹林对心血管疾病的一级预防和二级预防均有积极的作用。而中药也渐被证实有预防心血管疾病的作用，如多中心临床研究证实，芪参益气滴丸对心肌梗死二级预防的疗效与肠溶阿司匹林相当；血脂康用于高血压患者的冠心病二级预防安全有效。芪苈心胶囊治疗慢性心衰的特点和机制也得到了证实。应该做好顶层设计，发挥中、西医的优势，继续开展中西医结合防治心血管重大疾病的临床研究。

2. 血管疾病精准医学进程　科学技术的进步推动了精准医学的产生，精准医学模式的提出集合了诸多现代医学科技发展的知识与技术成果。目前临床治疗疾病常依赖于各种指南规范，这些指南的建立主要依据大量临床随机对照试验（RCT）的结果。而有些RCT的研究因人组条件的苛刻、研究时间的有限、地域的差异性，使这

种以样本估算群体的方法有自身的局限性，而基于这类RCT研究制定的指南准确性不足，并不适合每一例患者。精准医学是医学研究的热点，和生物基因组学、基因治疗、个性化治疗以及转化医学有着紧密的联系，是在基础生物医学和临床医学两大领域上，通过建立实际的转化研究和紧密的接轨机制而实现的新的医疗理念和模式。目前基因治疗的进展依旧很缓慢，基础研究与临床应用之间的转化处于不成熟的阶段，但基因治疗势必会成为未来心血管疾病防治的趋势。

辨证论治是中医学诊断和治疗疾病的基础。在整体观念的指导下，结合患者的症状、体征、疾病所处的阶段，综合考虑患者年龄、性别、所处地域、气候等因素，随证施治，为每例患者制订出合理的个体化治疗方案，是中医治疗疾病的优势与特色。

作为医学领域研究的重点与热点，对心血管疾病的预防、治疗与康复应紧随国际医学发展的前沿，将中医学与西方现代医学优势互补，以精准医学研究为契机，开创中西医结合治疗心血管疾病的新思路、新方法，更好地服务于我国医疗卫生事业。

3．统筹完善心血管疾病康复体系建设　康复医学是与预防医学、临床医学并列的医学体系，尤其在心血管疾病的管理上，康复医学具有重要地位。

目前，与脑血管疾病相比，心血管疾病领域尚未形成明确、规范且完整的康复体系。对于不同类型、不同分期的心血管疾病患者的康复实施方案尚不完善。尤其在个体化诊疗成为热点的今天，如何针对不同患者的个体差异制订适合的康复医疗方案值得科研工作者及临床医生思考。中医的一些传统疗法在康复医学方面有自身独特的优势，结合现代医学评价方法优选优化，可以更有效地防止心血管疾病的复发，提高患者生活质量及预防其他心血管疾病。

二、心血管疾病中西医结合临床研究的策略

1．中西医结合防控，有效减少心血管事件的发生　2010年美国心脏学会的报告指出，在继续抓好高危人群防控策略的同时，强调全人群健康促进策略，预防心血管危险因素，保持理想的心血管健康水平，而不是以治疗心血管危险因素和心血管疾病为主要目标，这标志着心血管疾病的预防被提高到重要位置。根据Ford等的模型分析显示，在美国冠心病病死率下降的贡献中，危险因素控制的贡献率最大，全人群胆固醇水平下降0.34 mmol/L，收缩压下降5.1 mmHg，吸烟率下降11.7%，对病死率

下降的贡献率分别为24%、20%、12%。

治未病理论是中医学的重要思想及组成部分，主要包括两方面的内容，即未病先防和既病防变。其中“未病先防”是中西医结合防控心血管事件的重点。让健康的人保持健康状态，无论是从医疗资源的优化配置、提高患者的生活质量及减轻社会家庭的经济负担都是最有效的。预防性临床研究是心血管疾病中西医结合临床研究的策略之一。

2. 中西医差异化竞争，有效承担心血管疾病的防治 思维方式的不同导致中医与现代医学在诊治疾病方面有很大差异，现代医学融汇了多学科的进步和成就，如基础研究中通过对基因、基因结构组学和功能组学的研究，已破译出许多种疾病的遗传密码，针对性地防治遗传性疾病及其他常见病已逐渐成为现实。

中医学注重整体观念和辨证论治，两者密不可分。以心血管疾病为例，中医治疗把人作为一个整体，注重人与人、人与自然的和谐与统一，而不仅仅关注心血管系统。中、西医治疗疾病各有优势，如现代医学在心肌梗死急性期、心衰的发作期、恶性心律失常的发作期等心血管疾病的急性发作阶段具有显著的疗效，对挽救患者生命、快速缓解症状效果明显；而中医的治疗原则是“急则治标，缓则治本，标本兼治”，其优势更多体现在心血管疾病治疗中的二级预防，即在那些已经有症状的人群身上预防疾病复发和死亡发生。中、西医思维方式的不同使之在心血管疾病发病早期、急性发作期与康复期的治疗策略有很大差异，由此决定了中、西医在心血管疾病的治疗中发挥作用的时间点应有不同侧重。而如何将中西医药错位竞争表达清楚，也是未来研究的一个热点。

3. 中西医综合干预，有效促进心血管疾病的康复 康复医学的应用在我国有悠久的历史，现代研究发现一些中医传统诊疗方法对心血管疾病的康复具有显著作用。文献资料表明，在医生指导下做适当运动，对于心肌梗死、心力衰竭、高血压、糖尿病、动脉硬化、经皮冠状动脉介入治疗术后等预后有非常良好的效果。有报道指出，长期坚持练习太极拳能有效改善心力衰竭患者的心功能，提高生活质量，促进心衰的康复。

中医学认为心主神明，情志因素对心血管疾病的康复有非常重要的作用，临床中对患者进行安慰与鼓励可以缩短患者的康复时间。中医学早在《黄帝内经》中就有关于音乐与五脏关系的记载，有研究表明，不同类型的音乐对心率快慢及心律是否规整具有明显影响。研究还发现，针灸可以明显抑制由于缺血再灌注损伤引起的心肌细胞凋亡。许多隐藏在民间的传统疗法对心血管疾病的康复同样有很好的疗效，值得深入发掘及研究。

三、心血管疾病中西医结合临床研究的方法

1. RCT及其衍生方法　RCT是临床研究最常用的方法之一。随着对RCT特点的深入了解，研究者开始探索一些适合中医临床研究的研究方法，如单病例的RCT、基于适应性设计的RCT、实况性RCT等，也取得了一些进展。

2. 循证病案报告系统的构建与推广　针对中医临床特点，长时程随访、病案式研究也是一种值得推广的方法，但缺乏能够客观记录、供真实测量评价的工具。在制定中医病案报告规范的基础上，组织研发了中医循证病案报告系统，正在分病种设计、推广应用。构建中医循证病例报告系统的根本目的是促进中医临床的循证实践，提升中医临床个体化诊疗的循证用证水平，其规范化、个体化的特点符合中医临床及科研的发展需求。

3. 双检验联合整体评价方法的提出　在中医药临床研究中，经常会涉及多个评价指标，如何进行整体评价是困扰研究者的问题。双检验联合法有望提供恰当的解决方案。一方面，全局检验法比较组间疗效差异，以实现多终点疗效整体评价；另一方面，采用终点间的相关系数和检验水准校正法调整α实现单个终点的疗效评价，反映干预措施的特点。

总之，在心血管疾病预防、治疗和康复的研究中，需要进一步发挥中、西医各自的优势，取长补短，努力探索出中西医结合防治心血管疾病的有效路径。

第二章　心血管的结构与功能

第一节　心血管系统总述

一、心血管系统的组成

心血管系统包括心脏、动脉、毛细血管和静脉。

1．心脏　是连接动、静脉的枢纽和心血管系统的“动力泵”，主要由心肌构成，且具有内分泌功能。心内部被心间隔分为互不相通的左、右两半，每半又各分为心房和心室，故心有四个腔：左心房、左心室、右心房和右心室。同侧心房和心室借房室口相通。心房接受静脉，心室发出动脉。在房室口和动脉口处均有瓣膜，它们颇似泵的阀门，可顺流而开启，逆流而关闭，保证血液定向流动。

2．动脉　是运送血液离心的管道。动脉管壁较厚，可分为3层：①内膜薄，腔面为一层内皮细胞，能减少血流阻力；②中膜较厚，含平滑肌、弹性纤维和胶原纤维，大动脉以弹性纤维为主，中、小动脉以平滑肌为主；③外膜由疏松结缔组织构成，含胶原纤维和弹性纤维，可防止血管过度扩张。动脉壁的结构与其功能密切相关。大动脉中膜弹性纤维丰富，有较大的弹性，心室射血时，管壁被动扩张；心室舒张时，管壁弹性回缩，推动血液继续向前流动。中、小动脉，尤其是小动脉的中膜平滑肌可在神经体液调节下收缩或舒张以改变管腔大小，从而影响局部血流量和血流阻力。动脉在行程中不断分支，越分越细，最后移行为毛细血管。

3．静脉　是运送血液回心的血管。小静脉由毛细血管汇合而成，在向心回流过程中不断接受属支，逐渐汇合成中静脉、大静脉，最后注入心房。静脉管壁也可以分内膜、中膜和外膜三层，但其界线常不明显，且管壁薄、管腔大、弹性小、容血量较大。

4．毛细血管　是连接动、静脉末梢间的管道，管径一般为6～8 μm，管壁主要由一层内皮细胞和基膜构成。毛细血管彼此吻合成网，除角膜、晶状体、毛发、软骨、牙釉质和被覆上皮外，遍布全身各处。毛细血管数量多，管壁薄，通透性大，管内血流缓慢，是血液与组织液进行物质交换的场所。

二、血液循环的途径

心通过有节律的收缩和舒张，推动血液在心血管系统内沿一定的方向往复流动，称为血液循环。根据血液循环途径的不同，分为体循环和肺循环，两个循环同步进行，彼此相通。

1. 肺循环　又称小循环，血液由右心室射入肺动脉，经肺动脉分支流向肺泡毛细血管，在此进行气体交换，静脉血转化为动脉血，再经肺静脉回流至左心房。

2. 体循环　又称大循环，血液由左心室射入主动脉，经各级动脉分支流向毛细血管，在毛细血管处与组织细胞进行物质和气体交换，动脉血转化为静脉血，再经各级静脉回流，最后经上、下腔静脉口和冠状窦口返回右心房。

三、血管吻合和侧副循环

人体的血管除经动脉-毛细血管-静脉相通连外，动脉与动脉之间，静脉与静脉之间甚至动脉与静脉之间，可借血管支（吻合支或交通支）彼此连结，形成血管吻合。

1. 动脉间吻合　人体内许多部位或器官的两动脉干之间可借交通支相连，如脑底动脉之间。在经常活动或易受压的部位，其邻近的多条动脉分支常互相吻合成动脉网，如关节网。在时常改变形态的器官，两动脉末端或其分支可直接吻合形成动脉弓，如掌深弓、掌浅弓、胃小弯动脉弓等。这些吻合都有缩短循环时间和调节血流量的作用。

2. 静脉间吻合　静脉吻合远比动脉丰富，除具有和动脉相似的吻合形式外，常在脏器周围或脏器壁内形成静脉丛，以保证在脏器扩大或腔壁受压时血流通畅。

3. 动、静脉吻合　在体内的许多部位，如指尖、趾端、鼻、唇、外耳皮肤、生殖器勃起组织等处，小动脉和小静脉之间可借血管支直接相连，形成小动、静脉吻合。这种吻合具有缩短循环途径，调节局部血流量和体温的作用。

4. 侧支吻合　有的血管主干在行程中发出与其平行的侧副管。发自主干不同高度的侧副管彼此吻合，称侧支吻合。正常状态下侧副管比较细小，但当主干阻塞时，侧副管逐渐增粗，血流可经扩大的侧支吻合到达阻塞远段的血管主干，使血管受阻区的血液循环得到不同程度的代偿恢复。这种通过侧支建立的循环称侧支循环或侧副循环。侧支循环的建立显示了血管的适应能力和可塑性，对于保证器官在病理状态下的血液供应具有重要意义。

体内少数器官内的动脉与相邻动脉之间无吻合，这种动脉称为终动脉，如视网膜中央动脉。终动脉的阻塞可导致供血区的组织缺血甚至坏死。如果某一动脉与邻近动脉虽有吻合，但当该动脉阻塞后，邻近动脉不足以代偿其血液供应，这种动脉称功能性终动脉，如脑、肾和脾内的部分动脉分支。

四、血管分布与特点

1．血管的分布规律　体内血管的分布具有对称性、功能适应性、与骨长轴平行性和吻合成网等规律。具体而言，在身体左右对称的部分，血管分布常具有对称性；血管的分布与器官的功能相适应（如功能旺盛器官的血管分布丰富）；血管行径多与骨的长轴平行，并常与神经一起被结缔组织包裹成血管神经束，后者一般位于关节屈侧；在容易受到牵引或受压的部位（关节周围以及经常变换位置的器官如胃、肠）血管多吻合成网或弓，意义在于保证血流畅通。

2．动脉　按管径大小可分为大、中、小三级，从最大的动脉到最小的动脉，其管径大小和管壁结构都是互相移行的，各级动脉之间没有明显的分界。其中以中动脉管壁构造最为典型，由三层膜构成：①内膜包括内皮、内皮下层和内弹性膜，内弹性膜由弹性蛋白构成，膜上有许多较大的孔，一般作为内膜与中膜的分界。在切片标本中，因管壁收缩而呈波纹状。②中膜由多层环行排列的平滑肌细胞构成，其中夹着数量不等的弹性蛋白胶原蛋白和蛋白多糖；中动脉的平滑肌细胞发达，收缩力强，能使血管明显地缩小或扩大，故又称肌性动脉。③外膜由疏松结缔组织构成。在中膜与外膜之间常见一层整齐的外弹性膜。动脉包括肺动脉和体动脉及其分支。肺动脉粗而短，起于右心室动脉圆锥，沿主动脉前方上行至主动脉弓下方分成左、右肺动脉，分别经左右肺门入左右肺；左肺动脉分上、下支分别进入左肺上下叶，右肺动脉分上、中、下三支分别进入右肺上、中、下叶。主动脉是体循环的主干，起于左心室，向右前上方上升至第二胸肋关节处以后又向左后方呈弓形弯曲（主动脉弓），到第4胸椎平面又弯曲向下，沿脊柱左侧下降，穿膈的主动脉裂孔继续下降至第4腰椎处分成左、右髂总动脉。

3．静脉　根据管径的不同也可分为大、中、小三级，静脉逐渐汇合，管径逐渐增粗，管壁也逐渐变厚。中静脉及小静脉常与相应的动脉伴行，其管壁结构与动脉基本相同，也可分为内膜、中膜和外膜，但三层膜之间无明显的界限。

静脉的特点是（与动脉比较）：①管壁薄，管腔大，数量多。体循环静脉分深、浅二组，浅静脉位于皮下，深静脉与相应的动脉伴行；②平滑肌细胞和弹性成分较少，结缔组织相对较多；③具有防止血液倒流的静脉瓣（内脏、脑及头颅部的大多数器官除外）。四肢静脉的静脉瓣较多，静脉瓣常为两片，呈半月形，彼此相对，由内膜向管腔内突出形成，其游离缘朝向血流方向。

静脉包括肺循环的肺静脉（左右各二，主要收集肺泡毛细血管的动脉血，出肺门入左心房）、上腔静脉系（收集头颈、上肢、胸部的静脉血流）和下腔静脉系（收集下肢、腹部及盆部的静脉血流）。

4．毛细血管　连接于动静脉之间。其特点是管壁极薄，管径极细平均直径6～8 μm，互相连成网状布满全身，数量巨大，具有物质交换功能故又称交换血管。

五、血管壁的一般组织结构

除了毛细血管和毛细淋巴管外，其余所有血管的管壁均可从内向外分为外膜、中膜和内膜三层结构，血管壁内还分布有营养血管和神经。

1．外膜　由疏松结缔组织组成，其中含螺旋状或纵向分布的弹性纤维和胶原纤维，细胞成分以成纤维细胞为主。当血管受损伤时，成纤维细胞具有修复外膜的能力。

2．中膜　位于内膜和外膜之间，其厚度及组成成分因血管种类不同而有明显差异，如大动脉中膜以弹性膜为主，间有少许平滑肌；中动脉中膜则主要由平滑肌组成。

3．内膜　是血管壁的最内层，由内皮和内皮下层组成。

尽管血管是连续的管道，但由于各段血管的功能不同，其管壁的组成成分和分布形式也有所不同。有些血管还有一些附加结构，如静脉瓣。

第二节　心脏结构与功能

一、心的位置、外形

心是一个中空的肌性纤维性器官，形似倒置的、前后稍扁的圆锥体，周围裹以心包，斜位于胸腔的中纵隔内。国人成年男性正常心重（284 ± 50）g，女性（258 ± 49）g，但心重可因年龄、身高、体重和体力活动等因素不同而有差异。

心约2/3位于正中线的左侧，1/3位于正中线的右侧，前方对向胸骨体和第2～6肋软骨；后方平对第5至第8胸椎；两侧与胸膜腔和肺相邻；上方连接出入心的大血管；下方邻膈。心的长轴自右肩斜向左肋下区，与身体正中线构成45°角。心底部被出入心的大血管根部和心包返折缘所固定，心室部分则较活动。

心有时可以反位，成为右位心，通常同时伴有腹腔内脏器官的反位。

心可分为一尖、一底、两面、三缘，表面尚有四条沟。

心尖圆钝、游离，由左心室构成，朝向左前下方，与左胸前壁接近，在左侧第5肋间隙锁骨中线内侧1～2 cm处可触及心尖搏动。

心底朝向右后上方，主要由左心房和小部分的右心房构成。上、下腔静脉分别从上、下注入右心房；左、右肺静脉分别从两侧注入左心房。心底后面隔心包壁与食管、迷走神经和胸主动脉等相邻。心的胸肋面（前面）朝向前上方，大部分由右心房和右心室构成，一小部由左心耳和左心室构成。该面大部分隔心包被胸膜和肺遮盖；小部分隔心包与胸骨体下部和左侧第4～6肋软骨邻近，故在左侧第4肋间隙与胸骨左侧缘处进行心内注射一般不会伤及胸膜和肺。胸肋面上部可见起于右心室的肺动脉干行向左上方，起于左心室的升主动脉在肺动脉干后方向右上方走行。膈面（下面）几乎呈水平位，朝向下方并略朝向后，隔心包与膈毗邻，大部分由左心室，一小部由右心室构成。

心的下缘（锐缘）介于膈面与胸肋面之间，接近水平位，由右心室和心尖构成。左缘（钝缘）居胸肋面与肺面之间，绝大部分由左心室构成，仅上方一小部分由左心耳参与；右缘由右心房构成。心左、右缘形态圆钝，无明确的边缘线，它们隔心包分别与左、右膈神经和心包膈血管以及左、右纵隔胸膜和肺相邻。

心表面有4条沟，可作为4个心腔的表面分界。冠状沟（房室沟）几乎呈额状位，近似环形，前方被肺动脉干所中断，是右上方的心房与左下方的心室表面的分界。前室间沟和后室间沟分别在心室的胸肋面和膈面，从冠状沟走向心尖的右侧，它们分别与室间隔的前、下缘一致，是左、右心室在心表面的分界。前、后室间沟在心尖右侧的会合处稍凹陷，称心尖切迹。冠状沟和前、后室间沟内被冠状血管和脂肪组织等填充，在心表面其轮廓不清。在心底，右心房与右上、下肺静脉交界处的浅沟称后房间沟，与房间隔后缘一致，是左、右心房在心表面的分界。后房间沟、后室间沟与冠状沟的相交处称房室交点，是心表面的一个重要标志。此处是左、右心房与左、右心室在心后面相互接近之处，其深面有重要的血管和神经等结构。由于在此处冠状沟左侧高于右侧，后房间沟偏右，而后室间沟偏左，故房室交点不是一个十字交叉点，而应视为是一区域。

二、心脏的结构及构架

（一）心脏的结构

心被心间隔分为左、右两半心，左、右半心各分成左、右心房和左、右心室四个腔，同侧心房和心室借房室口相通。

心在发育过程中出现沿心纵轴的轻度向左旋转，故左半心位于右半心的左后方。

1. 左心房　位于右心房的左后方，构成心底的大部，是四个心腔中最靠后的一个腔。前方有升主动脉和肺动脉，后方与食管相毗邻。根据胚胎发育来源，左心房亦可分为前部的左心耳和后部的左心房窦。

（1）左心耳：较右心耳狭长，壁厚，边缘有几个深陷的切迹。左心耳突向左前方，覆盖于肺动脉干根部左侧及左冠状沟前部，因与二尖瓣邻近，是心外科最常用的手术入路之一。左心耳内壁也因有梳状肌而凹凸不平，但梳状肌没有右心耳发达且分布不匀。

（2）左心房窦：又称固有心房，腔面光滑，其后壁两侧各有一对肺静脉开口，开口处无静脉瓣，但心房肌可围绕肺静脉延伸1～2 cm，具有括约肌样作用，也可出现异常的心传导组织。左心房窦前下部借左房室口通左心室。

2. 左心室　位于右心室的左后方，呈圆锥形，锥底被左房室口和主动脉口所占据。左心室壁厚约是右室壁厚的三倍。左心室前壁介于前室间沟、左房室沟和左冠状动脉旋支的左缘支三者之间的区域内血管较少，是左心室手术的入路部位。在左心室各壁之间或室壁与乳头肌之间常有一些游离于室腔的细索状结构，称左室条索或假腱索，多从室间隔至后乳头肌、左室前壁和前乳头肌，其内大都含有Purkinje纤维，为左束支分支。左心室肉柱较右心室细小，心壁肌肉最薄处为心尖处。左心室腔以二尖瓣前尖为界分为左后方的左心室流入道和右前方的流出道两部分。

（1）左心室流入道：又称为左心室窦部，位于二尖瓣前尖的左后方。左心室流入道的入口为左房室口，口周围的致密结缔组织环为二尖瓣环。二尖瓣基底附于二尖瓣环，游离缘垂入室腔。瓣膜被两个深陷的切迹分为前尖和后尖。前尖呈半卵圆形，位于前内侧，介于左房室口与主动脉口之间；后尖略似长条形，位于后外侧与两切迹相对处，前、后尖叶融合，称前外侧连合和后内侧连合、二尖瓣前、后尖借助腱索附着于乳头肌上。二尖瓣复合体在结构和功能上为一整体，包括二尖瓣环、二尖瓣、腱索和乳头肌。

左心室乳头肌较右心室更粗大，分为前、后两组：前乳头肌和后乳头肌。前乳头肌1～5个，位于左心室前外侧壁的中部，常为单个粗大的锥状肌束；后乳头肌1～5个，位于左心室后壁的内侧部。前乳头肌发出7～12条腱索连于二尖瓣前、后尖的外侧半和前外侧连合；后乳头肌以6～13条腱索连于二尖瓣前、后尖的内侧半和后内侧连合。乳头肌的正常位置排列几乎与左心室壁平行，这一位置关系对保证二尖瓣前、后尖有效闭合十分重要。当左心室收缩时，乳头肌对腱索产生一垂直的牵拉力，使二尖瓣有效地靠拢、闭合，心射血时又限制瓣尖翻向心房。

（2）左心室流出道：又称主动脉前庭、主动脉圆锥或主动脉下窦，为左心室的前内侧部分，由室间隔上部和二尖瓣前尖组成，室间隔构成流出道的前内侧壁，二尖瓣前尖构成后外侧壁。此部室壁光滑无肉柱，缺乏伸展性和收缩性。流出道的上界为主动脉口，位于左房室口的右前方，其周围的纤维环上附有三个半月形的瓣膜，名主动脉瓣，瓣膜大而坚韧，按瓣膜的方位分为左半月瓣、右半月瓣和后半月瓣。每个瓣膜相对的主动脉壁向外膨出，半月瓣与主动脉壁之间的袋状间隙名主动脉窦。通常将主动脉窦命名为主动脉右窦、主动脉左窦和主动脉后窦。冠状动脉口一般位于主动脉窦内主动脉瓣游离缘以上，当心室收缩主动脉瓣开放时，瓣膜未贴附窦壁，进入窦内的血液形成小涡流，这样不仅有利于心室射血后主动脉瓣立即关闭，还可保证无论在心室收缩或舒张时都不会影响足够的血液流入冠状动脉，从而保证心肌有充分的血液供应。

3. 右心房　位于心的右上部，壁薄而腔大，可分为前、后两部。前部为固有心房，由原始心房衍变而来；后部为腔静脉窦，由原始静脉窦右角发育而成，两者之间以位于上、下腔静脉口前缘间，上下纵行于右心房表面的界沟为界。在腔面，与界沟相对应纵行肌隆起为界嵴，其横部起自上腔静脉口前内方的房间隔，横行向外至上腔静脉口前外面，移行于界嵴垂直部，后者与下腔静脉瓣相续。

（1）固有心房：构成右心房的前部，其内面有许多大致平行排列的肌束，称为梳状肌，起自界嵴，向前外方走行，止于右房室口。梳状肌之间的心房壁较薄。在心耳处，肌束交错成网。当心功能障碍时，心耳处血流更缓慢，易淤积形成血栓。

（2）腔静脉窦：位于右心房的后部，内壁光滑，无肌性隆起。内有上、下腔静脉口和冠状窦口。上腔静脉口开口于腔静脉窦的上部，在上腔静脉与右心耳交界处，即界沟上1/3的心外膜下有窦房结，在手术剥离上腔静脉根部时，应避免损伤窦房结及其血管。下腔静脉口开口于腔静脉窦的下部。在下腔静脉口的前缘为下腔静脉瓣。

冠状窦口位于下腔静脉口与右房室口之间，相当于房室交点区的深面。窦口后缘有冠状窦瓣，出现率为70%。此外，在右心房的许多部位还可见一些直径<0.5 mm的小孔，为心最小静脉的开口。

右心房内侧壁的后部主要由房间隔形成。房间隔右侧面中下部有一卵圆形凹陷，称卵圆窝，是胚胎时期卵圆孔闭合后的遗迹，此处薄弱，是房间隔缺损的好发部位，也是从右心房进入左心房心导管穿刺的理想部位。房间隔前上部的右心房内侧壁，由主动脉窦向右心房凸起而成主动脉隆凸，为心导管术的重要标志。

右心房的冠状窦口前内缘、三尖瓣隔侧尖附着缘和Todaro腱之间的三角区，称Koch三角。Todaro键为下腔静脉口前方心内膜下的一个腱性结构，它向前经房间隔附着于中心纤维体（右纤维三角），向后与下腔静脉瓣相延续。Koch三角的前部心内膜深面为房室结，其尖对着膜性室间隔的房室部。

右心房的前下部为右房室口，右心房的血液由此流入右心室。

4. 右心室　位于右心房的前下方，直接位于胸骨左缘第4、第5肋软骨的后方，在胸骨旁第4肋间隙做心内注射多注入右心室。右心室前壁与胸廓相邻，介于右冠状沟、前室间沟、心右缘及肺动脉口平面之间，构成胸肋面的大部分。右心室前壁较薄，只有左心室壁厚度的1/3，供应血管相对较少，通常是右心室手术的切口部位。右心室腔被一弓形的肌性隆起，即室上嵴分成后下方的右心室流入道和前上方的流出道两部分。

（1）右心室流入道：又称固有心腔（窦部），从右房室口延伸至右心室尖。室壁有许多纵横交错的肌性隆起，称肉柱，故腔面凸凹不平。基部附着于室壁，尖端突入心室腔的锥体形肌隆起，称乳头肌。

右心室乳头肌分前、后、隔侧三群：前乳头肌1～5个，位于右心室前壁中下部，由其尖端发出5～10条细索样的腱索呈放射状连于三尖瓣前、后尖。后乳头肌较小，多数为2～3个，位于下壁，发出腱索多数连于三尖瓣后尖。隔侧乳头肌小但数量较多，位于室间隔右侧面中上部。前乳头肌根部有1条肌束横过室腔至室间隔的下部，称隔缘肉柱，形成右心室流入道的下界，有防止心室过度扩张的功能。房室束的右束支及供应前乳头肌的血管可通过隔缘肉柱达前乳头肌，在右心室手术时，要防止损伤隔缘肉柱，以免发生右束支传导阻滞。

此外，在室间隔后部与右室游离壁之间，有时还可见到含Purkinje纤维的游离肌性小梁，称右心室条束，但较左心室少。

右心室流入道的入口为右房室口，呈卵圆形，其周围由致密结缔组织构成的三尖瓣环围绕。三尖瓣基底附着于该环上，瓣膜游离缘垂入室腔。瓣膜被三个深陷的切迹分为三片近似三角形的瓣叶，按其位置分别称前尖、后尖和隔侧尖。位于两个相邻瓣膜之间的瓣膜组织称为连合，相应三个瓣连合分别为前内侧连合、后内侧连合和外侧连合，连合处亦有腱索附着。病理情况下的瓣膜粘连多发生在连合处，可造成房室口狭窄。三尖瓣的游离缘和心室面借腱索连于乳头肌；当心室收缩时，由于三尖瓣环缩小以及血液推动，使三尖瓣紧闭，因乳头肌收缩和腱索牵拉，使瓣膜不致翻向心房，从而防止血液倒流入右心房。三尖瓣环、三尖瓣、腱索和乳头肌在结构和功能上是一个整体，称三尖瓣复合。它们共同保证血液的单向流动，其中任何一部分结构损伤，都将会导致血流动力学上的改变。

（2）右心室流出道：又称动脉圆锥或漏斗部，位于右心室前上方，内壁光滑无肉柱，呈圆锥体状，其上端借肺动脉口通肺动脉干。肺动脉口周缘有三个彼此相连的半月形纤维环为肺动脉环，环上附有三个半月形的肺动脉瓣，瓣膜游离缘朝向肺动脉干方向，其中点的增厚部分称为半月瓣小结。肺动脉瓣与肺动脉壁之间的袋状间隙名肺动脉窦。当心室收缩时，血液冲开肺动脉瓣进入肺动脉干；当心室舒张时，肺动脉窦被倒流的血液充盈，使个瓣膜相互靠拢，肺动脉口关闭，阻止血液反流入右心室。动脉圆锥的下界为室上嵴，前壁为右心室前壁，内侧壁为室间隔。

（二）心的构造

1．心纤维性支架　又称心纤维骨骼，位于房室口、肺动脉口和主动脉口的周围，由致密结缔组织构成。心纤维性支架质地坚韧而富有弹性，为心肌纤维和心瓣膜提供附着处，在心肌运动中起支持和稳定作用。人的心纤维性支架随着年龄的增长可发生不同程度的钙化，甚至骨化。心纤维性支架包括左右纤维角、4个瓣纤维环（肺动脉瓣环、主动脉瓣环、二尖瓣环和三尖瓣环）、圆锥韧带、室间隔膜部和瓣膜间隔等。

（1）右纤维三角：位于二尖瓣环、三尖瓣环和主动脉后瓣环之间，向下附着于室间膈肌部，向前逐渐移行为室间隔膜部，略呈三角形或前宽后窄的楔形。因右纤维三角位于心的中央部位，又称为中心纤维体，其前面与室间隔膜部相延续；后面有时发出一结缔组织束，称Todaro膜，呈白色索状，位于右心房心内膜深面，在接近下腔静脉瓣末端时，纤维分散而终止。中心纤维体与房室结、房室束的关系十分密切，已为临床所重视。房室束穿过中心纤维体的右上面，行向下，在室间隔膜部和肌部交界处离开中心纤维体。

（2）左纤维三角：位于主动脉左瓣环与二尖瓣环之间，呈三角形，体积较小，其前方与主动脉左瓣环相连，向后方发出纤维带，与右纤维三角发出的纤维带共同形成二尖瓣环。左纤维三角位于二尖瓣前外连合之前，外侧与左冠状动脉旋支相邻近，是二尖瓣手术时的重要标志，也是易于损伤冠状动脉的部位。

二尖瓣环、三尖瓣环和主动脉瓣环彼此靠近，肺动脉瓣环位于较高平面，借圆锥韧带（又称漏斗腱）与主动脉瓣环相连。主动脉瓣环和肺动脉瓣环各由3个弧形瓣环首尾相互连结而成，位于3个半月瓣的基底部。主动脉左、后瓣环之间的三角形致密结缔组织板，称瓣膜间隔，向下与二尖瓣前瓣相连续，同时向左延伸连接左纤维三角，向右与右纤维三角相连。

2．心壁　由心内膜、心肌层和心外膜组成，它们分别与血管的三层膜相对应。心肌层是构成心壁的主要部分。

（1）心内膜：是被覆于心腔内面的一层滑润的膜，由内皮和内皮下层构成。内皮与大血管的内皮相延续。内皮下层位于基膜外，由结缔组织构成，其外层较厚，靠近心肌层，又称心内膜下层，为较疏松的结缔组织，含有小血管、淋巴管和神经及心传导系的分支。心瓣膜是由心内膜向心腔折叠而成。

（2）心肌层：为构成心壁的主体，包括心房肌和心室肌两部分。心房肌和心室肌附着于心纤维骨骼，被其分开而不延续，因此，心房和心室不会同时收缩。心肌层由心肌纤维和心肌间质组成。心肌纤维呈分层或束状，心肌间质包括心肌胶原纤维、弹性纤维、血管、淋巴管、神经纤维及一些非心肌细胞成分等，充填于心肌纤维之间。心房肌束呈网格状，许多梳状的嵴称梳状肌。心房肌较薄，由浅、深两层组成。浅层肌横行，环绕左、右心房；深层肌为左、右心房所固有，呈襻状或环状，一部分环形纤维环绕心耳、腔静脉口和肺静脉口及卵圆窝周围。当心房收缩时，这些肌纤维具有括约作用，可阻止血液逆流。心房肌具有分泌心钠素的功能。心室肌较厚，尤以左心室为甚，一般分为浅、中、深三层。浅层肌斜行，在心尖捻转形成心涡，并转入深层移行为纵行的深层肌，上行续于肉柱和乳头肌，并附着于纤维环。中层肌肌纤维环行，分别环绕左、右心室，亦有联系左、右心室的S形肌纤维。

（3）心外膜：即浆膜性心包的脏层，包裹在心肌表面。其表面被覆一层间皮（扁平上皮细胞）。间皮深面为薄层结缔组织，在大血管与心连通处、结缔组织与血管外膜相连。

3. 心间隔　心的间隔把心分隔为容纳动脉血的左半心和容纳静脉血的右半心，它们之间互不相通。左、右心房之间为房间隔，左、右心室之间为室间隔，右心房与左心室之间为房室隔。

（1）房间隔：又名房中隔，位于左、右心房之间，房间隔向左前方倾斜，由两层心内膜中间夹心房肌纤维和结缔组织而构成，其前缘与升主动脉后面相适应，稍向后弯曲，后缘邻近心表面的后房间沟。房间隔右侧面中下部有卵圆窝，是房间隔最薄弱处。

（2）室间隔：又名室中隔，位于左、右心室之间，呈45° 角倾斜，室间隔上方呈斜位，随后向下至心尖呈顺时针方向作螺旋状扭转，其前部较弯曲，后部较平直，这种扭曲使室间隔中部明显凸向右心室，凹向左心室。室间隔可分为肌部和膜部两部分。

1）肌部：占据室间隔的大部分，由肌组织被覆心内膜而成。厚1～2 cm，其左侧面心内膜深面有左束支及其分支通过，在右侧有右束支通过，但其表面有薄层心肌覆盖。

2）膜部：室间隔膜部位于心房与心室交界部位，其上界为主动脉右瓣和后瓣下缘，前缘和下缘为室间膈肌部，后缘为右心房壁。

膜部右侧面有三尖瓣隔侧尖附着，由此将膜部分为后上部和前下部：后上部位于右心房与左心室之间称房室部，而前下部位于左、右心室之间称室间部。室间部范围甚小，位于室上嵴下方，其后上方以三尖瓣隔侧尖附着缘与房室隔相邻；下方是肌性室间隔的嵴，前方为漏斗部肌肉，室间隔缺损多发生于此部。

（3）房室隔：为房间隔和室间隔之间的过渡、重叠区域。其上界是间隔上的二尖瓣环，下界为三尖瓣隔侧尖附着缘；前界右侧为室上嵴，左侧为主动脉右瓣环；后界为冠状窦口前缘至隔侧尖的垂线。房室隔右侧面全部属于右心房，左侧面则属左心室流入道后部和流出道前部，大致呈前窄后宽的三角形。房室隔前部的膜部后下缘处主要有房室束，它与隔侧瓣尖附着缘相交叉；在前部后端，中心纤维体的右侧有房室结。在房室隔后部，左侧有二尖瓣环和室间膈肌肉；右侧有薄层右心房肌，它可延伸至尖瓣隔侧尖的根部；在左、右两侧的肌肉之间有一较大的疏松组织间隙，内有房室结动、静脉，神经纤维束，少量神经节细胞和过渡性的、少量分散的心肌纤维。此外，房室副束（Kent纤维）亦可通过房室隔。

（三）心包

心包是包裹心和出入心的大血管根部的圆锥形纤维浆膜囊，分内、外两层：外层是纤维心包，内层为浆膜心包。

纤维心包由坚韧的纤维性结缔组织构成，上方包裹出入心的升主动脉、肺动脉干、上腔静脉和肺静脉的根部，并与这些大血管的外膜相延续。下方与膈的中心腱愈着。

浆膜心包位于心包囊的内层，又分脏、壁两层。壁层衬贴于纤维性心包的内面，与纤维心包紧密相贴。脏层包于心肌的表面，形成心外膜。脏、壁两层在出入心的大血管的根部互相移行，两层之间的潜在性腔隙称心包腔，内含少量浆液起润滑作用。

在心包腔内，浆膜心包脏、壁两层反折处的间隙，称心包窦，主要有：①心包横窦，为心包腔在主动脉、肺动脉后方与上腔静脉、左心房前壁前方之间的间隙。当心直视手术需阻断主动脉和肺动脉血流时，可在横窦前后钳夹这两大血管；②心包斜窦，为位于左心房后壁，左右肺静脉、下腔静脉与心包后壁之间的心包腔。其形状似口向下的盲囊，上端闭锁，下端为连于心包腔本部的开口，稍偏左；③心包前下窦，位于心包腔的前下部，心包前壁与膈之间的交角处，由心包前壁移行至下壁所形成。人体直立时该处位置最低，心包积液常存于此窦中，是心包穿刺的比较安全部位。从剑突与左侧第7肋软骨交角处进行心包穿刺，恰可进入该窦。

（四）心的体表投影

心外形体表投影的个体差异较大，也可因体位而有变化，通常采用四点连线法来确定：①左上点，于左侧第2肋软骨的下缘，距胸骨侧缘约1.2 cm处；②右上点，于右侧第3肋软骨上缘，距胸骨侧缘约1 cm处；③右下点，于右侧第7胸肋关节处；④左下点，于左侧第5肋间隙，距前正中线7～9 cm。左右上点连线为心的上界。左右下点连线为心的下界。右上点与右下点之间微向右凸的弧形连线为心的右界，左上点与左下点之间微向左凸的弧形连线为心的左界。

第三节　动脉结构与功能

一、冠状动脉

1. 左冠状动脉　起于主动脉的主动脉左窦，主干很短，5～10 mm，向左行于左心耳与肺动脉干之间，然后分为前室间支和旋支。左冠状动脉主干的分叉处常发出对角支，向左下斜行，分布于左心室前壁，粗大者也可至前乳头肌。

（1）前室间支：也称前降支，可视为左冠状动脉的直接延续，沿前室间沟下行，其末梢多数绕过心尖切迹止于后室间沟下1/3，部分止于中1/3或心尖切迹，可与后室间支末梢吻合。前室间支及其分支分布于左室前壁、前乳头肌、心尖、右室前壁的一小部分、室间隔的前2/3及心传导系的右束支和左束支的前半。

前室间支的主要分支有：①左室前支，3～5支者多见，主要分布于左室前壁、左室前乳头肌和心尖部；②右室前支，短小，分布于右心室前壁靠近前纵沟区域。右室前支的第1支往往在近肺动脉瓣水平处发出，分布至肺动脉圆锥，称为左圆锥支。此支与右冠状动脉右圆锥支互相吻合形成动脉环，称为Vieussens环，是常见的侧支循环；③室间隔前支，以12～17支多见，起自前室间支的深面，穿入室间隔内，分布于室间隔的前2/3。

（2）旋支：也称左旋支。由左冠状动脉主干发出后即行走于左侧冠状沟内，绕心左缘至左心室膈面，多在心左缘与后室间沟之间的中点附近分支而终。旋支及其分支分布于左房、左室前壁一小部分、左室侧壁、左室后壁的一部或大部，甚至可达左室后乳头肌，约40%的人分支至窦房结。

旋支的主要分支有：①左缘支较恒定粗大，分支供应心左缘及邻近的左室壁；②左室后支多数为1支，分布于左室膈面的外侧部；③窦房结支约40%起于旋支的起始段，向上至上腔静脉口，多以逆时针方向从上腔静脉口后方绕至前面，从窦房结尾端穿入窦房结；④心房支为一些细小分支，分别供应左房前壁、外侧壁和后壁；⑤左房旋支起于旋支近侧段，分布于左房后壁。

2．右冠状动脉　起于主动脉的冠状动脉右窦，行于右心耳与肺动脉干之间，再沿冠状沟右行，绕心锐缘至膈面的冠状沟内。一般在房室交点附近或右侧，分为后室间支和右旋支。右冠状动脉一般分布于右房、右室前壁大部分、右室侧壁和后壁的全部，左室后壁的一部分和室间隔后1/3，包括左束支的后半以及房室结和窦房结。右冠状动脉的分支有：

（1）窦房结支：约60%起于旋支的起始段，向上经右心房内侧壁至上腔静脉口，多以逆时针方向，或以顺时针方向绕上腔静脉口穿入窦房结。

（2）右缘支：较粗大、恒定，分布至附近心室壁。左、右缘支都较粗大、恒定，冠状动脉造影时可作为确定心缘的标志。

（3）后室间支：也称后降支，约94%的人该支起于右冠状动脉，其余者起于左旋支，沿后室间沟下行，多数止于后室间沟下1/3，小部分止于中1/3或心尖切迹，可与前室间支的末梢吻合。该支除分支供应后室间沟附近的左、右室壁外，还发7～12支室间隔后支，穿入室间隔，供应室间隔后1/3。

（4）右旋支：为右冠状动脉的另一终支，止于房室交点与心左缘之间，也可有细支与旋支（左旋支）吻合。

（5）右房支：分布于右心房，并形成心房动脉网。

（6）房室结支：约93%的人起于右冠状动脉。右冠状动脉的右旋支经过房室交点时，常形成倒U形弯曲，房室结支多起于该弯曲的顶端，向深部进入Koch三角的深面，其末端穿入房室结，供应房室结和房室束的近侧段。该支还向下分出细小分支供应室间隔上缘的小部分。右冠状动脉的U形弯曲出现率为69%，这是右冠状动脉造影的辨认标志。

二、冠状动脉的分布类型

左、右冠状动脉在心的胸肋面的分布变异不大，而在心的膈面分布范围则有较大的变异。按Schlesinger分型原则，以后室间沟为标准，国人将冠状动脉分布类型分为三型。

1. 右优势型（65.7%）　右冠状动脉在心室膈面的分布范围，除右室膈面外，还越过房室交点和后室间沟，分布于左室膈面的一部或全部。后室间支来自右冠状动脉。

2. 均衡型（28.7%）　左、右心室的膈面各由本侧的冠状动脉供应，互不越过房室交点。后室间支为左或右冠状动脉的终末支，或同时来自左、右冠状动脉。

3. 左优势型（5.6%）　左冠状动脉较大，除发分支分布于左室膈面外，还越过房室交点和后室间沟分布于右室膈面的一部分，后室间支和房室结动脉均发自左冠状动脉。

左优势型虽然在国人出现率低，但临床上不能忽视，一旦左优势型的患者左主干或旋支及前室间支同时受累，可发生广泛性左室心肌梗死，且窦房结、房室结、左右束支均可受累，同时发生严重的心律失常，临床症状相当严重，常危及生命。然而，传统的冠状动脉分型原则仅考虑了冠状动脉心外膜下分支的走行和分布，即分支的长度特征，忽视了最具生理意义的分支管径因素，易造成一定的误解。人的左心室壁厚，生理负荷重，所需氧及营养物质多，为适应功能的需要，左冠状动脉的管径大、分支多、总容积大，故左冠状动脉是生理上的优势动脉。

三、壁冠状动脉

冠状动脉主干及主要分支大部分行走于心外膜下脂肪中或心外膜深面。有时动脉的主干或分支中的一段，被浅层心肌即心肌桥所掩盖，称该段动脉为壁冠状动脉。壁冠状动脉好发于前、后室间支。一般认为，壁冠状动脉受心肌桥的保护，局部承受的应力较小，心舒张时亦可控制血管，使之不过度扩张，较少发生动脉的硬化。在冠状动脉手术时，应注意壁冠状动脉的存在。

第四节　静脉结构与功能

心的静脉可分为浅静脉和深静脉两个系统。浅静脉起于心肌各部，在心外膜下汇合成网、干，最后大部分静脉血由冠状窦收集汇入右心房。冠状窦的主要属支有心大、中、小静脉，此外冠状窦还收集一些零星的小静脉属支；亦有些小静脉可以直接注入心腔。深静脉也起于心肌层，直接汇入心腔，以回流至右心房者居多。

一、冠状窦及其属支

冠状窦位于心膈面，左心房与左心室之间的冠状沟内，从左房斜静脉与心大静脉汇合处作为其起点，最终注入右心房的冠状窦口，冠状窦口常有一个半月形瓣膜，即冠状窦瓣，有防止血液逆流的作用。冠状窦起始部的壁较薄，而大部分冠状窦壁远比一般静脉壁厚，其表面由左右心房来的薄层肌束覆盖，有类似瓣膜的作用。当心房收缩时，肌束的收缩能阻止血液流入右心房；当心舒张时，可使血液流入右心房。冠状窦的主要属支有：①心大静脉，在前室间沟，伴左冠状动脉前室间支上行，斜向左上进入冠状沟，绕心左缘至心膈面，于左房斜静脉注入处移行为冠状窦。心大静脉借其属支，收纳左心室前面，右室前壁的小部，心左缘、左心房前外侧壁、室间隔前部、左心耳及大动脉根部的静脉血；②心中静脉，起于心尖部，伴右冠状动脉的后室间支上行，注入冠状窦的末端。心中静脉收纳左、右心室后壁，室间隔后部，心尖部和部分心室前壁的静脉血；③心小静脉，起于下缘，接受锐缘及部分右室前、后壁的静脉血，在冠状沟内，伴右冠状动脉向左注入冠状窦右端或心中静脉。

二、心前静脉

心前静脉起于右室前壁，可有1～4支，向上越过冠状沟直接注入右心房。由此心前静脉与心小静脉吻合。

三、心最小静脉

心最小静脉又称Thebesius静脉，是位于心壁内的小静脉，由心壁肌层的毛细血管丛开始，直接开口于心房或心室腔，直径约1 mm。心最小静脉没有瓣膜。冠状动脉阻塞时，心最小静脉可成为心肌从心腔获得血液供应的一个途径，对心肌内层具有一定的保护作用。

心静脉之间的吻合非常丰富，冠状窦属支之间以及属支和心前静脉之间均在心表面有广泛的吻合。

第五节　毛细血管与微循环

微动脉和微静脉之间的血液循环，称为微循环。作为血液与组织细胞之间进行物质和气体交换的场所，微循环对维持组织细胞的新陈代谢和内环境稳态具有重要作用。

一、微循环的组成

各器官、组织的结构和功能不同，微循环的结构也有所不同。典型的微循环由微动脉、后微动脉、毛细血管前括约肌、真毛细血管、通血毛细血管、动-静脉吻合支和微静脉组成。

微循环的起点是微动脉，其管壁有环形的平滑肌，通过平滑肌的收缩和舒张可控制微循环的血流量，故微动脉起“总闸门”的作用。微动脉分支成管径更细的后微动脉，每根后微动脉向一至数根真毛细血管供血。真毛细血管起始端通常有1～2个平滑肌细胞，形成环状的毛细血管前括约肌，其舒缩活动可控制进入真毛细血管的血流量，故毛细血管前括约肌起“分闸门”的作用。真毛细血管仅由单层内皮细胞组成，细胞间有裂隙，故具有较高的通透性。人体内约有400亿根毛细血管，总的有效交换面积将近1 000 m^2。毛细血管的血液经微静脉进入静脉。最细的微静脉口径不超过20～30 μm，其管壁没有平滑肌，属于交换血管。较大的微静脉管壁有平滑肌，其舒缩活动可影响毛细血管血压，故微静脉为毛细血管后阻力血管起“后闸门”的作用。

二、微循环的血流通路

微循环有三条血流通路，分别具有不同的生理意义。

1. 迂回通路　血液从微动脉经后微动脉、毛细血管前括约肌、真毛细血管汇集到微静脉的通路，称为迂回通路。该通路因真毛细血管数量多且迂回曲折而得名，加之管壁薄、通透性大、血流缓慢，因此是血液和组织液之间进行物质交换的场所，故又称营养通路。该通路中的真毛细血管是交替开放的，安静状态下，同一时间内约有20%的真毛细血管开放，从而使微循环的血流量与组织的代谢活动相适应。

2．直捷通路　血液从微动脉经后微动脉和通血毛细血管进入微静脉的通路，称为直捷通路。通血毛细血管是后微动脉的直接延伸，其管壁平滑肌逐渐稀少以至消失。直捷通路经常处于开放状态，血流速度较快，在物质交换上意义不大。它的主要功能是使一部分血液快速进入静脉，以保证回心血量。直捷通路在骨骼肌中较为多见。

3．动-静脉短路　血液从微动脉经动-静脉吻合支流入微静脉的通路，称为动-静脉短路。该通路多见于人体的皮肤和皮下组织，特别是手指、足趾、耳郭等处，其主要功能是参与体温调节。当人体需要大量散热时，动-静脉吻合支开放增多，皮肤血流量增加，皮肤温度升高，有利于发散身体热量。

三、微循环物质交换方式

微循环的基本功能是实现血液和组织液之间的物质交换，主要通过以下几种方式进行。

1．扩散　是血液和组织液之间进行物质交换的最主要方式。某种溶质分子在单位时间内扩散的速率与其在血浆和组织液中的浓度差、毛细血管壁对该分子的通透性以及毛细血管壁的有效交换面积等成正比，而与毛细血管壁的厚度成反比。脂溶性物质如O_2、CO_2等可直接透过毛细血管壁进行扩散，故扩散速率极快。非脂溶性物质如Na^+、葡萄糖等，其直径小于毛细血管壁孔隙，也能通过管壁进出毛细血管，但分子越小，就越容易通过毛细血管壁孔隙，故扩散速率越大。

2．吞饮　毛细血管内皮细胞外侧的物质可被细胞膜包裹并吞饮入细胞内，形成吞饮泡，继而被运送至细胞的另一侧，并被排出细胞外。一般认为，多数大分子物质如血浆蛋白等可以通过这种方式进行毛细血管内外的交换。

3．滤过和重吸收　当毛细血管壁两侧的静水压和渗透压不等时，水分子就会通过毛细血管壁从高压力一侧向低压力侧移动。生理学中，将液体由毛细血管内向外的移动称为滤过，而将液体向相反方向的移动称为重吸收。血液和组织液之间通过滤过和重吸收方式进行的物质交换仅占很小一部分，对于物质交换来说并不起主要作用，但对于组织液的生成来说具有重要意义。

第三章　冠心病概述

第一节　疾 病 概 述

一、概述

冠心病是冠状动脉粥样硬化性心脏病的简称，是由于冠状动脉血管发生粥样硬化病变而造成血管腔狭窄或闭塞，使得血流无法顺利流通，满足不了心肌的需求，进而造成心肌受损的一种心血管疾病。在临床上中老年人最容易患冠心病，主要表现为心绞痛、心肌梗死、心律失常、心力衰竭或猝死等。

二、临床表现

动脉粥样硬化在早期无症状。到了中晚期，当受累的动脉管腔狭窄，影响供血时，才引起缺血性疼痛或组织坏死。粥样硬化斑块晚期可以溃破、出血、血栓、钙化，引起远侧血管栓塞或供血器官梗死。有时，由于局部动脉壁变得薄弱，在大动脉或中等动脉形成动脉瘤（即局部扩张，呈束状或袋状膨出），压迫周围组织，甚至发生动脉瘤破裂、出血致死。根据动脉粥样硬化的部位，常见的有以下几种临床病症：

1. 冠状动脉粥样硬化　心脏本身供血的冠状动脉发生粥样硬化狭窄时，可发生冠心病，而出现各种症状表现。

2. 脑动脉粥样硬化　供应大脑的动脉发生粥样硬化时，可引起有关部位的脑梗死和脑出血。

3. 主动脉粥样硬化　晚期病变可引起胸主动脉瘤或腹主动脉瘤。动脉瘤可以压迫周围脏器或有破裂出血的危险，多需外科治疗。腹主动脉下端和两侧髂动脉分叉部发生粥样硬化，影响下肢供血，严重时必须手术，用人造血管移植代替阻塞的动脉。

4. 下肢动脉粥样硬化　可发生在腿部的股动脉或小腿部的胫腓动脉，管腔变窄，走路时可引起疼痛，甚至足趾坏死，需要手术引狭窄近侧的血到其远侧。我国动脉粥样硬化患者的患病程度较西方人为轻，而且发生较之晚10年左右。但近年来，我国冠心病、脑卒中的患病率和死亡率都有明显上升，心脑血管病在人口死亡中占50%左右，患病人数愈来愈多，患病年龄也有逐步年轻化的趋势。对此，必须引起广泛重视，有病早治，未病先防。

三、临床分期

1. 无症状隐匿期　粥样硬化斑块已形成，但尚无明显狭窄，因此无器官受累临床表现。脂质条纹多于5～10岁的儿童开始，粥样斑块始见于20岁。

2. 缺血期　粥样硬化斑块导致血管狭窄、器官缺血，根据累及器官不同临床表现也不同：①脑动脉狭窄，记忆力减退、头晕、头痛、晕厥。长期缺血可引起脑萎缩，表现为痴呆及精神变态；②冠状动脉狭窄，心肌缺血表现为心绞痛。长期缺血可导致心肌纤维化，表现为心功能减退、心力衰竭；③肾动脉狭窄，可引起顽固性高血压；④肠系膜动脉狭窄，消化不良、肠道张力降低；⑤四肢动脉狭窄，下肢发凉、麻木、间歇性跛行，严重时可持续性疼痛、足背动脉搏动感减弱或消失；⑥其他器官血管狭窄，出现相应器官缺血症状。

3. 坏死期　动脉堵塞或血管腔内血栓形成造成相应器官组织坏死产生的症状。

（1）脑血管闭塞：表现为脑梗死，出现头痛、眩晕、呕吐，意识丧失、肢体偏瘫、偏盲、失语等。

（2）冠状动脉闭塞：表现为急性心肌梗死。

（3）肾动脉闭塞：少尿、发热、肾区疼痛等。

（4）肠系膜动脉闭塞：剧烈腹痛、腹胀、发热，肠壁坏死时，可引起便血、麻痹性肠梗阻、休克等。

（5）四肢动脉闭塞：表现为肢体坏疽。

（6）其他器官血管闭塞：出现相应器官组织坏死症状。

4. 纤维化期　长期缺血导致相应器官组织纤维化萎缩而产生的症状。

（1）脑萎缩：可引起痴呆，表现为精神病态、行动失常、智力和记忆力减退、性格完全变态等。

（2）心脏纤维化：心脏扩大、心功能不全、心律失常等。

（3）肾萎缩：可发展为肾衰竭。

四、诊断

现有手段如彩超、血管造影、磁共振血管造影、CT血管造影等对AS有一定的诊断价值。血管内超声可以判断斑块的大致成分，但都为创伤性检查，应用受限。上述这些仅依靠形态学改变的诊断手段只有在粥样斑块足够大、血管狭窄达到一定程度时才能发挥作用，对早期发现以代谢紊乱为特征的AS有其固有的局限性。核医学显像是目前唯一能定性、定量反映组织器官血流、代谢及功能改变的影像学方法，因而，利用核素标记参与AS形成的中间物质来进行显像，从分子水平阐明动脉粥样硬化病变组织基因表达的异常、受体密度和功能的变化、生化代谢变化及细胞信息转导等，为临床诊断、治疗和对疾病的研究提供分子水平信息。

第二节　中医对冠心病病因病机的认识

一、概述

中医学的特点重在着眼于整体的辨证论治，历代医家对心血管疾病的认识虽然未建立起统一的名称，但对其证候、病因、病机以及防治措施等早有论述，多散载于“心病”“心痹”“心痛”“真心痛”“厥心痛”“卒心痛”“久心痛”“惊悸”“水肿”“痰饮”“喘证”“眩晕”“厥证”“脱证”“脉结代”“脉迟”等病证门类之中。

如《素问·脏气法时论》曰：“心病者，胸中痛，胁支满，胁下痛，膺背肩胛间痛，两臂内痛”。颇类似于冠心病之典型与不典型心绞痛的症状及放射部位表现。《灵枢·厥病》篇曰：“真心痛，手足青至节，心痛甚，旦发夕死，夕发旦死”。沈金鳌在《杂病源流犀烛》曰：“若不忍坐视，或使心经寒散，亦可死中求活（麻黄、肉桂、附子、干姜）”。陈士铎在《辨证录》曰：“人有真心痛……但痛止后，必须忍饥一日”。颇类似急性心肌梗死，并指出其循环衰竭时的征象、不良预后及防治措施。《金匮要略·胸痹心痛短气》篇曰：“胸痹之病，喘息咳唾，胸背痛、短气"。及"胸痹不得卧，心痛彻背"等记载，则已认识到心血管疾病与呼吸困难的关系，描述了相当于心力衰竭的症状。《丹溪心法》曰："心虚而停水，则心中漉漉，虚气流动，水即上乘，心不自安"。则已注意到水肿与心悸并存的现象及原因。《素问·痹论》曰："脉痹不已，复感于邪，内舍于心"。"心痹者，脉不通，烦则心下鼓"。若从其发病过程看，颇类似于风湿性心脏病，且"烦则心下鼓"则说明有心律失常的表现。虞抟在《医学正传》曰："夫所谓怔忡者，心中惕然动摇而不得安静，无时而作者是也，惊悸者，蓦然而跳跃惊动而有欲厥之状，有时而作者是也，若夫二证，亦有清痰积饮，留结于心胞胃口而为之者，又不可固执以为心虚而治"。则对心律失常的自觉症状描述和诊治更为详尽，并明确指出其病位在心。林佩琴在《类证治裁》曰："气虚而厥者，必有形色消索，身微冷，脉微弱，为气脱。参、芪、归、术、地黄、枸杞之类，甚者回阳饮、独参汤"。则不仅颇类似于心源性休克的证候，而且提供了治疗方案。此外，中医学还常常以脉象来诊断心血管疾病并判断预后，如《素问·平人气象论》曰："夫平心脉来，累累如连珠，如循琅轩，曰心平……病心脉来，喘喘连属，其中微细，曰心病；死心脉来，前曲后居，如操带钩，曰心死。"以及"……脉涩曰痹。人一呼脉四动以上曰死，脉绝不至曰死，乍疏乍数曰死"。

人是一个统一的有机整体，心血管疾病病位在心，但与肺、脾、肝、肾、胃等脏腑功能密切相关。如心主血脉，而肺朝百脉。若肺气壅塞，如《灵枢·本脏》篇曰："肺大则……善病胸痹"。唐容川在《血证论》则曰："木（肝）气冲和条达，不至遏抑，则血脉得畅"。脾主运化水谷，脾虚则痰湿内生，尤在泾《金匮要略心典》曰："阳痹之处，必有痰浊阻其间耳"。《素问·太阴阳明论》曰："今脾病不能为胃行其津液……气日以衰，脉道不利"。肾为先天之本，心必得肾精之滋养，故《素问·脏气法时论》曰："肾病者……虚则胸中痛"，而《杂病源流犀烛》则曰"心当无病时，养之法有二：一从本经养其气……一从肾经以养其精……"。

随着医学的不断发展，中医学对心血管疾病的研究已进入一个新的时期，形成了一门独立的专科，在探研心血管疾病发病、证治规律方面，取得了令人瞩目的成绩，尤其在冠心病心绞痛、心肌梗死的中医药救治方面屡有创新，从而为中医药防治心血管疾病开拓了广阔的前景。

二、病因病机

（一）病因

中医学认为，胸痹心痛的发生发展主要是由外邪侵袭、饮食不节、内伤七情、年老体衰等引起，然必先有脏腑虚损、阴阳失调、气血不足，继则痰浊、水饮、瘀血等邪乘之，或致经脉失荣，或致经脉阻滞，若有厚味饱餐、情欲不制、疲惫劳作、寒温失调等诱发刺激，则胸痹心痛由是而作。

1. 外邪侵袭　外邪是指风、寒、暑、湿、燥、火六淫致病因素。春夏秋冬，寒热交替，平人当自行调节适应，若气候反常或长期生活于寒冷、潮湿、燥热环境之中，则易致六淫侵袭而病，其中风寒之邪尤为常见。《素问·举痛论》曰："经脉流行不止，环周不休，寒气入经而稽迟，泣而不行，客于脉中则气不通，故猝然而痛"。然阳虚体弱，则邪更易侵袭，故《灵枢·百病始生》曰："夫百病之始生也，皆生于风雨寒暑，清湿喜怒"。而"风雨寒热，不得虚，邪不能独伤人"，说明外邪对机体的影响以及外因通过内因而发生疾病的道理。因此，巢元方在《诸病源候论》亦明确指出："寒气客于五脏六腑，因虚而发，上冲胸间，则胸痹"。王肯堂在《证治准绳》则说："心虚则邪干之，故手心主包络受其邪而痛也"。

2. 劳逸失度　适当的劳作能使百脉通利，邪浊不侵，正如《华伦神医秘传》曰："动摇则谷气得消，血脉流通，痰不得生"。《素问·举痛论》指出："劳则气耗"，故过劳则耗气伤阴，过逸则气血凝滞，终致络脉失养或阻滞而发心痛，至于以妄为常，醉以入房之竭精耗真房劳，则更易伤身致衰，诱发本病。适当运动能升发脾之阳气，促进脾的健运功能，如活动过少或长期伏案，就会导致脾阳失运，或胸阳不展，痰浊内生。若复受寒邪，阴乘阳位，寒凝气滞，更易诱致本病。

3. 饮食不节　心胃关系十分密切。《素问·经脉别论》曰："食气入胃，浊气归心，淫精于脉"。过食膏粱厚味或酗酒而损伤脾胃或素体脾胃虚弱，则脾失健运，酝湿生痰，阻滞脉络，或致浊阴不化，脂液浸淫脉道，血行不利，而发胸闷、气短、心痛等症，故《素问·生气通天论》曰："味过于咸……心气抑；味过于甘，心气喘满"。过食甘肥油腻或过量饮酒，损伤脾胃（如过食甜食可发胖，超重会加重心脏负荷；过食脂肪会形成高脂血症，脂代谢紊乱促进动脉粥样硬化的形成），脾胃损伤致使运化失常，化生痰浊，阻滞心脉而发病。

4. 七情内伤　七情即喜、怒、忧、思、悲、恐、惊七种情绪变化，属人们的正常生理活动，但长期的忧虑悲伤或突然的精神创伤超越了正常的情感，就会引起人体阴阳、气血功能紊乱，而导致疾病的发生、发展，即“七情内伤”，“心主神明”。《景岳全书》曰：“凡情志之属，唯心所统”。故情志与胸痹心痛的发病关系尤为密切，若情志过极，气郁不畅，气滞血瘀，心脉痹阻或心血亏耗则作痛、作悸、作喘，甚则厥脱。《素问·经脉别论》曰：“有所惊恐，喘出于肺，淫气伤心”。长期忧伤思虑，肝郁则气滞，气滞则血瘀。忧思伤脾，气血生化不足，亦可因虚致实，产生痰浊和瘀血等病理因素。气郁可使津液不布，或气郁化火，炼灼津液，均可成痰，导致痰瘀互结，发为本病。

5．年老体衰　中、老年之人，年过半百，脏腑阴阳俱虚，尤以脾、肾两脏为著，“肾为先天之本”“脾为后天之本”，脾肾阳衰，则心阳无以鼓动，不能化精生血，而心阴消损不补，以致营卫不足，脉道不充，血行不畅，心脉瘀阻。若水谷不化生精微，而反生痰浊，肝之阴亏阳亢而脉细急，则脉道愈不利，心血愈亏，心脉愈滞，脾、肝、肾、胃、肺等脏腑病变在一定条件下均可累及心而引发“胸痹心痛”。本病发病一般多见于中老年人，形体肥胖，素易发肝阳头痛、眩晕及消渴等症；或素体虚弱、先天不足、久病，导致肝肾虚损，肾阴不足不能上济于心，或心火亢盛，伤及心阴，肾水不足，水不涵木，心肝火旺，阴血耗伤，心脏失养，气血阴阳失调及亏虚，气血滞涩，痰浊内生。

此外，金刃外伤而致心病，中医学亦早有认识，如《素问·诊要经终论》曰：“凡刺胸腹者，必避五脏，中心者，环死”；《素问·刺要论》则曰：“刺肉无伤脉，脉伤则内动心，心动则夏病心痛”。

流行病学的研究亦证明，心血管疾病的发病与情绪激动、体力劳动、饱餐、饮酒、感染等有直接关系，其发病率随着年龄增长而逐渐升高。而我国各地急性心肌梗死发生率以华北地区为最高，且心血管疾病的发病以冬、春两季节为多，则从另一个角度说明“寒冷”等刺激也是心血管疾病的重要诱因。

总之，心血管疾病的病因病机可概括为因虚致实、因实致虚的恶性循环而终致“本虚标实”的特性。本虚者，先天禀赋不足，年老脏腑虚损，而致心之阴阳，气血俱虚，脉之营血功能衰退；标实者，寒凝、热结、气滞、痰浊、水饮、瘀血等浸于心脉，闭塞心络。

（二）病机

1．本虚标实是病机特点　冠心病发病的原因是多方面的，其病理变化过程是复杂的，既有外邪的侵犯，又有多脏腑功能失调，经络气血运行失常，主要病变发生在心及其络脉。《金匮要略》用“阳微阴弦”作了高度概括，说明“本虚标实”是本病的病机特点。本虚主要是年老肾亏，心、脾、肾阳气的亏虚。在本虚的基础上，加之调摄不慎，劳逸失度，或饮食不节，过食肥甘等而致寒饮、痰浊、气滞、血瘀等标实之邪痹阻心脉而发病。在临床上往往出现虚中夹实等复杂病证。

2. 阴邪干犯是发病的重要条件　“本虚”是冠心病发病之本。在本虚的基础上，实邪干犯，尤其是脏腑功能失调所产生的痰浊、水饮、等病理产物的积聚，上逆胸中，痹阻心脉是发病的重要条件。正如《金匮要略》所说：“所以胸痹心痛者，以其阴弦故也”。有关“阴弦”的认识，其一当指病因，即对寒邪、痰饮、血瘀一类病邪而言；其二当指病位，即中、下焦的脏腑，脾、肝、肾病变对于上焦的影响。故李克光说：“阴弦当然包括中焦阴寒水饮，关上小紧数，可知中焦痰浊、寒饮、水所上乘阳位”。这些因素也是目前公认的冠心病的发病因素。

3. 阳微正虚是发病的根本　《金匮要略》曰：“夫脉当取太过不及，阳微阴弦，即胸痹而痛，所以然者，则其极虚也，今阳虚知在上焦，所以胸痹心痛者，以其阴弦故也”。历代医家认为“阳微阴弦”是对胸痹心痛病因病机的高度概括。结合临床，冠心病发病的根本原因是年高正虚，阳气不足。在《金匮要略》称为“阳微”。何处阳气不足？一是指上焦阳气不足，即心肺阳气虚；二是指中、下焦阳气不足，即脾、肾阳气亏虚，尤以肾的阳气不足为主，因肾阳为诸阳之本。以上是说阳气虚的部位。《金匮要略》曰：“责其极虚也”。极虚是指虚的程度。说明阳虚之甚而不用，不能抗御“阴邪”来乘，反而产生一些属阴邪之类的病理产物。黄树曾说：“责其极虚，谓因其胸中之阳气极虚不能胜邪”。然历代医家多重视上焦阳虚，对中、下焦阳气亏虚的认识不够，其实肾阳不足，脾气虚是冠心病发病的重要因素。

（1）心阳虚：胸中之阳主要是指心阳。苦心阳不足，心气无力，一则温煦推动血脉运行的功能减弱，血行不畅，心脉瘀滞；二则胸阳不振，寒邪易于客犯，造成心脉挛急，同样可致冠心病的发生。

（2）肾阳虚：对于胸痹心痛之成因，《金匮要略》不仅指出“阳虚”，更重要的是强调“极虚”。阳虚除上焦胸阳不足外，下焦肾阳亦虚，故魏念庭说：“阳微必肾也……”。对于“极虚”，历代医家多不重视，其实这才是关键所在。“极虚”是虚极至肾，是肾阴肾阳的亏虚，有“极虚亦为劳”之意，故沈炎南说：“责其极虚四字，就一语道破了胸痹之根本所在”。

第三节　西医对冠心病病因及发病机制的认识

一、病因

本病病因尚未明确，目前认为主要与下列因素有关：

1. 血脂异常　目前认为总胆固醇、三酰甘油、低密度和极低密度脂蛋白增高，高密度脂蛋白降低，载脂蛋白A（ApoA）降低和载脂蛋白B（ApoB）增高都是危险因素，新近又认为脂蛋白a增高是独立的危险因素。

2. 高血压　原发性高血压患者患冠心病的概率较血压正常者高3～4倍，冠状动脉粥样硬化的患者60%～70%有高血压。

3. 吸烟　吸烟使动脉管壁氧含量减少，使动脉粥样硬化的发生率明显增高。吸烟数量增加，冠心病危险亦增加。

4. 糖尿病　糖尿病多伴有高脂血症、凝血因子Ⅴ增高，使糖尿病患者患冠心病的概率较无糖尿病者高2倍。

5. 其他　①年龄在40岁以上的中老年人；②男性患者是女性的2倍，女性发病常在绝经之后；③超过标准体重20%的肥胖者，尤其是体重迅速增加者，冠心病发病率增加；④从事体力劳动少、脑力劳动紧张、精神压力过大者易发病；⑤不良的饮食方式：常进食高热量、高胆固醇、高糖、高盐，多食动物性脂肪者。⑥遗传因素：有高血压、糖尿病、冠心病家族史者，或家族中有较年轻的患病者，其近亲得病的机会明显增加。

二、发病机制

本病发病机制曾有多种学说，现介绍如下。

1. 脂肪浸润学说　认为血中增高的脂质以低密度脂蛋白（LDL）、极低密度脂蛋白（VLDL）或其残片的形式侵入动脉壁，堆积在平滑肌细胞、胶原和弹性纤维之间，引起平滑肌细胞增生。后者与来自血液的单核细胞一样吞噬大量脂质成为泡沫细胞。脂蛋白降解而释放出胆固醇和其他脂质，LDL还和动脉壁的蛋白多糖结合产生不溶性沉淀，刺激组织增生，形成粥样斑块。

2．血小板聚集和血栓形成学说　强调血小板活化因子（PAF）增多，使血小板粘附和聚集在血管内膜上，有利于粥样硬化形成。

3．平滑肌克隆学说　强调平滑肌细胞的单克隆性繁殖使之不断增生，并吞噬脂质，形成动脉粥样硬化。

4．损伤反应学说　近年多数学者支持此学说，认为本病各种主要危险因素最终都损伤动脉，而粥样斑块的形成是对动脉内膜损伤的结果。

第四章　冠心病的病理学

一、冠状动脉粥样硬化病理过程

冠状动脉粥样硬化病理过程是Ⅰ～Ⅵ型病变逐渐发展的过程。

1. 早期病变　Ⅰ～Ⅲ型病变被认为是早期病理改变，不引起临床症状和后果，但之后的发展方向则有多种可能性。脂纹是肉眼最早可见的动脉粥样硬化病变，呈扁平斑点状或线状分布的条纹。脂纹中多为巨噬细胞源性泡沫细胞。

2. 晚期病变　主要为Ⅳ型和Ⅴ型，病变组成成分主要为细胞外脂质、富含脂质的泡沫细胞、平滑肌细胞以及基质；其中斑块脂质的含量差异很大。脂质核心由细胞碎片和胆固醇组成，边缘有大量巨噬细胞，可分泌金属蛋白酶而引起胶原基质的破坏。

粥样斑块是动脉粥样硬化最具特征性的病变，为动脉内膜面灰黄色斑块。斑块内有较大的脂池，其中可见胆固醇结晶体。斑块的变化可累及动脉壁三层结构，包括中膜平滑肌细胞受压萎缩变薄，外膜结缔组织增生及淋巴细胞、浆细胞浸润。

纤维斑块是由脂纹演变而来，多位于出现脂纹的位置，呈表面散在不规则黄白色隆起的斑块，斑块可融合。其病变中平滑肌细胞增多，同时产生大量细胞外基质而形成纤维帽。现已认识到，纤维帽是一个动态的结构，存在胶原沉积和蛋白酶降解连接组织基质的动态平衡，其中有大量的细胞因子参与调控。

在冠状动脉内，粥样硬化斑块常形成节段性的狭窄与堵塞，而病变的远端是通畅的；病变的血管位于心外膜下，心肌内动脉段几乎不受粥样病变的影响。上述病理特点，决定了对一些严重病变实施冠状动脉旁路移植手术的可行性。

3. 复合病变　是指在纤维斑块和粥样斑块基础上的继发改变。

（1）冠状动脉钙化：动脉粥样硬化的钙化，是一个复杂的、有机的、可调控和主动的过程，为动脉粥样硬化的表现形式之一。300年前，Thebesius首先观察到冠状动脉的钙沉积现象，后来较长时间内人们将这种钙沉积现象视为冠状动脉粥样硬化的突出病理特征。最近几年，对于动脉粥样硬化钙化的看法有了很大变化，认为冠状动脉钙化同时具有两方面的作用。钙沉积提示动脉粥样硬化病变的存在，一般来说，钙沉积越严重，动脉粥样硬化病变范围也越广。不稳定型病变可能是无钙化性的，而稳定型病变则更可能常为钙化性的。

（2）斑块溃疡、出血及破裂：斑块内有大量炎性细胞，释放系列金属蛋白酶可溶解斑块纤维帽造成表面溃疡。由于斑块内一些坏死物质的腐蚀及动脉壁搏动，斑块内新生的小毛细血管破裂造成斑块内出血，形成的局部血肿可使血管狭窄加重。另外，斑块表面纤维组织无弹性，在斑块内出血时容易发生破裂形成溃疡。因溃疡面粗糙及边缘不整，易形成附壁血栓。

斑块破裂是引发冠心病心血管事件的病理基础，是一个多因素参与和调节的复杂过程。病理研究从超微解剖学角度揭示了斑块破裂的实质，即斑块的纤维帽薄、斑块内脂质增多、大量的炎性细胞浸润。根据尸检研究，大约75%的患者冠状动脉内血栓形成与斑块破裂有关。

（3）血栓形成：冠状动脉造影发现，冠状动脉狭窄伴远端充盈延迟者99%有附壁血栓。动脉粥样硬化斑块破裂是诱发血栓形成的主要因素。小而表浅的斑块破裂只形成小血栓；而斑块深部破裂导致更多内皮下胶原和组织因子暴露，激活凝血系统，使局部或全身血液处于高凝状态，在斑块破裂部位形成较大的血栓，阻塞血管腔，引起ACS。

二、冠心病的病理学改变

1．无症状性心肌缺血　多在体检时发现，可分为以下3型。

Ⅰ型：心肌细胞无明显组织形态改变。

Ⅱ型：曾有过心肌梗死病史，心电图有心肌缺血表现，但无症状。

Ⅲ型：心绞痛患者心电图上有无痛性心肌缺血发作。

2．稳定性心绞痛　冠状动脉病变斑块有明显钙化现象，或斑块主要由胶原和平滑肌细胞组成；一般来说，2/3为纤维性、1/3为富含脂质斑块。病理检查没有心肌坏死。

3．缺血性心肌病　为心肌长期、慢性缺血，导致心肌坏死和弥散性纤维化，心脏增大。临床上以心脏扩大、心律失常和充血性心力衰竭为体征，又称心力衰竭型和心律失常型冠心病，是冠心病的终末阶段。冠状动脉造影见冠状动脉明显狭窄是确诊缺血性心肌病的主要依据。

4．冠状动脉综合征

（1）不稳定型心绞痛：原因是不稳定粥样硬化斑块破裂或糜烂并发血栓形成、血管痉挛、微血管栓塞引起急性或亚急性心肌供氧减少，造成不稳定型心绞痛发作。病理检查心肌有时可见小灶性坏死。

给不稳定心绞痛患者进行冠状动脉造影，发现其冠状动脉病变多为偏心性狭窄，因此，有学者提出偏心斑块是不稳定性斑块的一个指标，其脂质核心处于靠管腔内膜位置，受到血流冲击后容易发生破裂。目前已肯定，心绞痛从稳定型到不稳定型的演变取决于冠状动脉内粥样斑块的进展。不稳定心绞痛是斑块破裂的标志。

（2）急性心肌梗死：冠状动脉内血栓形成是导致急性心肌梗死的原因。在急诊搭桥手术中也证实，冠状动脉腔内有血栓形成及冠状动脉内溶栓可使梗死相关血管再通。病理学和血管镜观察证实，粥样硬化斑块破裂是冠状动脉闭塞的启动机制，并导致冠状动脉痉挛、斑块内出血和血管内血栓形成。形成的血栓阻断血流，导致供氧与耗氧之间不平衡，当这种不平衡严重且持续存在时，就会形成心肌梗死。

急性心肌梗死分为心内膜下心肌梗死和透壁性心肌梗死，前者被认为在心电图上不出现Q波，后者被认为出现Q波。人们在尸体解剖中发现，心电图上出现Q波的并不一定都发生透壁性心肌梗死，而没有出现Q波的也有一部分为透壁性心肌梗死。因此，通过心电图上有无Q波来判断心肌梗死是否透壁不科学；而且透壁和非透壁心肌梗死对于临床评价预后意义并不大。同样，以Q波和非Q波心肌梗死分类，对评价心肌梗死远期病死率也没有明显意义。因此，国际上推荐新的分类方法，即将急性心肌梗死分为ST段抬高和非ST段抬高两大类型，以利于临床上早期及时干预。

ST段抬高型心肌梗死的发生多由于斑块破裂形成的血栓突然中断血流引起，冠状动脉内血栓富含红细胞，为红色血栓。非ST段抬高型心肌梗死的冠状动脉内血栓以富含血小板的白色血栓或红、白混合性血栓为主，病理特点为粥样斑块破裂、出血及部分血栓形成。与不稳定心绞痛的区别在于其心肌血清标志物阳性和存在持久的STT异常。常将不稳定型心绞痛与非ST段抬高型心肌梗死统称为非ST段抬高型ACS。

患者心肌梗死6 h内基本无肉眼可见的心肌改变，这就是医学上强调的时间窗即抢救的黄金时间，应抓紧在这段时间内开通梗死相关血管。6 h后，坏死灶心肌呈苍白色，光镜下心肌呈早期凝固性坏死，心肌间质充血、水肿、伴有炎症细胞浸润；

第4天后，坏死灶呈灰白色，光镜下病变部位血管充血、出血，大量炎症细胞浸润，部分肌纤维及核溶解消失，心室壁变薄；1～2周后心肌逐渐纤维化；2～8周梗死灶机化并逐渐形成瘢痕。

（3）急性心肌梗死合并症的病理改变：①乳头肌功能失调或断裂。乳头肌功能失调发生率高达50%。二尖瓣乳头肌因缺血、坏死等致使收缩功能障碍，造成不同程度二尖瓣脱垂或关闭不全。乳头肌断裂发生率为1%。其多发生于心肌梗死后1周内，多为二尖瓣后乳头肌断裂，常并发急性肺水肿。②心脏破裂。常在起病1周内发生，是透壁性心肌梗死的严重并发症；多为心室游离壁破裂，因心包积血、心包压塞而猝死；占心肌梗死死亡病例的15%～20%。偶见室间隔破裂穿孔，引起急性右心室功能不全而死亡。③室壁瘤。多发生在心肌梗死愈合期，在心肌梗死后并发症中的检出率为15%～20%。主要见于左心室，是由梗死心肌或瘢痕组织在心室内压作用下形成的局限性向外膨出。急性室壁瘤可发生破裂，陈旧性室壁瘤因纤维瘢痕化不易破裂。室壁瘤多为单发，好发于左心室前壁近心尖处。一般室壁瘤体积较大，可继发附壁血栓，或因加重心脏负担而并发心力衰竭。④附壁血栓形成。因心内膜受损或室壁瘤而引起附壁血栓形成。20%的附壁血栓可自行消退。左心室附壁血栓脱落可造成心、脑、肾、脾和四肢等动脉栓塞。⑤心肌梗死后综合征。发生率约10%，为透壁性心肌梗死后数周至数月内发生的急性浆液纤维素性心包炎；可反复发生，可能为机体对坏死物质的过敏反应。

（4）猝死：冠心病猝死是心肌缺血最严重的结果，心肌局部发生电生理紊乱导致严重室性心律失常，常以心脏停搏为特征。病理分析发现，多数病例冠状动脉粥样硬化斑块狭窄病变广泛，程度严重。但有些猝死的发生并未看到冠状动脉狭窄或闭塞，仅为冠状动脉内膜受损，提示冠状动脉痉挛或血栓形成也可能是猝死的原因。

WHO列出的猝死危险因素有冠状动脉大分支主干突然为新鲜血栓闭塞、心肌耗氧量突然急剧增加、冠状动脉主干突发痉挛、自主神经失调、心肌传导系统突发功能障碍、心肌对缺氧的敏感性突然增加等。

第五章　冠心病常见临床症状

第一节　胸　　痛

一、概述

胸痛主要由胸部疾病引起，少数由其他部位的病变所致，心血管疾病是胸痛的常见原因，心血管疾病包括心绞痛、心肌梗死、心包炎、胸主动脉瘤、肺栓塞和夹层动脉瘤等。

心绞痛和心肌梗死的疼痛多在心前区与胸骨后或剑突下，疼痛常放散至左肩、左臂内侧，达环指与小指，亦可放散于左颈与面颊部，易误认为牙痛。

心绞痛呈绞窄性并有重压窒息感，发作时间短暂；心肌梗死则疼痛更为剧烈并有恐惧、濒死感，持续时间很长且不易缓解。

劳累、体力活动、精神紧张可诱发心绞痛发作，休息、含服硝酸甘油或硝酸异山梨酯可使绞痛缓解，而对心肌梗死疼痛则无效。

伴面色苍白、大汗、血压下降或休克表现时，多考虑心肌梗死、夹层动脉瘤、主动脉窦瘤破裂和大块肺栓塞等。

二、中医鉴别诊断

胸痛作为一种常见病证，多见于中年以上，常因情志波动、气候变化、多饮暴食、劳累过度等而诱发；亦有无明显诱因或安静时发病者。常表现为左侧胸膺或膻中处突发憋闷而痛，疼痛性质为灼痛、绞痛、刺痛或隐痛、含糊不清的不适感等；疼痛常可窜及肩背、前臂、咽喉、胃脘部等，甚者可于手少阴、手厥阴经循行部位窜至中指或小指，常兼心悸；突然发病，时作时止，反复发作，持续时间短暂，一般几秒至数十分钟，经休息或服药后可迅速缓解。心电图应列为必备的常规检查，必要时可作动态心电图、标测心电图和心功能测定、运动试验心电图。休息时心电图明显心肌缺血，心电图运动试验阳性，有助于诊断。若疼痛剧烈、持续时间长，达30 min以上，含服硝酸甘油片后难以缓解，可见汗出肢冷，面色苍白，唇甲青紫，手足青冷至肘膝关节处，甚至旦发夕死、夕发旦死，相当于急性心肌梗死，常合并心律失常、心功能不全及休克，多为真心痛表现，应配合心电图动态观察及血清酶学、BNP等检查，以进一步明确诊断。该病症除了可见于胸痹心痛，也可出现于悬饮、胃脘痛、真心痛等。

1. 悬饮　悬饮、胸痹均有胸痛，但胸痹为当胸闷痛，并可引及左侧肩背或左臂内侧，常于劳累、饱餐、受寒、情绪激动后突然发作，历时短暂，休息或用药后得以缓解；而悬饮为胸胁胀痛，持续不解，且多伴有咳唾，转侧、呼吸时疼痛加重，肋间饱满，并有咳嗽、咯痰等肺系证候。

2. 胃脘痛　胸痹之不典型者，其疼痛可在胃脘部，而易与胃脘痛混淆，但胃脘痛多伴有嗳气、呃逆、泛吐酸水或清涎等脾胃证候，可予以鉴别。

3. 真心痛　乃胸痹的进一步发展，症见心痛剧烈，甚则持续不解，伴有汗出、肢冷、面白、唇紫、手足青至节，脉微细或结代等危重证候。

4. 咳嗽　是外感或内伤等因素，导致肺失宣肃，肺气上逆，冲击气道，发出咳声或伴咯痰，咳嗽甚者咳引胸痛，但须排除其他器质性病变引起的咳嗽。

5. 肺痈　是热毒瘀结于肺，以致肺叶生疮，肉败血腐，形成脓疡，虽有胸痛表现，但起病急骤，突然寒战高热，咳嗽，胸痛，以发热、咳嗽、咯吐腥臭浊痰，甚则咯吐脓血痰为主要临床表现；且有外感因素或有痰热甚之病史；脓血浊痰吐入水中，沉者是痈脓，浮者是痰；口啖生黄豆或生豆汁不觉有腥味者，便为肺痈；肺部病侧呼吸音降低或闻及湿啰音；慢性病变还可见“爪甲紫而带弯”，指端呈鼓槌样。

6. 哮证、喘证　也有胸痛症状，但各以哮、喘为其主要临床表现。哮病主要表现为喉中哮鸣有声，呼吸气促困难，甚则喘息不能平卧，发作与缓解均迅速。喘病主要表现为呼吸困难，甚至张口抬肩，鼻翼翕动，不能平卧。

7. 噎嗝　初起为咽下饮食时胸膈部梗死不顺，有一种食物下行缓慢并停留在食管某一部位不动之感，食毕则消失，这种感觉常在情志不舒时发生。随着梗死症状的日渐加重，进食流质类饮食亦发生困难，以致不能进食，或食后随即吐出。吐出物为食物、涎沫，量不大，甚者吐出物为赤豆汁样，说明有出血。本病常伴有疼痛，表现为咽痛、胸痛等，其出现有早有晚，开始为进食时胸膈疼痛，进食粗糙食物更明显，严重者可持续疼痛。随着饮食渐废，病邪日深，正气凋残，患者表现为消瘦，乏力，面容憔悴，精神萎靡，终致大肉尽脱，形销骨立而危殆难医。

第二节　呼吸困难

一、概述

呼吸困难是指患者主观上感到氧气不足、呼吸费力；客观表现用力呼吸，重者鼻翼翕动、张口耸肩，甚至出现发绀、呼吸肌及呼吸辅助肌也参与呼吸运动，并伴有呼吸频率、深度与节律的异常。

心源性呼吸困难包括风湿性心脏病、缩窄性心包炎、心肌炎、心肌病、急性心肌梗死、肺心病等所致心力衰竭、心脏压塞、原发性肺动脉高压和肺栓塞等疾病引起的呼吸困难。

心源性呼吸困难主要由左侧心力衰竭和（或）右侧心力衰竭引起，两者发生机制不同，左侧心力衰竭所致呼吸困难较为严重。

左侧心力衰竭发生呼吸困难的主要原因是肺瘀血和肺泡弹性降低。其机制为：①肺瘀血，使气体弥散功能降低；②肺泡张力增高，刺激牵张感受器，通过迷走神经反射兴奋呼吸中枢；③肺泡弹性减退，其扩张与收缩能力降低，肺活量减少；④肺循环压力升高对呼吸中枢的反射性刺激。左侧心力衰竭引起的呼吸困难特点是活动时出现或加重，休息时减轻或缓解，仰卧加重，坐位减轻。因活动时加重心脏负荷，机体耗氧量增加；坐位时下半身回心血量减少，减轻肺瘀血的程度；同时坐位时膈肌位置降低，膈肌活动增大，肺活量可增加10%～30%。因此，病情较重患者，常被迫采取半坐位或端坐体位呼吸。

急性左侧心力衰竭时，常出现阵发性呼吸困难，多在夜间睡眠中发生，称夜间阵发性呼吸困难。其发生机制为：①睡眠时迷走神经兴奋性增高，冠状动脉收缩，心肌供血减少，心功能降低；②小支气管收缩，肺泡通气减少；③仰卧位时肺活量减少，下半身静脉回心血量增多，致肺瘀血加重；④呼吸中枢敏感性降低。对肺瘀血引起的轻度缺氧反应迟钝，当瘀血程度加重、缺氧明显时，才刺激呼吸中枢做出应答反应。发作时，患者常于熟睡中突感胸闷憋气惊醒，被迫坐起，惊恐不安，伴有咳嗽，轻者数分钟至数十分钟后症状逐渐减轻、缓解；重者高度气喘、面色青紫、大汗，呼吸有哮鸣声，咳浆液性粉红色泡沫样痰，两肺底部有较多湿性啰音，心率增快，可有奔马律。此种呼吸困难又称“心源性哮喘”，常见于高血压性心脏病、冠状动脉性心脏病、风湿性心瓣膜病、心肌炎和心肌病等。

右侧心力衰竭时呼吸困难的原因主要是体循环瘀血所致。其发生机制为：①右心房与上腔静脉压升高，刺激压力感受器反射性地兴奋呼吸中枢；②血氧含量减少以及乳酸、丙酮酸等酸性代谢产物增多，刺激呼吸中枢；③瘀血性肝大、腹水和胸水，使呼吸运动受限，肺受压气体交换面积减少。临床上主要见于慢性肺心病；渗出性或缩窄性心包炎，无右心衰竭，其发生呼吸困难的主要机制是由于大量心包渗液致心脏压塞或心包纤维性增厚、钙化、缩窄，使心脏舒张受限，引起体循环静脉瘀血所致。

二、中医鉴别诊断

喘促症状多见于喘病，还可见于气短、哮病等，根据临床表现等不难鉴别。

1. 喘病　由于外感或内伤，导致肺失宣降，肺气上逆或气无所主，肾失摄纳以致，甚则张口抬肩，鼻翼翕动，不能平卧的一种病证，中医称为喘病。喘病的诊断依据为：

（1）以喘促气逆，呼吸困难，甚至张口抬肩，鼻翼翕动，不能平卧，口唇发绀为特征。

（2）多有慢性咳嗽、哮病、肺病、心悸等病史，每遇外感及劳累而诱发。

（3）两肺可闻及干湿性啰音或哮鸣音。

（4）实验室检查支持引起呼吸困难，喘促的西医有关疾病的诊断，如肺部感染有血白细胞总数及中性粒细胞升高，或X线胸片有肺纹理增多或有片状阴影等依据。

2. 气短　喘病与气短同为呼吸异常，但喘病以呼吸困难，张口抬肩，甚至不能平卧为特征；气短亦即少气，呼吸微弱而浅促，或短气不足以息，似喘而无声，亦不抬肩撷肚，不像喘病呼吸困难之甚。如《证治汇补·喘病》言：“若夫少气不足以息，呼吸不相接，出多入少，名曰气短，气短者，气微力弱，非若喘证之气粗奔迫也。”但气短进一步加重，可呈虚喘表现。

3. 哮病　哮指声响言，为喉中有哮鸣音，是一种反复发作的疾病；喘指气息言，为呼吸气促困难，是多种急慢性疾病的一个症状。一般说来，哮必兼喘，喘未必兼哮。

哮病特点为：大多起于童稚之时，有反复发作史，有过敏史或家族史；哮病的发作常有明显的季节性，一般发于秋初或冬令者居多，其次是春季，至夏季则缓解，但也有常年反复发作者；呈发作性，每因气候变化、饮食不当、情志失调、疲乏等因素而诱发，发无定时，以夜间为多，但有个体差异，发作与缓解均迅速，多为突然而起，或发作前有鼻塞、喷嚏、咳嗽、胸闷等先兆；发作时喉中哮鸣有声，呼吸困难，甚则张口抬肩，不能平卧，或口唇指甲发绀，两肺可闻及哮鸣音，或伴有湿啰音；缓解期可有轻度咳嗽、咯痰、呼吸急迫等症状，但也有毫无症状者；久病患者，缓解期可见咳嗽、咯痰、自汗、短气、疲乏、腰膝酸软等症状；嗜酸性粒细胞可增高，痰液涂片可见嗜酸性粒细胞；胸部X线检查一般无特殊改变，久病可见肺气肿影像改变，查体可见肺气肿体征。

4. 肺痨　晚期可以表现为喘促、气短，但肺痨具有其特点：有与肺痨患者密切接触史，具有传染性，表现为初期仅感疲乏无力，干咳，食欲不振，形体逐渐消瘦；病重者可出现咯血，潮热，颧红，形体明显消瘦等症状，病灶部位呼吸音减弱或闻及支气管呼吸音及湿啰音；痰涂片或培养结核菌多呈阳性；X线摄片可见肺部结核病灶；血沉增快、结核菌素皮试呈强阳性有助于诊断。

5. 肺癌　常以咳嗽或咯血为主要症状，癌体肿大压迫肺，肺失宣降，亦可以出现喘促症状。

但肺癌多发于40岁以上吸烟男性，病情发展迅速，呈恶病质，一般咳嗽病证不具有这些特点，肺部X线检查及病理学检查有助于确诊。

第三节　心　　悸

一、概述

心悸是对心脏搏动的一种不适感觉，有时患者描述为心累、心慌等。

二、病因

（1）心律失常。各种心律失常，包括早搏、心动过速、心动过缓和脱漏搏动。

（2）高血流动力状态。甲状腺功能亢进症、嗜铬细胞瘤、低血糖、严重贫血、晚期妊娠、高热、感染、缺氧、动静脉瘘、药物中毒及特发性高血流动力综合征。

（3）各种器质性心血管疾病。

（4）电解质紊乱。

（5）更年期综合征。

（6）交感神经β受体功能亢进综合征。

（7）休克。

三、体检要点

应重点检查有无心脏病的体征。如心脏增大、心脏杂音及心律失常；有无血压增高、脉压增大、动脉枪击音、水冲脉等高血流动力的表现以及有无血管杂音等。患者的全身状况（如焦虑、贫血、突眼、出汗、甲状腺肿大等）在检查时不容忽视。

四、辅助检查

为了明确有无心律失常并了解其性质应做心电图检查，如平静心电图未发现心律失常，可根据患者情况予以适当运动，如仰卧起坐、蹲踞活动或做食管调搏激发异常心律。在冠状动脉粥样硬化性心脏病、心肌病、心肌炎或其他严重器质性心脏病患者，如高度怀疑有恶性心律失常时，应做连续动态心电图检测。

五、中医鉴别诊断

心悸是临床常见病证之一，也可作为临床多种病证的症状表现之一，如胸痹心痛、失眠、健忘、眩晕、水肿、喘证等出现心悸症状。

1．胸痹心痛　也可伴见心悸的症状，如表现为心慌不安，脉结或代，但以胸闷心痛为主症。此外，胸痹心痛中的真心痛，以心前区或胸骨后刺痛，牵及肩胛两背为主症，并常伴较突出的心悸症状，脉或数，或迟，或脉律不齐，常因劳累、感寒、饱餐、情绪波动等而诱发，多呈短暂发作，但甚者心痛剧烈不止，唇甲发绀或手足青冷至节，呼吸急促，大汗淋漓，脉微欲绝，直到晕厥，病情危笃。因此，在胸痹心痛中心悸应视为胸痹的一系列临床表现中的一个次要症状，而与以心悸为主症的心悸病证有所不同。

2．郁病　是由于情志不舒、气机郁滞所致，也可伴见心悸，但以心情抑郁、情绪不宁、胸部满闷、胁肋胀痛，或易怒易哭，或咽中如有异物梗塞等症为主要临床表现，多发于中青年女性。患者大多数有忧愁、焦虑、悲哀、恐惧、愤激等情志内伤的病史，并且郁病病情的反复常与情志因素密切相关，各系统检查和实验室检查正常，除外器质性疾病。

3．心悸　作为一种病证，常表现自觉心慌不安，心跳剧烈，神情紧张，不能自主，心搏或快速，或跳动过重，或忽跳忽止，呈阵发性或持续不止；伴有胸闷不适，易激动，心烦，少寐多汗，颤动，乏力，头晕等。中老年发作频繁者，可伴有心胸疼痛，甚至喘促，肢冷汗出，或见晕厥；常由情志刺激、惊恐、紧张、劳倦过度、饮酒饱食等原因诱发；可见有脉象数、疾、促、结、代、沉、迟等变化；心电图、血压、X线胸部摄片等检查有助于明确诊断。

4．发热

（1）外感发热：因感受外邪而起，起病较急，病程较短，发热初期大多伴有恶寒，其恶寒得衣被而不减。发热的热度大多数高，发热的类型随病种的不同而有所差异。常兼有心悸、头身疼痛、鼻塞、流涕、咳嗽、脉浮等症。外感发热由感受外邪，正邪相争所致，属实证者居多。

（2）内伤发热：一般起病较缓，病程较长，或有反复发热的病史。临床多表现为低热，但有时也可以是高热，亦有患者自觉发热或五心烦热，而体温并不升高。一般发热而不恶寒，或虽感祛冷但得衣被则冷感即减轻或消失。发热持续，或时作时止，或作有定时。发热的同时多伴有头晕、神疲、自汗盗汗、心悸、脉弱无力等症。因内伤发热主要由于气、血、水湿的郁滞壅遏或气、血、阴、阳的亏损失调所导致，故在发热的同时，分别伴有气郁、血瘀、湿郁或气虚、血虚、阴虚、阳虚的症状。

5．消渴　以多饮、多食、多尿为主要临床表现，三消的症状常同时出现，尿中常有甜味，但颈部无肿块。瘿病的多食易饥虽类似中消，但不合并多饮、多尿，而以颈部有瘿肿为主要特征，且伴有比较明显的烦热、心悸、急躁易怒、眼突、脉数等症状。本病多发于中年以后，以及嗜食膏粱厚味、醇酒炙煿之人。

查空腹、餐后2 h血糖和尿糖、尿相对密度、葡萄糖耐量试验等，有助于确定诊断。必要时查尿酮体、血尿素氮、肌酐、二氧化碳结合力及血钾、钠、钙、氯化物等。

6. 瘿病　多见于女性，以离海较远的山区发病较多。颈前结块肿大是本病最主要的临床特征，其块可随吞咽动作而上下，触之多柔软、光滑；病程日久则肿块质地较硬，或可扪及结节，甚至表现为推之不移；肿块开始可如樱桃或指头大小，一般增长缓慢，大小程度不一，大者可如囊如袋。本病一般无明显的全身症状，但部分有阴虚火旺病变的患者，则出现低热、多汗、心悸、多食易饥、面赤、脉数等症状。

基础代谢率（BMR）、甲状腺摄碘率、血清总甲状腺素（T_4）测定及血清总三碘甲状腺原氨酸（TT_3）测定等试验，以及必要时做X线检查等，有助于鉴别瘿病的不同类型及了解病情的不同程度。

第四节　肢体疼痛

一、概述

住院患者尤其是CCU的患者，住院期间可出现上肢或下肢的疼痛，要注意上肢或下肢疼痛的程度、确切位置、起病缓急、性质和持续时间等。动脉栓塞患者疼痛剧烈、起病急，如能自溶再通则疼痛持续时间短；静脉栓塞者患侧肢体肿胀明显、疼痛较轻、起病较缓慢。

二、病因

常见于动脉血栓或静脉血栓形成。

三、检查要点

1. 注意病史　有无曾行介入手术治疗（动静脉瘘或假性动脉瘤或内膜损伤、血栓形成）；有无卧床时间过长；有无房颤病史；有无二尖瓣狭窄、室壁瘤、心肌病、换瓣术后等病史。

2．注意疼痛的伴随症状　伴发热应考虑深静脉血栓形成；伴关节炎症等改变应考虑痛风、类风湿性或风湿性关节炎；伴皮肤红斑、周围水肿应考虑浅静脉炎。

3．注意患者生命体征　有无伴随需要处理的血压升高和心动过速。

4．“4P”征提示动脉栓塞　疼痛、苍白、脉搏消失和感觉异常。下列情况也有助于动脉栓塞的诊断：单侧肢温下降；局灶性坏疽；动脉搏动消失；曾行经动脉的心导管操作；有心肌病、风湿性心脏瓣膜病、房颤等情况。

5．深静脉血栓形成的体征　触痛、红斑、肿胀、皮温变化、浅静脉怒张、Homans征（平卧屈膝，将足背屈时出现疼痛）阳性。

第五节　发　　绀

一、概述

发绀是指血液中还原血红蛋白增多，使皮肤、黏膜呈青紫色的表现。广义的发绀还包括少数由于异常血红蛋白衍化物（高铁血红蛋白、硫化血红蛋白）所致皮肤黏膜青紫现象。发绀在皮肤较薄、色素较少和毛细血管丰富的部位，如口唇、鼻尖、颊部与甲床等处较为明显，易于观察。

发绀是由于血液中还原血红蛋白绝对含量增多所致。还原血红蛋白浓度可用血氧的未饱和度表示。

正常动脉血氧未饱和度为5%，静脉内血氧未饱和度为30%，毛细血管中血氧未饱和度约为前两者的平均数。每1 g血红蛋白约与1.34 mL氧结合。当毛细血管血液的还原血红蛋白量超过50 g/L（5 g/d）时，皮肤黏膜即可出现发绀。

临床实践表明，此学说不尽完全可靠，因为以正常血红蛋白浓度150 g/L计，50 g/L为还原血红蛋白时，提示已有1/3血红蛋白不饱和。当动脉血氧饱和度为66%时，相应动脉血氧分压已降低至4.5 kPa（34 mmHg）的危险水平。

事实上，在血红蛋白浓度正常的患者，如动脉血氧饱和度＜85%时，口腔黏膜和舌面的发绀已明确可辨。近来，观察分析发绀与动脉血氧饱和度的关系发现，轻度发绀者中，动脉血氧饱和度＞85%者近60%。此外，在红细胞增多症时，动脉血氧饱和度虽＞85%，亦会有发绀出现；相反，重度贫血（血红蛋白＜60 g/L）患者，即使动脉血氧饱和度有明显降低，亦难出现发绀。可见，临床所见发绀，有相当大部分不能确切反映动脉血氧下降情况。

心性混血性发绀，见于发绀型先天性心脏病，如法洛四联症、艾森门格综合征等，其发绀机制是由于心与大血管之间存在异常通道，部分静脉血未通过肺进行氧合作用，即经异常通道分流混入体循环动脉血中，如分流量超过心排血量的1/3时，即可引起发绀。

瘀血性周围性发绀，如右侧心力衰竭、渗出性心包炎心脏压塞、缩窄性心包炎、局部静脉病变（血栓性静脉炎、上腔静脉综合征、下肢静脉曲张）等，其发生机制是因体循环瘀血、周围血流缓慢，氧在组织中被过多摄取所致。

缺血性周围性发绀，常见于重症休克，由于周围血管痉挛收缩及心排血量减少，循环血容量不足，血流缓慢，周围组织血流灌注不足、缺氧，致皮肤黏膜呈青紫、苍白。

混合性发绀，即中心性发绀与周围性发绀并存，可见于心力衰竭（左侧心力衰竭、右侧心力衰竭和全心衰竭），因肺瘀血或支气管、肺病变，致肺内氧合不足及周围血流缓慢，毛细血管内血液脱氧过多所致。

伴杵状指（趾），病程较长，主要见于发绀型先天性心脏病及某些慢性肺部疾病。

二、中医鉴别诊断

1. 气短　喘病与气短同为呼吸异常，气短亦即少气，呼吸微弱而浅促，或短气不足以息，似喘而无声，亦不抬肩撷肚，不像喘病呼吸困难之甚。如《证治汇补·喘病》曰："若夫少气不足以息，呼吸不相接，出多入少，名曰气短。气短者，气微力弱，非若喘症之气粗奔迫也。"但气短进一步加重，可呈虚喘表现。

2. 胸痛胸闷　若疼痛剧烈，持续时间长达30 min以上，含化硝酸甘油片后难以缓解，可见汗出肢冷，面色苍白，唇甲青紫，手足青冷至肘膝关节处，甚至旦发夕死、夕发旦死。

胸痛胸闷多见于中年以上，常因情志波动，气候变化，多饮暴食，劳累过度等而诱发。

亦有无明显诱因或安静时发病者；常表现为左侧胸膺或膻中处突发憋闷而痛，疼痛性质为灼痛、绞痛、刺痛或隐痛、含糊不清的不适感等，疼痛常可窜及肩背、前臂、咽喉、胃脘部等，甚者可于手少阴、手厥阴经循行部位窜至中指或小指，常兼心悸；突然发病，时作时止，反复发作，持续时间短暂，一般几秒至数十分钟，经休息或服药后可迅速缓解；应配合心电图动态观察及血清酶学、白细胞总数、血沉等检查，以进一步明确诊断。

3. 喘病　由于外感或内伤，导致肺失宣降、肺气上逆或气无所主，肾失摄纳以致，甚则张口抬肩、鼻翼翕动、不能平卧的一种病症，中医称为喘病。喘病的诊断依据为：

（1）以喘促气逆、呼吸困难，甚至张口抬肩、鼻翼翕动、不能平卧、口唇发绀为特征。

（2）多有慢性咳嗽、哮病、肺痨、心悸等病史，每遇外感及劳累而诱发。

（3）两肺可闻及干湿性啰音或哮鸣音。

（4）实验室检查支持引起呼吸困难、喘促的西医有关疾病的诊断，如肺部感染有血白细胞总数及中性粒细胞升高，或X线胸片有肺纹增多或有片状阴影等依据。

4. 哮病　发作时喉中哮鸣有声、呼吸困难，甚则张口抬肩、不能平卧或口唇指甲发绀。

哮病特点为：大多起于童稚之时，有反复发作史，有过敏史或家族史；哮病的发作常有明显的季节性，一般发于秋初或冬令者居多，其次是春季，至夏季则缓解，但也有常年反复发作者；呈发作性，每因气候变化、饮食不当、情志失调、疲乏等因素而诱发，发无定时，以夜间为多，但有个体差异，发作与缓解均迅速，多为突然而起，或发作前有鼻塞、喷嚏、咳嗽、胸闷等先兆；发作时两肺可闻及哮鸣音，或伴有湿啰音；缓解期可有轻度咳嗽、咳痰、呼吸急迫等症状，但也有毫无症状者；久病患者，缓解期可见咳嗽、咳痰、自汗、短气、疲乏、腰膝酸软等症状；嗜酸性粒细胞可增高，痰液涂片可见嗜酸细胞；胸部X线检查一般无特殊改变，久病可见肺气肿影像改变，查体可见肺气肿体征。

5. 厥证　是伴有四肢逆冷为主，但病情重者，昏厥时间较长者，可见发绀。厥证以突然昏倒、不省人事、四肢逆冷为主要临床表现。患者在发病之前常有先兆症状，如头晕、视物模糊、面色苍白、出汗等，而后突然发生昏仆、不省人事，呈一时性，移动时苏醒，发病时常伴有恶心、汗出，或伴有四肢逆冷，醒后感头晕、疲乏、口干，但无失语、瘫痪等后遗症。

应了解既往有无类似病证发生，发病前有无明显的情志变动、精神刺激的因素，或有大失血病史，或有暴饮暴食史，或有素体痰盛宿疾。注意询问发作时的体位、持续时间以及发厥前后之表现。脑电图、脑干诱发电位、心电图、颅脑CT、MRI等检查有助于诊断。

第六节　咳　　嗽

一、概述

咳嗽是呼吸道疾病常见症状之一，是人体的一种保护性措施。一方面，咳嗽可以排除由外界侵入呼吸道的异物及呼吸道中的分泌物，清除呼吸道刺激因子，在防御呼吸道感染方面具有重要意义；另一方面，频繁的咳嗽可引起呕吐，影响工作、休息，消耗体力；剧烈的咳嗽也是有害的，它可使呼吸道内的感染扩散，使胸内压增高，加重心脏负担，对心力衰竭患者不利。剧烈的咳嗽还可能使已受损的呼吸道出血，发生自发性气胸，出现胸痛、腹痛，甚至晕厥等。长期咳嗽是促进肺气肿形成的一个因素。从流行病学看，咳嗽可使含有致病原的分泌物播散，引起疾病传播。

但是心脏疾病也可引起咳嗽的发生，如二尖瓣狭窄等原因所致的左心衰竭，由于肺瘀血、肺水肿刺激肺泡壁及支气管黏膜可引起咳嗽。

二、中医鉴别诊断

咳嗽是临床常见症状，也是内科中最为常见的病证之一，发病率甚高。

1. 咳嗽　既是一种症状，也是一种病证。咳嗽证是指外感或内伤等因素，导致肺失宣肃，肺气上逆，冲击气道，发出咳声或伴咳痰为临床特征的一种病证。历代将有声无痰称为咳，有痰无声称为嗽，有痰有声谓之咳嗽。临床上多为痰声并见，很难截然分开，故以咳嗽并称。咳嗽听诊可闻及两肺野呼吸音增粗，或伴散在干湿性啰音；肺部X线摄片检查正常或肺纹理增粗。

2. 肺胀　常伴有咳嗽症状，但除咳嗽症状外，还有下列特点。

（1）典型的临床表现为胸部膨满、胀闷如塞、喘咳上气、痰多及烦躁、心悸等，以喘、咳、痰、胀为特征。

（2）病程缠绵，时轻时重，日久可见面色晦暗，唇甲发绀，脘腹胀满，肢体水肿，甚或喘脱等危重证候，病重可并发神昏、动风或出血等症。

（3）有长期慢性喘咳病史及反复发作史，一般经10～20年形成；发病年龄多为老年，中青年少见。

（4）常因外感而诱发，其中以寒邪为主，过劳、暴怒、炎热也可诱发本病。

（5）体检可见桶状胸，胸部叩诊为过清音，肺部闻及哮鸣音或痰鸣音及湿啰音，且心音遥远。

（6）X线、心电图等检查支持西医学肺气肿、肺心病的诊断。

3．喘病　虽然也会兼见咳嗽，但以喘为其主要临床表现。它是由于外感或内伤导致肺失宣降，肺气上逆或气无所主，肾失摄纳以致，甚则张口抬肩、鼻翼翕动、不能平卧的一种病证。喘病的诊断依据如下。

（1）多有慢性咳嗽、哮病、肺痨、心悸等病史，每遇外感及劳累而诱发。

（2）以喘促气逆、呼吸困难，甚至张口抬肩、鼻翼翕动、不能平卧、口唇发绀为特征。

（3）两肺可闻及干湿性啰音或哮鸣音。

（4）实验室检查支持引起呼吸困难、喘促的西医有关疾病的诊断，如肺部感染有血白细胞总数及中性粒细胞升高，或X线胸片有肺纹理增多或有片状阴影等依据。

4．哮病　也可兼有咳嗽，但以哮为主，哮指声响言，为喉中有哮鸣音，是一种反复发作的疾病。

哮病特点为：大多起于童稚之时，有反复发作史，有过敏史或家族史；哮病的发作常有明显的季节性，一般发于秋初或冬令者居多，其次是春季，至夏季则缓解，但也有常年反复发作者；呈发作性，每因气候变化、饮食不当、情志失调、疲乏等因素而诱发，发无定时，以夜间为多，但有个体差异，发作与缓解均迅速，多为突然而起，或发作前有鼻塞、喷嚏、咳嗽、胸闷等先兆；发作时喉中哮鸣有声，呼吸困难，甚则张口抬肩，不能平卧，或口唇指甲发绀，两肺可闻及哮鸣音，或伴有湿啰音；缓解期可有轻度咳嗽、咳痰、呼吸急迫等症状，但也有毫无症状者；久病患者，缓解期可见咳嗽、咳痰、自汗、短气、疲乏、腰膝酸软等症状；嗜酸性粒细胞可增高，痰液涂片可见嗜酸细胞；胸部X线检查一般无特殊改变，久病可见肺气肿影像改变，查体可见肺气肿体征。

5．肺癌　常以咳嗽或咯血为主要症状，但多发于40岁以上吸烟男性，咳嗽多为刺激性呛咳，病情发展迅速，呈恶病质，一般咳嗽病证不具有这些特点，肺部X线检查及痰细胞学检查有助于确诊。

6. 肺痨　咳嗽是肺痨的主要症状之一，但尚有与肺病患者密切接触史，具有传染性，表现为初期仅感疲乏无力、干咳、食欲不振、形体逐渐消瘦；病重者可出现咯血、潮热、颧红、形体明显消瘦等症状，病灶部位呼吸音减弱或闻及支气管呼吸音及湿啰音；痰涂片或培养结核分枝杆菌多呈阳性；X线摄片可见肺部结核病灶；血沉增快，结核分枝菌素皮试呈强阳性有助于诊断。

第七节　水　　肿

一、概述

人体组织间隙有过多的液体积聚使组织肿胀，称为水肿。当液体在体内组织间隙呈弥漫性分布时，呈全身性水肿，常为压陷性，液体积聚于局部组织间隙时，呈局部性水肿。水肿这一术语，不包括内脏器官局部水肿，如脑水肿、肺水肿及体腔内积水（胸腔积水、腹腔积水、心包积水等）。水肿按其范围，临床上可分为四级，以“+”表示。“+”水肿局限于足踝小腿；“++”水肿涉及下肢；“+++”水肿涉及下肢、腹壁及外阴；“++++”全身水肿，有时伴有腹水。水肿液一般即是组织间液，根据水肿液含蛋白质的量的不同，可将水肿液分为：①渗出液，其比重＞1.018；②漏出液，其比重＜1.015。

水肿常按其原因而命名，如心源性水肿、肝源性水肿、肾源性水肿、营养缺乏性水肿、淋巴性水肿、静脉阻塞性水肿、炎症性水肿等。水肿可以是由某些疾病引起的一种临床表现，分为器质性与功能性两大类。按分布范围水肿可分为全身性水肿和局部水肿。也可分为凹陷性和非凹陷性。

其中心源性水肿，各种原因的心脏病当出现心功能不全，特别是右心功能不全或全心功能不全时，由于体循环的瘀血可出现水肿。往往从下肢开始，逐渐向上蔓延，严重者可有体腔积液，如出现胸水、腹水等。

全身性水肿与局部性水肿，指在特定条件下而言，两者之间可随病情和全身情况的变化而相互转化。产生全身性水肿的主要疾病（心、肝、肾疾病）之间的关系以及对水肿的发生和发展也是互相影响、转化、互为因果的。这对病情发展以及预后有很大影响。水肿程度的轻重不一定完全代表原发性疾病的严重程度，对人体的影响主要取决于原发性疾病的性质和严重程度。

二、中医鉴别诊断

水肿既是一种症状，也是一种常见病证。水肿证病因主要是外感风寒湿热之邪，水湿浸渍，疮毒浸淫，饮食劳倦，久病体虚等。病机主要是肺失宣降通调，脾失健运，肾失开合，膀胱气化失常，导致体内水液潴留，泛滥肌肤。其症状是先出现眼睑、头面或下肢水肿，渐次出现四肢及全身水肿，病情严重时才出现腹部胀大，而腹壁无青筋暴露。

水肿初起多从眼睑开始，继则延及头面、四肢、腹背，甚者肿遍全身，也有先从下肢足腔开始，然后及于全身者。轻者仅眼睑或足腔水肿；重者全身皆肿，肿处按之凹陷，其凹陷或快或慢皆可恢复。如肿势严重，可伴有胸腹水而见腹部膨胀，胸闷心悸，气喘不能平卧等症。可有心悸、疮毒、乳娥、紫癜，感受外邪，以及久病体虚的病史。尿常规、24 h尿蛋白定量、血常规、血沉、血浆白蛋白、血尿素氮、肌酐、体液免疫、心电图、心功能测定、肾脏B超等实验室检查，有助于诊断和病证鉴别。

鼓胀以腹水为主，但也可出现四肢，甚则全身水肿，因此本病需与水肿鉴别。鼓胀起病多缓慢，病程较长，其病因主要是酒食不节，情志所伤，久病黄疸、积证，血吸虫侵袭，劳倦过度，脾虚等。主要病机是肝脾肾三脏功能失调，气滞、血瘀、水停于腹中。临床上鼓胀先出现腹部胀大，病情较重时才出现下肢水肿，甚至全身水肿，腹壁多有青筋暴露。

鼓胀的证候特征：初起脘腹作胀，腹渐胀大，按之柔软，食后尤甚，叩之呈鼓音及移动性浊音；继则腹部胀满膨隆，高于胸部，仰卧时则腹部胀满两侧尤甚，按之如囊裹水，病甚者腹部膨隆坚满，脐突皮光；腹部青筋暴露，颈胸部出现赤丝血缕，手部出现肝掌；四肢消瘦，面色青黄；常伴胁腹疼痛，食少，神疲乏力，尿少，出血倾向；腹部B超、X线食管钡餐造影、CT检查、腹水检查以及血清蛋白、凝血酶原时间等检查，有助于诊断。

第八节 晕 厥

一、概述

晕厥亦称昏厥，是一种突发而短暂的意识丧失，历时数秒至数分钟，发作时不能保持姿势张力，以致不能站立而昏倒，系一时性大脑供血或供氧不足所致，恢复较快。

其中心血管性的包括血管抑制性晕厥、体位性低血压、颈动脉窦综合征、排尿性晕厥、咳嗽性晕厥、心律失常、器质性心脏病等。

急骤起病而无前驱症状者常提示心律失常、颈动脉窦性晕厥或直立性低血压。因劳力而诱发晕厥者常提示有器质性心脏病或心动过速性心律失常。若晕厥与进餐、饮酒、咳嗽、吞咽、排尿、排便、腹痛等有关提示为情景性血管迷走性晕厥。晕厥历时数秒至数分钟很可能是颈动脉窦性晕厥、血管迷走发作或体位性低血压，发作超过数分钟者提示低血糖、癔症、过度换气。一日内晕厥数次者应考虑心脏病伴有严重心律失常。显著的四肢抽搐常见于癫痫，不规则抽动或全身痉挛、又无意识丧失或脑电图改变者，常为癔症性晕厥。晕厥伴局灶性神经症状者多为颅脑外伤及颅内疾病、脑血管疾病等。

二、中医鉴别诊断

1. 厥证　晕厥是一种症状，厥证则是以气机逆乱，升降失调，气血阴阳不相接续为基本病机，表现为突然昏倒，不省人事，或伴有四肢逆冷一种病症；轻者，一般在短时内苏醒，醒后无偏瘫、失语及口眼㖞斜等后遗症；重者，则昏厥时间较长，甚至一蹶不复而导致死亡。

厥证可发生于各种年龄，有明显的诱发因素，其昏倒时间较短，发时或伴有四肢厥冷，醒后无后遗症。主要诊断依据是：

（1）患者在发病之前，常有先兆症状，如头晕、视物模糊、面色苍白、出汗等，而后突然发生昏仆，不知人事，呈一时性，移时苏醒，发病时常伴有恶心、汗出或伴有四肢逆冷，醒后感头晕、疲乏、口干，但无失语、瘫痪等后遗症。

（2）应了解既往有无类似病症发生。发病前有无明显的情志变动、精神刺激因素，或有大失血病史，或有暴饮暴食史，或有素体痰盛宿疾。注意询问发作时的体位、持续时间以及发厥前后的表现。

（3）脑电图、脑干诱发电位、心电图、颅脑CT、MIR等检查有助于诊断。

2. 眩晕　多慢性起病，反复发作，逐渐加重，也可见急性起病者。头晕目眩，视物旋转，轻者闭目即止，重者如坐车船，甚则仆倒，但无神志异常的表现；可伴有恶心呕吐、眼球震颤、耳鸣耳聋、汗出、面色苍白等。应注意排除颅内肿瘤、血液病等。

3. 中风　好发年龄为40岁以上的中老年人多见，素体常有肝阳亢盛。其中脏腑者，突然昏仆，并伴有口眼㖞斜、偏瘫等症，神昏时间较长，苏醒后有偏瘫、口眼㖞斜及失语等后遗症。病发多急性起病，且多有诱因，病前常有头晕、头痛、肢体麻木、力弱等先兆症。血压、脑脊液检查、眼底检查、颅脑CT、核磁显像等检查，有助于诊断。

4. 痫证　常有先天因素，以青少年为多见。痫证之病情重者，亦为突然昏仆，不省人事，但发作时间短暂，且常有口中如作猪羊叫声，移时苏醒，醒后一如常人的特点，伴抽搐、口吐涎沫、两目上视、小便失禁等。常反复发作，每次症状均相类似。此外，还可做脑电图检查，以资鉴别。

5. 昏迷　为多种疾病发展到一定阶段时出现的危重证候。一般来说发生较为缓慢，有一个昏迷前的临床过程，先轻后重，由烦躁、嗜睡、谵语渐次发展，一旦昏迷后，持续时间一般较长，恢复较难，苏醒后原发病仍然存在。

第九节　高血压和低血压

一、概述

住院患者常出现血压的异常，轻、中度的高血压可伴有或不伴有头晕、头痛等症状；低血压一般是指收缩压小于90 mmHg并可出现低灌注的症状和体征。

其中，心源性休克包括AMI、急性心包压塞、肺动脉栓塞伴急性右心衰竭、张力性气胸、上腔静脉阻塞综合征。

二、鉴别诊断

（1）大多数低血压者可代偿出现心动过速，若低血压伴心动过缓或伴心率＞160 bpm，应该考虑低血压的原因是心律失常。

（2）低血压伴体温升高或降低（＜36 ℃）提示有感染、败血症的可能（老年败血症患者体温一般较为正常）。

（3）注意有无急性下壁＋右室心肌梗死。

（4）心源性休克患者的血容量过多，而低血容量性、感染性和过敏性休克患者的血容量不足。

（5）心衰患者常有颈静脉压升高、肝肿大、肝颈回流征阳性、双下肢水肿、湿啰音或胸腔积液、心脏扩大、第三心音等。

（6）过敏反应，如哮鸣音、皮疹等。

（7）低血容量，如便血、黑便、颈静脉塌陷等。

第六章 冠心病的检查及分型

第一节 冠心病的中医检查及临床分型

一、冠心病的中医检查

中医四诊是指望、闻、问、切四种诊察疾病的基本方法，古称“诊法”。诊法就是对人体进行全面诊察的方法，借以判断人的健康与疾病状态。中医学的辨证诊断是通过望、闻、问、切四诊收集有关疾病的症状、体征和资料，经过分析、综合而确定的。

（一）望诊

1. 望神态

（1）得神：两眼灵活，语言清晰，面色荣润，表情自然，表示心的精气充足，或虽有心痛而正气未伤，预后良好。

（2）神疲：两目少神，精神萎靡，倦怠乏力，表示心气已伤，常为心痛病重或为心阳欲脱的先兆。

（3）无神：面色晦暗，目无光彩，表情衰败，属心阳暴脱的危证。

（4）神志异常：心痛发作时常见表情痛苦，烦躁不安。若精神萎靡，心烦意乱，难以自控，常为病情加重。应注意转为真心痛的可能。

2. 望面色

（1）面色的荣润枯晦：面色光明润泽者为善色，表明虽病而心之精气未衰，病浅易治；反之，面色晦暗枯槁，天然不泽，为恶色，说明病深难治。

（2）面部病色。

赤色：主热证，多为痰火或瘀热犯心，若心阴或肝肾阴虚火旺，多见午后两颧潮红。

白色：主虚证、寒证，多为心气不足或寒凝血脉。若突然面色苍白，冷汗淋漓，为心阳暴脱引发真心痛。

青紫色：主寒证、痛证，多为寒凝血瘀，不通则痛。如心阳不振，血运不畅，心血瘀阻，剧烈心痛，则可见面色青灰，重则口唇青紫。

黑色：主虚证、寒证、痛证，多为心阳不振的重证或兼脾肾阳虚的心痛日久。

3. 望舌

（1）辨舌质。

淡白舌：舌色浅淡，主虚证、寒证，或气血两亏。胸痹心痛患者心气不足，心阳不振时多见。若淡白湿润而舌体胖嫩，多为阳虚寒凝，心脉痹阻。

舌红：呈鲜红色，主热证。舌红苔黄厚属痰火实热，犯心阻络；舌红少苔或无苔属心阴亏损，虚火上炎。

紫舌：如为淡紫或青紫湿润者属寒凝阻心；舌有紫色瘀斑，多为血瘀心痛之证。

（2）辨舌体。

老嫩：舌坚敛苍老者，多属实证、热证，如痰火内阻；舌质胖嫩，多属虚证、寒证，如心阳不振。

胖瘦：舌体胖大色淡，多因阳虚寒凝；舌体瘦薄，主气阴两虚或阴虚火旺。

齿痕：舌体边缘齿痕，皆属虚证。常见于胸痹心痛患者心阳不振或兼脾肾阳虚。

裂纹：舌质鲜红有裂纹者多属热盛，或阴虚内热；舌质淡白而有裂纹者多属心气不足或气阴两虚。

（3）辨舌苔。

厚薄：苔薄主病之在初，邪轻；苔厚，表示邪已入里，病位较深或痰浊闭塞。

润燥：润示津液未伤；燥示津液已耗。

剥落：舌苔有一块或数块剥落之处，多示气阴两亏之象。

偏全：舌苔不满，偏布于前的病在上中焦，如心阴不足，脾胃虚弱，痰浊内壅；偏布于后的病在中下焦，如肝肾阴亏。

白苔：主寒证。薄白多为心阳不振，心血亏损或寒凝气滞；厚白多见痰浊闭塞。

黄苔：主热证。多见于痰瘀化热或气阴两虚。

灰黑苔：灰黑而干燥属热炽津伤阴虚火旺；灰黑而滑润属寒凝痰浊或阳衰欲脱。

（二）闻诊

发声：声高有力，音声连续，前轻后重者，多属实证、热证；声低细微，音声断续，前重后轻者，多属虚证、寒证。呻吟而扪心者多是心痛发作之症。

语言：疲倦懒言多属心气不足、心阳不振之证。言语轻迟低微，欲言不能复言为“夺气”，警惕真心痛、心阳暴脱。

呼吸：心痛轻者多见呼吸平稳。呼吸气粗面红为热证实证；呼气微而慢，属虚证寒证；呼吸气急而短，为心气不足；呼吸微弱困难，气来短促，不足以息，为阳气暴脱，阴阳离绝之危证。

气味：气味酸腐臭秽者，多属实热证；无臭或略有腥气者，多属虚寒证。

（三）问诊

1. 问一般情况

（1）年龄：胸痹心痛发病多在40岁以上，但也有年龄前移者。

（2）职业：静坐少动、神情集中紧张职业易发胸痹心痛。

（3）生活习惯。

起居：久坐久卧、好逸不劳易发胸痹心痛。过劳者也常可诱发。

饮食：嗜好肥甘、饮食过量或嗜酒者易发胸痹心痛。

情志：性格急躁、易冲动者常可七情内伤，发生本病。

寒冷外邪：居处寒冷地带，或在寒冷的冬春季节易外受寒邪诱发本病。

2. 问即刻症状

（1）疼痛部位：胸痹心痛特点是胸膺、膻中处猝然而生闷痛、隐痛、刺痛或绞痛，多历时数分钟，时作时休，反复发作。痛可窜及肩背前臂，常兼心悸。

（2）诱因：情绪波动、气候变化、饮食不节、劳累过度为诱发因素。

（3）心痛性质：起病急骤，痛势剧烈，多为实证、热证；起病缓慢，痛势绵绵，多为虚证、寒证。

闷痛：心痛憋闷为特点，气滞、痰浊、心气不足可见。

灼痛：痛中有热为特点，多为热证，痰热、阴虚内热者可见。

刺痛：痛如针刺刀割、固定不移为特点，多为与血阻滞血脉而致。

绞痛：痛如刀绞、遇寒即发为特点，多为寒证，寒凝血脉或阳虚阴寒内盛可见。

3．全身兼证

（1）寒热。

寒象：感寒而发者，为寒凝血脉；胸憋闷而肢欠温者为心阳不振；痛甚而四肢厥冷者为阳衰欲脱、真心痛。

热象：心中灼痛痞满而苔黄脉数者为痰火热结；灼痛而五心烦热、舌红少苔、脉细数者为心阴虚热。

汗出：自汗为心阳虚，盗汗为心阴虚，冷汗淋漓常为阳脱。

头身：头晕耳鸣属气阴两虚或气血亏损，兼腰膝酸软者为肾精亏虚；头晕而胸闷呕恶者属痰浊内阻；周身肿胀常为心阳不振；周身麻木为瘀血阻络；困倦为心气不足。

（2）胸腹。

胸部：两乳之中（膻中）至鸠尾部谓胸膺，此处疼痛为胸痹心痛之痛位。

胁部：一侧或双侧疼痛常兼有肝郁气滞。

胃脘部：胃脘痛应注意与真心痛的发生相鉴别。

（四）切诊

切诊从略，介绍与胸痹心痛有关的12种脉象及临床意义。

1．主要病脉

（1）浮脉：轻取即得，主表证，但久痛体虚者也可见浮脉，多浮大无力。

（2）沉脉：重按方应，主里证。有力为里实，常是气滞、血瘀、寒凝、痰浊的主脉；无力为里虚，常是心阳不振、心血亏损的主脉。

（3）迟脉：一息不足四至，主寒证。有力为寒积，如寒凝血脉无力为虚寒，如阳虚阴寒。

（4）数脉：一息五至以上，主热证。有力为实热，如痰热犯心；无力为虚热，如阴虚内热。

（5）微脉：脉来极细极软，按之欲绝，主阳气暴脱，为危重证候。

（6）细脉：脉细如线，但应指明显，主虚证，如气阴两虚，心阳不振或心血亏损。

（7）滑脉：脉来流畅有力如珠，主痰浊。

（8）弦脉：脉来有力如按弓弦，主诸痛、气滞。

（9）涩脉：脉来涩滞不畅，主瘀血。

（10）促脉：脉来数而时一止，止无定数，主病重、实热或虚脱之象。

（11）结脉：脉来缓而时一止，止无定数，主阴盛气滞、寒凝血脉。

（12）代脉：脉来一止，止有定数，主病脏气衰微。

2. 临床意义

（1）判断心痛的病位、性质和邪正盛衰：如脉浮病位在表，脉沉病位在里；迟脉主寒证，数脉主热证。

（2）推断心痛的进退和预后：久病脉见和缓，为病退自愈之兆；新病脉见沉细、微弱，说明正气已衰；久病脉见弦细而数，则为正衰而邪不退，属逆证。

（3）迟、数、结、代、促脉常见于冠心病并发心律失常者。

（五）辨证要点

1. 辨心痛部位

（1）心痛局限于胸膺部者，多为气滞或血瘀。

（2）心痛放射至肩臂、咽喉、脘腹，甚至手指者，多为虚损已显，邪阻已著。

（3）心痛彻背、背痛彻心者，多为寒凝心脉或阳气暴脱。

2. 辨心痛性质

（1）闷痛：是临床最常见的一种心痛，闷重而痛轻，痛无定处。兼见胁胀痛、善太息者属气滞者多；若兼见多唾痰涎、阴天易作、脉弦滑苔腻者，属痰浊为患；心胸隐痛而闷，由动引发，伴心慌气短、舌淡胖嫩边有齿痕、脉沉细或结代者，多属心气不足之证。

（2）隐痛：心中隐痛，时作时休，缠绵不止，舌质淡红，苔薄白，脉沉细数，常因气阴两虚或心血不足之因。

（3）灼痛：总由火热所致。若伴有烦躁、气粗、舌红苔黄、脉数而虚象不明显者，由邪热犯心所致；痰火者，多胸闷而灼痛阵作、痰稠、苔黄腻、脉弦滑。灼痛也可见于心阴不足，虚火内炽的患者，多伴有心悸、眩晕、舌红少津、脉细数等阴虚内热之证。

（4）刺痛：《素问·脉要精微论》云："脉者，血之府也……涩则心痛"。由血脉瘀涩所引起的心痛，多为刺痛，固定不移，痛有定处，舌紫暗或有瘀斑，脉涩。但是，由于引起血瘀心脉的原因很多、病因不同，心痛的性质也常有不同，故血瘀之心痛又不限于刺痛。

（5）绞痛：疼痛如绞，遇寒则发，得冷加剧，多伴畏寒肢冷，为寒凝心脉所致。若四肢厥冷，脉细欲绝，冷汗如油则为阳虚暴脱，危重之象。另外，这种剧烈的疼痛也常因劳累过度、七情喜怒、过食饮酒等因素而诱发，所以临床见心胸绞痛，又不可为寒所固。

3. 辨心痛轻重顺逆

（1）辨心痛轻重：一般情况下，心痛病情轻重的判断，大致可根据以下几点。

1）心痛发作次数：发作频繁者重；偶尔发作者轻。但临床上确有发作次数不多或偶尔发作者病情却比较严重的情况。

2）心痛每次发作的持续时间：瞬息即逝者轻；持续不止者重。若心痛持续数小时甚至数天不休者常为本病的重症或危候，多示真心痛。

3）心痛发作部位固定与否：疼痛部位固定者，病情较深、较重；不固定者，病情较浅、较轻。

4）心痛证候的虚实：症候属实者较轻；症候虚象明显者较重。

5）心痛病程长短：一般而言，初发病程短者较轻；病程迁延日久者较重。

6）心痛缓解方式：遇劳发作，休息或服药能缓解者病轻为顺；药后难以缓解者常是危候。

总之，判断心痛病情的轻重，应把心痛的局部表现与全身状况结合起来进行分析，才能得出正确的结论。

（2）辨真心痛顺逆：如果胸痹心痛一旦发展成为真心痛，则属重症，临床须辨其顺逆，以便及时掌握病情发展变化的趋势，采取有效的救治措施。

有以下情况出现时，须警惕是真心痛：心胸疼痛持续不止，达数小时乃至数天，有的疼痛剧烈，可引及肩背、臂、咽喉、脘腹等处，可伴有气短、喘息、心悸慌乱、手足欠温或冷、自汗出，精神萎顿，或有恶心呕吐、烦躁、脉细或沉，或见结代。追溯既往，多有心痛间歇发作的病史。同时，也多存在过劳、情志过激、饱食、受寒及先患他病等诱发因素。

辨真心痛的顺逆，关键在防厥、防脱，重点应注意如下几项。

1）无论病属阳虚或阴虚的真心痛都可有厥脱之变，但相对言之阳虚者比阴虚者更易发生厥脱的变化。

2）精神萎靡和烦躁是真心痛常见的精神表现。如果精神萎顿逐渐有所发展，或烦躁不安渐见加重，应注意脱厥。如出现神识模糊或不清，则示病已危重。

3）真心痛患者大多有气短见症，应注意观察其变化。若气短之症逐渐有加重趋势，应提高警惕；迨见喘促之症，则病情严重。

4）动辄汗出或自汗也是真心痛的常见症，如果汗出过多，须防其发生厥脱之变。

5）剧烈的疼痛可以致厥，于真心痛尤其如此。故而若见心胸疼痛较剧烈而持续不缓解者，应谨防其变。

6）手足温度有逐渐下降趋势者，应充分重视，若四肢厥冷过肘而青紫者，表明病已垂危。

7）舌苔变化可帮助分析正邪两方面的发展情况。不少真心痛患者，在发生厥脱之前，先有舌质越变越胖，舌苔越来越腻或越滑等变化，也有变得越来越光红而干，对于这些舌苔变化，都应仔细观察。相反，这些舌象逐渐好转，则往往提示病情在向好的方面发展。

8）在真心痛中，下列脉象变化应引起高度重视：脉象变大或越来越细，越来越无力；或越变越速，越变越迟；或脉象由匀变不匀，由没有结代脉变为有结代脉等，都表示正气越来越弱，心气越来越不足。

以上诸项，如能细致观察，则可辨病情发展的顺逆，有利于救治。

4．鉴别诊断

（1）胸痹心痛与热厥心痛的鉴别：热厥心痛以胃脘部灼热剧痛为特点。两者鉴别要点如下。

1）从病因病机讲，热厥心痛多由于暑毒犯心或热食郁积、久服热药而成，导致热邪逆犯心包或胃脘而变生诸症，为实证；而胸痹心痛则为本虚标实之证。

2）从症状表现上讲，热厥心痛，痛位多在心下胃脘部，且多为灼热剧痛，畏热喜冷，脉多洪大有力，一派实象；胸痹心痛，其痛位多在胸部引及胃脘部，其胃脘部引痛常不剧烈。

（2）胸痹心痛与咳嗽胸痛的鉴别。

1）胸痹心痛为心系病证，多因素体阳气虚，或因受寒、过劳等致心脉痹阻变生；咳嗽胸痛，虽有外感内伤之分，但其致病因素必累及肺脏本身而发病，即必见肺失宣降才变生诸症。

2）咳嗽胸痛在表现上是以咳为主，咳时胸痛或加重；而胸痹心痛则是以胸痛为主，偶见咳嗽但与胸痛无关，且多不伴外感诸症，更无久咳病史。

3）从发病年龄上看，咳嗽胸痛童叟皆见；胸痹心痛则多见于四旬以上。

（3）胸痛心痛与胃脘痛的鉴别：胃脘痛，又称胃心痛、心下痛、心痛等，古医籍常把胸痹心痛与胃脘痛混称“心痛”，故两者最需鉴别。

1）胃脘痛多因长期饮食失节，过食生冷，饥饱劳倦，或素有顽痰瘀血、七情郁结、肝旺脾弱、升降失司、壅塞中焦所致；而胸痹心痛则以心脉痹阻为其病理特征。

2）胃脘痛位居上腹部，以压痛、胀痛为特征，持续时间较长；胸痹心痛则在胸膺部，持续时间短。若胃脘痛甚，刺痛，持续时间长，则常是真心痛的表现。

3）胃脘痛新病多实，暴痛拒按，胀痛畏食，痛处固定，声形脉象皆实；久病多虚，痛徐而缓，喜温喜按，得食则减，声形脉象皆虚。而胸痹心痛，无论久新，痛时与进食无关，多兼心悸、怔忡、憋闷等。

（4）胸痹心痛与胁肋痛鉴别。

1）胁肋痛以肝胆二经为重，多缘气滞血瘀痰湿食积停滞，不通而痛，痛性有胀痛、刺痛等；胸痹心痛则由心脉痹阻而成，痛性有灼痛、刺痛、痹痛、绞痛等，无胀痛。

2）胁肋痛多以右侧为主，肋缘下有压痛点；而胸痹心痛发作时可由胸及胁肋，但常在左侧且牵引肩背臂。

3）胁肋痛常兼肝胆系表现；胸痹心痛则常见心系症状。

（5）胸痹心痛与悬饮胸痛鉴别。

1）悬饮乃水饮停于胸胁所致；胸痹心痛属邪阻心脉之因。

2）悬饮胸痛可见肋间饱满、胀满不适，呼吸、咳唾则疼痛加剧，转侧受限；而胸痹心痛则无此症状。

悬饮胸痛多为持续性，饮减痛减，饮消痛消；胸痹心痛则为发作性，时作时止。

（6）胸痹心痛与肩背痛的鉴别。

1）肩背痛之因系外感风寒之邪，痹阻不通或跌打劳伤，气血凝滞。肩背系足太阳膀胱经所循，又为肺之分野，故病在膀胱和肺两经。胸痹心痛虽病因相仿但其脏在心，其病在心经。

2）肩背痛特点为循经性的滞涩钝痛；胸痹心痛为放射状的引痛。

3）肩背痛常在活动后可减轻；胸痹心痛则多在活动后加重。

（六）辨证分型

1. 标实证

（1）瘀血痹闭。

1）症状表现：心胸疼痛较剧，如刺如绞，痛有定处，伴有胸闷，日久不愈，或可因暴怒而致心胸痛剧，舌质暗红，或紫暗，或有瘀斑、苔薄，脉弦涩或结代促。

2）辨证分析：本型为冠心病最常见的表现之一。因于寒凝、热结、痰阻、气滞、气虚等因素，皆可致血脉瘀滞而为瘀血。多数患者是因虚致瘀，气虚是因，血瘀是果。气虚引起血瘀，血瘀影响气的流畅，而致心脉瘀滞。其他因素相对言之在冠心病血瘀证中占比例较小。血瘀停着不散，心脉不通，故作心胸疼痛如刺如绞，而痛处不移，故《素问·脉要精微论》云："脉者，血之府也……涩则心痛"。血为气之母，可载气，瘀血痹阻，则气机不通，而见胸闷；暴怒则伤肝而肝气上逆，气瘀交阻，闭塞心脉，故卒然剧痛；痛则脉弦，血瘀则脉涩、舌质红、紫暗或有瘀斑，脉结代为心之阳气被遏之象。由于致瘀原因有别，故又有寒凝血瘀、热结血瘀、气滞血瘀、痰瘀互结、气虚血瘀等证型不同，应予鉴别。又因瘀血阻脉为冠心病的基础病机之一，经云"心主血脉"，又谓"心痹者，脉不通"，故无论临床何因而致之心痛，即使在表现上血瘀的征候不明显，也总与瘀血阻脉的病机攸关。因而在辨证时，对病程短者，应考虑其伴有血脉滞涩的一面；对病程长者，应顾及其伴有瘀痹心脉的病机。

（2）痰浊闭阻。

1）症状表现：可分为痰饮、痰浊、痰火等不同证候。痰饮者，胸闷重而心痛轻，遇阴天易作，咳唾痰涎，苔白腻或白滑，脉滑；兼湿者，则可见口黏、恶心、纳呆、倦怠或便软等。痰浊者，胸闷而兼心痛时作，痰黏，苔白腻，或黄腻，脉滑；若痰稠，色或黄，大便偏干，苔腻或干，或黄腻，则为痰热。痰火者，心痛时作灼痛，痰黄稠厚，心烦，口干，大便干或秘，苔黄腻，脉滑数。

2）辨证分析：痰为阴邪，其性黏滞，停于心胸，则壅塞阳气，阻塞络脉，酿成胸痹心痛病。痰饮多兼寒，故其痰清稀，遇阴天易作；脾为生痰之源，脾虚运化无权，既能生痰，又多兼湿。浊者，厚浊之义，故病痰浊者，其胸闷心痛可比痰饮者重。痰浊蕴久，则可生热，而见痰黄稠、便干、苔黄腻等痰热之象。痰之兼有郁火或阴虚火旺者，可为痰火之证，伤于络脉则灼痛，扰乱神明则心烦，热伤津液则口干、便秘。此外，痰之为患，也常可因恼怒气逆，而致痰浊气结互阻胸中，猝然而作心胸剧痛。

（3）寒凝心脉。

1）症状表现：猝然心痛如绞，形寒，天时寒冷或迎寒风则心痛易作或加剧，甚则手足不温，冷汗出，短气心悸，心痛彻背，背痛彻心，脉紧，苔薄白。

2）辨证分析：诸阳受气于胸中，心阳不振，复受寒邪，以致阴寒之邪盛于心胸，阳气失展，寒凝心脉，营血运行失畅，发为胸痹心痛。心脉不通则心痛彻背，背痛彻心，寒为阴邪，本已心阳不振，感寒则阴寒益盛，故易作心痛；阳气失展，温养失司，营血运行不畅，故见心悸气短、手足不温、冷汗出等症，苔白脉紧为阴寒之候。本证型的辨证关键为心痛较剧、遇寒易作、苔白脉紧。

（4）气滞心胸。

1）症状表现：心胸满闷憋气，隐痛阵阵，或串痛，痛无定处，时欲太息，遇情怀不畅则诱发或加重，兼有脘胀，得嗳气、矢气则舒，苔薄白或腻，脉弦。

2）辨证分析：冠心病以气滞为主要表现者并不多见，但也确有少数患者只有胸闷憋气之症，故可归属气滞。情志抑郁，气滞上焦，胸阳失展，血脉不和，故胸闷隐痛，时欲太息；气走无着，故痛无定处；肝气郁结，木失条达，每易横逆犯及中焦，故有时可兼脾胃气滞之症。本证型的主证是胸闷隐痛、痛无定处、脉弦，七情内伤为其病因，正如《杂病源流犀烛・心病源流》说："心痛之不同如此，总之七情之由作心痛"。

（5）火热犯心。

1）症状表现：心中灼痛，口干，烦躁，气粗，痰稠，或发热，大便不通，舌红，苔黄或糙，脉数或滑数。

2）辨证分析：气郁化火或湿浊日久蕴热，或外受火热，致热结于内，火邪犯心。热与血结而成瘀，闭阻心脉而为心中灼痛；火热扰心故烦；津液灼伤则口干，便秘、舌糙；热邪内盛则发热、脉数。正如《辨证录・心痛门》所云："夫真心痛原有两证，一寒邪犯心，一火邪犯心也"。本证候以心中灼痛、舌红苔黄、脉数为主症。

在上述标实证中，以血瘀最常见，而气滞则鲜有单独存在者。在几种标证共存的病例中，血瘀常是兼有的，而痰湿、寒凝、热结、气滞则分别与血瘀共存而致病。寒凝实际上主要是胸痹心痛常见的诱因，寒凝可致津液或气血凝滞，影响血脉的正常运行，致不通而痛。胸痹心痛患者是虚实并存，少有标实证单独存在而不兼虚象者。

2．本虚证

（1）心气不足。

1）症状表现：心胸阵阵隐痛，胸闷气短，动则益甚，心悸且慌，倦怠乏力，或懒言，面色白或易汗出，舌质淡红体胖有齿痕，苔薄白，脉虚细缓或结代。

2）辨证分析：思虑劳心过度，损伤心气。盖气为血帅，心气不足，胸阳不振，则运血无力，血滞心脉，即《灵枢·经脉篇》谓："于少阴气绝则脉不通，脉不通则血不流"，故发胸闷、心痛、短气、喘息；心气鼓动无力，则心悸见慌，脉虚细缓结代；汗为心之液，气虚不摄，故易自汗；动则耗气，故心气不足诸证，易由动而诱发加重。

（2）心阴不足。

1）症状表现：心胸疼痛时作，或灼痛或兼胸闷，心悸怔忡，五心烦热，口干盗汗，颜面潮热，舌红少津，苔薄或剥，脉细数或结代。

2）辨证分析：素体阴虚，或思虑劳心过度，耗伤营阴，或邪热、痰火灼伤营阴，以致心阴亏虚，心失所养，虚火内炽，心脉不畅，而心胸灼痛，心悸怔忡，脉细数或结代；阴不敛阳、阴虚火热内生故五心烦热、颜面潮红；心火伤津则口干、舌红而剥；汗为心液，阴虚火劫，逼液外泄而盗汗。

此外，临床又多见阴伤及气阴两虚之证。若本证兼见嗜睡、乏力等症，为阴伤及气；若见胸闷痛，心悸且慌，气短乏力，心烦口干，舌红胖苔薄，或淡红胖少苔，脉虚细带数，内热不甚明显，则为气阴两虚。

（3）心阳不振。

1）症状表现：心悸动而痛，胸闷，神倦祛寒，遇冷则心痛加剧，气短，动则更甚，四肢欠温，自汗，苔白或腻，舌质淡胖，脉虚细迟或结代。

2）辨证分析：素体阳气不足，或心气不足发展而为阳气亏虚，或寒湿饮邪损伤心阳，均可罹致本证。心阳亏虚，失于温振鼓动，故心悸动而胸闷，神疲气短，脉虚细迟或结代；阳虚则生内寒，寒凝血脉，不通则痛，故见心痛，遇冷加剧；阳气不达于四肢，不充于肌表，故四肢欠温而畏寒；舌淡胖，苔白或腻，为阳虚寒胜之象。

（4）心阳暴脱。

1）症状表现：猝然胸痛，甚则胸痛彻背，背痛彻心，发作频繁，四肢厥冷，大汗淋漓，面色白或青，表情淡漠，舌质淡胖苔白，脉微欲绝。

2）辨证分析：本型多属于急性心肌梗死合并心源性休克或低血压状态。心阳虚至极，正不敌邪，而暴脱。阳脱则鼓血无源，心脉严重瘀阻难解，故猝然剧烈心痛，胸痛彻背，背痛彻心，频繁发作；阳脱不能温养躯体，故见四肢厥冷；阳脱不能固阴，则大汗，且为冷汗；阳虚则面色㿠白，痛甚则青；“阳气者精则养神”，阳虚不能养神，故见表情淡漠。舌脉均为阳脱之象。

二、临床分型及辨证论治

（一）辨证论治

1．气滞血瘀证

（1）症状：胸闷，气短，心胸疼痛较剧，心痛阵作，痛有定处，可因暴怒而致心痛，痛剧则可见肢冷唇青，或痛引肩背甚则心痛彻背，伴心悸、怔忡、舌苔白，舌质暗红或紫暗，有瘀斑、瘀点，或舌下静脉青紫，脉弦涩或结代。

（2）治法：活血化瘀，通络止痛。

（3）方药：血府逐瘀汤（《医林改错》）加减。桃仁12 g，红花9 g，当归9 g，生地黄9 g，川芎5 g，赤芍6 g，牛膝9 g，桔梗5 g，柴胡3 g，枳壳6 g，甘草3 g。

随症可酌加郁金、延胡索、沉香、丹参、益母草、五灵脂、三七、乳香、没药等。

（4）中成药：①复方丹参片，每次3片，每日3次。②速效救心丸，5～10丸含服。③五灵止痛胶囊，每次1～2粒，痛时服。④复方丹参注射液，每次2 mL，每日1～2次，肌内注射；或用4～8 mL加入10%葡萄糖注射液250 mL中静脉滴注。本品亦适用以下各型。

（5）单方验方：①冠心Ⅱ号方（北京西苑医院验方），处方为红花、赤芍、丹参、川芎各15 g，降香12 g。水煎服；②活血养心汤（李振琼等《奇效验秘方》），处方为丹参30 g，川芎10 g，红花15 g，党参30 g，郁金15 g，木香10 g，香附15 g，赤芍15 g，麦冬20 g，五味子6 g，茯苓10 g。水煎2次，分2次服，每日1剂。

2．痰浊阻塞证

（1）症状：心胸闷塞，疼痛时作，阴天加重，痰多，或白痰或黄痰，呼吸不畅，形体肥胖，舌苔白腻或水滑或黄腻，脉滑。

（2）治法：通阳散结，宽胸豁痰。

（3）方药：瓜蒌薤白半夏汤（《金匮要略》）加减。瓜蒌实12 g，薤白9 g，半夏12 g，白酒适量。

随症加减：痰饮为主或兼寒者，可酌加桂枝、干姜、茯苓、白蔻仁、细辛等；痰郁而化热者，可酌加竹茹、枳实、黄连、胆南星、茯苓、陈皮、郁金等；痰阻胸中，气机不畅，致气滞血瘀，故常于理气豁痰之时与活血化瘀药配合，可加入丹参、桃仁、红花、赤芍、川芎、当归、益母草等。

（4）中成药：瓜蒌片，每次4片，每日3次。

（5）单方验方：①温胆汤加减方（邓铁涛验方），处方为法半夏9 g，茯苓12 g，橘红、枳壳、甘草各4.5 g，竹茹9 g，党参15 g，丹参12 g。水煎服。若气虚明显者，加黄芪、五爪龙或吉林参（另炖）6 g。心痛明显者，可合失笑散或三七末冲服；②加味瓜蒌薤白汤（刘正锡《新千金方》），处方为瓜蒌30 g，薤白15 g，丹参20 g，赤芍15 g，川芎10 g，红花10 g，降香15 g，枳壳10 g，桂枝10 g，太子参20 g。水煎2次，分2次服，每日1剂。

3．阴寒凝滞证

（1）症状：胸痛时作，感寒痛甚，心悸气短、四肢厥冷，苔白、脉弦紧。

（2）治法：通阳散结，行气祛痰。

（3）方药：瓜蒌薤白白酒汤（《金匮要略》）加减。桂枝10 g，附子6 g，薤白10 g，瓜蒌10 g，枳实10 g，檀香10 g，丹参2 g。

随症加减：若痰湿内盛，胸痛伴有咳唾痰涎，可加生姜、橘皮、茯苓、杏仁；若症见心痛彻背，背痛彻心，痛剧而无休止，身寒肢冷，喘息不得卧，脉象沉紧，为阴寒极盛，胸痹之重证，宜用乌头赤石脂丸（《金匮要略》）和苏合香丸（《太平惠民和剂局方》）。

（4）中成药：①苏冰滴丸，每次2～3丸，每日2次。②冠心苏合香丸，每次1丸，每日3次。

（5）单方验方：①胸痹汤（范文甫验方），处方为桂枝10 g，瓜蒌皮、薤白、炒枳壳、姜半夏、厚朴各9 g，生姜6 g，陈皮3 g。水煎服。②利湿化瘀汤（刘正锡《新千金方》），处方为法半夏10 g，川芎9 g，麦冬9 g，赤芍9 g，五味子9 g，茯苓30 g，党参30 g，枳实10 g，丹参30 g。水煎2次，分2次服，每日1剂。

4．气阴两虚证

（1）症状：胸闷气短，心痛时作，心悸乏力，头晕目眩，心烦不寐，或自汗或盗汗，耳鸣、腰膝酸软，舌质偏红或紫暗或有齿痕，苔薄或剥，脉细数或细弱或结代。

（2）治法：益气养阴，通脉宁神。

（3）方药：炙甘草汤合左归饮（《景岳全书》）加减。炙甘草12 g，党参15 g，生地黄30 g，桂枝10 g，阿胶6 g，山茱萸6 g，枸杞子10 g，茯苓10 g，山药10 g。

随症加减：阴虚偏重者可酌加远志、五味子、当归、白芍、女贞子、麦冬、玉竹等；气虚偏重者可酌加黄芪、白术等；若兼有血瘀者可酌加丹参、益母草、三七、赤芍等。

（4）中成药：洋参胶囊，每次2粒，每日2次。

（5）单方验方：①益气活血汤（赵冠英验方），处方为党参（人参）15 g，麦冬12 g，五味子8 g，瓜蒌皮15 g，赤芍15 g，红花10 g，莪术15 g，川芎15 g，桂枝10 g。水煎服；②健脾益气汤（漆浩《良方大全》），处方为太子参30 g，丹参30 g，白术15 g，茯苓15 g，陈皮10 g，赤芍10 g，麦冬12 g，制半夏9 g，五味子9 g，炙甘草6 g。水煎2次，分2次服，每日1剂。

5. 心肾阴虚型

（1）症状：胸闷痛，心悸盗汗，心烦不寐，腰酸，耳鸣。舌质红少苔，脉细数或细涩。

（2）治法：滋阴益肾，养心安神。

（3）方药：左归饮（张介宾《景岳全书》）加减。熟地黄15 g，山茱萸12 g，枸杞子12 g，山药15 g，茯苓12 g，麦冬12 g，五味子6 g，柏子仁12 g，丹参15 g，郁金10 g，甘草6 g。水煎服。

随症加减：若阴虚阳亢者，加钩藤15 g，石决明、鳖甲各20 g。

（4）中成药：杞菊地黄丸，每次9 g，每日3次。

6. 阳气虚衰证

（1）症状：胸闷心痛，甚则胸痛彻背，气短心悸，畏寒肢冷，腰酸，舌质淡或紫暗，脉沉细或结代。

（2）治法：益气温阳，活血通脉。

（3）方药：右归饮（《景岳全书》）加减。附子6 g，熟地黄10 g，山药10 g，山茱萸6 g，杜仲10 g，肉桂6 g，枸杞子10 g，党参15 g。可酌加茯苓、白术、黄芪、鹿角霜、荜茇、良姜、干姜、薤白、桃仁、红花、丹参等。

（4）中成药：①活心丹，每次1～2丸，每日1～3次；②舒心丸，每次1～2丸，每日2～3次。

（5）单方验方：①温冠方（瞿旭验方），处方为黄芪20 g，全当归、党参、全瓜蒌各15 g，桂枝、赤芍各10 g，细辛、沉香各5 g，薤白12 g，丹参30 g。水煎服。寒甚者，可加附子、干姜、荜茇、姜黄。②温痛方（黄树华《湖南中医杂志》），处方为淫羊藿、巴戟天、鸡血藤各30 g，附子、桂枝各10 g，红花3 g。水煎服。③冠心通痹汤（柯雪帆验方），处方为炮附子10 g，全瓜蒌30 g，桂枝18 g，炙甘草10 g，枳壳10 g，厚朴10 g，贝母9 g，法半夏10 g，党参20 g，生牡蛎（先煎）30 g。水煎2次，分2次服，每日1剂。

（二）正邪虚实分型

通常分邪实型和正虚型两大类。

1．邪实——寒痰瘀血型。①临床症状：胸满、心痛、痛如刀割，针刺、绞痛，心悸、气短、头晕，咳吐白黏痰，痛剧则手足冷、口淡，舌质淡红或瘀血为紫黑色，或见有损坏血块、苔白或白腻滑，脉弦或紧细微弱；②治法：以温阳豁痰、活血散结为主；③方药：瓜蒌、薤白、半夏、丹参、红花、桃仁、桂枝、五灵脂和琥珀等。

2．邪实——热痰瘀血型。①临床征象：胸满、心痛、痛如刀割或绞痛，心烦，尿黄、面赤、口干、口苦、咳黄痰、恶心、嗜睡等，舌质红赤、舌苔黄腻，脉弦滑或脉洪数；②治法：以清热化痰、活血化瘀止痛为主；③方药：瓜蒌、苦参、半夏、桃仁、红花、蒲黄、五灵脂（小陷胸汤加失笑散）等。

3．正虚——阴虚型。①临床症状：主要表现为心肾阴虚。如心悸、气短、烦躁、口干、头晕、盗汗、失眠、腰酸无力、手足心热等，舌质红或舌光红少苔和脉细无力等；②治法：以养阴清热、交补心肾为主；③方药：沙参、麦冬、五味子、玉竹和首乌等，即生脉散加减。

4．正虚——阳虚型。①临床症状：主要表现为心肾阳虚。如心悸、气短、自汗、头眩、咳喘、水肿、肢冷、便溏、腰酸、腿软等，舌质淡胖、薄白苔，脉虚无力或微弱；②治法：以滋补肾阳、交补心肾为主；③方药：鹿角霜、桂枝、山茱萸、枸杞子、附子、党参、茯苓、甘草等，即以右归饮为基础。

5．正虚——阴阳俱虚型。①临床症状：表现兼有阴虚和阳虚的征象；②治法：以交补心肾、益气养血为主；③方药：以炙甘草汤或肾气丸加减。

6. 正虚——阴虚阳亢型。①临床症状：主要表现为肾阴虚和肝阳亢。临床上有高血压表现，腰酸足软、失眠、易怒、心烦、头晕、大便干、尿黄等，舌质红、舌苔黄，脉弦无力；②治法：以滋水涵木、镇肝降逆为主；③方药：生地黄、白芍、夏枯草、生牡蛎、代赭石、桑寄生、牛膝、杜仲和菊花等。

（三）根据主证与兼证分型

通常可分为主证型和兼证型两大类。其中后者又可进一步分为四个亚型，现分别介绍如下：

1. 主证——心血瘀阻型。①临床症状：胸痛、胸闷，舌质瘀暗，脉涩等；②治法：以活血化瘀为主；③方药：川芎、红花、全瓜蒌、青皮等，但胸痛缓解后宜去全瓜蒌和青皮。

2. 兼证——气阴两虚型。①临床症状：临床表现为气虚为主，或阴虚兼阳亢，少数有心阳虚脱症状，舌质偏红、舌苔少，脉细；②治法：以补气养阴为主；③方药：炙甘草汤加减。

3. 兼证——脾虚湿困型。①临床症状：胃脘满闷，恶心、呕吐，口却不渴或渴不思饮，身困体沉，大便燥急或便溏，苔黄腻或白腻污秽，脉细弱或细软；②治法：以健脾化湿为主；③方药：苍白术、茯苓、木瓜、草蔻、厚朴、砂仁和薏苡仁等。

4. 兼证——胃阴不足型。①临床征象：不思饮食、食后饱胀，大便燥急、干呕呃逆，口干苦、唇燥，舌质红、苔净或苔干少津，脉细；②治法：以滋养胃阴为主；③方药：以补脾药方外，加北沙参、麦冬、生地黄、石斛、天花粉、玉竹和芦根等。

5. 兼证——脾胃虚寒型。①临床症状：胃腹隐痛，喜热、口泛清水、呃逆，食欲不振、呕吐、食后饱满，肢体乏力，舌质淡、苔白滑或白腻，脉细软等；②治法：以温胃散寒为主；③方药：高良姜、吴茱萸、公丁香等。

（四）根据脏腑气血失调分型

1. 脏腑气血阴虚阳亢型　①临床症状：胸闷、头痛、头晕、心热烦躁、手足心热、面红、肢麻、舌质绛和脉弦有力或细弦等；②治法：以活血理气、滋阴养心和平肝潜阳等为主；③方药：丹参、赤芍、瓜蒌、薤白、降香、红花、郁玉、苦丁茶、玄参、补心丹、夏枯草和珍珠母等。

2. 气阴两虚型　①临床症状：胸痛、心悸、气短、语言低微、疲乏力、自汗或盗汗、面色苍白、舌质淡白或薄苔、脉沉细等；②治法：以活血益气、滋补心脾为主；③方药：桃仁、红花、丹参、赤芍、生地黄、麦冬、黄芪、玉竹、两仪膏、归脾丸和党参等。

3. 气虚型　①临床症状：胸闷、胸痛，神疲乏力，心悸、气短和自汗，食欲不振，舌质淡，脉细弦；②治法：以活血化瘀、通阳宣痹、补益气血为主；③方药：丹参、川芎、赤芍、桃仁、红花、降香、党参、白术、黄芪、人参养荣丸等。

4. 脏腑气血阳虚型　①临床症状：面色黄皖白、畏寒肢冷、水肿便溏，舌质清、有齿压痕，脉细弱或结代等；②治法：以温补通阳为主；③方药：参附汤、参芪膏和桂枝等。

5. 痰湿壅阻型　①临床症状：咳嗽、胁痛、痰白、白沫，食少体胖，苔白腻，脉弦滑等；②治法：以化痰通络为主；③方药：瓜蒌、半夏、厚朴、陈皮、茯苓、桂枝、丝瓜络、滑石、远志和川贝母等。

第二节　冠心病的西医检查

一、心电图检查

（一）心肌缺血的心电图检查

1. 典型心绞痛　如在心绞痛发作当时心电图出现异常，则有诊断意义。典型心绞痛可出现ST-T异常改变。

（1）一过性ST段偏移：心内膜下心肌易发生缺血，胸痛发作时ST段水平型或下斜型压低≥0.10 mV，持续时间1 min以上；ST段与R波下降支所形成的夹角≥90°。原有ST段下移者，在原有基础上再下移＞0.10 mV。根据ST段下移的导联判定心肌缺血的部位，准确性和特异性差。

（2）一过性T波变化：多数表现为T波低平、双向或倒置；缺血缓解后，T波很快恢复。平时心电图T波持续倒置等，胸痛发作时可变为直立。

2. 变异型心绞痛　临床诊断变异型心绞痛，不仅需根据卧位或静息状态出现胸痛、疼痛程度加重、疼痛时间延长等特征，而且需参考心电图表现。心电图对变异型心绞痛有诊断意义，常表现为一过性ST段抬高伴T波高尖及对应导联ST段下移。有

ST段降低或T波倒置的患者，胸痛发作时心电图可出现“假性正常化”。ST段抬高导联所对应的部位常为将来发生心肌梗死的部位。

（二）心肌梗死的心电图检查

常规心电图是临床诊断心肌梗死必备的工具。

1．特征性心电图改变

（1）病理型Q波：其特征为面对梗死区导联上出现宽（≥0.04 s）、深［>（1/4）R］异常Q波或QS波。

病理和实验资料表明，心肌梗死时病理型Q波的形成，须具备以下条件：心肌梗死区直径>20～25 mm；心肌梗死厚度>左心室厚度的50%；心室除极40 ms前已经除极的区域发生梗死。

（2）损伤型ST段移位：其特征为面向损伤心肌的导联ST段抬高，甚至与T波形成单向曲线；损伤心肌对侧导联出现ST段压低。

（3）缺血型T波改变：其特征为面向缺血区导联T波倒置；而背向缺血区导联T波直立或高耸。

2．动态性心电图演变　心肌梗死发生后，心电图表现出一系列动态性改变。如果记录及时，可观察到早期、急性期、近期和愈合期的典型心电图演变过程。

（1）早期：急性心肌梗死后数分钟，心电图出现高大T波（T波向上、高、尖）；随后ST段抬高，ST-T也可形成单向曲线，但无Q波形成。对应导联可有ST段压低及T波倒置。上述改变仅持续数小时。

（2）急性期：坏死型Q波、损伤性ST段及缺血性T波改变在此期中均同时存在，持续2～3周。表现为T波降低—异常Q波—ST段弓背向上抬高—逐渐下降—T波倒置—逐渐加深的演变过程。

（3）近期：以坏死及缺血图形为主要特征，Q波持续存在，ST段回复到基线，倒置T波逐渐加深，两肢对称呈冠状T波。此期持续数周至数月。

（4）愈合期：又称陈旧期，以遗留有坏死性Q波为主要特征，ST段及T波恢复正常，或因冠状动脉供血不足表现为T波持续倒置、低平。此期出现在急性心肌梗死后3～6个月或更久。

3．心肌梗死的定位诊断　根据不同导联组合出现的特征性心电图改变进行判断。这些改变出现的导联越多，心肌梗死范围越广泛。

（1）左心室心电图定位：①前壁。前间壁心肌梗死的特征性改变出现在V_1～V_3

导联；局限前壁为V_3～V_5导联出现特征性改变；广泛前壁为全部心前导联，尤其是V_2～V_6导联有改变；前侧壁的改变出现在Ⅰ、aVL、V_5、V_6导联。②下壁。Ⅱ、Ⅲ、aVF导联出现改变。③后壁。V_7、V_8、V_9导联出现改变。

（2）右心室梗死：远比左心室梗死少，且多存在下壁梗死。据报道，右心室梗死发生率约占心肌梗死3%。临床上常常依靠下壁梗死及右胸导联（V_3R～V_7R）的有关改变考虑右心室梗死。许多研究认为，V_3R～V_6R导联ST段抬高0.1 mV或更高是右心室梗死的可靠标记。

4．心肌梗死合并其他病变

（1）合并室壁瘤：对急性室壁瘤，单凭体表心电图难以判断；但对慢性室壁瘤，心电图检查有重要价值。

诊断要点：①ST段弓背向上持续抬高，至少≥1 mV；②ST段抬高≥1 mV存在1个月以上或≥2 mV持续半个月；③在ST段抬高的同一导联有异常Q波；④ST段抬高至少在4个导联出现。以上条件具备越多，心电图检查准确性越高。

（2）合并束支传导阻滞：右束支传导阻滞不影响心肌梗死的心电图判断。左束支传导阻滞影响QRS起始向量，可掩盖急性心肌梗死波形。

左束支传导阻滞者出现以下心电图变化，提示合并急性心肌梗死：①V_4～V_6导联出现q波；②V_5、V_6导联出现S波；③V_5、V_6导联QRS波振幅显著减低；④V_3～V_6导联出现QS波；⑤V_1～V_5导联原为QS型者，转为rS型；⑥胸导联QRS波振幅小于肢体导联；⑦Ⅱ、Ⅲ、aVF导联呈qrS、qR、QS型；⑧V_2～V_4导联S波升支出现切迹，持续时限0.05 s。

（三）心电图运动负荷试验在冠心病中的应用

心电图运动负荷试验是对早期冠心病做出诊断的重要手段。其原理是通过加重心脏负荷，增加心肌耗氧量，达到诱发心肌缺血心电图改变的目的。临床上开展的运动试验有：活动平板试验、踏车试验、二阶梯运动试验。

1．运动负荷量　分为极量和次极量。临床上以心率为运动负荷量大小的指标，极量是指受检者心率达到生理极限的运动量；亚极量心率是指心率达到85%～90%最大心率的运动量。极量运动时的心率计算法是：220−年龄。临床上多采用次极量运动试验。

运动试验阳性指标：①运动中出现典型心绞痛；②运动中或运动后心电图J点后60～80 ms，ST段呈水平型或降落型≥0.1 mV，或较运动前加深>0.1 mV；③心电图在没有Q波可供诊疗的导联ST断抬高≥0.1 mV（V_1或aVR导联除外）。

2. 适应证与禁忌证

（1）适应证：①静息心电图正常而怀疑冠心病者；②估计冠心病心功能、预后；③评价冠心病治疗效果。

（2）禁忌证：①静息状态下的不稳定型心绞痛；②严重心律失常；③进行性房室传导阻滞；④高度主动脉瓣狭窄；⑤肥厚型梗阻性心肌病；⑥重度心功能不全；⑦未控制的高血压；⑧急性全身性疾病。

（四）动态心电图在冠心病中的应用

1. 检查方法与特点　DCG记录系统包括携带式记录仪、导联线、电极、分析处理和回放打印系统。受检者随身佩戴心电图记录仪，连续记录静息、站位、卧位、坐位及随意活动状态下的心电图。连续检测完毕，将记录的心电信号输入微机，利用回放系统进行阅读和分析。与普通心电图相比，DCG于24 h内可连续记录多达10万次的心电信号，可以提高对短暂心肌缺血发作的检出率。对临床怀疑冠心病的患者，通过DCG监测ST段变化，有助于明确心肌缺血，特别是对于无症状性心肌缺血的诊断更具有重要意义。

2. 应用范围　DCG可以发现有无心肌缺血的心电图改变；可发现缺血发作的频率、程度、持续时间和昼夜节律变化，以及与心肌缺血相关的症状、患者精神和体力活动状态，并对心肌缺血进行定性、定量分析。

以往常规应用三导联分析ST段以诊断心肌缺血，因为组合导联数目少，以致出现较高的假阴性和假阳性。近年来实时12导联DCG的应用，提高了心肌缺血的检出率；其持续24 h ST段同步监测，将有可能补充运动平板甚至冠状动脉造影的某些不足，如捕捉某些自发性心绞痛。目前的研究已经将12导联ST段同步监测应用于冠状动脉造影、经皮球囊冠状动脉腔内成形术和急性心肌梗死早期溶栓疗法的全过程，用于观察和评估冠状动脉开放闭塞的动态变化。

实时12导联DCG还能更好地记录心肌梗死心电图的演变过程，了解疾病的进展情况和发病时期；也能发现梗死后无痛性心肌缺血，指导临床治疗；24 h持续分析Q-T间期变化，可了解急性心肌梗死早期24 h心室复极动态变化与心电不稳定性的关系。

3. 心肌缺血诊断标准　对ST段移位的评价标准仍采用3个1标准：ST段呈水平型或下斜型压低≥1.0 mm（0.1 mV）；持续时间≥1.0 min；两次发作间隔时间

≥1 min。

由于ST段移位受体位变化及其他技术因素的影响，因此多数人主张DCG用于发现已确诊冠心病的心肌缺血情况。对突然发生的ST段下斜型降低，应注意体位改变或伪差所致。

二、超声心动图检查

超声心动图经过近半个世纪的发展，现已成为研究心血管系统结构功能和疾病的重要手段。超声心动图是一种无创的影像学技术，不仅可以显现心脏的形态结构、心肌的运动和心内的血流频谱，还可以直接观察到冠状动脉的走行、管腔形态，并可探测冠状动脉内血流频谱。近年来，超声心动图衍生出一些新的技术如组织多普勒成像、心肌声学造影、动态、三维成像等，能够更加直观立体地显示心脏的结构、运动以及心肌组织灌注，并可供定量分析，为冠心病的诊断提供丰富、客观的临床信息。

目前，应用于超声心动图检查的超声波频率一般为2～30 MHz。医用超声波具有频率高、波长短、方向性好的优点，在短时间低强度作用下对机体没有明显的生物学效应。

目前常用的超声心动图技术主要包括：M型超声心动图、二维超声心动图和多普勒超声心动图。

（一）经胸超声心动图检测冠状动脉

随着高分辨率超声技术的发展及二次谐波技术的应用，经胸超声心动图可以显示多数患者（包括成年人和儿童）冠状动脉的主要分支。左前降支的显示成功率接近100%，后降支的显示成功率接近75%。经胸超声测定的冠状动脉血流重复性良好，与其他有创检查具有良好的相关性，常用于检测冠状动脉内皮功能和冠状动脉血流速度储备，已成为一种有效无创的检测冠状动脉的手段。

1．经胸超声心动图对冠状动脉的显示　目前经胸超声心动图主要用于观察冠状动脉的主要分支：左前降支（LAD）、回旋支（Cx）和右冠状动脉（RCA）。为研究方便，通常将冠状动脉分为长度相等的3段，分别称为近段、中段和远段。该分段法与冠状动脉造影分段法相近，但又有所不同：①因回旋支的起始段有时不易显示，因此将左冠状动脉主干和左前降支近段合称为左前降支近段；②右冠状动脉划分也有差别。

2．脉冲多普勒超声检测冠状动脉血流　随着超声心动技术的不断进步，经胸显示冠状动脉血流已经成为可能，成为非侵入性评价冠状动脉狭窄程度的一种手段。经胸超声冠状动脉血流显像技术是应用多声束形成器获取超声回波中的相位和振幅数据，然后利用这些数据编码组建图像单元，这些图像单元不仅包括回声信息，还含有声束之间的信息，显著提高了空间和时间分辨率。同时采用专为频谱多普勒处理用的声束形成器，能精确识别微血流状态，真实反映血流的速度、边界及频谱。该技术穿透力较高，可以探测深部组织的血流。

冠状动脉在收缩期和舒张期都有血流灌注，以舒张期灌注为主。正常的冠状动脉血流频谱包括两个部分：一个低振幅、圆形的收缩期波和一个高振幅、山峰状的舒张期波。由于心脏运动的影响，经胸超声探测的冠状动脉血流频谱通常缺少收缩期波。舒张期最大流速是定量检测冠状动脉血流速度的常用指标。正常人的LAD、Cx和RCA的近段舒张期最大流速不超过0.7 cm/s，中、远段流速则更低。

冠状动脉内血流速度受许多因素影响，包括冠状动脉内径、心率、血压、室壁厚度、并存的心脏病、药物，甚至侧支循环。其中，冠状动脉内径是最主要的决定因素。局部冠状动脉粥样斑块致使冠状动脉狭窄达到一定程度时，通过此狭窄部位的血流速度就会增大，表现在脉冲多普勒上为舒张期最大流速增快。

3．评估冠状动脉血流储备　长期以来，冠状动脉造影（CAG）被认为是诊断冠心病的"金标准"，但CAG只能用于评价心外膜冠状动脉主要分支狭窄，对于冠状动脉微血管血流动力学的评估作用极其有限，冠心病临床表现与冠状动脉造影结果存在一定差异。冠状动脉血流储备（CFR）是指冠状动脉最大扩张状态下血流量与静息状态下血流量的比值，反映了冠状动脉循环的潜在储备能力，是临床评估冠心病的一项重要功能指标，对冠心病的治疗决策和疗效评价具有重要意义。直接测定冠状动脉血流量较困难，动物实验和临床试验均证实，冠状动脉内血流速度与血流量呈线性关系，故常用冠状动脉血流速率储备（CFVR）来反映CFR。CFVR是指冠状动脉最大充血状态下舒张期血流峰值速度与静息状态下舒张期血流峰值速度的比值。一般选用冠状动脉左前降支进行CFVR测量。

目前有多种超声技术可用于检测CFVR，如冠状动脉内多普勒超声、经食管多普勒超声心动图、经胸多普勒超声心动图和心肌声学造影等。冠状动脉内多普勒超声技术是迄今为止超声测定CFVR最精确的方法，但因其为有创性检查，临床尚未普及。随着超声诊断仪器的高速发展，经胸多普勒超声心动图越来越多地应用于检测

CFVR，并显示出良好的应用前景。

患者取左侧卧位，于胸骨旁四或五肋间显示近心尖部的左心室短轴切面，稍微顺时针旋转探头，充分显示左心室与右心室之间的前室间沟，局部放大，用彩色多普勒探查LAD远段血流，显示血管长轴，应用脉冲多普勒监测LAD远端的血流频谱，尽可能使多普勒声束与LAD血流方向平行。嘱患者平静呼吸，首先记录静息状态LAD血流频谱。固定探头，用微量注射泵经肘静脉持续注射腺苷0.14 mg/（kg・min）共2 min，观察LAD血流频谱，用录像带或磁光盘记录图像直至腺苷注射后5 min。回放分析和测量静息状态和腺苷注射后LAD舒张期血流峰值速度，取3个心动周期的平均值，计算腺苷注射后和静息状态下的血流峰值速度比值。检查过程中进行血压和心电图监测，记录患者的不良反应。

腺苷可选择性扩张冠状动脉阻力血管，对心外膜较大的冠状动脉影响小。与双嘧达莫相比，腺苷可诱导出更高CFVR，且其冠状动脉阻力指数较低，故测定的CFVR更接近CFR。腺苷不良反应发生率较低（约为1%），常见的不良反应包括：①呼吸困难和颜面潮红，患者多能耐受；②心动过速、心动过缓、血压下降，因腺苷$t_{1/2}$很短（约10 s），停药后不良反应很快消失。

经胸超声检测CFVR具有较好的重复性，与有创性多普勒导丝及PET测量值有良好的相关性。经胸超声检测CFVR判断冠状动脉有意义的狭窄（70%以上）的敏感性为92%，特异性为82%，在CFVR的检测中发挥着越来越重要的作用。

4．经胸探测冠状动脉的伪像辨别　有些时候，心包内液体的流动会产生频谱信号，初学者容易将其与冠状动脉内的血流频谱混淆。心包内液体频谱的特点是收缩期显示更清晰，而冠状动脉内的血流在舒张期更清晰，通过此点可将两者区分开。

探测LAD中段时常同时显示一些心脏外的动脉和心脏的静脉，并且可能与LAD混淆。通过频谱多普勒可以鉴别：心脏外的动脉有外周血管的特性，血流频谱以收缩期为主；而静脉的血流频谱则为持续整个心动周期（包括收缩期和舒张期）的低速频谱。另外，嘱受检者做Valsalva动作静脉血流可消失或明显减弱。

冠状动脉后降支通常为右冠状动脉远端的一个分支，在左冠优势型者也可起源于Cx，不熟悉冠状动脉解剖的初学者可能会误诊。另外，有时可显示冠状动脉的一些大分支，如中间支、对角支、钝缘支，容易与LAD混淆，尤其当LAD发生闭塞这些分支代偿性扩张时，容易被误认为是LAD的近段。通过下述方法可区分：位于前室间沟的LAD中段很容易定位，可以先探查LAD中段，而后再一点点的扫查至心房水平追踪到LAD近段。

（二）经胸超声对冠状动脉旁路移植术后桥血管的显示

1. 冠状动脉旁路移植术（CABG）前桥血管的选择　胸廓内动脉内径与冠状动脉相似，血管壁内含有较多的前列腺素，具有扩张血管与抗血小板凝聚的功能，因而不易发生动脉硬化与栓塞，远期通畅率明显优于静脉材料，是最好的血管桥材料。如胸廓内动脉有病变应考虑应用桡动脉或静脉作为桥血管材料。因此，术前胸廓内动脉检查对于手术方案的制订具有重要意义。经胸超声心动图可显示胸廓内动脉管腔及血流状况，正被逐步应用于临床。

受检者取平卧位，将探头放置于第2～3肋间左、右胸骨旁约1 cm处纵切血管，侧动探头，可在胸部肌层后方、肋骨之间节段性显示搏动的血管，即胸廓内动脉。二维超声可清晰显示血管内膜结构，应用彩色多普勒血流显像可发现自头侧向足侧的血流信号。于第2肋间测量血管内径（测量内膜与对侧内膜之间的距离），并应用脉冲多普勒显示该动脉频谱（取样容积0.6 mm，声束与血流方向夹角≤60°），测量收缩期血流峰值流速、舒张期峰值流速。

左胸廓内动脉起自左侧锁骨下动脉，本身病变发生率很低，但如合并近端大血管病变，即左锁骨下动脉的狭窄或闭塞，则会引起胸廓内动脉供血减少，并同时影响上肢供血。在未解除锁骨下动脉狭窄或闭塞时，胸廓内动脉及桡动脉均不宜选作桥血管材料。当超声检查发现左胸廓内动脉血流频谱低钝、流速减低时，应进一步探测左锁骨下动脉起始端、左上肢动脉远端及同侧椎动脉以明确病因。如左胸廓内动脉管径纤细、流速较低，说明胸廓内动脉血流量低，不能满足冠状动脉供血的需要，不宜作为桥血管。如胸廓内动脉本身存在狭窄，有明显血流动力学改变，也不宜用于作为桥血管。

2. CABG后桥血管通畅性评价

（1）CABG后乳内动脉起始段血管通畅性：患者取仰卧位，头部后仰。先将探头置于左锁骨上窝做横切面，探及锁骨下动脉长轴，再将探头旋转90°，由内向外转动，细心寻找，在锁骨下动脉下壁椎动脉起始段的对侧可探及内乳动脉起始部。

血流多普勒参数的测量：收缩期峰值流速（Smax）、舒张期峰值流速（Dmax）、收缩期流速时间积分（VTIs）、舒张期流速时间积分（VTId）。并计算舒张期与收缩期峰值流速比值（D/S）、舒张期流速时间积分分数［DVTIF＝VTId/（VTIs＋VTId）］。

CABG后，胸廓内动脉桥脉冲多普勒频谱曲线特征由术前的收缩期优势型频谱转变为术后的舒张期优势型频谱。胸廓内动脉吻合口位于心外膜的冠状动脉主干上。胸廓内动脉外周阻力血管发生改变，由术前的胸壁毛细血管网变为心肌内及心内膜下丰富的血管网络。因此，搭桥后的胸廓内动脉表现为以舒张期血流为主的频谱形态。吻合口的狭窄增加了桥血管的阻力，因此，吻合口狭窄的病例桥血管起始段的频谱形态收缩期成分较高。根据以上机制，可通过桥血管起始段血流频谱形态评价桥血管通畅性。

（2）桥血管远端、吻合口评价桥血管通畅性：患者左侧卧位，连接心电图。在左心室长轴切面基础上，探头向患者左下方即心尖方向滑动，并使探头由斜向旋转为接近纵向，待右心室结构正好消失，应用冠状动脉血流显像技术，轻轻侧动探头，室间隔前方呈长或短的线段样显示沿前室间沟下行的左前降支的中远段。计算吻合口处与其近端桥血管流速时间积分比值VTIR＝VTId（a）/VTId（b），式中a代表吻合口，b代表桥血管远段。计算舒张期峰值流速比值DR＝Dmax（a）Dmax（b）。

根据连续性方程，流体沿流管做连续流动，在流管截取两截面，吻合口处截面积为A，吻合口近端1～2 cm范围内桥血管截面积为B，通过这两个截面的流体质量应相等，即吻合口及其近端桥血管血流量相等，即A×Va＝B×Vb。在一个舒张期的时间，VTI是通过某截面的流速时间积分，上述公式转化为A×VTIa＝B×VTIb。以B为吻合口应有的正常面积，可计算吻合口的面积狭窄百分比，公式为：吻合口的面积狭窄百分比＝（1－VTIb/VTIa）×100%。临床上采用VTIR＝VTIa/VTIb（a代表吻合口，b代表桥血管远段）作为评价吻合口是否存在狭窄的指标，当VTIR＞3、DR＞2时高度怀疑桥血管狭窄。

（三）冠心病的超声诊断

1. 急性冠状动脉综合征

（1）急性心肌梗死的早期诊断：超声心动图技术对急性心肌梗死的早期诊断诊断具有非常重要的意义。一个无心肌梗死病史的患者出现节段性室壁运动异常，对诊断急性心肌梗死或缺血是特异的。但对于曾经发生过心肌梗死，有慢性节段性室壁运动异常的患者诊断较为困难。急性心肌梗死患者室壁厚度一般正常，而陈旧性心肌梗死患者因为梗死部位被纤维组织取代，室壁变薄，超声上表现为室壁回声增强，相对变薄，临床上可以进行鉴别。

（2）梗死范围的评估：室壁运动异常范围与心肌梗死的范围密切相关，但二维超声心动图估测的梗死面积往往大于实际的梗死面积。

这可能由两方面因素引起：①存活心肌在静息状态下也表现为室壁运动异常，易被误诊为梗死节段。多巴酚丁胺超声负荷试验可帮助鉴别；②梗死区心肌牵拉相邻正常灌注心肌，使其产生非缺血性运动异常。

（3）梗死相关血管的定位：一般来讲，前壁和前间壁的节段性室壁运动异常对应于左前降支病变，后间隔的基底段对应于右冠状动脉（在右冠状动脉优势型者），右心室前侧壁对应于右心室边缘支。但由于冠状动脉发育的个体差异，具体到每个患者其冠状动脉支配区域会有变异。

（4）早期危险性评估：为便于分析，美国超声心动图协会推荐应用半定量法对室壁运动进行评分，评分标准如下。

1分：室壁运动正常；2分：室壁运动减弱；3分：室壁无运动；4分：室壁矛盾运动；5分：室壁瘤形成。

根据室壁运动评分可计算室壁运动积分指数（WMSI），计算公式为：WMSI＝各节段室壁运动积分总和（或）室壁节段总和。急性心肌梗死患者入院24 h内进行超声心动图检查，室壁运动积分指数越高者，梗死范围较大，出现恶性心律失常、泵衰竭的可能性较大，住院期间病死率也较高。另外，室壁运动积分指数高者，出现心肌梗死并发症的可能性较大，包括游离壁破裂、室间隔穿孔或乳头肌酐裂等。远离梗死部位的心肌出现室壁运动异常提示可能会出现梗死后心绞痛。

（5）心肌梗死心功能的评估：应用超声心动图检测心功能时方法学尤为重要。心肌梗死时室壁运动出现紊乱，梗死区运动减低或消失，非梗死区心肌则代偿性运动增强。因此，计算心室整体功能时，应全面包括心肌梗死和正常区域。M型超声心动图是通过胸骨旁左心室长轴切面上测量左心室舒张内径和左心室收缩内径，并将其代入默认公式，计算得出左心室射血分数。当前间隔或左心室下壁心肌梗死时，M型超声会低估左心室射血分数；而当左心室其他部位发生心肌梗死时，前间隔和左心室后壁可能代偿性运动增强，M型超声则会高估左心室射血分数。二维超声心动图常采用单平面和双平面法测量左心室射血分数，这两种方法涵盖了左心室大部分区域，能很好地反映心肌梗死时的整体左心室收缩功能。

2. 急性心肌梗死并发症

（1）室间隔穿孔：心肌梗死患者发生室间隔穿孔，会出现严重的血流动力学障碍，如未能及时修补常导致致命性后果。发生室间隔穿孔的患者临床通常表现为心功能突然恶化，体格检查可发现胸骨旁3、4肋间粗糙的3/6 ~ 4/6级全收缩期杂音，向右侧传导。室间隔穿孔可以发生于任何部位，最常发生于心尖部。经胸超声可以显示室间隔穿孔的直接征象——室间隔回声失落。因收缩期左心室内压力高于右心室，在压力作用下收缩期左心室的血流经室间隔穿孔处流向右心室，彩色多普勒可直接探及该部位的异常分流，表现为室间隔穿孔部位收缩期五彩血流由左向右分流。应用连续多普勒可探及室间隔穿孔部位收缩期左向右的高速血流频谱。经胸超声心动图检查方便，可于床旁进行，没有检查风险，并且可以确定室间隔穿孔诊断，应作为疑诊室间隔穿孔患者的首选检查。

（2）室壁瘤：二维超声对诊断室壁瘤具有很高的敏感性和特异性，在某些情况下优于血管造影和放射性核素心脏检查。前壁心肌梗死易于形成室壁瘤，表现为局部室壁明显变薄，呈瘤样向外膨出，室壁运动消失。因室壁瘤由瘢痕组织替代，失去收缩功能，在收缩期左心室高压力作用下表现为收缩期离心性向外膨出，即收缩期矛盾运动。彩色血流多普勒可见室壁膨出区域内出现涡流，血流速度缓慢并可出现超声自显影。

（3）假性室壁瘤：系左心室游离壁破裂，血液流入心包腔内形成局部血肿，超声上可观察到局部血肿的区域向外膨出，类似于室壁瘤，因此称为假性室壁瘤。应该注意，假性室壁瘤不同于室壁瘤，其外壁为心包和血凝块而不是心肌，系左心室游离壁破裂所致，心脏破裂的风险极高，应引起临床高度重视。

真性室壁瘤和假性室壁瘤的鉴别要点如下：①室壁瘤颈部的宽度，假性室壁瘤颈部是室壁破口，一般比瘤体窄，而真性室壁瘤颈部一般较宽；②室壁瘤内的血流，彩色多普勒可探查到假性室壁瘤的血流信号，假性室壁瘤通过颈部的血流加速呈五彩样，而真性室壁瘤内血流流速低，色彩暗淡。

（4）附壁血栓：室壁瘤内血流缓慢容易形成附壁血栓，表现为室壁瘤部位心腔内异常团块样回声附着，陈旧已经激化的血栓为强回声团块，检查时易于发现，而新鲜血栓回声低，容易漏检，检查时应该仔细观察。

尽管目前超声是检查附壁血栓的最常用手段，有时仍容易与其他结构相混淆，检查时应注意鉴别：①与左心室心尖部肌柱回声鉴别，心尖部肌柱回声随收缩运动而收缩，血栓则没有收缩运动；②与超声伪差相鉴别，人工伪差不随心动周期运动，而随探头的移动而移动；③大多数附壁血栓形成于室壁运动异常的节段，必须在两个或两个以上切面观察到。

（5）乳头肌功能不全：心肌缺血累及乳头肌时，乳头肌的收缩功能受到影响，对腱索牵拉作用减弱，导致收缩期房室瓣对合不良。发生乳头肌功能不全时超声下可观察到受累瓣叶瓣尖收缩期脱入心房，瓣叶对合缘向心房移位导致瓣叶对合不良，彩色多普勒可探及收缩期二尖瓣口反流信号。

（6）腱索断裂：腱索断端随心动周期摆动，舒张期进入左心室，收缩期甩入左心房，呈"挥鞭样"运动。彩色多普勒可探及收缩期房室瓣口反流信号。

3．慢性冠状动脉疾病

（1）心肌缺血：大量冠状动脉狭窄动脉模型试验表明，冠状动脉狭窄到一定程度时才会影响室壁的收缩运动，出现节段性室壁运动异常。程度较轻的心肌缺血，通常没有室壁运动异常。

患者有一过性心肌缺血，出现心绞痛症状，但超声心动图检查中没有室壁运动异常表现，其原因可能有两种：①冠状动脉病变较轻，未影响室壁运动；②超声检查时缺血已经恢复。因此，超声很难在基础状态下捕获自发的心肌缺血，为进一步明确心肌缺血诊断常采用心脏负荷超声试验。

（2）陈旧性心肌梗死：由于心肌坏死瘢痕形成，纤维增生。二维超声心动图显示坏死区域室壁变薄，心肌回声明显增强，室壁运动减弱或消失，运动僵硬感明显。如坏死面积增大，可见形成室壁瘤。

除冠心病外的一些其他心脏疾病，如扩张型心肌病、酒精性心肌病、心肌炎等也可以导致心肌收缩功能减低，超声下可观察到室壁运动减低。室壁运动异常不是冠心病所特有的，临床上应该与以鉴别。一般情况下，扩张性心肌病的心腔显著扩大，二尖瓣开放幅度明显减小，M型超声上二尖瓣前叶瓣尖至室间隔的距离（EPSS）明显增大，整个心脏呈现均匀一致的运动减低。而冠心病患者有时心腔也扩大，在心肌缺血梗死的局部出现节段性的室壁运动异常，部分受累室壁尤其是梗死节段可见到厚度变薄、向外膨出，运动减弱或消失，甚至出现矛盾运动，而其他部位室壁形态可接近正常，收缩幅度正常甚至代偿性增强，二尖瓣口的开放幅度也正常，EPSS没有明显增大。另外，由于心电传导过程中的激动延迟，某些正常人下壁基底段及后壁基底段可呈现收缩期矛盾运动，但其局部心肌厚度和形态正常，无变薄及向外膨出，心肌的运动幅度和增厚率也正常。应注意与冠心病的矛盾运动相鉴别。

（四）负荷超声心动图检查

1．负荷试验的原理　心脏重量只占体重的0.5%，而耗氧量却占全身的12%，心肌内没有氧储备，其所需氧气全部由冠状动脉内的血液来提供。冠状动脉的血流量是由多种机械、代谢和神经体液因素共同参与调节的。正常情况下，机体在运动负荷状态下心肌耗氧量增加，冠状动脉扩张，血流量明显增加，最多可达静息状态下的5～6倍。这种冠状动脉最大扩张状态下血流量与静息状态下血流量的比值，称为冠状动脉血流储备。冠心病患者由于冠状动脉狭窄导致扩张能力减低，因此病变部位的冠状动脉血流储备减低。病变较轻的冠心病患者，静息状态下冠状动脉血流灌注可在一定范围内保持正常或接近正常的水平，没有明显的心肌缺血表现；在运动、情绪波动或外界环境变化等负荷条件下，心肌耗氧量增加而冠状动脉血流储备不足，即会诱发心肌缺血。负荷超声试验是通过增加心肌耗氧量来诱发心肌缺血，在超声下观察室壁运动异常，从而诊断冠心病。

2. 负荷试验的分类

（1）运动负荷试验（ESE）：包括平板运动和踏车运动（直立位、仰卧位），是通过运动增加心脏前负荷和（或）后负荷，引起交感神经张力增加，使心率加快，血压升高，室壁张力增加，增加心肌耗氧量，诱发心肌缺血。通过超声心动图观察运动前、中、后的室壁运动的变化，检出心肌缺血，诊断冠心病。与踏车运动相比，平板运动心率与血压乘积、舒张末期容积和收缩末期容积均较高，故敏感性略高。但平板运动中受检者动作幅度大，超声探头不易固定，不能在运动中进行实时超声跟踪检查，不能及时发现室壁运动异常。而且平板运动对患者的运动要求较高，年老体弱者不易施行，因此在临床上踏车运动的应用更广泛。

（2）药物负荷：药物负荷试验是通过静脉应用药物，诱发病变冠状动脉所支配的区域发生节段性室壁运动异常，从而诊断冠心病的检查方法。进行药物负荷超声心动图检查时患者体位稳定，超声图像清晰，因此药物负荷在临床中的应用更为广泛。但药物负荷比运动负荷试验的心肌负荷量小，检出冠心病的敏感性略低。

药物负荷试验分为3类，其原理不尽相同：①儿茶酚胺类药物负荷试验：多巴胺、多巴酚丁胺、异丙肾上腺素等。与运动负荷相同，儿茶酚胺类药物可以引起心肌耗氧量的增加从而诱发节段性室壁运动异常；②血管扩张剂类药物负荷试验：双嘧达莫和腺苷等。双嘧达莫和腺苷都是腺苷受体激动剂，具有强烈扩张正常血管的作用，但对病变血管的扩张作用较弱，导致病变区域血液向正常心肌分流，产生所谓“窃血”现象，造成病变血管供血区心肌缺血，出现室壁运动异常；③诱发血管痉挛类药物负荷试验，麦角新碱。此类药物能诱发冠状动脉痉挛产生心肌缺血，但该类药物的不良反应较大，临床应用很少。

在上述多种药物负荷试验中，多巴酚丁胺超声负荷试验（DSE）是一种相对较安全的检查手段。多巴酚丁胺的血浆$t_{1/2}$仅有1 ~ 2 min，停药后药物作用很快消失，是临床上最常应用的负荷试验方法。

（3）其他：食管调搏；握力试验；脑力负荷试验（计算）；冷加压试验。这些检查难以量化，临床上并不常用。

3．多巴酚丁胺超声负荷试验（DSE）

（1）DSE方法

1）检查前患者准备，停服钙离子拮抗剂、β受体阻滞剂等影响心率的药物至少24 h。

2）留取静息状态标准的胸骨旁长轴、胸骨旁短轴、心尖二腔和心尖四腔切面的二维超声图像，同时记录血压、心率和12导联心电图。

3）应用输液泵连续静脉输入以注射用水稀释的多巴酚丁胺，通常起始剂量为5 μg/（kg · min），每隔3 min依次增加剂量至10 μg/（kg · min）、20 μg/（kg · min）、30 μg/（kg · min），最大剂量为40 μg/（kg · min）。如未能达到终止标准，可在静脉注射多巴酚丁胺，同时静脉注射阿托品0.25 ~ 1.0 mg。留取各剂量上述切面的超声图像，并记录血压、心率和心电图。

4）停药6 min内再次留取上述切面的超声图像，并记录血压、心率和心电图。

5）多巴酚丁胺停药指征：①剂量达到40 μg/（kg · min）；②达到次极量心率，（220–年龄）× 85%；③新出现的广泛室壁运动异常或原有异常节段运动恶化；④心电图ST段水平或下斜型压低≥0.2 mV；⑤心电图ST段抬高≥0.1 mV；⑥严重高血压（SBP≥220 mmHg和（或）DBP≥110 mmHg）；⑦显著心律失常（室上性期前收缩5个/分以上，室性期前收缩3个/分以上，室速、室颤、房颤等）；⑧严重的不良反应不能耐受；⑨严重心绞痛。

6）多巴酚丁胺的不良反应及处理：常见的不良反应为心慌、心悸、恶心、寒战、偶发室性期前收缩，一般无须特殊处理，停药后会自行好转。一旦出现心绞痛应立即舌下含服硝酸甘油，或静脉应用短效β受体阻滞剂如艾司洛尔。

（2）DSE临床应用

1）冠心病的诊断：心血管系统的肾上腺受体主要有β_1、β_2和α_1三种。

三种受体的主要作用为：β_1受体兴奋——心肌收缩力增加；β_2受体兴奋——外

周血管扩张；α_1受体兴奋——外周血管收缩。多巴酚丁胺有较强β_1受体兴奋作用和较弱的β_2、α_1受体兴奋作用。小剂量多巴酚丁胺主要兴奋β_1受体，引起心率增快、心肌收缩力增强；随着剂量的增大，α_1受体兴奋使外周血管收缩，心率进一步增快，诱发室壁运动异常，达到检出缺血心肌的目的。

依据美国超声心动图协会推荐方法将左心室壁分为16节段，分别在标准胸骨旁长轴、胸骨旁短轴、心尖二腔和心尖四腔4个二维超声切面上观察前室间隔、后室间隔、前壁、侧壁、后壁和下壁的室壁运动。当室壁运动出现减弱、消失或矛盾运动，提示心肌缺血。室壁运动积分指数越高，提示室壁运动异常程度越严重，冠状动脉病变越严重；出现室壁运动异常时多巴酚丁胺用量越小，提示冠状动脉病变越严重。

对多支病变的敏感性高于单支病变，对冠状动脉主干及近端病变的敏感性高于冠状动脉远端。

2）存活心肌的检测：随着对冠心病心肌梗死的深入研究，人们发现心肌梗死区域的心肌并非完全坏死，有部分具有潜在收缩功能，称为存活心肌。存活心肌包括冬眠心肌和顿抑心肌。冬眠心肌是指由于长期慢性血流灌注减低导致心肌收缩功能低下，在进行冠状动脉血流重建后其收缩功能可以恢复的心肌。顿抑心肌是急性心肌梗死经血运重建恢复正常血流灌注后，心肌收缩功能并不能立即恢复，处于一种“顿抑状态”。临床上冬眠心肌的检测具有非常重要的治疗指导意义。心肌梗死后心功能障碍的患者，DSE发现冬眠心肌，进行血运重建后患者心功能可以改善；而未发现冬眠心肌，进行血运重建术对患者心功能改善的价值有限。

3）对急性心肌梗死进行危险分层：DSE试验可以区分心肌梗死后的高危患者，促使临床采取更为积极有效的防治措施。急性心肌梗死患者DSE过程中室壁运动的改善、无变化和恶化可以用于预后评估。急性心肌梗死患者DSE中出现室壁运动恶化者，新的缺血事件的发生率为70%。新出现的室壁运动异常预测缺血事件的敏感性为58%，阴性预测值为95%。DSE中室壁运动无改善者心血管事件发生率高于室壁运动改善者。

4）血运重建后治疗后再狭窄的诊断：冠心病患者经溶栓、经皮冠状动脉腔内成形术（PTCA）、搭桥手术后，负荷试验由术前阳性转为阴性，术后射血分数和心输出量增加，表明心脏整体功能改善、预后好，反之预后较差或提示再狭窄的出现。经导管侵入性治疗后再狭窄发生再治疗前6个月中占30%~50%，许多患者呈现无症状性再狭窄，从而延误了进一步诊治。DSE检测再狭窄的敏感性为38%、特异性为79%。

5）DSE对围手术期的心脏危险性的评估：围手术期的心脏并发症对外科患者来说是潜在危险的，但也是可以避免的。目前临床上已经有很多不同的方法应用于非心脏外科手术前的心脏情况评估。多巴酚丁胺能增加心率、心肌收缩力及血压，拟似术中和术后状态。因此可对患者术前心功能状态进行评估，预测心脏承受手术的能力。在DSE过程中心率小于120次/分即出现异常室壁运动的患者，其心血管事件的危险性远远大于那些出现室壁运动异常时心率＞120次/分者。

6）评价人工心脏瓣膜：二维超声心动图可以直接观察到植入瓣膜的形态、结构和活动情况。目前对人工瓣膜功能的评估主要依赖于彩色血流多普勒对瓣膜反流的观察。正常情况下，人工瓣膜常存在一定的跨瓣压差和不同程度的反流。静息状态下超声很难区分人工瓣膜是生理性反流还是病理性反流。通过对人工瓣膜置换者的DSE检查发现，生理性反流负荷后的反流量和跨瓣压差与静息状态前后变化不大，而病理性反流负荷后反流量和跨瓣压差比静息状态明显增加。因此，负荷试验也常用以评价人工心脏瓣膜的工作状态。

（3）多巴酚丁胺负荷试验的安全性：到目前为止，尚没有DSE试验发生严重并发症的报道，其安全性已经被许多实验所证实。大多数的并发症均无临床血流动力学意义，并且多发生于应用大剂量多巴酚丁胺时。多数学者认为多巴酚丁胺在40 μg/（kg·min）以下时DSE是安全的，患者是可以耐受的。

（五）组织多普勒成像技术

1. 组织速度成像（TVI） 以TDI为基础，其时间分辨率和空间分辨率都大大提高，可对TDI状态下获取的二维图像上任意局部组织（包括瓣环处）取样并获得速度一时间曲线（TVI曲线）。

常用的TVI参数为各个峰的峰值速，在临床上最为常用的是：①Sm，快速射血峰值，即峰2的峰值速度，代表快速射血期心肌运动的最大速度；②Em，舒张早期正向波峰值速度，即峰4的峰值速度，代表快速充盈相心肌运动的最大速度；③Am，舒张晚期峰值速度，即峰5的峰值速度，代表舒张晚期（心房收缩期）心肌运动的最大速度。

2. 应变及应变力成像

（1）应变成像（SI）：应变亦称应变力，在物理学上指相对形变，是TDI技术基础上发展起来的一种新技术，开辟了局部心肌功能定量评价的新窗口。

计算公式为：$\varepsilon=\triangle l=(l_0-l)/l_0$，其中$l_0$代表局部心肌长轴或短轴方向的初长度，因不便测量，通常用舒张末期心肌长度代替，l代表任意时刻该段心肌的长度。应变为正值表示沿长轴方向的伸长或短轴方向的增厚，应变为负值表示沿长轴方向的缩短或短轴方向的变薄。

应变常用的指标有：①ε sys，收缩期应变峰值，即收缩期内（二尖瓣开放至主动脉瓣关闭的时间间期内）应变的最大峰值；②ε peak，收缩期后峰值应变，主动脉瓣关闭后应变曲线上的最大峰值；③PSI，收缩后应变指数，PSI=（ε peak－ε sys）/ ε peak。

（2）应变率成像（SRI）：应变率（SR）是单位时间的应变，描述的是变形速率，是沿声束扫描线两点距离之间的速度差。计算公式为$SR=\varepsilon/\triangle t=(V_1-V_2)/l_0$，ε是应变，△t代表发生形变的时间，$l_0$代表心肌初长度，$V_1-V_2$代表初长度两点间的速度。

应变率常用的指标：S波峰值（收缩期峰值）、E波峰值（舒张早期峰值）和A波峰值（舒张晚期峰值）。SRI容易受噪声影响，对声窗和图像质量要求较高。取样容积长度设置为10 mm所得的图像分辨率高、噪声较小，可相对真实反映心肌的应变特性。Strain是SR积分的结果，因此受噪声影响小。

（3）正常人的strain和SR特征：理论上正常人长轴方向心肌舒张末期长度最大，l0恒大于等于l。根据计算公式$\varepsilon=(l_0-l)/l_0$，收缩期strain恒为负值。心肌纤维于收缩末期收缩至最短状态，strain达到峰值，舒张期心肌逐渐伸长，strain负值逐渐减小，于舒张末期l_0等于l，strain恢复为零。因此，正常人的strian曲线应该是一条光滑的负向曲线，于收缩末期（主动脉瓣开放前）达到峰值，其后逐渐上升，于舒张末期（二尖瓣开放前）回复至零基线。

正常人的应变图像上可见3个波，分别称为收缩波（S波）、舒张早期波（E波）和舒张晚期波（A波）。

（4）冠心病患者的strain和SR特征：strain和SR有助于区分急、慢性心肌缺血/梗死，冠状动脉闭塞期间收缩期SR变化较射血分数变化快。心肌缺血和梗死时，心尖至基底段strain和SR的正常均匀分布消失。冠状动脉闭塞后数秒内收缩期SR降低甚至倒转，并可出现收缩期后再收缩（ε ps）。若缺血时间短暂，再灌注后strain可以立即恢复。收缩期后再收缩是心肌缺血的敏感指标，心肌缺血时等容舒张期甚至舒张早期出现较高的SR。主动脉瓣关闭标志着收缩期的结束和收缩期后再收缩的开始。出现收缩期后再收缩的心肌节段范围与缺血心肌的范围大体一致。收缩期后再收缩相对于降低的收缩期缩短/增厚而言是检测缺血更敏感的指标，但部分正常人的心肌节段也有收缩期后再收缩。因此，它不是心肌缺血的特异性指标。由于缺血时，收缩期和收缩期后的应变存在相反的变化，收缩期和收缩期后应变的比值可以成为评价心肌功能的新指标。近期，有人利用收缩末应变峰值（ε sys）、收缩期后再收缩应变峰值（ε peak）和收缩后应变指数（PSI）在心肌长轴方向诊断急性心肌缺血的敏感性和特异性分别为86%和83%、81%和89%、95%和89%。

SI和SRI是定量评价局部心肌功能的新技术，具有很好的准确性和重复性，试验研究和临床研究均证明这种成像方式有利于定量反映心肌组织本身形变特性，如形变率、同步性和硬度。SI和SRI的临床应用正在逐步扩大，必将在冠心病的诊断和治疗中起到越来越重要的作用。

3．组织追踪成像（TT）　组织追踪技术是TDI技术衍生出来的一种新技术，其原理是用时间对速度进行积分计算，通过计算机编码技术，不同的纵向位移值用7种不同的颜色来编码，同时得出心肌运动的位移曲线，反应心肌的时间–距离变化。因此，TT能够实时、直观评价收缩期心肌组织向心尖方向的运动距离（位移），定量测定局部心肌位移距离。

正常人同一室壁TT基底段、中段、心尖段三个不同水平的TT均有显著性差异，以基底段最大，中段次之，心尖段最小。而在心肌梗死患者中，梗死节段的TT明显减小。

（六）心肌声学造影

1．急性心肌缺血的评估　冠状动脉微血管的完整性是确保心肌收缩力储备和功能恢复的先决条件，其灌注情况与局部心肌的存活呈平行相关。微气泡具有与红细胞相似的血流动力学特性，分析高能量脉冲破坏后局部心肌微气泡再充盈动力学特性对局部心肌灌注做出定量评估。MCE可直观地显示急性冠状动脉病变时心肌的灌注缺损区，因此可根据灌注缺损心肌的部位、范围推断阻塞血管的部位。对于心电图难以诊断的特殊型心肌梗死，MCE可迅速做出诊断。以往二维超声心动图只根据室壁运动来判断局部心肌的异常，因而无法区分坏死心肌和缺血后的顿抑心肌。后者虽然局部运动异常，但微血管完整仍可进行有效灌注。因此，有学者把“灌注–收缩”不匹配作为判断心肌梗死后局部运动异常的心肌存活与否的标准。而MCE可对运动异常但微血管完整的局部心肌进行有效显示。

MCE心肌灌注结果还可用于对心脏功能和临床预后进行评价和预测。由于局部心肌缺血后的微循环状况是动态变化的，随着时间的推移可能部分恢复正常。

2．评价PTCA和CABG效果　冠状动脉血管造影被称为是冠心病诊断的“金标准”，但它只能显示直径为100 μm的较大冠状血管的血流情况。实验及临床研究均表明，急性心肌梗死再灌注后微血管的完整性是心肌存活及功能恢复的前提。因此，检测心肌水平的灌注情况是评价再灌注治疗成功与否的关键所在。临床观察发现，急性心肌梗死再灌注治疗后冠状动脉造影显示血管再通者，约1/6的患者MCE无灌注，提示存在微血管水平的损伤，此部分患者再灌注治疗效果不佳。因此，急性心肌梗死再灌注的治疗目的应该为心外膜血管开通和心肌组织灌注的迅速恢复，而不仅仅是开通冠状动脉造影下的心外膜血管。MCE可通过显示心肌灌注揭示较细冠状血管及心肌毛细血管的微循环状况，能更为客观地评价PTCA和CABG的效果。成功的PTCA或搭桥术后几分钟内即可出现冠状动脉充血，此时PTCA的血管供应区心肌造影回声增强。

3．估测侧支循环情况　冠状动脉闭塞后面临坏死危险的那部分心肌称为危险区。如梗死区有丰富的侧支循环，那么危险区就会相对较小，进行介入治疗对于挽救缺血心肌的可能性就越大，可对介入治疗进行术前指导。

4．评价冠状动脉血流储备　冠状动脉狭窄时，狭窄远端的微动脉代偿性扩张，消耗了部分血流储备能力，因此在药物或运动负荷下心肌血流量仅轻度增加，而正常冠状动脉支在负荷时血流量显著增加。这样，应用MCE对局部心肌的灌注情况进行观察，可了解供应该局部心肌血流的冠状动脉扩张情况，进而得知其血流储备能力，用于早期诊断冠心病。

5．在冠心病治疗中的应用　在冠心病的治疗中，MCE除了可及时准确地评价溶栓、PTCA等的治疗效果，还可利用造影剂微泡携带药物或基因至靶细胞进行治疗，这是近几年来的治疗心血管疾病的一种新方法。MCE对冠心病的治疗主要基于以下两点：①超声造影剂是药物或基因的良好载体。目前基因转移技术有较大的局限性，病毒载体转染率大，但安全性差；质粒、脂质体等载体安全，但转染率又太低。超声造影剂微泡可作为一种新型的基因载体，将治疗基因设法黏附在造影剂上，再把微泡和某种与靶体有特异作用的配体相结合制成“靶向造影剂”，经静脉注入人体后，再从体外对准靶组织进行适量的超声辐照，就可明显提高基因的转移和转染，成为一种新的安全高效的基因转移技术。②声孔效应。声孔效应是指超声辐照机体时，可使靶组织的细胞（包括血管内皮细胞及组织细胞）间隙增宽，膜通透性增大，细胞表面一过性的小孔形成。造影剂可降低超声的空化阈值，增强声孔效应，同时微泡破裂时产生的冲击波、微声流可以作为一种驱动力量，这两方面结合可使从微泡上释放出来的药物或基因更易进入靶组织。基于以上两点，利用超声波与微泡造影剂的相互作用可将它所携带的基因或药物释放并转移至靶向组织，从而起到靶向治疗的作用。目前正在研究的超声造影剂靶向治疗包括溶栓治疗、抑制血管再狭窄及促进心肌缺血部位血管再生等方面，并已经取得可喜的进展。

（七）三维成像技术

早在20世纪70年代就开始了超声三维成像的研究。三维超声心动在心脏解剖形态观察、定量分析、空间虚拟等方面均显示出其优势。在心脏容积、心功能和心脏重量的测定等方面较二维超声更准确、重复性更好。1998年，Duke大学成功研制并成功应用实时三维超声心动图，可实时显示一个心动周期的金字塔形三维容积图像，并能同屏显示多个平面。它不仅可以实时、交互式地同时观察两个平面的图像，从多个角度动态显示心脏的解剖结构，还可进行心脏容量、心肌重量、瓣膜反流等方面的定量研究。临床应用研究该技术在评价心脏疾病方面具有较大的优越性。

二、核医学检查

核医学是利用放射性核素诊断和治疗疾病的学科。核医学涉及范围广泛，体外诊断有放射免疫检测、基因探针、PCR等诊断技术，体内应用涉及显像诊断和放射性核素治疗等。

1．单光子发射型计算机断层显像

（1）心肌显像：常用的显像剂有^{201}TlCl、^{99m}Tc–MIBI、^{99m}Tc–P53、^{99m}TcN–Noet和^{123}I–MIBG等。显像剂摄取的多少与冠状动脉血流成正比。^{201}Tl与钾代谢有关，进入冠状动脉后85%被心肌细胞摄取，5～10 min平衡，缺血心肌的摄取和清除显像剂通常较正常慢。^{99m}Tc–MIBI 80%通过浓度渗透进入细胞浆，与细胞浆内小蛋白结合，进入心肌细胞线粒体，5 h机体可排除出一半。使用^{99m}Tc–MIBI的患者需空腹，先做运动负荷心肌显像，1～2天后再做静息心肌显像。使用^{201}Tl的患者需停服β受体阻滞剂和钙阻滞剂2天，运动后10～15 min和3～4 h分别进行早期和延迟心肌显像。

（2）心血池显像：通过标记红细胞（常用^{99m}Tc），以心电图R波为起点连续、等时地采集并贮存每一时间段的信息，获得一个心动周期内心室的系列影像。通过相位分析可观察心室的收缩舒张运动及协调性。对心室的时间——放射性曲线进行分析可获得心室的收缩、舒张功能及局部功能的各项指标，从而可以判断和评价冠心病患者的心功能及预后，了解左、右心室在负荷试验下的心功能变化，评估心脏的代偿能力。同时可以评价和监测心血管病患者治疗前后心功能的改变；心室室壁瘤的定位、大小、鉴别诊断及心肌室壁运动改变及收缩协调性。

2．正电子断层显像　正电子断层显像（PET）是一种目前最先进的放射性核素显像技术，PET利用人体元素的发射正电子的同位素，如^{14}C、^{13}N、^{15}P或其他近似物^{18}F等标记的生物活性物质作为显像剂，可在生理条件下研究和诊断人体内早期的病理改变和代谢异常。PET采用正电子直接进行探测，提高了探测灵敏度，其影像技术为疾病的早期“定位、定性、定量、定期”诊断奠定了可靠的基础。

在心血管疾病方面的应用：PET灌注显像诊断冠心病的灵敏度为97%，特异性100%，尤其对隐匿性冠心病的诊断有重要价值。若拟对患者进行血运重建，在术前可通过PET了解患者缺血心肌状态，仍旧存活的心肌经这类治疗可以使这些缺血的心肌恢复功能，反之，血运重建疗效较差，还会因手术给患者带来并发症。这对判断手术的风险也很大的帮助。PET灌注显像是目前诊断是否存在存活心肌的金标准。心肌梗死的完全坏死区，心肌组织几乎没有新陈代谢，在PET上显示无代谢、暗信号，即使做CABG也无济于事。如果心肌梗死区尚有部分血供，呈可逆性状态，则在PET上显示相对低代谢暗区，CABG后血供丰富，这部分心肌可望恢复正常代谢。所以PET又是提高CABG成功率的最可靠的诊断方法。PET与SPECT相互补充，PET费用较高，SPECT费用较低；PET显示组织或病变的代谢率，SPECT显示组织或病变的血流灌注状态。PET比SPECT更敏感、更准确。

三、MSCT及MRI冠状动脉成像技术

（一）MSCT冠状动脉成像（CTA）

1．MSCT冠状动脉扫描技术　先进行胸部正、侧定位像，在降主动脉中段水平任选一个层面，使用高压注射器经肘部静脉以3～4 mL/s的速度注入非离子型对比剂10～20 mL，延迟5 s后在所选层面进行15次CT扫描，扫描间隔时间为1 s，层厚为10 mm，然后在CT横断面图像的降主动脉腔内选择一个兴趣区并测量其时间密度

曲线，得出增强峰值，将对比剂注射开始至降主动脉增强峰值的时间作为冠状动脉CT扫描的延迟时间，根据峰值时间及延迟时间计算所需对比剂量。MSCT冠状动脉扫描范围自主动脉根部至脑下水平，平均距离为（115±11）mm。使用上述相同的流率经肘静脉注射非离子对比剂（120～160 mL），延迟18～25秒开始扫描（根据所确定的延迟时间而定）。选择0.5秒螺旋扫描，球管电压为120～140 kV，电流为250～300 mA，视野为（FOV）为180～250 mm，层厚为4 mm×1 mm，床的移动速度为1.5 mm/360°，螺距则为0.375，螺距的选择随心率变化而改变。扫描时患者屏气，在一次屏气中完成整个心脏扫描，以免产生呼吸运动伪影。根据心脏大小及螺距不同，平均屏气时间为30～40 s。采用回顾性心电门控技术和分段数据采集方式，扫描过程中同步记录心电图数据，扫描后利用180°线形内插法将扫描得到的容积数据，重建出1～1.25 mm层厚，0.5～0.8 mm层距的横断面图像。

2．MSCT图像后处理技术　心电门控技术有前瞻性门控和回顾性门控两种触发方式。前瞻性门控触发信号来自心电图，在R–R间期的间隔或R波后的一组固定时间触发扫描，一个心动周期MSCT可允许同时采集多层图像，缩短了扫描时间，有效地减少了被检查者照射剂量。然而，这种技术需要厚层准直器宽度，所采集的数据不适合做三维重建。此外，采用前瞻性ECG–MSCT扫描对搏动性伪影的消除也存在一定的局限，其原因是心率过快造成舒张期过短，使图像采集时间大于舒张期时间所致。这种技术可以在一次屏气内完成整个心脏容积的无间隔螺旋数据采集，然后可以进行任意R–R间期的影像重组，重组出心脏收缩期和舒张期不同时期的影像，选择最佳时期进行心脏冠状动脉的重组，并可进行心功能测定。

图像重建方法包括三维重建、容积重建（VR）、多平面重建（MPR）及仿真内镜重建。容积重建是利用最大密度投影可以将血管外的组织去除，而得到类似冠状动脉造影的图像，因而，严重的狭窄与闭塞、血管壁的钙化及血管腔放置的支架均可显示。三维重建利用表面阴影显示法，首先确定感兴趣区显示的血管腔内实际密度，以此来设定阈值，然后标定感兴趣区冠状动脉，对所有邻近像素进行识别而完成重建，可以清楚显示解剖结构的三维空间关系。多平面重建可将弯曲的、不在同一平面的血管行程及腔内状况显示出来。在三维重建冠状动脉图像上，运用计算机血管内镜软件，可以在冠状动脉内膜模拟内镜检查，有助于判断冠状动脉是否通畅，或有狭窄。CT仿真冠状动脉内镜（CTVE）是近年来随着智能软件不断更新发展而逐渐应用于大血管检查的方法，其成像基础是应用螺旋CT采集的容积数据和计算机图像处理软件获得空腔脏器表面的立体图像，类似纤维内镜所示。CTVE可清晰显示冠状动脉管腔内的正常解剖结构及病变情况，应用伪彩技术，可分辨出病变组成成分，还可直观显示动脉主干及其分支的走行、开口的位置，为临床提供准确的信息。

3. MSCT冠状动脉成像的临床应用价值　新一代MSCT（16层）实现了0.5秒螺旋扫描，与回顾性心电门控技术结合应用时，数据采集相位已达62.5～250 ms，能较好地显示冠状动脉；64层MSCT使用40 mm宽探测器，最快扫描速度达到0.35 s，并且使用的球管增大到8 MHU，扫描速度、扫描范围和扫描层厚等性能比16层CT有了更加突破性的提高。现有16层MSCT，应用多种软件处理技术后所做冠状动脉显示冠状动脉主干与二级分支与DSA差距已在缩小，如用冠状动脉内镜技术显示冠状动脉狭窄与软斑块等已显示巨大的潜力。Achenbach等的研究表明，冠状动脉不同分支在心动周期的不同时期显示效果不同，左冠状动脉主干和前降支在心动周期的70%或80%显示最佳，而右冠状动脉和左冠状动脉回旋支在心动周期的50%显示最佳。MSCT显示冠状动脉直径与导管法冠状状动脉造影相关性良好。有研究表明，MSCT显示中度或中度以上的狭窄（＞50%）的敏感度和特异度分别为85.9%和96.9%，阳性和阴性预测值分别为80.9%和97.9%；MSCT显示高度狭窄（＞75%）或闭塞的敏感度和特异度分别为85.7%和99.3%。MSCT对冠状动脉中、重度狭窄或完全闭塞的阴性预测值很高，有助于避免冠状动脉正常或不需介入治疗的患者做有创性的导管法冠状动脉造影检查，基本能满足冠状动脉病变介入治疗筛选的需要。MSCT冠状动脉成像还可用于冠状动脉支架置入术后患者的随访观察，能清晰显示支架的形态、位置及支架管腔。随着亚毫米MSCT及更为精细的重建算法应用，MSCT对冠状动脉支架狭窄的评估价值更大。16层CT在无创血管造影方面已向前迈出了重要的一步。虽然多个中心已报道了16层CT在识别高度冠状动脉狭窄病变方面的显著结果，但这种技术有许多局限性，包括对于冠状动脉病变的可靠识别局限于直径至少2 mm的冠状动脉主干；冠状动脉钙化的局部容积效应经常造成假阳性和假阴性的结果，只有心率＜65次/分的患者才能避免心脏运动造成的伪影，很难精确地评价冠状动脉的狭窄程度。而64层CT应用了新一代的扫描器，其时间和空间分辨力均有所提高，每旋转一次就能产生64层影像，能在8～9 s覆盖整个心脏，图像质量明显改善，从而使更精确地评价冠状动脉狭窄成为可能；并且常规冠状动脉扫描时间仅需5～7 s，几乎所有患者都可耐受屏息过程，但是无法预知的心率波动和异位搏动等一系列问题仍然存在。

亚秒级MSCT与回顾性心电门控技术结合应用时，CT图像可在较窄的心电相位前内获得，已被用于显示和定量评价冠状动脉钙化。缺血性心脏病的主要病因是冠状动脉粥样硬化，而粥样硬化中软斑块较钙化的危险性较大。多个医疗中心的研究发现，钙化检测是诊断冠心病的一个较好的无创方法，敏感性为95%，特异性为44%，特别是多支冠状动脉病变和年轻人群有较高的诊断特异性。

4．冠状动脉CT成像的影响因素与解决方法　主要有4类因素影响冠状动脉CT成像的图像质量，即由心脏和呼吸运动及其他体部运动引起的运动相关伪影；金属植入物或严重钙化引起的条形伪影；充盈对比剂的周围结构及重叠血管引起的结构伪影以及因为技术误差或限制引起的伪影。其中最常见的是心脏运动相关伪影，包括心率过快（一般要求不超过70次/分）、屏息期间心率改变以及心率失常。研究显示，心率与冠状动脉CT成像的影像质量呈负相关，心率的快慢影响冠状动脉的显示以及检出冠状动脉狭窄的能力。心脏运动相关的伪影主要表现为运动所致影像模糊以及阶梯样改变，主要原因可能有两个：心率过快或重建窗选择不当。因此，最有效的抑制心脏运动伪影的方法是减慢心率及优化选择重建窗。大多文献认为，4层CT在进行冠状动脉MSCTA之前1 h应口服β受体阻滞剂，使心率降至60次/分以下。对于16层CT而言，使心率降至70次/分以下。至于重建时相，一般可选择在心动周期的40%～60%，以利于进行影像的二维或三维重组，其中右冠状动脉、左回旋支、左前降支的最佳重建时间窗分别在R2R间期的40%～50%、50%～60%。由于各支冠状动脉的运动速率不同，以右冠状动脉最快，左冠状动脉回旋支、左主干及左前降支次之，因此，影像重建时固定选择心动周期某个时点不能提供最佳的影像质量。呼吸及自主运动所致伪影也较常见，尤其是那些不能适当屏息者，伪影表现为层间的模糊、严重的间隔及重叠，或由于屏息末时心率加快致期相不匹配的伪影。呼吸及不自主运动所致的伪影，可通过在扫描前训练患者呼吸或给氧的方法解决。其他相关伪影虽然经常可以遇到，但可通过相应的方法，如选择非金属植入物、利用不同的后处理方法及重建窗来处理。有学者在研究64层CT成像技术时发现在患者心率为70次/分时，尽管患者心率平稳，扫描时心率变化不大，重建图像时冠状动脉血管显示有时有些模糊。尽管这种图像的模糊不会影响血管明显狭窄的诊断，但在判断轻度的血管病变时，常常使医生在诊断中缺乏信心，是否由于Auto Multi-Cycle自动多周期技术所致尚不得知，还有待更多病例的观察分析。

（二）MRI冠状动脉成像（MRA）

1．MRI冠状动脉成像序列　二维节段K空间梯度回波序列（GRE）MRA方法与其他梯度回波序列一样，由于未饱和质子的流入，快速运动的层流血液表现为高信号，而不流动的血液或组织由于质子受到反复激发进入饱和状态而呈黑色低信号。在冠状动脉狭窄所引起的血管内涡流区域由于质子去相位也表现为黑色低信号。采用心电门控磁化准备节段K空间快速梯度回波成像序列，成像参数为TR 14.8 ms，TE 7.2 ms，矩阵大小为256×128，层厚为5 mm，反转角为30°，FOV 30 cm×30 cm，接受机带宽为16 kHz，每个心脏搏动采集8个中央编码值，心电门控激发选择在R波后600 ms左右，采用流动补偿，磁化准备包括脂肪抑制和心肌抑制的序列，进行分次屏气扫描。

三维MRA采用心电门控三维梯度回波序列，采用标准环形极化表面线圈做接受线圈，患者俯卧使心脏位于接受线圈上，心电触发采集，扫描选择在心脏舒张中期以减少运动伪影，扫描参数为TR 8.4 ms，TE 2.9 ms，矩阵大小为256×128，反转角为10°，FOV 30 cm×30 cm，空间分辨率为1.2 mm×2.3 mm×2.1 mm。采用脂肪抑制序列压制心外膜脂肪信号。选用横轴位厚成像层块在主动脉根部成像。进行横轴位和斜位图像重建以显示冠状动脉主干及其近段分支。

呼吸导航扫描是在自由呼吸状态下，利用导航回波技术在肝脏与肺组织界面监测膈肌运动并在呼气末触发扫描，由于不受屏气时间的限制，采集矩阵可增加到256×256，层厚2.0 mm，还可以充分利用一些增强血流信号和抑制周围组织的技术，使图像的分辨力得到明显提高，对心率的要求也可以放宽，利用多个R–R间期完成一幅图像K空间的填充，呼吸导航扫描技术的最高时间分辨率可达到60～80 ms。呼吸导航扫描的缺点是R–R间期利用率低，扫描时间长，完成一支冠状动脉的三维采集需要3～5 min。虽然目前的导航回波技术缺乏稳定性，但它是冠状动脉MRA提高图像分辨力的发展方向，目前各家公司都在努力研发此项技术，相信不久MRI利用呼吸导航技术可在5～10 min完成全心的高分辨扫描。

2．冠状动脉成像的影响因素和解决方法　心脏一直处于舒缩运动状态，并随膈肌和胸廓的呼吸运动发生位置变化，冠状动脉随心脏和主动脉根部一起处于快速运动之中，其位置移动可达数厘米，因此必须采取一定的技术手段减少这些运动形成的伪影和图像模糊。应用心电门控技术能够保证在不同心动周期的同一时相内进行扫描，减少心脏搏动对成像的影响，但患者的心率不齐会明显影响心电门控的质量，降低图像信噪比。采用屏气扫描，即在中止呼吸期间扫描是消除呼吸伪影的一种理想方法，采用呼吸反馈技术指导患者屏气可有效使膈肌位置变化减少至约1.3 mm，相应的心脏位置变动可减少到1 mm，这样的呼吸反馈管理能减少伪影，进行高质量的冠状动脉成像。

为提高冠状动脉MRA图像的信噪比，还应当采用其他一些辅助技术，如采用脂肪抑制技术压制脂肪、提高血管的显示能力；采用相控阵接收线圈进行心脏成像，可以使MRA的信噪比提高2倍以上；采用流动补偿技术可以减少由血液和脑脊液慢流动形成的运动伪影，提高血流信号的亮度；应用磁化传递饱和技术能压制心肌信号，对末梢部位血管的显示有帮助，在三维成像的采集中，由于血液的饱和作用，血液与心肌之间对比较弱，这种技术对增加血液和心肌的对比有明显的作用；采用选择性局部抑制技术可以应用于观察野以外的区域，在成像前对这些区域进行饱和，避免在较小的观察野中出现卷榴伪影。

增强MRA是通过血管内注射顺磁性对比剂如Gd-DTPA等提高动脉的血流信号，增强冠状动脉的显示能力。大血管的三维Gd-DTPA增强MRA采集时间短，在血液与周围组织之间T_1差别明显，形成良好的信号对比，可以明显提高MRA的诊断质量。

3．MRI冠状动脉成像的临床应用价值　二维、三维MRA或/和对比剂增强的MRA基本上可以和DSA媲美，这方面国内已经有相当多的临床应用。MRI诊断冠状动脉狭窄不理想的主要原因是MRI的时间分辨力和空间分辨力较低，其次是目前的冠状动脉MRA技术只利用了冠状动脉中的自然血流信号，当冠状动脉发生病变，尤其有明显狭窄时，血流会明显减少而致MRI信号相应减小，所以MRI诊断冠状动脉狭窄准确性的提高，还有赖于MRI血池对比剂和呼吸导航技术的发展。目前，冠状动脉MRA技术对冠心病的筛查作用是肯定的，不使用对比剂也是MRI的一个优势。增强冠状动脉MRA利用对比剂可显著缩短血液的T_1时间，明显提高对比噪声比（CNR），更加突出血管真腔的显示，但常用的对比剂如Gd-2DTPA为血管外对比剂，进入血管后会迅速弥散到血管外间隙，要求使用屏气三维成像技术在对比剂首次通过时扫描，如果追加注射或者延迟扫描时因周围组织的增强反而会降低CNR。目前正在研发血管内对比剂，例如AM1227、MS2325、P792、SH12643A等，血管内对比剂不需要考虑组织弥散问题，它能在血管内数小时有效缩短血液T_1，配合呼吸导航扫描，可得到高对比和高分辨的冠状动脉图像，但目前这些对比剂还处于动物实验和初步的临床试验中。

FIESTA等“亮血”技术，主要用于冠状动脉血管腔的显示，但受限于空间分辨力，对斑块的显示有一定的困难。MRI对冠状动脉壁和斑块的研究，采用的是“黑血”技术，如双反转恢复快速自旋回波序列配合呼吸导航技术可以进行高分辨显示冠状动脉的血管壁，目前，冠状动脉血管壁成像的研究主要集中在高场强MRI冠状动脉血管壁成像、特异性斑块炎症靶分子标记物以及血管内接受线圈上。

值得注意的是，冠状动脉血流速度的测定也是一种有价值的辅助工具，可以间接地评估血管狭窄和支架内再狭窄。此外，应用常规SE和GRE序列可以对CABG后移植血管通道的开放情况进行评价，这主要是应用SE序列的流空现象和GRE序列的流动相关增强和流动诱导的相位移动原理。应用MRA无创性评价冠状动脉旁路移植血管的意义在于：用于碘对比剂的禁忌证如碘过敏和肾功能不全的病例，帮助进一步检查心导管检查有疑问的病例，对移植血管进行定位。这两种方法评价移植血管的准确性主要受移植血管邻近部金属伪影（止血夹和胸骨金属线）的影响，避免这些伪影能够提高检查结果的准确性。

MR冠状动脉造影有望在不久的将来发展成为继多层螺旋CT后又一种筛查冠心病的无创性检查工具，但目前只能用于评估冠状动脉起源和桥血管的随访。现阶段因冠状动脉解剖的复杂性和空间分辨力的限制，不仅无法满意显示远段血管，而且也无法准确地判断冠状动脉狭窄程度，而支架植入后的伪影等等都严重地影响其临床应用。今后超高场强设备和血池对比剂的联合应用有望取得根本性突破。

（三）冠状动脉CTA、MRA与DSA成像的比较

冠状动脉细小、走行迂曲且随心跳和呼吸运动，因此，冠状动脉的成像技术必须具备较高的时间分辨力和空间分辨力。冠状动脉造影有很高的空间分辨力和时间分辨力（分别为0.13 ~ 0.2 mm^3和20 ms），从而成为诊断冠状动脉狭窄的金标准，但有创性和检查费用高及DSA不能显示冠状动脉管壁钙化灶等限制了冠状动脉造影的广泛使用。

与DSA比较，CTA与MRA的非创伤性、多方位多角度的三维观察对检查冠状动脉病变有较好的应用价值。MSCT成像技术的不断改进，使其在三维容积表述和多平面图像显示动脉解剖等方面越来越接近传统的血管造影，而其对冠状动脉钙斑和狭窄的无创检查和诊断则存在着巨大的优势和潜力。冠状动脉CTA的发展仍然是进一步提高其时间分辨力和空间分辨力，近年内可望开发出更先进的CT探测器，能达到与冠状动脉造影一致的空间分辨力（0.2 mm × 0.2 mm × 0.2 mm），球管旋转速度和重建技术也会有进一步提高，冠状动脉CTA不久将可完全替代诊断性的冠状动脉造影。高分辨力、多重对比的MRA可显示软性斑块，并根据其成分的不同加以特征化，对高危斑块的鉴别显示出优越性，可直接表现非钙化斑块的位置、形态和大小是其优势。冠状动脉MRA的发展有赖于呼吸导航技术的进步，呼吸导航突破了屏气对扫描时间的限制，使获取大范围、高分辨力的冠状动脉同像成为可能。而近年来，随着超高场磁共振（3T）技术的出现以及多通道线圈（32通道）的进一步发展，冠状动脉成像的信噪比将会得到大幅度的提高。在信噪比足够的情况下，可进一步利用K空间并行采样技术以提高冠状动脉的成像速度。

四、冠状动脉造影

（一）冠状动脉的分支及其供血范围

1. 左冠状动脉（LCA） 开口于左Valsalva窦的中上部，窦嵴下约1 cm处，位于主动脉根部的左后方。发出后为左主干（LM），行走于肺主动脉和左心耳间的左心房室沟内，右心室流出道的后面。LM直径为4～7 mm，可延伸0～10 mm，再分支成左前降支（LAD）和左回旋支（LCX）。

（1）左前降支（LAD）：由LM向前下沿前室间沟行走于左右心室间，远抵心尖部，在78%的心脏中折向心脏膈面的后室间沟与后降支吻合。主要向左心室游离壁、室间隔前上2/3及心尖部供血。沿途发出对角支和前室间隔支。

对角支（D）：从LAD发出1～3支至左心室游离壁，向左心室前侧壁、前壁供血。部分心脏的第1对角支由左主干上LAD和LCX之间发出，称中间支（IR）。

前间隔支（S）：从LAD向室间隔垂直发出5～10支，向室间隔前上2/3和心尖部供血。

（2）左回旋支（LCX）：呈近乎直角从LAD发出，沿左心房室沟向左后行走至后室间沟。向左心室侧壁、后壁供血。约10%的受检者呈左优势型，此时，LCX延伸至后降支（PD）中止在心尖部与前降支终末端吻合。

钝缘支（OM）：从LCX发出1～3支，向左心室游离壁和心尖行走，向左心室侧壁、后壁供血。

左心房旋支：从LCX近侧端发出1～2支至左房，向左心房侧面、后面供血。

2. 右冠状动脉（RCA） 开口于右Valsalva窦的外侧中上部，窦嵴下约1 cm处，位于主动脉根部的右前方。发出后，行走于主肺动脉干和升主动脉根部间的右心房室沟内，绕向心脏右后方再向左后行走至后十字交叉处，分成后降支和左心室后侧支。直径3～5 mm。其开口和起始部的走行有较大的生理变异。

（1）圆锥支（CB）：右冠状动脉的第1分支，向左前上方经右心室流出道走行，向右心室左前上方和肺动脉圆锥供血。约50%的心脏CB单独开口于RCA开口上方。

（2）窦房结支（SN）：向右后上方走行，供应窦房结和右心房。

（3）右心室支（RV）：向左前方行走，通常为1支，供应右心室前壁。

（4）锐缘支（AM）：向右下方行走，有1支或以上，供应右心室侧壁。

（5）后降支（PDA）：从RCA由后十字交叉处分出，沿后室间沟下行至心尖与LAD吻合。沿途发出数支后室间隔支与前间隔支吻合。供应左、右心室后壁、右心室下壁、后室间隔。

（6）左心室后侧支（PL）：为RCA越过后十字交叉后的延续，沿途发出数支分支，末端与LCX吻合。供应左心室膈面。

（7）房室结支（AVM）：在房室交叉处附近由优势动脉发出，供应房室结和房室束。

优势血管是指发出后降支（PDA）和左心室后侧支（PLA）供应室间隔的后隔部分和左心室膈面的血管。约85%的人群是RCA优势型，即右冠状动脉发出后降支及左心室后侧支。8%的人群是LCA优势型即后降支、左心室后侧支及房室结支均由左回旋支发出。7%的人群为均衡型，即RCA发出PDA，而LCX发出PLA，同时还可能发出第2支PDA而形成双PDA。此外，房室结支约90%由RCA发出，8%～10%由LCX发出。而窦房结支59%由RCA发出，38%由LCX发出，3%有双重血供。

（二）冠状动脉的投影与造影体位

冠状动脉造影只能看到主要的心外膜支及其第2、3级分支，第4级和无数的心肌内分支是看不见的。

心脏倾斜地位于胸腔内，主要冠状动脉横跨房室沟和室间沟，依次排列成心脏的长轴和短轴。从冠状动脉的解剖可知，左回旋支和右冠状动脉分别在左、右心房室沟内行走并在心脏背面相连，形成冠状动脉水平环。左前降支和后降支分别在前、后室间沟内行走并在心尖部附近相连，形成冠状动脉的纵环。两环分别位于心脏的房室瓣平面和室间隔平面上且相互垂直。在RAO 30°投照时，沿房室瓣平面观察，面对的是室间隔平面；在LAO 60°投照时，沿室间隔平面观察，面对的是房室瓣平面。故冠状动脉造影检查的最佳投照位是斜位。但心脏的正RAO和LAO有导致冠状动脉分支重叠和假性缩短的缺点，故投照时几乎总是需要伴随头和足向的倾角。头位投影冠状动脉近中段短缩，足位可充分显示中远段血管。冠状动脉造影显示病变必须采用两个相互垂直的角度，例如LAO与RAO成垂直角度，头位与足位成垂直角度。血管造影投照位的选择很大程度上还要取决于体型、冠状动脉解剖的变异和病变的部位。

在标准的左前斜位上，由于透视缩短效应和重叠，左主干、左前降支近端、回旋支、对角支开口、小的第一钝缘支均显示欠佳。左前斜＋头位显示“左主干病变”，而该“病变”在标准左前斜位根本无法显示（此狭窄实际上是在冠状动脉灌注造影剂时，导管周围结扎所致）。此角度也可以更清楚地显示左前降支近端、回旋支和对角支开口及钝缘支。左前斜＋足位在观察回旋支开口方面，具有特别的优势，并且也能很好显示左主干和左前降支近端。在标准右前斜位投影中，整个左前降支和对角支有显著的重叠，回旋支近端有缩短现象。在右前斜＋头位投影中，左前降支、对角支、回旋支彼此分开，整个左前降支可被清晰显示，没有重叠现象，而对角支和回旋支有一定程度的重叠。在右前斜＋足位，左前降支、对角支、回旋支分离程度最佳，是观察后两支血管最佳的右前斜投照体位，左前降支在此体位有缩短。此心脏标本显示了正常人冠状动脉解剖的一般结构，并说明在右前斜位和左前斜位基础上，结合应用头位和足位的益处。当然，每一种投照体位的应用价值会根据不同病例的冠状动脉解剖结构的变异而变化。

（三）冠状动脉循环的畸形

1. 引起心肌缺血的先天性畸形

（1）冠状动脉瘘：在冠状动脉先天性畸形中冠状动脉瘘是常见的。虽然约半数较大的瘘的患者无症状，但另一半发生充血性心力衰竭、感染性心内膜炎、心肌缺血或动脉瘤样瘘的破裂。其中一半起自RCA或它的分支，其余则是多起源的。瘘的41%引流入右心室，26%引流入右心房，17%引流入肺动脉，3%引流入左心室，1%引流入上腔静脉。因而，90%以上的病例存在由左至右分流。选择性冠状动脉造影是证实瘘起源部位的唯一方法。

（2）左冠状动脉起自肺动脉：LCA起自肺总动脉的患者，大多在早年发生心肌缺血。大约25%存活到青少年或成年，但常伴有二尖瓣反流、心绞痛或充血性心力衰竭。

主动脉造影典型地显示一粗大的RCA，而左主动脉窦无左冠状动脉开口。在主动脉造影图的延迟相时，散在的LAD和LCX分支通过来自RCA的侧支循环充盈。在显影顺序中仍延迟，从LAD和LCX来的逆流使LCA主干和起自肺总动脉的起源部显影。如果存在有广泛的侧支循环，患者的临床过程倾向于比较有利。在罕见病例中，RCA而非LCA可能起自肺动脉。

（3）先天性冠状动脉狭窄或闭锁：可作为一个孤立的病变或伴随有其他的先天性疾病，如钙化性冠状动脉硬化、主动脉瓣上狭窄、高胱氨酸、Friedreich共济失调、Hurler综合征、早老和风疹综合征。在后面这些病例中，闭锁的冠状动脉一般通过来自对侧的侧支循环来充盈。

（4）冠状动脉分别起自对侧的冠状窦的畸形起源：LCA起自RCA近段或右主动脉窦，紧接着在主动脉和右心室流出道之间通过，在年轻人中可伴有运动时或运动后不久猝死。LCA迷路起源后突然向左转变，进入主动脉和右心室流出道之间。猝死是由于在运动时，通过主动脉和肺动脉的血流增加，和在突然向左弯曲时的纽结或在通道中的钳夹，引起畸形LCA的暂时性阻塞所致。起自LCA或主动脉窦的RCA，从主动脉和右心室流出道之间通过，其危险性稍低。然而，这种畸形也伴随有心肌缺血或猝死，机制可能也与上述一致。LCA起自右主动脉窦的罕见畸形病例中，即使向前经过右心室流出道或向后经过主动脉（即不通过这两根大血管之间的通道）都可能发生心肌缺血，但其缺血原因不明。

畸形冠状动脉的行程易被RAG位血管造影所评价。畸形起自右Valsalva窦的LCA有4种常见的行程，起自左Valsalva窦的畸形RCA有一种常见的行程，起自右Valsalva窦的畸形LCA可能有向间隔的、向前的、向动脉间的和向右的行程。起自左Valsalva窦的畸形LCA的向后行程类似于起自右Valsalva窦的畸形LCX的不变的行程，而起自左Valsalva窦的畸形RCA的常见的动脉间行程，对称地类似于起自右Valsalva窦的畸形LCA的动脉间的行程。

当LCA或LAD畸形起自右主动脉窦时，一种可证实畸形血管行程的替代血管造影的方法是首先把导管送入肺总动脉，然后在陡峭的AP足向位进行迷路冠状动脉的动脉造影。此投照位排列了迷路冠状动脉，向右前是肺动脉瓣，向左后是主动脉瓣，全部都在一个平面上。通过这种“宽松的动脉造影图”，甚至可用来标出大血管转位中的畸形冠状动脉行程，通常可确定迷路冠状动脉的行程是否在大血管之间。

虽然血管造影对建立畸形冠状动脉的诊断有用，但经食管超声对明确血管的行程可能是一种重要的辅助诊断工具。

2. 不引起心肌缺血的先天性冠状动脉畸形　在这组畸形中，冠状动脉起自主动脉，但起源部在少见的部位。虽心肌灌注正常，但血管造影者可能会遇到动脉定位的困难。这些畸形发生于0.5%～1.0%冠状动脉造影的成年患者中。

（1）左回旋支动脉起自右主动脉窦：LCX畸形地起自右主动脉窦是最常见一种。畸形LCX在右冠状动脉的后面处发生，在主动脉下后部行走进入左心房室沟。

（2）单根冠状动脉：这种畸形有无数的变异，当其一个主要的分支经过主动脉和右心室流出道之间时有血流动力学的重要意义。

（3）全部3根冠状动脉经由多个分别开口起自右或左主动脉窦：这种罕见畸形类似于单根冠状动脉。在左或右主动脉窦常无冠状动脉开口。起源异常的血管由对侧主动脉窦发出，但不是发出一单根的冠状动脉，而是通过2个或甚至3个分别的开口发出。

（4）右冠状动脉的高前位起源：此种畸形常遇到，但无血流动力学意义。不能从常规的导管操作选择性地进入RCA的开口部，提示有窦管嵴上方RCA的高起源部。非选择性地用力把造影剂注入到右Valsalva窦，可能发现RCA的畸形起源点，然后用Judkins右5导管或Amplatz左1或1.5导管可选择性地进入RCA。

（四）冠状动脉造影结果分析

1. 冠状动脉血流的血管造影评估

TIMI 0级：无灌注。闭塞远端血管无前向血流灌注。

TIMI 1级：部分灌注。造影剂穿过阻塞点，但进入远段血管的速度慢于同一患者的非阻塞动脉。

TIMI 2级：经3个以上的心动周期后，病变远端血管才完全充盈。

TIMI 3级：完全灌注，在3个心动周期内造影剂完全充盈病变远端血管。

2. 冠状侧支循环　冠状动脉之间的吻合在出生后即存在，但这些冠状动脉侧支通常是关闭的，只有在冠状动脉高度狭窄或闭塞时才会开放。在正常人心脏中，有无数细小的吻合支互相联络主要的冠状动脉。这些吻合血管中的大多数其直径＜200 μm，它们是侧支循环的先驱。在正常或有轻度冠状动脉病变患者的冠状动脉造影图中，它们不能被看见，因为它们只携带极少量的血流，它们细小的内径超过了影像系统的空间分辨能力。然而，如发生主要冠状动脉阻塞，在连接受累动脉远段的吻合血管同受累动脉的近段或靠近其他血管的血管段产生压力阶差。随着这种压差的产生，增加的血量被推进并通过吻合血管，这些血管进行性地扩张，并最终变成血管造影时可见的侧支通道。部分患者侧支循环建立较好，部分建立较差。这个过程在有些患者中会发生，而在另一些患者中未能发生，其理由还不完全清楚，可能涉及到发生阻塞的速度。最可能的临床情况是阻塞逐渐加重，在血管完全阻塞之前侧支血管开放增加。

影响侧支发生的其他因素是滋养动脉的通畅、阻塞后血管段的大小和血管阻力。在冠状动脉造影时，侧支通常不能被显示，除非该病变血管已发生肉眼估计直径狭窄程度至少达90%。

在严重冠状动脉疾病患者中存在有大量侧支循环。发现严重冠状动脉阻塞而无侧支循环的患者^{201}Tl心肌灌注缺损的发生率明显高于有侧支循环组，这提示侧支可能改善缺血区心肌的灌注。

经皮腔内冠状血管成形术（PTCA）的问世，提供了研究冠状侧支循环血流动力学方面和血管造影特点的机会，因为在行PTCA时，球囊扩张类似以前狭窄血管的突然闭塞。Rentrop和Cohen利用双侧冠状动脉造影发展了一个0～3级的分级系统，使侧支充盈分类如下：

侧支循环的分级：0级，无侧支存在；1级，勉强能检出的侧支血流。造影剂通过并显示侧支管道，但在任何时候接受侧支的血管主支不显影；2级，部分侧支血流。造影剂进入，但不能使接受侧支的血管主支血管完全地显影；3级，完全灌注。造影剂进入，并使接受侧支的血管主支血管完全显影。

侧支循环的方式：①同侧侧支循环；②对侧侧支循环；③双侧侧支循环；④桥侧支–自身旁路移植。

侧支循环的作用：①改善病变冠状动脉供血区内的心肌功能；②缩小心肌梗死范围；③若侧支循环建立在冠状动脉完全闭塞之前，则可避免心肌梗死的发生；④在冠状动脉介入性治疗时，可保证病变冠状动脉区的心肌供血，从而增加手术的安全性。

有良好的侧支循环患者与侧支循环发育不良的患者相比较少发生胸痛，较少出现左心室收缩不协调，和ST段抬高的幅度较低。远侧冠状动脉的灌注压在侧支发育良好的患者中比侧支发育不良的患者更高。

3. 冠状动脉病变形态学　冠状动脉病变的分析和评价是选择治疗方案和估计预后的重要依据，病变类型按2006年美国心脏病协会/美国心脏学会（ACC/AHA）专家组总结过去10年的经验，被定义为简单型（A型）、中度复杂型（B型）和复杂型（C

型），多数病变为中等复杂型。

（1）狭窄

1）狭窄的分析方法——目测法：以紧邻狭窄段的近心端和远心端的正常血管段内径为100%，狭窄处血管直径减少的百分数为狭窄程度。估测直径时，参照已知导管的直径（6F=2.0 mm，7F=2.3 mm，8F=2.7 mm）与动脉的粗细比较便可。目测狭窄直径简单易行，至今仍广泛应用，缺点是重复性差和常常高估狭窄程度。

计算机辅助的定量冠状动脉造影（QCA）：目前的血管造影机多具有QCA功能，其机制是测定血管轮廓或影像密度，QCA的优点是重复性好，大规模临床研究时通常采用这种方法。

2）狭窄程度分析：以正常或无明显病变的冠状动脉管腔直径为100%，狭窄或减少1/4称25%狭窄；狭窄或减少1/2称50%狭窄；狭窄或减少3/4称75%狭窄；狭窄或减少9/10称90%狭窄；线条影称99%狭窄或次全闭塞病变，它的病理及功能等于完全闭塞；无血流称100%狭窄或完全闭塞病变。

3）狭窄意义：<50%狭窄，无血流动力学意义，病变轻微，不会引起心肌缺血。>70%狭窄有重要的血流动力学意义，可引起临床症状，需进一步行治疗。

4）再狭窄：目前大多数学者认为，狭窄程度>50%是有意义的再狭窄病变。

（2）钙化：冠状动脉钙化在X线透视下，一般为沿血管行走条状影，其亮度和大小反映了钙化的严重程度。钙化的观察对判断病变的性质和部位，选择治疗很有帮助。

（3）血栓：血栓在冠状动脉造影上的表现分成两大类，一类是虽有血栓但血管还是通的，在造影上主要表现为球状的充盈缺损，完整地被造影剂所围绕，通常位于最严重狭窄点的远侧；另一类是血栓很大以致完全阻塞了血管。

（4）夹层：多为PTCA并发症，诊断性动脉造影操作偶尔伴有血管夹层分离形成。美国心肺血液研究中心根据夹层的形态分为6型。

（5）瘤样扩张或冠状动脉瘤：动脉粥样硬化的后果既可以是狭窄，也可以是动脉瘤或瘤样扩张，冠状动脉造影中诊断者为动脉扩张。

（6）心肌桥：冠状动脉主要在心脏的心外膜表面上经过。然而5%～12%的人群中，不同的距离内小段冠状动脉降入心肌内行走，且总是限于LAD。因为心肌纤维“桥”每次收缩期都可引起动脉的狭窄，故造影上特征性的表现为在舒张期桥段血管的内径正常，但在每次收缩期都有突然的狭窄，不应与动脉粥梗化斑块相混淆。

当它在收缩期严重狭窄时，可产生心肌缺血，甚至心肌梗死。

（7）其他各种冠状动脉病变特征：

1）成角病变：狭窄端血管的中心线与狭窄远端血管的中心线夹角≥45°。

2）偏心狭窄：需在两个相互垂直的造影平面观察，病变始于一侧血管壁至血管直径的3/4以上。

3）分叉处病变：在血管狭窄部位有中等或较大分支（直径>1.5 mm）发出，或者待扩张的病变累及重要边支。

4）病变长度：从未使病变短缩的体位测量，病变的两个"肩部"之间的距离。

5）病变血管纡曲：中度纡曲是指病变近端血管有2个弯曲；重度纡曲指病变血管近端有3个或3个以上弯曲。

6）开口处病变：位于前降支、回旋支或右冠状动脉起始部，距开口3 mm以内的病变。

（五）左心室造影结果的分析

1．左心室造影的观察内容　①左心室大小；②室壁运动和节段运动情况；③二尖瓣反流情况；④附壁血栓；⑤左心室舒张末压及左心室——主动脉连续压测定。

2．左心室运动情况　左心室正常运动为室壁各阶段的收缩运动幅度一致；即左心室腔的横径和纵轴均呈向心性缩短，心尖向心底部运动。

（1）左心室分段：左心室共分为7个节段。

右前斜位分5段：①前基底段；②前侧壁；③心尖部；④下壁；⑤后基底段。

左前斜位分2段：①室间隔；②后侧壁。

（2）室壁阶段运动异常分类：①室壁运动低下，指整个左心室壁运动普遍减弱；②节段运动减弱。某一阶段或几个节段运动减弱，造成心室运动的不均一性；③节段无运动。某一节段或几个节段完全无收缩功能；④反向收缩或矛盾运动。某一节段在收缩时向外膨胀，与邻近节段运动方向相反，形成矛盾运动提示室壁瘤形成；⑤室壁运动不同步。

3．二尖瓣反流情况　左心室收缩时造影剂自心室经二尖瓣反流到左心房，提示有二尖瓣关闭不全。据反流程度分四级：

Ⅰ级反流：造影剂达二尖瓣左心房侧，但仅限于二尖瓣口附近，提示轻度二尖瓣关闭不全。

Ⅱ级反流：造影剂充盈左心房大部分，提示二尖瓣中度关闭不全。

Ⅲ级反流：造影剂充盈整个左心房。

Ⅳ级反流：造影剂充盈整个左心房全部且左心房造影剂的消失比左心室延迟。

4．附壁血栓　左心室造影剂显示充盈缺损，提示附壁血栓存在。

5．左心室压力测定　包括左心室收缩压和舒张末压。左心室舒张末压升高＞12 mmHg或造影后明显升高，提示左心室功能不良。左心室主动脉连续压力曲线测定有两者收缩压差＞20 mmHg，则提示有主动脉瓣狭窄。

6．左心室功能测定　左心室造影不但能观察左心室的解剖形态学变化，还能测定左心室功能情况，包括左心室射血分数和节段射血分数。

射血分数（EF值）：是每搏射血量（SV）与心室舒张末期容量（EDV）的比值，而每搏射血量（SV）等于舒张末容量（EDV）减去收缩末期容量（ESV），即SV＝EDV－ESV，故EF＝（EDV－ESV）/EDV＝SV/EDV。EF正常为50%。左心室室壁运动分析目前多用电子计算机进行直接测量。

五、冠心病的实验室检查

（一）冠心病部分危险因素的检查

1．空腹血脂常规分析　我国血脂异常防治建议和美国NCEP-ATPⅢ都要求临床常规血脂测定中应至少测定TC、TG、HDL-C及LDL-C这四项，有条件的实验室可测定ApoA1、ApoB及Lp（a）。血脂指标大多可以反映脂代谢状态，也用作冠心病风险程度的估计。

（1）总胆固醇（TC）：人体内的胆固醇以两种形式存在，即游离（或非酯化）胆固醇和酯化胆固醇（即胆固醇酯）。游离胆固醇（与磷脂一起）是细胞膜的主要成分，对于稳定细胞膜的流动性起关键作用；同时，胆固醇也是合成类固醇激素和胆酸的重要原料。

影响TC水平的因素有：年龄与性别，TC水平中青年期女性低于男性，50岁以后女性高于男性；长期高脂饮食、高热量饮食可使TC升高；遗传因素；缺少运动、脑力劳动、精神紧张等。

临床意义：高TC血症是冠心病的主要危险因素之一。

1）总胆固醇增高见于以下病症：①家族性高TC血症（低密度脂蛋白受体缺乏）、家族性载脂蛋白b缺乏症、混合性高脂蛋白血症；②肾病结合征、甲状腺功能减退、妊娠、糖尿病、冠心病等。

2）总胆固醇降低见于以下疾病：①家族性无β或低β脂蛋白血症；②甲状腺功能亢进、营养不良、慢性消耗性疾病。

（2）低密度胆固醇（LDL-C）：LDL是血浆中胆固醇含量最多的一种脂蛋白，其胆固醇的含量（包括胆固醇酯和游离胆固醇）占总成分的一半以上。所以LDL又被称为富含胆固醇的脂蛋白。血浆中的TC约70%是在LDL内，LDL促使过多的胆固醇沉积在血管壁而导致动脉硬化，故又常常被称为“坏”胆固醇。

除非血浆TG水平升高，在一般情况下，血浆TC与LDL-C浓度变化基本保持一致。血清LDL-C水平随年龄增加而升高。高脂、高热量饮食、运动少和精神紧张等也可使LDL-C水平升高。单纯性高胆固醇血症时，TC的浓度升高，LDL-C水平也增高。

临床意义：用LDL-C替代TC后Framingham冠状动脉危险评分的预测效力相等，许多动物实验、实验室研究、流行病学和高脂血症的遗传学研究揭示，LDL升高不但是冠心病的主要致病因素，而且最近的临床试验也证实降LDL治疗可以降低患冠心病的危险。因此，国内外仍继续使用LDL-C作为降脂治疗的主要指标，每位患者血脂的理想水平并非千篇一律，要根据其冠心病的危险程度来决定。

（3）高密度胆固醇（HDL-C）：血浆HDL是一类颗粒大小与组成不均一的脂蛋白，HDL-C反映HDL运载脂质的代谢状态。可分为两个大的亚群（或亚组分），即HDL_2和HDL_3。这两个亚群对冠心病具有同样的保护作用。

许多因素影响HDL-C的水平，包括年龄、性别、遗传、吸烟、运动、饮食习惯、肥胖和某些药物。

临床意义：低HDL血症时动脉粥样硬化的危险性增加，并能促进动脉样硬化的发展。血清中HDL-C水平与冠心病发病率呈负相关，HDL-C或HDL-C/TC比值能更好地预测心脑动脉粥样硬化的危险性。

HDL-C降低见于以下疾病：①脑血管粥样硬化，冠心病；②急、慢性肝病，心肌梗死，外科手术，损伤等应激反应，糖尿病，甲状腺功能亢进或甲状腺功能低下，慢性贫血。

（4）甘油三酯（TG）：是由甘油与三个脂肪酸酯化而成，其生理功能主要是参与体内的能量代谢，包括能量的产生和贮存。

TG水平与种族、年龄、性别以及生活习惯（如饮食、运动等）有关，应注意TG水平的个体内与个体间变异都比TC大，人群调查资料比较分散，呈明显的正偏态分布。前瞻性研究分析显示高TG也是冠心病的独立危险因子。虽然继发性或遗传性因素可升高TG水平，但临床中大部分血清TG升高见于代谢综合征。

临床意义：有研究表明应用贝特类药物降低TG可有效防止冠心病。餐后高三脂酰甘油血症也是冠心病的危险因素。但其水平具有很大的个体差异，主要取决于膳食脂肪的摄入量。因此，空腹血浆TG水平可能是作为冠心病危险因素更好的一个指标，但仍需大规模前瞻性研究。

TG升高可见于以下疾病：①家族性高TG血症，家族性混合型血脂异常；②继发性疾病常见于：糖尿病、糖元累积症、甲状腺功能不足、肾病综合征、妊娠等；③急性胰岛炎高危状态时，TG＞11.3 mmol/L（＞1 000 mg/dL）。高血压、脑血管病、冠心病、糖尿病、肥胖与高脂蛋白血症常有家族性集聚现象。

TG减低见于以下疾病：甲状腺功能亢进、肾上腺皮质功能减退、肝功能严重低下。

2．特殊检查　最近的研究集中在一些新的标志物，如Lp（a）、apoA1、apoB-100、hs-CRP、纤维蛋白原和同型半胱氨酸等，对于传统的危险因素它们有什么附加意义仍需评价。

（1）特殊脂蛋白检查（多用于评价常规血脂检查正常的患者）

1）载脂蛋白谱：凡从脂蛋白中分离出来的蛋白质均属载脂蛋白，也就是说与三脂酰甘油和胆固醇结合在一起的蛋白质就是载脂蛋白。载脂蛋白位于脂蛋白表面，它们以多种形式和不同的比例存在于各类脂蛋白中。各类脂蛋白也因其所含载脂蛋白的种类不同，而具有不同的功能和不同的代谢途径。

空腹血清apoA1参考范围：1.20 ~ 1.60 g/L。

正常情况下，血清apoA1可以代表HDL，与HDL-C呈明显正相关。apoA1反映HDL颗粒的合成与分解代谢。病理状态HDL亚类与组成往往发生变化，则apoA1的含量不一定与HDL-C成比例，同时测定apoA1与HDL-C对病理发生状态的分析更有帮助。冠心病患者、脑血管疾病患者apoA1偏低。家族性高TG血症患者HDL-C往往偏低，但apoA1不低，不增加冠心病危险；但家族性混合型高脂血症患者apoA1与HDL-C却会轻度下降，冠心病危险性高。apoA1缺乏症（如Tangier病）、家族性低α脂蛋白血症、鱼眼病等血清中apoA1与HDL-C极低。

空腹血清apoB参考范围：0.80 ~ 1.20 g/L。

正常情况下，有90%的apoB-100分布在LDL中，故血清apoB主要代表LDL水平，它与LDL-C成显著正相关。但当高三脂酰甘油血症时（VLDL极高），小而密LDL（B

型LDL）增高，且在致AS作用极强的B型LDL中，含apoB的比例较高，与大而轻LDL（A型LDL）相比，则apoB较多而胆固醇较少，故可出现LDL-C虽然不高，但血清apoB增高的所谓“高apoB脂蛋白血症”，它反映B型LDL增多。所以apoB与LDL-C同时测定有利于临床判断。

临床意义：血浆apoB和apoA1是冠心病很强的预测因子。血浆apoB升高而不伴LDL-C升高以及apoA1降低而不伴HDL-C降低都似乎是冠心病的重要危险因素。鉴于大型前瞻性对照研究的结果，apoB和apoA可以作为动脉硬化的预测因子用于预防冠心病。

2）脂蛋白（a）[Lipoprotein（a），Lp（a）]：由一个LDL分子加一个载脂蛋白（a）构成，是一种脂蛋白，在体内，Lp（a）可干扰纤溶酶原的功能，导致血栓形成，帮助LDL黏附于动脉壁，加速粥样硬化斑块形成，使动脉狭窄变硬。

参考范围：大部分文献和商品试剂盒将Lp（a）值在300 mg/L以上定为病理性增高。虽然WHO-IFCC以nmol/L作为血清Lp（a）的单位，但目前商品试剂盒Lp（a）仍以mg/L表示。

血清Lp（a）浓度主要由基因控制，不受性别、年龄、体重、适度体育锻炼和降胆固醇药物的影响。

临床意义：与其他血脂检查一起，用于冠心病和脑血管病危险因素的筛查，尤其用于有冠心病家族史者和已患心脑血管病而常规血脂检查大致正常者。偶用于了解升高的Lp（a）是否增加绝经后妇女患冠心病的危险。最近的前瞻性研究揭示，当血浆LDL-C水平升高或在冠心病高危者，高水平血浆Lp（a）显然是动脉硬化性血管疾病的重要危险因素。目前尚无降低血浆Lp（a）水平的有效手段，对于血浆高水平Lp（a）的患者，只能尽量降低血浆LDL-C水平并去除所有的冠心病危险因素，以达到预防心脑血管病的目的。

Lp（a）增高还可见于慢性肾功能不全、雌激素耗竭、家族性高胆固醇血症、严重的甲状腺功能减退、脑动脉狭窄、脑卒中、未控制的糖尿病、妊娠和服用生长激素等。

Lp（a）水平减低似乎没有不良后果，可见于酒精中毒、慢性肝病和营养不良。

3）小密度LDL-C（sLDL）：通过实验方法的改进，可将LDL再分为多种亚类，最多可达7种亚类，通常是分为3种亚类，即LDL_1、LDL_2和LDL_3。LDL_1为大而轻的LDL，而LDL_3则为小而致密的LDL即sLDL。每个人血浆中都含有这3种LDL，但其比例不一样。若所含LDL以LDL_1为主，则表现的“A型”LDL；相反，如果以LDL_3为主，则表现为“B型LDL”。

sLDL是通过超速离心、梯度凝胶电泳或NMR法来检测的，因此不适于临床常规检查。它富含apoB并随血浆TG增高而增高，也随TG/HDL-C比值增高而增高，因此临床上可以通过检测血脂和载脂蛋白来间接估计小密度LDL-C的增高。由于其易于氧化且致动脉硬化，应当对其密切关注，有证据提示血浆小密度LDL-C水平升高是冠心病的危险因素。

4）血清残粒样微粒胆固醇（RLP-C）：相当于富含TG脂蛋白残粒，其血浆含量升高是冠心病的危险因素。RLP-C的血浆水平与TG紧密相关，尚需进一步的研究证实它是否较TG更重要，但其检测费用较高。

5）ox-LDL：在内皮下间隙中还有一种氧化LDL（ox-LDL）对动脉硬化起重要作用，可损伤内皮细胞，使巨噬细胞转变为泡沫细胞并诱导炎症反应。血浆中的ox-LDL及其抗体可通过ELISA方法检测。有报道动脉硬化性疾病患者血浆ox-LDL及其抗体升高，但也有报道冠心病患者血浆ox-LDL抗体水平不增高。尚不清楚血浆ox-LDL水平是否反映内皮下间隙的ox-LDL水平，但其血浆水平与LDL-C平行。

（2）其他检查

1）炎症标志物——CRP：是由肝脏产生的一种急性期反应蛋白，因可与肺炎球菌的C多糖体反应故有此称。通常在循环中含量极少，急性炎症、感染或组织损伤可刺激肝脏合成明显增加，其血清水平升高可高达100倍以上。

CRP检测有一般CRP和hsCRP（高敏C反应蛋白）两种，前者使用散射比浊法检测，只能测到个位数，正常值＜5 mg/L。hsCRP则使用ELISA法测定，敏感度高，能测到0.08 mg/L。参考范围：0.1 ~ 8.2 mg/L。

剧烈运动、激素替代治疗、子宫内避孕器、怀孕、肥胖、药物都会影响检测结果。血液透析或腹膜透析患者的CRP平均值，较一般正常人高8 ~ 10倍。

临床意义：动脉炎症可以促进动脉硬化进展，并且也是心脑血管病事件的主要危险因素。新近研究发现，CRP在心脑血管病发作时升高，具体机制尚未完全清楚，但多数学者认为hsCRP在评估血管病变的炎症水平方面有突出的作用，临床上已将血浆hsCRP作为动脉炎症的指标进行常规检测，同时也用于预测发生血管事件如心肌梗死和脑血管事件的危险。它是反映血管炎症最好的标志物，其检测值可指导治疗措施的起始及强度，包括选择更好的食物、减轻体重、正规的体育锻炼计划以及β-羟

-β甲基戊二酸单酰辅酶A还原酶抑制剂类药物的使用。

2）同型半胱氨酸：PAI-1、可溶性黏附分子（ICAM-1，P-选择素和VCAM-1）、白细胞介素和基质金属蛋白酶都可在血浆中检测到，据报道它们是动脉硬化的预测指标。亦有报道冠心病患者的血浆脂肪连接素减低。以上因素均与动脉硬化有关，然而作为对动脉硬化进行危险评估的指标，临床是否实用尚需进一步研究。

（二）心肌损伤标志物在ACS中的应用

1. 心肌标志物

（1）肌酸激酶MB同工酶（CK-MB）：为肌酸激酶的三种同工酶（CK-BB、CK-MB、CK-MM）之一，主要存在于人体肌肉组织中（除外腓肠肌），只有心肌含有较高的CK-MB，可达40%以上。尚无标准的参考范围。其结果受多种因素影响，包括年龄、性别、取样人群和检测方法。

临床意义：尽管敏感性和特异性不如肌钙蛋白，CK-MB（质量测定法）仍为检测除微梗死以外的心肌损害的有用标志物。CK-MB可与总CK一起用于对胸痛患者进行检测，以诊断是否患心肌梗死，一般在发生心肌梗死4～6 h开始增高，16～24 h达高峰（10～25倍），48～72 h恢复正常。也用于监测溶栓效果，若溶栓有效，则CK-MB升高并迅速下降。

由于总CK增高提示心脏或其他肌肉损伤，CK-MB可帮助进一步区分损伤部位是否在心脏。若CK-MB升高且CK-MB与CK之比（相对指数）>2.5～3.0，提示心肌可能受损。CK-MB正常不能除外微小心肌损害。微小心肌损害或称微梗死指血液肌钙蛋白检测值增高而CK-MB正常。

但由于其他组织也有CK-MB，如中毒性休克、创伤、脑血管意外、甲状腺功能低下、急性酒精/CO中毒、急性精神病甚至分娩初期都可见CK-MB升高。严重的骨骼肌受损可导致CK-MB显著升高，但其相对指数往往不高。呼吸困难的患者，胸部肌肉活动度更大，由于胸部肌肉较其他肌肉含有更多的CK-MB，因此会导致血CK-MB升高。肾功能不全而无心肌梗死的患者CK-MB也可升高。

（2）肌钙蛋白（troponins I或T）：是骨骼肌和心肌纤维中的一组可以帮助肌肉收缩的蛋白质，有肌钙蛋白C、I和T三种形式，心肌肌钙蛋白I和T与骨骼肌中的肌钙蛋白I和T明显不同，可以作为心肌特异性检测标志物。这几种形式的肌钙蛋白通常在血液中含量极少，心肌细胞受损时，肌钙蛋白I和T被释放到循环中，受损程度越大，其浓度升高越明显。

参考值受许多因素影响，如年龄、性别、取样人群和检测方法等，故尚无标准的参考范围。

临床意义：肌钙蛋白主要用于检测胸痛患者是否有心肌梗死或其他原因所致心肌损伤。发生心肌梗死时，肌钙蛋白水平可在心肌损伤的6～9 h迅速升高，并可持续10～14天。心肌梗死后肌钙蛋白可持续升高1～2周，一般不受可造成肌肉损伤的因素影响，如肌内注射、事故、剧烈运动和药物等的影响。肌钙蛋白I或T都用于临床检测，其敏感性和特异性相同。

对于胸痛或其他可能有心肌损伤患者，通常与CK、CK-MB或肌红蛋白联合检测，在12～16 h内可重复2～3次，当心绞痛不稳定时，如稳定型心绞痛患者的症状加重、静息时发生心绞痛和（或）治疗无效时，患者近期内发生心肌梗死或其他严重的心脏疾患的危险很高，应当及时检测肌钙蛋白。

通常肌钙蛋白水平非常低，轻度升高即可提示一定程度的心肌损伤。若患者的肌钙蛋白显著升高并有其他临床征象：如异常ECG，则可能发生心肌梗死。若肌钙蛋白升高，而CK、CK-MB和肌红蛋白正常，则提示当前有较小的心肌损伤或损伤发生于24 h以前。若第1次检测正常，而其后（6～12 h）增高，则提示损伤发生在第一次检测几小时前。若CK升高，而CK-MB和肌钙蛋白正常，则可能所出现的症状为其他原因所致，如骨骼肌损伤。若胸痛患者的肌钙蛋白、CK和CK-MB均正常，则提示尚无心肌损伤。

肌钙蛋白增高应与体格检查、临床病史和心电图结合来诊断或除外心肌梗死，某些心肌梗死患者的肌钙蛋白浓度可正常，某些肌钙蛋白增高的人可能并无心肌损伤。肌钙蛋白增高也见于心肌炎、充血性心力衰竭、严重感染、肾病、皮肌炎和多发性肌炎。

（3）肌红蛋白：是一种心脏和骨骼肌中含有的小分子量蛋白质，血红蛋白把氧运送到全身各处时，肌红蛋白在肌肉中捕获氧而使之正常工作，当心脏或骨骼肌受损时，肌红蛋白就被释放入血，是心肌梗死发生后首先升高的生物学指标之一。

尚无标准的参考范围。

参考值与许多因素有关，包括年龄、性别、取样人群和检测方法。

临床意义：肌红蛋白通常与肌钙蛋白联合检测以帮助排除心肌梗死，它在心肌梗死或其他肌肉损伤发生后2～3 h内开始升高，8～12 h达最高峰，一般在1天左右降至正常。肌红蛋白升高提示新近的心肌或肌肉损伤，若5 h后仍无肌红蛋白升高，则可基本除外心肌梗死，除非胸痛发生在1天前。

由于肌红蛋白也出现在其他肌肉里，其浓度升高常常需要其他检查（如CK-MB或肌钙蛋白）来区分损伤发生在心脏还是其他肌肉，事故、癫痫发作、手术或其他肌肉疾病（如肌营养不良）时肌红蛋白升高。肌内注射或剧烈运动后可导致肌红蛋白水平升高，肌红蛋白通过肾脏清除，肾功能不全时肌红蛋白可以升高。少数情况下酗酒和某些药物可导致肌肉损伤和肌红蛋白升高。

2. 心肌标志物在ACS的诊断及危险分层中的应用

（1）所有出现ACS症状的患者均应进行心肌坏死标志物的检测。

（2）对于可疑ACS的患者，心脏生物标志物检测结果应结合临床表现（病史、体格检查）、ECG等临床资料综合分析，进行危险性分层。

（3）最早出现的心肌坏死标志物是肌红蛋白，较肌钙蛋白和CK-MB诊断的灵敏度更高，但缺乏心肌特异性。对于症状发作后4～8 h就诊的患者，若检测肌红蛋白阴性可排除心肌梗死。

（4）之后出现的肌钙蛋白（TnT/TnI）特异性强，是诊断MI和对ACS进行危险分层首选的心脏生物标志物，但对于检测症状出现的极早期（如<6 h）心肌坏死敏感性低，所以此时即使检测肌钙蛋白阴性，也应在症状出现后的8～12 h再次加以检测。

（5）肌钙蛋白的升高在心肌坏死后可持续10～14天，故若已发生心肌梗死的患者再次出现缺血症状，升高的肌钙蛋白无法提示是旧的心肌梗死还是再次梗死。此时若肌红蛋白或CK-MB阴性则提示未发生再次梗死；反之若肌红蛋白或CK-MB阳性则提示发生再次梗死，所以临床将CK-MB作为再次梗死的重要监测指标。

（6）患者就诊即刻应采血检测上述心脏标志物的浓度，若以上标志物阴性，而临床高度怀疑ACS，应进行动态监测。

（7）对于临床高度怀疑ACS的患者，血中肌钙蛋白浓度增高提示死亡和再发缺血事件的危险性增加，均需动态检测。

（8）对于临床病史与ACS表现一致的患者，若伴有肌钙蛋白增高，应迅速根据ACS治疗指南进行处理，以减少短期（≤30天）和长期（≥6个月）发生不可逆心脏事件（死亡、心肌梗死等）的危险性。

六、心肌活检术

经皮穿刺心内膜心肌活检术是对心肌疾病的诊断、治疗和研究具有重要临床价值的创伤性检查方法。目前，这项技术已成为心脏移植手术后排斥反应、不同原因所致的心肌病等心脏疾病诊断的重要检查方法。

1．适应证　心脏移植者观察有无排异，未明原因的心内膜、心肌疾病，特别是弥漫性病变（如心肌炎、心肌病以及克山病、心内膜弹力纤维增生症、心内膜心肌纤维化等疾病）的诊断、鉴别诊断、预后及病因判定；风湿性心脏病者观察有无活动性病变等。

2．方法及内容　有静脉导管法右心室活检术及动脉逆行插管导管法左心室活检术。

（1）右心室心肌活检术：股静脉穿刺后将长导丝送入下腔静脉，在定向导管和置入猪尾导管后沿导丝插入右心房，拔除导丝将猪尾导管送入右心室并循猪尾导管将定向导管插至右室心尖部，拔出猪尾导管后将心肌活检钳插入定向导管并抵达导管末端1 cm处，顺时针逆转导管和活检钳，将活检钳钳头伸出定向导管并与右室室间隔接触，将活检钳回撤1～2 cm，张开钳口再向前送抵室间隔，关闭钳口并轻拉活检钳，当钳头离开室间隔后即将活检钳迅速撤出体外，保留定向导管在心腔内，将活检钳所取标本置于固定液中，可重复上述步骤在室间隔不同部位进行钳夹，通常取材3～4块。所取组织块直径约2 mm，按光镜、电镜及免疫荧光检查常规处理标本后送检。

（2）左心室心肌活检术：股动脉穿刺后将长导管丝送入主动脉，将定向导管和置入其中腔内的猪尾导管沿导丝插至腹主动脉，拔出导丝将猪尾导管和定向导管送入左心室，拔出猪尾导管经定向导管插入活检钳至左心室尖部，将活检钳回撤1～2 cm，后打开钳口，再推进至左室心尖部，关闭钳口、取下心肌标本后将活检钳迅速撤出体外。

3．注意事项

（1）同右心导管检查的各注意点及禁忌证，严密心电监护并于X线透视下进行。

（2）术前应询问病史及体检，常规检验、X线、心电图及超声心动图等检查，严格掌握适应证和禁忌证。

（3）术前应检查活检钳是否有机械故障。

（4）操作时切勿强行推进导管，遇有阻力时应退回并转动方向。

（5）X线定位时除后前位外，还应配合左前斜位以确定导管的前后位置，钳头应向前方，以避免误入冠状静脉。

（6）心腔心电图出现PQ段或ST段明显抬高是活检钳紧贴心壁的可靠标志，此时取材不致落空。

（7）取材部位不选择游离壁，以防心脏穿孔及随后的心包积血和填塞。

（8）术后并发病同右心导管检查术，钳夹组织后注意不可松钳，以防组织块脱落，特别左心内膜肌心肌活检时以防并发脑栓塞。

第三节　冠心病的西医分型

缺血性心脏病和冠状动脉性心脏病是同义词，按照1979年世界卫生组织（WHO）规定的标准，缺血性心脏病的分类如下。

一、无症状型心肌缺血

无症状型心肌缺血（SMI）亦称隐性冠心病，系指中年以上患者常规心电图检查和（或）心电图负荷试验存在心肌缺血性改变，但无心肌缺血的临床表现。SMI患者多伴有某些危险因素（如高脂血症、高血压、糖尿病和吸烟等），心电图改变亦不能用其他原因解释者。SMI可分为以下3型。

（1）Ⅰ型完全性SMI，此类患者具有心肌缺血的客观证据，但完全无临床症状，它包括自发性SMI和诱发性（如负荷试验等）SMI两种情况。

（2）Ⅱ型心肌梗死后SMI，即发生于心肌梗死后的SMI。

（3）Ⅲ型心绞痛伴SMI，此类患者既有心绞痛，亦有频发的SMI，后者可见于负荷试验过程中、心绞痛发作间期或药物治疗过程中等条件下。

二、心绞痛

心绞痛是一组临床综合征，多由冠状动脉供血不足引起。其特征是发作性、持续短暂的心前区压迫性疼痛，可放射至左肩和上臂等部位，多由于活动或情绪波动所诱发，休息或舌下含服硝酸甘油后疼痛可迅速缓解或消失。绝大多数心绞痛的发作是由于冠状动脉本身粥样硬化所致的管腔狭窄及/或管壁功能障碍所引起，占心绞痛发病的90%左右，其他引起心绞痛发作病因还有：①主动脉瓣狭窄；②肥厚型或扩张型心肌病；③甲状腺功能亢进、贫血、发热、快速型心律失常等。对心绞痛进行适当的临床分型将有利于指导其临床治疗，目前，关于心绞痛的临床分型国内外方法众多，亦比较混乱，尚未完全统一。

（一）世界卫生组织分型

1．劳力型心绞痛　即因劳力所诱发的心绞痛。

（1）初发劳力型心绞痛：指病程在1个月以内的劳力性心绞痛。

（2）稳定劳力型心绞痛：指病程稳定1个或1个月以上的劳力型心绞痛。

（3）恶化劳力型心绞痛：指同等程度的劳力所诱发的心绞痛次数、严重程度和持续时间等均较以往明显增多、加重和（或）延长。

2．自发型心绞痛　特征是心绞痛发作与心肌需氧量增加无明显关系。与劳力型心绞痛相比，其持续时间较长、程度较重，且不易为硝酸甘油所缓解，但无血清酶学改变。而自发型心绞痛根据发作时ST段压低还是抬高分为单纯自发型心绞痛（ST段压低）和变异型心绞痛（ST段抬高）。注意诊断变异型心绞痛应注意与AMI早期相鉴别。

3．混合型心绞痛　发病机制与心肌耗氧量增加和（或）心肌供血不足两个方面均有明显的关系，故临床表现兼有两方面的特征。

（二）Braunwald心绞痛分型

除了以上所介绍的分型标准外，临床上亦可根据心绞痛发作时的诱因、发作频率及其发作时的持续时间等情况不同，将心绞痛分为稳定和不稳定型两大类。

1．稳定型心绞痛　即指稳定劳力型心绞痛，它是在较长时间内（通常是3个月以上）心绞痛发作的诱因、疼痛程度、持续时间和缓解方式等基本保持不变或发作次数倾向减少者。稳定型心绞痛是最常见的一种心绞痛，其病理基础是动脉粥样硬化导致冠状动脉不同程度狭窄，此时若因某些因素致心肌耗血耗氧量增加，即可诱发心绞痛。

2．不稳定型心绞痛　即包括除稳定劳力型心绞痛以外的所有类型，实际上是介于稳定型心绞痛和AMI之间的一个综合征，其特点是心绞痛发作频率及程度呈进行性加重。包括：①初发劳力型心绞痛；②恶化劳力型心绞痛；③自发型心绞痛；④梗死后心绞痛。变异型心绞痛虽可归为不稳定型心绞痛的范畴，但因其发病学及临床上的显著特点，Braunwald将其另辟讨论。不稳定型心绞痛患者绝大多数均有较严重的冠状动脉病变。

三、心肌梗死

心肌梗死是指局部心肌由于持久而严重的缺血、缺氧所致的坏死。其特点为持久而剧烈的胸痛、急性循环功能障碍和严重的心律失常，以及特征性的血清酶学和心电图变化。心肌梗死可进一步分为以下几种。

1. 按病变分布范围分型

（1）透壁性心肌梗死：亦称透壁性梗死，此时心肌坏死常累及心室壁全层，至少心肌梗死的涉及范围也应超过心室壁厚度的50%以上。透壁性梗死多见于左心室，心电图常有异常Q波出现，兼有ST–T的典型演变过程，易发生心脏破裂和室壁瘤形成等并发症。

（2）心内膜下心肌梗死：亦称非透壁性心肌梗死，此时心肌坏死未累及心室壁的全层，仅涉及心内膜下部分心肌。心电图无异常Q波出现，可有R波幅度降低，或仅有ST–T的典型演变变过程。

2. 按病变发展过程划分

（1）AMI通常是指心肌梗死发病后的4～8周。

（2）陈旧性心肌梗死多指心肌梗死发病8周后。

3. 按心电图表现分型

（1）Q波型心肌梗死此时在常规心电图的部分导联可见异常Q波，多见于透壁性心肌梗死。

（2）非Q波型心肌梗死常规心电图检测常无异常Q波存在，多见于非透壁性心肌梗死。

4. 心肌硬化 即广泛的心肌纤维化，是由于冠状动脉粥样硬化引起慢性进行性心肌缺血，导致心肌细胞萎缩和间质纤维组织增生的结果。心肌硬化不仅可严重影响心脏收缩和舒张功能，导致心力衰竭，尚可诱发心律失常。

四、原发性心脏骤停

原发性心脏骤停即急性心肌缺血、心电不稳定所引起的心脏突然停搏，此时如果未进行复苏或复苏失败，可引起猝死。

原发性心脏骤停可作为冠心病最初的临床表现，亦可见于心绞痛或心肌梗死的患者，尤其是急性心肌梗死或不稳定型心绞痛的发病过程中。其发病机制一般认为与急性心肌缺血诱发心肌电不稳定有关，后者可进一步表现为心室颤动、心室停搏和心-电机械分离等。也有以往的缺血性心脏病的证据可有可无，若发性猝死时无目睹者，则诊断是臆测性的。

第七章　冠心病的诊断与鉴别诊断

第一节　冠心病的中医诊断及鉴别诊断

一、冠心病的中医辨病

（一）望诊

1. 望神志　神指精神活动、神态而言，神是人体一切生命活动的概括。神藏于心，外候在目。观神主要观察目的在神志。冠心病乃本虚标实之证，可出现不同程度的神态改变。

（1）得神：即有神。神志清楚，两眼灵活，目光明亮，语言清晰，面色荣润，表情自然，是心的精气充足的表现，或虽有心痛而正气未伤，预后良好。

（2）失神：即无神，神志低迷，面色晦暗，言语失伦，目无光彩，表现淡漠呆板，心阳暴脱的危证，预后不良。

（3）神志异常：心痛时表现痛苦，烦躁不安。若精神萎靡，心烦意乱，谵妄神昏，难以自控，常为病情加重。应注意转为真心痛的可能。

（4）神气不足：两目少神，精神萎靡，倦怠乏力，声低懒言，嗜睡，表示心气已伤，常为心阳欲脱的征兆。

2. 望面色

（1）常色：我国正常人面色应是红黄隐隐，明润含蓄，此即有胃气、神气的常色。所谓有胃气，即隐约微黄，含蓄不露；所谓有神气，即光明润泽。

（2）病色：即人体在疾病状态时的面部色泽。面色青灰、口唇青紫，多为心阳不振，心血瘀阻所致。面色赤红，多为热盛而血脉充盈。面色淡黄，枯槁无光，多为心血不足。面色苍白为阳虚；突然苍白，大汗，多为心阳暴脱。若心病见黑色为逆证。

3. 望形态

（1）望形体：主要观察患者形体的强弱胖瘦、肢体、体型等情况。强指身体强壮，弱是身体衰弱。形体衰弱者，内脏也脆弱，气血多不足，体弱多病，预后较差。如胖而能食，为形盛有余；肥而食少，乃形盛气虚，多为脾虚有痰。

（2）望姿态：患者的动静姿态，和疾病有密切关系。如行走之际，突然停步，以手护心，不敢行动，多为真心痛。

（3）望五官：如颈脉跳动明显者，多见于水肿病。卧则颈脉怒张，常见心阳虚衰，水气凌心之证。目眦赤为心火。目窠微肿，如新卧起状，面有水气色泽，是水肿病初起之征。瞳仁扩大，多属肾精耗竭，为濒死危象。

4. 望舌

（1）望舌苔：白苔主表证、寒证。黄苔主里证、热证。厚苔主邪盛入里，或内有痰饮湿食积滞。舌苔剥落不全，剥脱处光滑无苔，主胃之气阴两伤。

（2）望舌质：舌质荣润红活，有生气，有光彩，谓之有神，虽病亦是善候；舌质干枯死板，毫无生气，失去光泽，谓之无神，乃是恶候。淡白舌主虚证、寒证或气血两亏。舌绛少苔而津润者，多为血瘀，舌边青者，或口燥而漱水不欲咽，是内有瘀血。舌红主病心火。舌强硬主热入心包。

（二）闻诊

1. 嗅气味　口出酸臭气，是内有宿食；口出臭秽气，多为胃热；汗有腥臭气，是风湿热久蕴于皮肤所致；病室有血腥臭，多见失血证。

2. 听声音　发声自然，音调和畅，刚柔相济，此为正常声音的共同点。如语音暗然不彻者多见心膈间病。语言错乱，为神明之乱，亦属心病。谵语多属热扰心神之实证。郑声是神识不清，语言重复，时断时续，声音低弱，属心气大伤。独语是自言自语，喃喃不休，见人则止，亦主心气不足，神失所养之虚证。短气或少气可见心气不足。

（三）问诊

1. 心气虚、心阳虚与心阳暴脱　心气虚可见心悸怔忡，胸闷气短，活动后加重等症。若兼畏寒肢冷、心痛，为心阳虚。若突然冷汗淋漓，四肢厥冷，呼吸微弱，面色苍白，口唇青紫或昏迷，则是心阳暴脱的危象。

2. 心血虚与心阴虚　心悸怔忡，失眠多梦，为心血虚与心阴虚的共有症。若兼见眩晕、健忘，面色淡白无华，或萎黄，为心血虚。若见五心烦热，潮热盗汗，为心阴虚。

3．心脉痹阻　临证可见胸痛如锥刺等。

4．痰火扰心　可见发热气粗，面红目赤，痰黄稠；失眠心烦、胸闷，头晕目眩，语言错乱，哭笑无常，狂躁妄动等。

5．心火亢盛　可见心胸烦热，夜不成眠，面赤口渴，溲黄便干；甚则吐血、鼻出血等。

6．痰迷心窍　临证可见面色晦滞，脘闷作呕，意识模糊，语言不清，喉有痰声，甚则昏不知人；或精神抑郁，表情淡漠，神志痴呆，喃喃自语，举止失常；或突然仆地，不省人事，口吐痰涎，喉中痰鸣，两目上视，手足抽搐，口中如作猪羊叫声。

（四）切诊

1．脉诊　心气虚和心血虚可见沉脉、细脉、虚脉、弱脉、濡脉；心阳虚可见微脉、沉脉等；心阴虚可见微脉、沉脉、细脉或兼数脉等；心血瘀阻可见促脉、结脉、代脉、迟脉等；心火亢盛者可见数脉、疾脉或极脉；心阳暴脱或心阴耗竭可见雀啄脉、釜沸脉、促脉、虾游脉。

2．按诊　对肌肤、手足、胸腹进行触摸按压，以了解局部的感觉情况及水肿程度，肿块大小、质地、形态的情况以判断病情的轻重。

二、冠心病的中医鉴别诊断

1．与咳嗽胸痛的鉴别　胸痹心痛为心系病证，多因素体阳气虚，或因受寒、过劳等导致心脉痹阻所致；咳嗽、胸痛，虽有外感内伤之分，但其致病因素必累及肺脏本身而发病，咳嗽胸痛在表现上是以咳为主，咳时胸痛或加重。而胸痹心痛则以胸痛为主，偶见咳嗽，但与胸痛无关，且多不伴外感诸症，更无久咳病史。咳嗽胸痛老年人、儿童皆见。胸痹心痛则多见四旬以上。

2．与胁痛鉴别　胁痛以肝胆两经病变为主，多因气滞血瘀、痰湿食积停滞，不通而痛，痛性有胀痛、刺痛等。胸痹心痛则由心脏痹阻而成，痛性有闷痛、刺痛、憋痛、绞痛等，无胀痛；胁痛多以右侧为主，胁下有压痛点。伴有恶心、善太息、黄疸等；胸痹以左侧心痛为主，向左侧肩背左上肢内侧放射；胁痛常兼有肝胆系表现；胸痹心痛常有心系症状。

3．与真心痛鉴别　真心痛亦称心厥，多由胸痹心痛反复发作而致，其特点为突然剧烈胸痛，持续不解，伴有大汗出、肢冷、面白、口唇青紫、手足青至节、脉微细或脉结代，属危重症；而胸痹心痛以阵发性胸部闷痛为主，疼痛的程度及持续的时间较真心痛为轻，失治误治可发展为真心痛。

4. 与胃脘痛的鉴别　胃脘痛多因长期饮食失节，过食生冷，饥饱失常，或素有顽痰瘀血，或脾胃虚弱，邪犯中焦所致。而胸痹心痛则以心脉痹阻为其病理特征；胃脘痛位居上腹部，以压痛、胀痛、灼热痛为特征，持续时间较长。胸痹心痛则在胸膺部，持续时间短。若胃脘部痛甚，剧痛，持续时间长，既往无胃病史，则常是真心痛的表现；胃脘痛新病多实，久病多虚，疼痛发作与饮食有关，伴有泛酸水、嗳气、嘈杂等症状。而胸痹心痛，无论久新，痛时与进食无关，多兼有心悸、憋闷等。

第二节　冠心病的西医诊断及鉴别诊断

一、冠心病的诊断

（一）无痛性心肌缺血的诊断

1. 心电图运动试验和动态心电图监测　心电图运动试验是通过运动增加心脏负荷，使心肌耗氧量增加，观察心电图的改变，间接了解心肌有无缺血的一种方法。如在安静状态下冠状动脉虽有狭窄，心肌对血液和氧的需求并未超过供给，在常规心电图上不会出理缺血性改变；当运动时心肌代谢显著增加，狭窄的冠状动脉入不敷出，心肌便出现供血不足，心电图上表现为心肌缺血改变，如果冠状动脉没有病变，血氧供求平衡，心电图上便不会出现心肌缺血政变。因此，可以说心电图运动试验对于冠心病的诊断、鉴别诊断以及对预后的评估都具有重要的临床价值。动态心电图监测是较常用的，适用于比较长期观察的一种方法。

2. 负荷超声心动图试验　就是将二维超声和运动负荷或药物负荷联合应用的一项检查。负荷试验选择的原则是，凡是能进行运动试验的患者，应该首先考虑运动试验；对于不能达到适当的运动量、不能或不适合运动试验的患者，应该进行药物负荷试验。在选择药物负荷试验方法时，一般先考虑潘生丁或腺苷，其次考虑多巴酚丁胺等。

3．心房起搏负荷试验，同时测定血中乳酸盐。

4．冠状动脉和左室造影、冠状动脉血流和心肌代谢产物测定及血流动力学监测　这可了解冠状动脉病灶和持续检测肺动脉、肺小动脉楔压和左室压，测量冠状静脉窦氧饱和度。

5．核素^{201}Tl心肌灌注显像运动试验和核素心血管造影　这是目前认为比较可靠的方法，但应当指出，心脏具有很强的代偿功能，即使冠状动脉存在明显狭窄，由于冠状动脉自身的调节作用，仍能使静息状态的冠状动脉血流保持正常，因此，对于诊断冠心病，单纯的静态心肌显像是不合适的，心肌显像需与运动试验或药物负荷试验相结合。

（二）不稳定型心绞痛的诊断

1．心电图　12导联心电图仍是休息心绞痛最有用的诊断工具。心电图上，心肌缺血的标志是T波倒置、ST段水平型或下斜型压低和一过性ST段抬高，其敏感性依次降低，而特异性逐渐增高。原先倒置的T波假性正常化虽然少见，但它的出现是心肌缺血的标志之一。一过性Q波，亦可能为心肌缺血或心肌顿抑所致。心肌缺血还可表现为传导阻滞，特别是左束支或左前分支阻滞，以及室性心律失常等。胸痛发作时记录到的短暂心电图缺血性改变，对心肌缺血的诊断尤为有用。对不稳定型心绞痛患者连续的心电图监测发现ST段偏移的发生率达18%（11%～66%）。有少数心绞痛患者无心电图改变。缺少心电图变化，只提示心肌缺血的可能性小，但若缺血区域较小或缺血位于心电活动较为安全的区域如左室后壁，和侧壁，心电图上也可以不出现缺血性改变。对原有心肌梗死和左束支传导阻滞者，心电图的诊断价值较小。

ST段抬高提示心外膜下心肌受损或透壁性心肌缺血，ST段压低和T波倒置提示心肌缺血程度较轻，缺血局限于心内膜下区，而心外膜下血流因侧支循环或冠状动脉不全闭塞而得以代偿。高耸直立的T波或原先倒置的T波假性正常化提示透壁性心肌缺血，常见于变异型心绞痛或AMI的早期阶段。

心电图的表现类型对冠状动脉病变的类型有一定的诊断价值。ST段压低比没有ST段偏移的患者更可能有多支血管病变或左冠状动脉主干病变，而ST段抬高者多为单支血管病变。前壁和侧壁导联深倒的T波伴V_1、V_2导联ST段等电位或略微抬高和左胸前导联轻度压低提示左前降支血流显著减少，常为其近端狭窄所致。持续胸痛伴右胸前导联ST段压低常为正后壁心肌梗死的镜像改变。显著的ST段抬高提示冠状动脉主要分支短暂或永久性闭塞而无有效的侧支循环，ST段压低提示心外膜冠状动脉不全性闭塞。在AMI的早期、T波倒置之前可见ST段抬高随着梗死的发展出现和消失。

在胸痛发作后，心电图可表现出原来的心肌梗死图形或传导系统病变等。不稳定型心绞痛的ST段改变一般在发作终止后数分钟或数小时内恢复正常或明显减轻，如超过6～12 h（有作者认为超过24 h），则提示已经形成非Q波心肌梗死。

心电图运动试验对了解不稳定型心绞痛的基础冠状动脉病变和评价预后有用，宜在病情稳定后进行。在不稳定型心绞痛的急性期或胸痛刚缓解不久，因其增加不稳定型心绞痛的危险性，故不宜做。对复发性心肌缺血的患者，宜先行冠状动脉造影检查，以协助诊断和指导治疗。

Holter监测发现大多数心肌缺血表现为无症状性心肌缺血，对住院不稳定型心绞痛患者行Holter监测发现短暂ST段压低者达10%～66%，若基础心电图不正常或心绞痛发作时有心电图异常者则比例更高。无症状性心肌缺血与有症状心肌缺血一样也提示冠状动脉病变严重或预后不良。若24 h内无症状性心肌缺血持续时间≥60 min，提示预后不良的价值更大。

2．超声心动图　心肌缺血发生可很快出现局部心肌收缩功能障碍，在二维超声心动图上表现为一过性节段性室壁运动异常。如长时间不能恢复提示严重缺血所致的心肌顿抑。

3．生化检查　在不稳定型心绞痛和急性心肌梗死之间，心肌酶谱变化已不存在明确的区分界线。不稳定型心绞痛常有小量心肌损伤或微小梗死，或由于短暂冠状动脉闭塞后血栓自溶导致再灌注性心肌损伤，使心肌酶谱轻度升高，但不符合通常的诊断急性心肌梗死的标准。大多数不稳定型心绞痛心肌酶谱正常。肌钙蛋白T（TnT）和肌钙蛋白I（TnI）是心肌细胞损伤的特异标志物，它们不仅是诊断急性心肌梗死的灵敏指标，而且是判断不稳定型心绞痛预后极有用的指标，1/3的住院不稳定型心绞痛患者可有TnT和TnI轻度升高而CK-MB正常，且这些患者易发展为急性心肌梗死。不稳定型心绞痛患者血清中C反应蛋白和淀粉样蛋白A水平升高，甚至当肌酸激酶和TnT水平还未升高时，两者即可升高，这两种蛋白升高同样是预后不良的指标。

4．冠状动脉造影　可显示冠状动脉狭窄的程度和严重性。不应作为常规检查。高危患者适合作此项检查，以有助于选择最佳的治疗方案。传统的冠状动脉狭窄严重性和程度的分析，对不稳定型心绞痛的诊断意义并不比稳定型心绞痛和心肌梗死大。冠状动脉狭窄的程度和比例已如前述。斑块的生物学特征而非狭窄的严重性才是预测发生不稳定型心绞痛最有意义的变化。

5．核素心肌灌注显像 ^{210}Tl和^{99m}Tc能被心肌细胞随冠状动脉血流快速摄取，可进行心肌灌注显像，常与心脏负荷试验配合运用，广泛用于心肌缺血的检测。短暂的灌注缺损提示可逆性心肌缺血，固定的灌注缺损提示心肌梗死。两者对心肌缺血的敏感性和特异性相似，分别为90%左右和80%左右。^{210}Tl还可用于评价心肌细胞活力。缺血区心肌可缓慢摄取^{210}Tl，当正常心肌放射性浓度明显降低时，缺血区心肌可出现放射性再分布，这是心肌缺血的特征。^{99m}Tc没有再分布，负荷试验需2次注射才能完成，因其注射后1 h内肝脏中的放射性强度高于心肌，会影响对下壁心肌病变的观察，宜在注射后1～2 h显像，此时^{99m}Tc在心肌中浓度仍很高，而肝、肺中放射性已明显减低。

（三）稳定型心绞痛的诊断

1．非侵入性检查

（1）非侵入性检查的优越性

1）非侵入性检查在诊断冠心病时具有性别的区别：基于早先的研究，女性比男性有很高的应激试验假阳性结果，故一般认为，心电图应激试验在女性不如在男性可靠。但在研究中的女性患者人群中，冠心病的发生率是低的，但按疾病的试验前急性合适的分层，应激试验的结果相似。

2）当应用非侵入性检查来诊断和处理冠心病时，把结果分级为阴性、不肯定、阳性、非高危险和阳性、高危险是合适的。

3）在无症状的人，或那些疑似心绞痛的人，即试验前认为冠心病可能性低（少于15%）的患者，可因运动试验而除外冠心病。但若这样的患者的运动心电图异常，就存在几种不同的情况。若试验阳性但非高危且患者有很好的运动能力，则左主干冠状动脉病变或多支冠脉血管病变的可能性低，预后很好。可常追踪观察患者，而不用进一步做试验。若这样的患者有高危险的阳性运动心电图，常宜作冠状动脉造影来决定是否有左主干冠状动脉病变或多支冠脉血管病变伴有左室功能不良。若患者处于中间范畴（阳性但非高危险运动试验结果），那么应激影像研究（心脏彩超或灌注闪烁图）可提供进一步的信息。若两个研究均异常但非高危，冠心病的可能性接近90%。

4）非典型心绞痛的患者，试验前冠心病的可能性大约50%。若两个非侵入性试验都异常，则冠心病的可能性超过90%，若两个试验均正常，可能性就下降到5%以下。当试验结果不一致，就应按照达到的运动水平，相同的症状和是否一个试验为高危阳性来评价。例如，有不典型心绞痛和正常运动心电图，且在心率为130次/分时，应激^{201}Tl闪烁图出现多处大灌注缺损时，比运动心电图正常且在心率为185次/分时无胸痛，出现单个小灌注缺血者，有较大的冠心病可能性。

5）典型心绞痛的患者在试验前冠心病的可能性大约90%者，非侵入性试验对估计冠心病的范围、严重性、预后很有价值。出现应激试验高危险阳性说明多支血管病和以后冠心病事件的高危险，且除非禁忌作心肌血运重建，适应作冠状动脉造影。

（2）非侵入性检查的分类

1）休息时心电图：大约一半慢性稳定型心绞痛患者，休息时心电图是正常的。休息时心电图正常的患者可能有严重的心绞痛，但他们以往无大范围心肌梗死。最常见的心电图异常是非特异性ST-T改变或不伴以前Q波梗死的证据。间断做心电图可暴露临床上未认识到的Q波梗死。增加动态心电图监测显示许多有心肌缺血症状的患者也有安静时缺血的发作，而这些患者在日常活动中可能未发现。

2）核心脏病学技术：包括应激心肌灌注影像、药物核素应激试验、运动放射性核素血管造影等。

3）超声心动图（UCG）：在有或无缺血的情况下，二维UCG能估计左室整体和局部功能以及检出左室肥厚和伴有的瓣膜病。UCG是相对价廉和安全性的检查设备。少数情况下，经食管UCG能协助诊断冠状动脉阻塞。运动后立即显影的应激UCG，因为新出现的节段性室壁运动损害，可提示局部缺血。在>85%的患者可获得适当的影像，且此试验可多次重复。其唯一缺点是，在极度符合运动时不能成像，因为大多数室壁运动异常在停止运动即刻不能正常化。有几个研究曾经提示，UCG能检测冠心病，它的精确度与应激前闪烁图显影相似，而优于运动心电图。

4）生化试验，包括血脂、血糖检查等。作为冠心病的病理基础，有利于诊断，并有利于基础治疗。

5）胸部X线片：稳定型心绞痛患者的胸部X线片常正常，特别是若他们的休息时心电图正常且不曾有心肌梗死的。若有心脏扩大，就提示以往有心肌梗死、或有高血压、伴随有瓣膜性心脏病或同时存在非缺血情况如心肌病。在安排作非侵入性检查的患者，胸部X线片有区分那些能改变或需合并治疗的其他情况的优点，例如慢性阻塞性肺病、胸部感染或肿瘤。

6）电子束或超速计算机断层摄影（CT）：电子束心脏CT是一种筛选冠状动脉粥样硬化技术。但在无症状的患者，尚不清楚阳性试验与以后心脏事件的相关。在CT成像上无钙化病灶就预测没有明显动脉粥样硬化病。美国心脏学会对电子束CT或超速CT的可能价值分析的结论为，虽然技术能高度预测存在动脉粥样硬化，但不能预测动脉粥样硬化的程度，且尚未建立预后的重要性。虽然认为这种技术有大的潜在力，但不推荐为患者作常规筛选。

2．侵入性检查——心导管术、血管造影和冠状动脉造影　为建立冠心病的诊断，上述临床检查和非侵入性技术都是很有价值的，且对评价有此情况的患者是不可缺少的。但肯定冠心病的诊断和精细评价它的解剖严重性和它对心脏作功的效应，需心导管术、冠状动脉造影和左室造影。在做冠状动脉造影的稳定型心绞痛的患者中，大约25%的患者每人有1、2或3支血管病（即＞70%的管腔直径狭窄），5%～10%有左主冠状动脉主干和近15%无临界的阻塞。

在慢性稳定型心绞痛患者，心导管术可记录到异常的心肌代谢。将导管置于冠状窦，在休息时和适当应激后（例如滴注异丙肾上腺素或起搏引起的心动过速），可测到动脉的和冠状静脉的乳酸盐含量。由于乳酸盐是无氧糖酵解的副产品（由心脏和以后表现于冠状窦的血的产物），是心肌缺血的可靠信号。当与冠状动脉造影联合时，这种技术可对明显冠状动脉阻塞病灶定位和对检测心肌缺血有帮助。

稳定型心绞痛患者的冠状动脉血流储备（最大血流减去休息时血流）和内皮功能常是异常的。

（四）急性心肌梗死（AMI）

1．心电图　是诊断AMI的必备依据之一，有其特征性改变和动态演变，故临床上只要疑有AMI，就必须尽快记录一张12导联或18导联（加做$V_{7\sim9}$和$V_3R\sim V_5R$）心电图，以确定或除外AMI的诊断。

（1）心电图的特征性改变：AMI时，心肌缺血、损伤和梗死在ECG相应导联上，分别特征性地表现为ST段压低或T波高尖或深倒、ST段上抬和Q波形成。

1）宽而深的Q波（病理性Q波），出现于面向心肌坏死区的导联。

2）ST段抬高呈弓背向上型，出现于面向坏死区周围心肌损伤区的导联。

3）T波倒置，出现于面向损伤区周围心肌缺血区的导联。

4）在背向MI区的导联则出现相反的改变，即R波增高、ST段压低和T波直立并增高。

5）无Q波型MI者无病理性Q波，有普遍性ST段压低，但aVR导联（有时还有V_1导联）ST段抬高。无Q波型MI也可仅有T波改变。

（2）MI心电图的动态改变

1）起病数小时内（超急性期），可尚无异常或出现异常高大两肢不对称的T波。

2）数小时后，ST段明显抬高，弓背向上，与直立的T波连接，形成单相曲线。1～2日内出现病理性Q波，同时R波振幅减低。Q波一旦出现，以后70%～80%永久存在。少数患者由于坏死心肌纤维化收缩，Q波可变小甚至完全消失。

3）ST段抬高持续数日至两周左右，逐渐回到基线水平，T波则变为平坦或倒置。

4）数周至数月后，T波呈"V"形倒置、两支对称，波谷尖锐。T波倒置可永久存在，也可在数月至数年内逐渐恢复。

在心电图诊断，AMI中存在许多问题。当出现新的典型的梗死形态的QRS复合波、ST段和T波改变可确立诊断，但常缺乏这些特征性改变。

2．心电向量图　AMI的心电向量图特点为起始向量指向梗死区的相反方向及QRS环继续背离梗死区、QRS环不闭合，有ST段向量。

3．血清心脏信号

（1）血清酶水平：心脏早期缺血改变完全是可逆的。如果缺血时间延长，细胞损害加剧，即使恢复了适当血流也不能使损伤逆转，细胞就进入不可逆的损伤期，这时出现一些重要的心肌细胞酶漏出。在不同的缺血阶段有不同的胞浆成分漏出到细胞外间隙，首先是离子（如K^+），其次是代谢产物（如乳酸盐），最后是大分子物质（如酶）。即在不可逆损害期，膜损伤严重，通透性改变，正常不能通过细胞膜的一些大分子（如蛋白质和各种酶等）就会漏出。

心肌缺血时酶一开始释放，就反映细胞不可逆损伤的开始。但是细胞如果完全死亡，就不会有酶的漏出，所以酶的漏出可认为是细胞完全坏死前的改变。由于大多数酶也存在于心脏以外的组织，故酶的检测对心脏损伤的特异性不很高；但由于酶有催化性和底物的特性，可以测出毫克量的心肌坏死，故敏感性很高。酶是蛋白质，含量甚微，临床上对酶的测定不是直接测定酶蛋白质的绝对含量，而是根据酶所催化的效果进行测定的。其结果常用活性单位表示（IU/L或mu/mL）。即根据酶在一定作用条件下，单位时间内作用物的消耗量或产物的生成量，制定出活性单位。虽一般认为检测酶的活性可用于估计MI的范围，但其活性受组织释放酶的速度、组织释放酶的分布量、淋巴的转运、循环中清除酶、在血浆中改造或转化酶的亚型以及有无再灌注等的影响，故最高活性不一定与梗死大小紧密相关。

（2）血清肌球蛋白是一种含有血红素的蛋白，相对分子质量17 800。像血红蛋白一样，它对氧分子也有高亲和力。由于这种分子在心肌和骨骼肌都很丰富，且无组织特异的同工酶，它释放到血中不是心肌损害的特异信号，骨骼肌外伤也伴有明显的肌球蛋白血症。

AMI后，肌球蛋白很快出现于血中，在症状发作后半小时就可检测到它升高。这样快的升高可能是由于它的分子小而弥散快之故。分子小也使之可通过肾滤过清除，故血浆肌球蛋白水平在AMI症状出现后24 h恢复正常。有小范围梗死，若在AMI起病后24 h检查，可出现假阴性。肌球蛋白对心肌损害的特异性不高是其用于诊断AMI的最大缺点。在AMI后血浆肌球蛋白早期升高，提示这种信号可作为AMI的早期诊断的信号。但是，目前用于检测肌球蛋白的免疫方法所需时间比电泳法检测CK同工酶长得多，加上肌球蛋白缺乏组织特异性，因此，使其不宜用于指导早期诊断AMI和用于溶栓治疗。

（3）心脏肌钙蛋白：医学界传统采用肌酸激酶MB同工酶（CK–MB）作为诊断AMI的“金指标”，但近年来心脏肌钙蛋白T（TnT）和肌钙蛋白I（TnI）作为心肌损伤的血清标志物被人们关注。

4．心脏显像　在AMI患者，二维超声心动图是常用的显像形式，几乎总显示室壁运动异常，甚至当未见ST段上抬时，超声心动图（UCG）也可检测到室壁运动异常。虽然，UCG不能将AMI陈旧性心肌瘢痕和严重心肌缺血区分开，但此方法较方便，也很安全，故被用来作筛选工具。在急诊室，用UCG查明有或无室壁运动异常能帮助决定处理，例如应用溶栓剂。UCG估计的左室功能可用来估计预后，发现功能减低是用ACE抑制剂治疗的指征。UCG也可肯定有右室梗死、室壁瘤、心包积液和左室血栓。再者，多普勒UCG可用来查明和量化室间隔缺损和二尖瓣关闭不全，后两者为AMI的严重并发症。

5．其他诊断方法

（1）血糖：高血糖常出现于AMI后，不仅见于糖尿病患者（在这些患者可促发酮中毒），也还见于少数非糖尿病病者，在这些患者，糖耐量可能需要几周的时间才能恢复到正常。

（2）血清脂质：患者入院时，许多因素可改变血清脂质值，例如精神紧张可增加血清胆固醇，而卧位则降低胆固醇。血清三酰甘油受摄取的热量、静脉注射葡萄糖和卧床的影响。

患者入院后的前24～48 h，总胆固醇和高密度脂蛋白（ml）胆固醇保持在或接近基础值，但以后普遍很快下降，而后者比前者下降得更明显。因此，除非在AMI的很早期检查，否则测定血清脂质水平最少宜延迟到梗死后8周。

（3）微量元素：有人曾观察到，AMI时血清铜和镍浓度升高，这似乎与血沉速度加快相平行。梗死后1天内血清锌、铁和镁浓度明显降低。目前对梗死后微量元素浓度改变的意义尚不清楚。

（4）血液：AMI后白细胞计数常增高，这可能是对组织坏死或/和肾上腺糖皮质激素分泌增加的反应。白细胞计数升高起自胸痛开始后2 h内，梗死后2～4天达高峰，1周后恢复正常。白细胞计数的最高值常在12×10^9/L～15×10^9/L，但偶可高达20×10^9/L，多形核白细胞的百分比增多。在梗死后的第1和第2天（甚至有发热和白细胞增多）红细胞沉降率（ESR）常正常。在第4或第5天，血沉达最高，且于几周内保持高水平。ESR增高是继发于血浆球蛋白和纤维原的升高，但其高峰值与梗死大小或预后无关。由于血液浓缩的结果，在梗死后开始几天，血细胞比容常增高。

二、冠心病的西医鉴别诊断

（一）稳定型心绞痛的鉴别诊断

1．肺动脉高压性疼痛　疼痛可发生在所有能引起肺动脉高压疾病的情况下，如二尖瓣狭窄、存在左向右分流的艾森曼格综合征、原发性肺动脉高压、肺栓塞和由于慢性肺疾病所致的肺源性心脏病。胸痛的产生与肺动脉压的高低无关，也不是由于肺动脉扩张所致，主要是与右室肥厚使心肌需氧量增加而产生心肌相对供血不足有关。这种胸痛也发生在活动时，常伴有气短，头晕和晕厥症状。物理检查可发现胸骨旁抬举性搏动，第二心音亢进以及心电图显示右心室肥厚的特点。

2．食管病症疼痛　常见的可能像心绞痛的或同时伴有心绞痛的食管病症有胃食管反流和食管动力障碍，包括食管痉挛和以高度蠕动性收缩和强度失弛缓性为典型的“坚果钳”食管。有症状的食管反流常见，且估计占其他方面健康人群的7%左右。

（1）胃食管反流灌注酸到食管或Bernstein试验有助于诊断：用鼻胃管，置其尖端于食管中端水平，交替注入稀释的酸和生理盐水。注入酸时，90%以上的患者会产生痛伴主观和客观胃食管酸反流，但若患者再出现了症状，此试验具有价值。在远端的导管尖端的电极记录到的pH，也可认出进入食管的酸反流。

（2）食管动力病损：这常见于不明原因的胸骨后痛的患者，若可能，应特别排除或肯定其原因。除胸痛外，大多数这些患者有吞咽困难。虽然吞钡能显示动力问题，但食管测压法可示弥漫性食管痉挛、食管下端括约肌压力增加和其他动力病损。药物激动剂，例如乙酰甲胆碱可激发食管痛和痉挛的测压计征。食管反流的外科或内科治疗可改善胸痛伴反流发作的症状。

3．胆绞痛　常由胆囊或胆管阻塞引起胆囊的压力快速上升所致。痛是稳定的，常持续2～4 h，然后自然消失，在发作间期无任何症状。疼痛多表现在右上腹，局部可有压痛，但亦可表现在上腹部或心前区。这种不适症状常反射到肩胛，可沿肋缘放射到背或到肩，提示刺激了膈膜。常伴有恶心，呕吐，严重者可伴有巩膜黄染，发热，白细胞增高。既往病史中常有消化不良，胀气和厌油的情况。超声显像对诊断胆石是准确的，且可决定胆囊大小、厚度和是否胆管扩张。

4．神经、肌肉和骨骼疾病的原因

（1）胸廓出口综合征：涉及从胸腔的上缘出来（或通过）的神经和血管结构。按照压迫主要神经、血管的部位曾有多种命名，包括第1胸肋骨、颈肋骨、前斜角肌、肋骨锁骨综合征和外展过度综合征，压力可出现于斜角肌间三角区、肋骨锁骨间隙或喙突。30%的患者有肯定的骨异常，例如异常的颈肋骨、对裂的第一肋骨、第一和第二肋骨融合以及锁骨畸形参与压迫现象。症状可与职业的活动、不良的体位，睡时将双臂上举过头或例如击打颈部所致的急性外伤有关。大多数患者到20～40岁变得有症状。女性较男性多见，约为3∶1。大多数胸出口综合征者诉上肢痛，常在尺神经分布区，常有感觉异常和减退，但仅10%的患者出现麻木和运动较弱。虽然疼痛几乎总影响手和臂，但也可放射到头和颈、肩区、肩胛或腋下，极少数患者的疼痛出现于前胸壁，其多次发作被怀疑可能是冠心病所致。根据病史、局部细致的体检、胸部和颈椎X线摄片和尺神经传导速度测定，一般可以明确诊断。

（2）肋骨胸骨综合征：完整的泰齐综合征是少见的，然而肋骨软骨炎产生肋骨软骨关节压痛（无肿胀）是相对多见的。触诊这些关节引起痛是常有的和有鉴别诊断意义的临床体征。在检查这些患者时应常规地施压于前胸壁。治疗肋骨软骨炎常包括使解除思想紧张和用抗炎剂。

（3）带状疱疹：是由水痘带状疱疹病毒引起的急性炎症性皮肤病。皮疹可在4～5天才出现，水疱和痛分布局限于脊神经控制的躯体，因此可与心肌缺血混淆。

带状疱疹的特点：①疼痛在身体的一侧；②疼痛是跳动性的刺痛；③疼痛部位不固定；④疼痛部位有发热感；⑤疼痛在夜间12时至零晨3时加剧者，因疱疹病毒有“认时性”。

（4）颈脊神经根炎：所有累及颈脊神经根的疾病均可引起胸痛，其部位和放射范围与心绞痛相似。疼痛的发生常与颈部脊椎的运动有关，有时可伴有感觉的缺失。如肩运动时由于滑囊炎而触发痛。皮肤的过度疼痛区（由于指在背部快速移动并施以压力而得知）可导向胸廓根部痛而易与心绞痛相混淆。像心绞痛样疼痛的肌肉骨骼疾病还包括肩峰下的滑囊炎和肋软骨炎。

（5）不明原因的胸壁痛和触痛：触诊和胸部活动（例如弯腰、屈身、扭转或行走时摆动手臂）可致疼痛。与心绞痛相反，疼痛可持续几秒或几小时，硝酸甘油不能使其立即缓解。一般不需治疗，偶需用水杨酸盐。

（二）急性心肌梗死的鉴别诊断

1．餐馆冠心病　一个人可因吸入食物（常是肉类，有时是奶油、花生米等）而用手抓紧胸前，呈现发绀或死亡。由于这些症状和体征很像是急性心肌缺血发作，这种事件被称为餐馆冠心病。患者不能讲话，而可能口含着食物冲向休息室。若在此情况下，患者仍是清醒的但不能讲话且紧抓喉头，这就可能是餐馆冠心病。捶击患者背部可驱出食团。

2．主动脉夹层　常产生类似心肌梗死的胸痛。其实，当主动脉夹层侵及冠状动脉时可出现心肌梗死，但很少见。冠状动脉夹层也可出现于无主动脉夹层者。胸痛为本病突出而有特征性的症状，约96%的患者有突发、急起、剧烈而持续且不能耐受的疼痛，不像心肌梗死的疼痛是逐渐加重且不如其剧烈。疼痛部位有时可提示撕裂口的部位；如仅前胸痛，90%以上在升主动脉，痛在颈、喉、颌或脸也强烈提示升主动脉夹层，若为肩胛间最痛，则90%以上在降主动脉，背、腹或下肢痛也强烈提示降主动脉夹层。极少数患者仅诉胸痛，可能是升主动脉夹层的外破口破入心包腔而致心脏压塞的胸痛，有时易忽略主动脉夹层的诊断，应引起重视。

在胸痛的患者，出现下列症状和体征也应考虑主动脉夹层：晕厥、软弱或小腿短暂麻痹、偏瘫、主动脉瓣关闭不全、胸锁关节处搏动、双手臂或双腿的脉搏明显不等，单或双侧颈动脉搏动减弱、左侧胸腔积液、X线示主动脉影明显增宽。心包炎可出现于心肌梗死和主动脉夹层，缺少鉴别的价值。

因主动脉夹层常伴有高血压，故心电图常示左室肥大。系列的心电图改变有助于诊断由冠状动脉粥样硬化所致的心肌梗死，但心肌梗死也可由冠状动脉夹层所致。由于主动脉夹层和心肌梗死时都可有血清酶的中度升高，故血清酶常无助于鉴别诊断。超声心动图发现近端主动脉异常，有助于考虑诊断夹层。为肯定主动脉夹层，常需主动脉造影。

3．气胸　肺无明显病变由胸膜下气肿泡破裂形成者称特发性气胸；继发于慢阻肺肺结核等胸膜及肺疾病者称继发性气胸。按病理生理变化又分为闭合性（单纯性）、开放性（交通性）和张力性（高压性）三类气胸。气胸常有突发胸痛，为尖锐持续性刺痛或刀割痛。吸气加重，多在前胸、腋下部，可放射到肩、背、上腹部，随之出现呼吸困难。当积气量较大者或者原来已有广泛肺部疾患，患者常不能平卧。如果侧卧，则被迫使气胸患侧在上，以减轻气急。患者呼吸困难程度与积气量的多寡以及原来肺内病变范围有关。当有胸膜粘连和肺功能减损时，即使小量局限性气胸也可能明显胸痛和气急。

X线显示气胸征是确诊依据。在无条件或病情危重不允许作X线检查时，可在患侧胸腔积气体征最明确处试穿，抽气测压，若为正压且抽出气体，说明有气胸存在，即应抽出气体以缓解症状，并观察抽气后胸腔内压力的变化以判断气胸类型。

4．食管破裂　食管穿孔或破裂是严重的，常很快致死。紧急手术治疗可将死亡率降低到30%。食管破裂75%是因器械操作所致，此外也可由异物或存留导管、钝伤或穿刺伤、胃溃疡或食管癌产生压迫性坏死所致。

食管自动破裂可由于饱餐后干呕或呕吐所致。此时有剑突下疼痛且放射到肩胛间区，患者出现呼吸困难、大汗和发绀，接着出现苍白、心动过速和休克以及纵隔气体的体征（在胸壁、颈部和锁骨上窝触及捻发音）。心前区听诊发现纵隔听诊摩擦音，即所谓食管破裂的诊断基于呕吐或食管机械操作后的症状和体征。站立位胸部X线检查可发现纵隔气体和胸腔积液。吞钡X线检查可肯定破裂的位置。破裂也可被封闭而不能由食管图发现，但从胸腔抽出酸性液体可说明有食管破裂。治疗常靠外科手术，也做纵隔引流。

5．急性肺栓塞　是由于内源性或外源性栓子堵塞肺动脉主干或分支引起肺循环障碍的临床和病理生理综合征。广泛型肺栓塞属临床急、重、危疾病，由于与冠心病、急性心肌梗死的治疗方法不同，此需早期做出鉴别。急性肺栓塞导致的胸痛与侵及胸膜有关，与冠心病、心肌梗死相比，胸痛为钝痛，并伴有呼吸困难为特征。

首先应查心电图，多有律失常，如房颤、右束支传导阻滞等；心电图可见电轴右偏，明显顺钟向转位；SⅠQⅢTⅢ波倒置，肺性P波。胸片可有多发性浸润、胸腔积液、横膈升高。

肺通气-灌注扫描用放射性元素^{133}Xe吸入扫描与肺灌注扫描同时进行，前者正常而后者显示缺损者，多为肺栓塞。肺血管造影可确诊，以选择性肺动脉造影效果最好，如加放大技术（几何放大及斜位技术）能分辨直径0.5 mm小动脉的阻塞。有条件者可行数字减影血管造影，图像更清晰。

6. 急性胰腺炎　偶尔急性胰腺炎与心肌梗死或主动脉夹层的发作相似。急性胰腺炎产生上腹部疼痛，可放射到背部（第10胸椎到第2腰椎水平）和前胸下部。严重胰腺炎可产生休克样状况。有发热，可出现板状腹、反跳痛、肠梗阻、黄疸和胃肠道出血。

白细胞计数可高达（20～50）$\times 10^9$/L。由于血液浓缩可使血细胞比容上升，也可出现高血糖和黄疸。大多数病例在8 h后血清淀粉酶升高，且超过280 U，直至48 h后趋向恢复正常。测定尿淀粉酶浓度和血清脂酶也对诊断胰腺炎有价值。血清钙水平下降，急性发作前还可出现高脂血症。心电图可示ST-T压低和T波改变，偶见似心肌梗死的QRS改变。腹部X片可示麻痹性肠梗阻，胀大的肠环、胰腺钙化和腹水。胸部X线检查可见左侧横膈升高和胸腔积液，抽出的胸腔积液中的淀粉酶比血清中的更高。处理为治疗休克，维持适当血容量，减少胰腺分泌和治疗并发症。死亡率是高的，在5%～80%，按胰腺水肿、坏死和出血的程度而异。

第八章　冠心病的治疗方法

第一节　中医治法

一、活血化瘀法

1．概述

（1）活血化瘀法源流：《素问·阴阳应象大论》篇曰："定其血气，各守其乡，血实者宜决之。"血实即血脉壅塞瘀阻之证，决者开泄疏通之义。这里阐述了血瘀之证宜活血化瘀。若瘀血心痛，宜疏通脉道，或以针刺破血，或以药物活血通瘀。这是活血化瘀法治疗瘀血心痛的理论渊源。

一般认为，活血化瘀法属于中医治法中的消法，其立法依据认为源于《内经》中"寒者热之，热者寒之，微者逆之，甚者从之，坚者削之，客者除之，劳者温之，结者散之。留者攻之，燥者濡之，急者缓之，散者收之，损者温之，逸者行之，惊者平之，上之下之，摩之浴之，薄之劫之，开之发之，适事为故"，"坚者削之，结者散之"为运用活血化瘀方法治疗疾病最早的理念，说明活血化瘀法是正治法。汉代张仲景在《伤寒论》和《金匮要略》中制订了活血化瘀的方剂，将活血化瘀法应用到了许多病证的治疗中，如：桃核承气汤，抵挡汤治蓄血证，鳖甲煎丸治疗疟母，桂枝茯苓丸治妇人癥积之病，下瘀血汤治腹中干血，经水不利等。

晋代葛洪的《肘后备急方》，治疗卒心痛，提到用"桃仁七枚，去皮尖，熟研，水合顿服"，桃仁是应用广泛的活血化瘀代表药物。该书治疗胸痹复发者，用韭根五斤，捣绞取汁饮。韭根辛温，有温中、行气、散瘀的功效。这可能是最早运用活血化瘀法治疗胸痹心痛的记载。唐代孙思邈的《备急千金要方》中"治寒气卒客于五脏六腑中，则发痛方"，由大黄、芍药、柴胡、升麻、黄芩、桔梗、朱砂、鬼箭羽、鬼臼、桂心、朴硝组成。此方的大黄、芍药、鬼箭羽均有活血化瘀的作用，前两者用量在诸药中最大，均为四两，为君药，可见该方主治在于血瘀。该书中治疗心腹痛还多次使用了当归、芍药。孙思邈对于活血化瘀法已有了一定的认识。瘀血虽属有形实邪，其病机却有虚实之分，总不外“气滞血瘀”和“气虚血瘀”两个方面。瘀血是一种病理产物，化瘀之法常作为治标之法，在整个胸痹心痛治疗中并不占主要地位。

自宋代开始，活血化瘀法逐渐被广泛用于胸痹心痛的治疗。如北宋的《太平圣惠方》治疗胸痹心背痛、卒心痛的方剂中选用牛膝、三棱、桃仁、赤芍、川芎、当归、莪术、没药等。这里，后世常用的活血化瘀药物基本都有涉及。北宋的《太平惠民和剂局方》治心痛应用破血逐瘀的三棱、莪术、没药、血竭、五灵脂等，尤其多用破血逐瘀的三棱、莪术。北宋政府官修的《圣济总录》“治久心痛，不可忍”的姜黄散、五灵脂散、鬼箭羽汤等，常用桃仁、赤芍、大黄、当归等活血药物。治疗厥心痛的高良姜散，亦合以活血化瘀的三棱、当归、桃仁、丹参等；活血化瘀、散结止痛的名方“失笑散”（五灵脂、炒蒲黄两味药物组成。用于瘀血停滞之月经不调，少腹急痛，痛经，产后恶露不行等症。有活血祛瘀，散结止痛之功）亦出自该书。金代张从正的《儒门事亲·心痛》以失笑散治急心痛；南宋代杨士瀛的《仁斋直指方·心疼证治》所附诸方常用五灵脂、桂枝、干姜、延胡索等药物；北宋王璆撰的《是斋百一选方》中治疗心脾痛的名方（后被命名为手拈散）方由草果、延胡索、五灵脂、没药这四味活血药物组成；北宋《圣济总录·伤寒统论》“毒热内瘀，则变为瘀血”，提出有因热致瘀论，热邪易于灼伤津血，血受热灼则易凝结瘀塞；另外，瘀血证病程迁延，“郁而化热”，也可形成瘀热交结之势。北宋《圣济总录》虽然提出因热致瘀的理论，但是并没有凉血化瘀治疗心痛的方药记载。宋金元时期，活血化瘀治疗心痛的方法被广泛应用。

明代医家在继承前人经验的基础上，创制了大量活血化瘀方剂，如明代滕硕、刘醇等编的《普济方》中所载的芷芎散、牡丹丸、赤芍药丸、蓬莪术散、桃红丸等。明代张三锡汇编的《医学六要》云：“夫人饮食起居一失其宜。皆能使血瘀滞不行，故百病瘀血者多。”明代张介宾的《景岳全书·杂证谟》载：“血有蓄而结者，宜破之逐之”“血有虚而滞者，宜补之活之”“血必由气，气行则血行，故凡欲活血，或攻或补，皆当以调气为先。”明代王肯堂的《证治准绳·杂病·心痛胃脘痛门》死血作痛，“脉必涩，作时饮汤水下或作呃，壮人用桃仁承气汤下，弱人用归尾、川芎、牡丹皮、苏木、红花、延胡索、桂心、桃仁泥、赤曲、番降香、通草、大麦芽、穿山甲之属，煎成人童便、酒、韭汁，大剂饮之，或失笑散。”提出用大剂红花、桃仁、降香、失笑散等治疗死血心痛；治死血作梗的心痛，用化死血方（当归尾、川芎、牡丹皮、苏木、红花、延胡索、桂心、桃仁、赤曲、降香、通草、麦芽、甲片）。岳美中医师认为，死血作梗的心痛，用化“死血”方的现代应用：当归尾15 g，川芎9 g，牡丹皮9 g，苏木9 g，红花9 g，延胡索9 g，桂枝9 g，桃仁9 g，苏曲9 g，降香3 g，通草3 g，大麦芽6 g，甲片9 g。水煎成，人童便、酒、韭汁，饮之。本方化瘀为主，辅以通用行气，用治冠心病瘀血严重者。明代李梃的《医学入门》载：“经者，径也；经之支脉旁出者为络。”络脉是分支，呈网状分布于全身。血液流行于其中，通过气的推动、固摄作用，把精华物质运布全身，正如《素问・五脏生成》篇言：“肝受血而能视，足受血而能步，掌受血而能握，指受血而能摄。”《灵枢》也曰：“血脉和利，精神乃居。”血液运行通畅，也就是通则不痛也。若情志失调或寒凝痰阻，血行不畅，脉络不利，导致血瘀阻滞，心脉痹阻，而成胸痹。

清代是活血化瘀法应用的鼎盛时期。活血化瘀法的确立固然与医家认识的深化有一定关系，但社会变化与不同时代民众的体质特征无疑也是医家研究治法的重要依据。明清时期，随着社会的进步和经济繁荣，人们的生活水平逐渐提高，平均寿命也得到延长，即“太平之世多长寿人”（《论衡・气寿》）。老年人气血偏于瘀滞，使当时的人群体质的总体趋向发生了巨大的变化，现代流行病学调查结果也支持老年体质常兼有瘀血的特征。

王清任所著《医林改错》明确提出活血化瘀法则，不但将活血化瘀法从其他治法中分离出来，还创立了气虚致瘀，血亏致瘀，邪与血结致瘀的血瘀病机，提出“补气活血”“逐瘀活血”两大法则，并创立了根据人体部位不同而用的通窍活血汤、血府逐瘀汤、膈下逐瘀汤、少腹逐瘀汤及补气活血的补阳还五汤等。他特别指出，突发胸痛时投木金散、瓜蒌薤白汤，不效时可服血府逐瘀汤。王氏治疗胸痛倡用活血祛瘀的治则，强调“治病之要诀，在于明气血，气有虚实，血有亏瘀”，其补气消瘀、调气和血、逐瘀活血诸法，为胸痹、心痛之治别开生面，影响深远。用血府逐瘀汤治疗胸痹心痛等。“胸疼，属性：胸疼在前面，用木金散可愈；后通背亦疼，用瓜蒌薤白白酒汤可愈；在伤寒，用瓜蒌、陷胸、柴胡等，皆可愈。有忽然胸疼．前方皆不应，用此方一副，疼立止。血府逐瘀汤，属性：当归、生地黄、桃仁、红花、枳壳、赤芍、柴胡、甘草、桔梗、川芎、牛膝，水煎服。”岳美中医师现代用法为，变通血府逐瘀汤：当归尾9 g，川芎9 g，桂心9 g，瓜蒌18 g，薤白12 g，桔梗6 g，枳壳6 g，红花9 g，桃仁9 g，怀牛膝18 g，柴胡9 g。气为血帅，气行则血行。方中既有化瘀的归、芎、桃、红，又有行气的枳、桔、柴胡，更益以宣痹的蒌、薤、桂心，使以引血下趋的牛膝，是行气活血治心肌梗死比较全面的一个方剂。按王清任所著《医林改错》血府逐瘀汤，治瘀血胸痛有效。方为当归、川芎、生地黄、赤芍、红花、桃仁、桔梗、枳壳、柴胡、牛膝、甘草。他强调“血化下行不作劳”，颇有见地。惟若系胸阳不振所导致寒凝气滞的瘀血，则应去赤芍、生地黄、甘草，加桂心、薤白、瓜蒌治之，本方即本此意而变通。理由：胸为清阳之腑，心体阴而用阳。《素问·六节脏象论篇》谓为“阳中之太阳。”一有浊阴，则发生胸痹之证，必须采用阳药及通药以廓清阳邪，不可掺杂阴柔滋敛之品以助长阴邪，这是仲景的药法。观《伤寒论·太阳病上篇》胸满者（乃阴邪上犯之证），桂枝去芍药汤，桂枝去芍药加蜀漆牡蛎龙骨救逆汤，可证。尤恰谈：“其去芍药者，盖欲甘辛急复心阳，而不须酸味更益其营气也。”得到了仲景用的心法。在前面血府逐瘀汤拟议去芍药等阴柔药加温通汤，就本着这个道理，这是其一。第二，仲景治胸中病不涉及心下者（胃的部位），不用甘草，观以上所举各方可知。在《金匮要略·妇人杂病篇》：“妇人咽中如有炙脔，半夏厚朴汤主之。”虽不足心痛胸痹证，亦系胸膈郁气气凝涎而结聚于上焦者，故不用甘草，可以互证。至于《胸痹篇》中之人参汤，是治心下病上犯胸中者，前人谓此汤主中气虚寒而逆抢心，心中痞胸满者；又茯苓杏仁甘草汤，是治呼吸系病者，两方虽都有甘草，不能援以为例。冠心2号主要作用为活血化瘀，也可用于活血化瘀治疗。冠心2号方：丹参30 g，川芎15 g，赤芍15 g，红花15 g，降香15 g，做成冲剂或流浸膏丸口服，每日3次。

活血化瘀法是中医治疗胸痹使用最多的方法。冠心病心绞痛，每每具有血瘀表现。心主血脉，是血液运行的主导。凡情志所伤，气机郁结，气滞日久，血流不畅则脉络瘀滞；或久病入络，气滞血瘀，心脉瘀阻等均可发为此病。症见胸痛阵作，或刺痛不休，或疼痛如绞，脉涩舌紫。颜德馨医师认为，凡见此证当活血化瘀、宣畅气机、升清降浊为其首务。王清任“血府逐瘀汤”应用指征：胸痹患者症见胸闷心痛，短气，心烦易怒，夜寐不宁，面色发暗，口唇青紫，巩膜有瘀斑或血丝，舌质暗或有瘀点、瘀斑，甚则肌肤甲错，脉沉弦，或沉涩，或见结代脉辨证属于肝郁气滞、瘀血内阻者，可应用本方行气化瘀。加减变化胀满走窜，气滞重者，加降香、郁金行气止痛；久痛如络，疼痛剧烈，血瘀重者，加蒲黄、水蛭、三七、延胡索逐血化瘀；气郁化火，口苦烦躁，苔黄而干者，加决明子、川楝子、牡丹皮、栀子清肝泻火；大便干结者，加全瓜蒌清热通便；失眠梦多者，加琥珀、磁石安神宁心；气滞血瘀较轻者，或高年体虚不任攻伐者可用行气化瘀之轻剂丹参饮（丹参、檀香、砂仁）加味。惟剂量上与一般用法恒有不同，其中柴胡、枳壳、川芎量都加大。本方由桃红四物汤合四逆散加牛膝、桔梗而成。当归、川芎、桃仁、红花、赤芍活血化瘀而通血脉。柴胡、桔梗与牛膝、枳壳为伍，一升一降，调畅气机，开通胸阳、行气活血。方中柴胡，有人谓其性升，多舍之不用。柴胡、生地黄相配，既制生地黄之滋腻又抑柴胡之升散，诚为心得之言（桃红四物汤始于见清代吴谦编修的《医宗金鉴》。该方由四物汤加味桃仁、红花而成，功效为养血活血）。《本草经》载川芎"能疗心腹坚痛"，故也必用。加入蒲黄一味，明代李时珍的《本草纲目》云："蒲茸手足厥阴血分药也，能活血止痛，生则能行，熟则能止，与五灵脂同用，治一切心腹诸痛。"若心痛剧烈，可加血竭粉与三七粉和匀吞服，每次1.5 g，每日3次，效果显著；或加乳香、没药、麝香粉以开导经脉、活血定痛。血瘀较轻者可用丹参饮、手拈散等。清代陈念祖撰的《时方歌括》用丹参饮（丹参15 g，檀香、砂仁各5 g）治气滞血瘀之心、胸、胃脘痛等。在运用活血化瘀法时，当根据病情变化灵活地配以其他药物，如根据气血相关理论，配以补气药治疗冠心病心绞痛、心肌梗死，疗效往往优于单用活血药。活血化瘀与清热解毒同用治疗肺心病急性发作期，效果优于西药，活血化瘀药与平肝潜阳药同用治疗高血压，较单纯用平肝潜阳法好，这样的案例不胜枚举。现代颜德馨医师认为活血化瘀药治疗心律失常，如对早搏、房颤、房速等，用量不宜大，因其激发功能；而对病窦、传导阻滞等属心率慢者，用量又可加大。

清代叶桂的《临证指南医案》认为，邪气久羁，必然伤及血络，治疗络中血瘀之法，活血通络方法应用广泛，用辛润宣通之活血通络如桃仁延胡方（炒桃仁、延胡索、川楝子、木防己、川桂枝、青葱管），良姜姜黄方（良姜、姜黄、茅术、丁香、枳壳、厚朴）；或取虫蚁之类如蜣螂、土鳖虫、地龙、甲片搜剔络中之邪。清代唐宗海在《血证论·瘀血》中指出"瘀血攻心，……乃为危候"，应当"急降其血，而保其心"，用归芎失笑散加琥珀、朱砂、麝香治之，或取归芎汤调血竭、乳香末。唐氏明确指出："不补血而去瘀，瘀又安能尽去哉!"指出血虚亦可致瘀.治疗宜补血祛瘀，提出"化瘀生新"观点，方用圣愈汤加桃仁、牡丹皮、红花等。清代唐宗海所著《血证论·瘀血》也强调心有瘀血，急宜去瘀为要。活血化瘀法是明清时代治疗胸痹心痛有关病证的主流治法。

郭士魁医师认为，冠心病血瘀症中医主要见证为胸闷、胸痛、痛有定处，舌质紫暗或有瘀斑瘀点等气滞血瘀的表现，心脉瘀阻“不通则痛”。活血化瘀之剂应是治疗胸痹、心痛及真心痛的重要治法之一。常用活血化瘀方剂如冠心1号方（赤芍、川芎、红花、鸡血藤、丹参、三棱、延胡索、降香、急性子、薤白）、冠心2号方（丹参、赤芍、红花、川芎、降香）、冠通汤（党参、当归、郁金、薤白、鸡血藤、红花、三棱、莪术、乳香、没药）、血府逐瘀汤、活血通脉汤、失笑散、三七散等。常用的活血药物，如川芎、丹参、葛根、桃仁、红花、赤芍、鸡血藤、姜黄、蒲黄、五灵脂、血竭、苏木、益母草、茺蔚子、三棱、莪术、乳香、没药、羌活、三七、延胡索等。

（2）活血化瘀法现代认识：多种病因均可导致血瘀。而血瘀必导致气滞，气滞血瘀又可造成经脉阻塞不通。故其主证必胸中引痛、绞痛如刺，或出现放射性痛。舌质多紫暗或绛或有瘀斑，舌苔薄白或薄黄润，也有的黄燥，脉沉涩或弦涩或弦数有力。20世纪60年代以来，以赵锡武、郭士魁、陈可冀为代表对活血化瘀治则进行深入研究，为更好地验证中医中药疗效提供科学依据，反映了中医理论的科学性及独特性。但同时也认识到，只重视一些研究数据，认为瘀血即是病因，只有活血化瘀才是治本，这摒弃了中医辨证求因、审因论治的精髓。活血化瘀只是中医众多治则之一，临证中绝不能以偏概全，应与其他治则相结合才能获得好的疗效。如气滞血瘀以心痛如针刺、痛点固定不移（偏血瘀）或痛引两胁，走窜不定，胀痛不适（偏气滞），舌质紫暗、有瘀点瘀斑脉沉弦，或沉涩，或见结代脉为辨证依据，方用血府逐瘀汤。气滞血瘀证伴胸闷憋气，头重如裹，纳呆恶心，口黏有气味，痰稠而多。腹胀，舌质淡胖、苔白腻或黄腻，脉弦滑为辨证依据。方选瓜蒌薤白半夏汤。

现认为，活血化瘀法，经典的病例选择指征：①刺痛不移，痛有定处，病程长者，应活血化瘀，“通则不痛，痛则不通”；②无论体表或体内肿块，质硬，部位固定，有压痛，色青紫或暗红者，应活血化瘀；③无论何部位出血，只要是血色紫暗或有瘀块者，应活血化瘀；④舌质、皮肤、黏膜有瘀斑瘀点者，应活血化瘀；⑤面部、口唇、皮肤、爪甲、舌质发青色紫，面部黧黑，肌肤甲错者，应活血化瘀；⑥脉细涩不畅，沉弦，结代不齐者，应活血化瘀；⑦有外伤手术病史，奇异神态表现，久治不愈的痼疾，应活血化瘀；⑧生化、影像、病理检查中，有血管硬化，血流减慢，血管或肌肉痉挛，高血脂，组织细胞异常增生，局部组织充血者，应活血化瘀。

陈可冀医师将临床常用的活血化瘀药进行分类：①养血和血类：当归、丹参、牡丹皮、赤芍、生地黄、鸡血藤；②活血化瘀类：川芎、蒲黄、红花、刘寄奴、五灵脂、郁金、三七、甲片、大黄、姜黄、益母草、泽兰、苏木、牛膝、延胡索、鬼箭羽、乳香、没药、桃仁、王不留行、紫葳；③破血逐瘀类：水蛭、虻虫、三棱、莪术、血竭、干漆、䗪虫、蛴螬。其作用强度依次为破血类＞活血类＞和血类。

（3）活血化瘀治疗注意勿过：胸痹的病因病机主要是血瘀胸中，心脉痹阻，现代临床上从瘀论治者较多，但胸痹病因复杂，证型兼夹，并且变化多端，治疗中应辨清气血阴阳、标本缓急，针对主要证型并且兼顾他证施法处方。

病因病机方面，不可将血瘀证的范围无限制地扩展，应认识到血瘀属于病理产物性病因，临床上要分清他证与血瘀证孰多孰少，否则血瘀证将和其他证候混淆而不能很好地指导临床用药。如临床上遇到气虚血瘀型胸痹时，要仔细分清是气虚为主，还是血瘀为多，因为活血药多性悍滑利易破气伤气，故立法要慎重，以便更好地指导处方用药。辨证论治方面，不可一味活血化瘀而伤正，应将血瘀证结合其他证进行细致的分型归类，其治法用药乃至药味及药量亦应分清主次，否则将影响疗效。如寒凝血瘀型胸痹与阳虚血瘀型胸痹要辨识清楚，是寒凝之象比较严重，还是阳虚之征比较突出。寒凝要通阳散寒，阳虚要益气温阳，再根据血瘀作祟诸症，酌情加以活血化瘀，以免犯“虚虚实实”之误。

此外，有一部分胸痹患者，因久服活血化瘀之剂，伤气耗阴；或素体阴虚，而见气阴雨虚之证，气虚无力推动营血运行，阴盛则营血不能濡养。心失所养。此类胸痹以“不荣则痛”为病机特点，治宜益气养阴为主，药选人参、五味子、沙参、玉竹、麦冬、生地黄。天花粉等益气养阴，少佐牡丹皮、丹参以活血通络。

胸痹的病理性质为本虚标实，临床中用活血化瘀等祛邪之法的同时亦应注重扶正之论。中医学重视“治病求本”，早在两千多年前就有“邪之所凑，其气必虚”等理论。故从扶助正气方面着手，使正气充沛，阴阳平衡协调，可以达到防治本病发生的目的。如把防治冠心病的重点放在肾和脾上，以“益肾健脾法”为主来提高人体正气，使正气充沛，进而达到防治胸痹的目的。现代临床治疗胸痹多重视药物疗法，应拓展胸痹的治疗思路及方法。如可以在用药同时配用针灸疗法，使周身经脉气血通畅，通则不痛，以加强治疗胸痹的作用；还可以从养生调摄等方面着手，如练习五禽戏、太极拳等，以强身健体来防治胸痹。

2. 临床应用

（1）冠心病：现代医家对活血化瘀法防治冠心病进行了大量的临床及实验研究。临床以单纯活血化瘀治疗冠心病心绞痛报道较多，北京地区用冠心Ⅱ号方（丹参、赤芍、红花、川芎、降香）治疗冠心病164例，1～4年观察，疗效随疗程延长而提高，有效率93.9%，显效率49%，心电图有效率66.7%。陆乾人等采用血府逐瘀汤（当归、生地黄、川芎、赤芍、桃仁、红花、柴胡、枳壳、桔梗、牛膝、甘草）为基本方，治疗冠心病84例，气虚明显者加黄芪；血瘀甚者加丹参、三七粉。同时设西药对照36例，15天为1个疗程。结果两组治疗前后心电图ST-T的改善率比较差异显著（$P<0.05$），治疗组对胸痛、憋闷、乏力、心悸症状的疗效均优于对照组。翁维良等用活血冲剂治疗冠心病心绞痛血瘀证50例，结果表明活血冲剂有缓解心绞痛、改善缺血性ECG改变作用；并可抑制血小板黏附性和聚集性，降低低切速下的全血黏度，改变红细胞变形能力，延长血栓弹力图的反应时间和凝固时间。娜任高佤运用活血化瘀辨治冠心病心绞痛136例，结果心绞痛消失或基本消失，心电图恢复正常或大致正常者80例（58.1%）；心绞痛发作次数明显减少、强度减弱，疼痛时间缩短达50%以上，缺血型ST段降低回升≥0.05 mV，但未达到正常水平，缺血型倒置T波变浅（达1/4以上），或T波由平坦转为直立者53例（39.7%），总有效率97.8%。邓悦等用冠心丹参滴丸治疗冠心病心绞痛100例，结果缓解心绞痛总有效率为93.33%，心电图改善总有效率为63.33%，对心悸、气短、胸痛、胸闷、舌紫暗、脉弦有显著改善作用，明显降低心肌耗氧量、全血黏度，改善心功能。

王联庆根据冠心病临床特点，分析血瘀心脉的病机，将活血化瘀的应用归纳为八法：①益气活血法，适用于气虚血瘀型冠心病。症见心胸隐痛，时轻时重，心悸气短，动则加剧，胸闷不舒，神疲倦怠，自汗或多汗，舌淡，苔白，脉细弱或虚大无力。方用生脉散合炙甘草汤加减。常用药：党参、麦冬、五味子、炙黄芪、炙甘草、桂枝、丹参、玉竹、红花、枳壳；②养血活血法，适用于血虚脉阻型冠心病。血脉空虚则表现为心前区隐痛，胸闷，憋气，心悸，气短，面色无华，口唇指甲淡白，舌质淡，苔薄白，脉细弱无力。甚则发生气血瘀滞，血脉受阻而见面色灰暗，舌青紫，心前区刺痛，以及脉结、代、促、涩等，人参养营汤加减；③滋阴活血法，适用于心肾阴虚型冠心病。可见心痛胸闷，心悸怔忡，形体消瘦，心烦口干，头晕腰酸，潮热盗汗，舌红绛，或紫暗有瘀斑，少苔或无苔，脉弦细或结代。方用左归饮合二地二芍汤加减；④通阳活血法，适用于寒邪凝滞型冠心病。症见心胸冷痛彻背，掣及左肩，背部作痛，喜温恶寒，喘息咳唾，面色苍白，四肢厥冷，舌质淡胖有齿印，苔白，脉沉迟。方用温经通脉汤；⑤化痰活血法，适用于痰瘀互结型冠心病。症见心胸部痞闷，胀痛彻背，心悸头昏，咳嗽痰多，或气短喘促，食少纳差，脘腹胀满，或恶心呕吐，舌胖大有齿印，苔白腻，脉弦滑。方用瓜蒌薤白白酒汤合苓桂术甘汤加减；⑥通络活血法，适用于心血瘀阻型冠心病。症见胸部刺痛阵作，痛处固定，引及左肩，甚则心痛彻背，入夜尤甚，汗出，肢冷，心悸不安，面白唇紫，舌紫暗或有瘀斑，苔白腻或灰腻，脉弦涩或结代。方选血府逐瘀汤合丹参饮加减；⑦疏肝活血法，适用于肝气郁结型冠心病。症见心前区或胸骨后疼痛，向两胁放射，痛无定处。每因情志变化而诱发，伴胸闷憋气，两胁胀痛，急躁易怒，精神压抑，面色青黄，舌红，苔薄白，脉弦或结代。方用柴胡疏肝散加减；⑧利水活血法，适用于冠心病功能不全恢复期。症见胸闷气短，夜间憋醒，或不能平卧，心悸不宁，头目眩晕，频繁咳嗽，常咯泡沫样痰，或兼少寐多梦，或下肢水肿。面色皖白，口唇发绀，方用益气化瘀利水汤。

活血化瘀法及其方药防治冠心病的研究阐明了活血化瘀法治疗冠心病的作用原理，主要表现在：改善血液流变性；改善凝血和纤溶功能；调节血管内皮细胞分泌功能；阻止动脉粥样硬化的形成和发展；扩张冠状动脉，增加冠状动脉流量，扩张外周血管和降压，改善心肌缺血、缺氧及心功能。降低总胆固醇、中性脂肪及脂蛋白含量，抗动脉硬化。抑制血小板聚集、抗血栓形成等功用。如程秀娟的研究显示，血府逐瘀汤能明显降低全血和血浆黏度，显著延长出凝血时间，对胶原引起的血小板聚集有明显抑制作用，并能延长ADP引起的血小板聚集发生时间。

（2）高血压：中医医籍中从血瘀论治高血压（眩晕）的不乏其篇。虞抟倡“血瘀致眩”观点；《医宗金鉴》云：“瘀血停滞……神迷眩运，非纯用破血行血之剂，不能攻逐荡平也”。唐容川认为瘀血攻心的眩晕症宜“急降其血，以保其心，用归芎失笑散加琥珀、朱砂、麝香治之；或用归芎汤调血竭、乳香末亦佳”。可见，前人对血瘀所致本病早有认识。

由于高血压患者常伴有高脂血症、高黏血症而导致血液运行不畅，西医诊断有较严重之动脉硬化或伴有明显的心脑肾及眼底改变。中医认为久病入络。无论上述风阳上扰，火热上犯，还是水湿停聚、痰浊阻络，日久必影响脏腑功能及气血运行。加之老人多气虚阳弱，往往出现血行不畅甚或血不归经。症可见面色晦暗、心悸气短、胸憋胸痛、视物昏糊、语言謇涩、四肢麻木、时时欲仆、小便不利、舌质紫暗、脉象涩或有结代。所以“瘀”在高血压进一步发展中起重要作用。大量临床资料表明，高血压与血瘀有密切关系。如郑峰等亦研究了高血压中医各证与血瘀证的关系，通过统计分析得出结论：血瘀证在高血压中有着普遍性。严冰用活血潜降汤治疗102例高血压Ⅱ期患者，总有效率为90%，方中主药为牛膝、牡丹皮、丹参、益母草等。蔡效民用活血化瘀法治疗顽固性高血压每获良效，方中药用当归、川芎、赤芍、丹参、牛膝、地龙、生地黄、僵蚕等。徐贵成以活血降压方治疗高血压102例，总有效率为83.33%，心电图有效率为43.21%，降压西药停减率为76.56%，血脂及血液流变学三项指标治疗前后比较有显著性差异，药用益母草、赤芍、川芎、牡丹皮、丹参、女贞子、葛根、沙苑子等。王达平用水蛭、土鳖虫粉治疗轻、中型高血压32例，总有效率90.63%，与卡托普利（开搏通）25 ~ 50 mg（3次/日）降压疗效相同，而无卡托普利之水肿、体重增加等不良反应。崔玉衡用活血化瘀法治疗高血压病程长、迁延难愈者取得了满意效果，药用桃仁、红花、川芎、地龙、赤芍、当归、川牛膝、鸡血藤等。

现代研究表明，高血压存在着血液流变学的异常改变、微循环障碍和血小板功能异常。活血化瘀药通过改善血液流变性和微循环，发挥钙通道阻滞药样的降压作用；抑制血管紧张素转化酶，进而影响肾素–血管紧张素–醛固酮系统而使血压降低；具有α受体阻滞药样和β受体阻滞药样作用，同时有排钠利尿作用，减少循环血容量，而降低血压；还通过降低血管平滑肌内钠离子含量，减弱小动脉平滑肌对去甲肾上腺素及血管紧张素等的加压效应，从而使血管扩张而降血压；抑制血小板的聚集和介质释放；清除氧自由基等。总之，临床上治疗高血压有效的方剂中，加入活血化瘀药，都取得了较好的疗效，虽然瘀血致病在辨证中有属兼证或次要症状，而瘀血的消散，能够促进机体气机的协调和功能的恢复而提高疗效。

（3）心律失常：具体应用可有以下几种类型。①心律失常是痰瘀阻滞所致，治以化瘀祛痰。如何氏用交泰丸加味（黄连、丹参、延胡索、麦冬、当归、甘草、防己、半夏），总有效率82.35%，尤对各种早搏及非阵发性房室交界性心动过速疗效显著，对快速房颤也能较好地控制心室率。②心律失常的本质是气虚血瘀证，宜益气化瘀。如用稳心冲剂（党参、黄精、三七、琥珀粉等）治疗，并与胺碘酮进行比较研究。稳心冲剂临床主症总有效率93.58%，各症状平均总有效率92.26%，心电图总有效率90.2%；胺碘酮临床总有效率88.0%，心电图总有效率84.0%。经统计学处理，稳心冲剂优于胺碘酮（$P<0.05$）；有用平律合剂（黄芪、丹参、苦参、葛

根、防己）与慢心律比较，总疗效无显著性差异，但对于室上性心律失常，平律合剂优于慢心律；有人用邓氏保心汤（太子参、黄芪、当归、丹参、苦参）合参脉注射液，总有效率达87.5%；有的用宁心冲剂（党参、丹参、川芎、苦参、炙甘草、制附片、麦冬、五味子、毛冬青、黄芪、全瓜蒌等制成冲剂）进行治疗；有的用由黄芪、葛根、党参、丹参、炙远志、郁金、三七粉组成的基本方治疗，可同时改善临床症状和血液流变学的多个指标；有人用吴景林应用安神通脉汤（太子参20 g、黄芪30 g、当归15 g、赤芍15 g、延胡索15 g、麦冬15 g、川芎15 g、水蛭15 g、桃仁15 g、丹参30 g、炒酸枣仁25 g、桂枝20 g、甘松15 g、炙远志15 g）通过活血化瘀，补气养血，安神通脉，温通心阳起到去其有余，补其不足，扶正固本，增加心内动力，使之血活瘀祛，达到心阳得温，心气得复，心血得通，心悸得止，心律得复的作用，对108例心律失常患者观察发现有效率达91%。有的还将益气化瘀法和单纯活血化瘀法进行了对比研究，结果是益气化瘀组的显效率、总有效率均明显优于活血组。并指出活血法虽可去积滞而伸正气，但以通为补力薄速慢，益气化瘀法可补之不足，更适于心律失常的治疗。

（4）心力衰竭：临床资料表明，中医药治疗心力衰竭常离不开活血化瘀药的使用。牛义贵等根据心衰时心气虚衰、血脉瘀阻的病机，拟方“心衰汤”（红参或太子参、麦冬、五味子、桂枝、茯苓、白术、车前子、葶苈子、丹参、益母草、黄芪）随症加减，治疗64例心衰患者，显效（心功能改善1级或2级以上，自觉症状和体征基本消失）38例，有效（心功能改善不足1级，但自觉症状和体征有明显好转）24例，无效（心功能无改变，且自觉症状和体征无明显改善）2例，总有效率96.9%。

现代研究证实，冠脉粥样硬化和血栓形成引起有功能的心肌细胞丧失、心肌纤维化和心室重构，继而神经内分泌的过度激活，在心力衰竭过程中起着重要作用。活血化瘀通过降低血管紧张素Ⅱ水平可改善心衰患者的心室重构对心衰患者的预后有利。另一方面，可以间接抑制交感神经系统的激活，降低去甲肾上腺素水平，减轻心肌损害，减少恶性心律失常的发生，提高生存率。活血法能调节ET、NO的动态失衡而改善血管内皮细胞功能，有利于血管舒缩功能的改善；可改善心肌细胞增殖，减轻心室重构；抑制血小板的活性，减少血栓的发生，改善心衰的进程。

二、补益法

1. 概述　补益法是运用补益作用的方药，通过补养气血、阴阳、以达到扶佐正气，消除虚弱目的的治疗大法。《素问·五常政大论》言：“虚者补之”。《素问·阴阳应象大论》载：“形不足者，温之以气；精不足者，补之以味”。《素问·至真要大论》曰：“补上治上，制以缓；补下治下，制以急。急则气味厚，缓则气味薄”。又云：“劳者温之，损者益之”。这些论述，明确指出了补益法的应用原则。此后《难经》又进一步指出“虚则补其母”“泻南方，补北方”等补益法的具体内容，从而为补益法的形成奠定了理论基础。《神农本草经》中记载的365味中药中具有补益功能的达70味之多，而且还记载了人参、灵芝、黄芪、当归、鹿茸、地黄等著名补益药。这些药物的记载为补益法和补益方剂的形成奠定了基础。

临床上虚证有气、血、阴、阳之别，故补法应用时亦有补气、补血、补阴、补阳以相应。补气，主要适用于气虚所致诸病；补血，主要适用于血虚所致诸病；补阴，主要适用于阴精或津液不足所致诸病；补阳，主要适用于阳虚证，尤其是心、脾、肾阳虚所致诸病。

临床应用此四大补法时，一般常根据脏腑气血阴阳虚损情况之不同，又具体设立许多治法。如补血养心法、补益心脾法、益气健脾法、育阴滋肾法、滋补肝肾法、暖肾补阳法、补火温脾法等。补能扶正疗虚，但也不能滥用。凡邪气未退，或邪盛正虚者，均宜慎用或禁用，补能敛邪，以免造成“闭门留寇”或“误补益疾”之患。

补益法在临床实践中不断完善。从张仲景所著《伤寒论》《金匮要略》创制补益方剂以后，历代医家不断补充完善，推陈出新，使补益法及其方剂成为中医药博大精深的领域之一，为中医药现代临床应用与研究提供了丰富的资源。

现代研究表明，补益法针对不同的疾病，其所产生的效应也不尽相同，从物质代谢、能量代谢到免疫功能、内分泌功能等诸多方面都能得到相应的改善，临床也得到了较好疗效。补益法治疗心血管疾病的研究主要在冠心病、心力衰竭、病毒性心肌炎、心律失常、高脂血症等方面有着较为深入的研究。

2. 临床应用

（1）冠心病：汉张仲景创制了治疗胸痹心痛的补益方剂——人参汤，并提出了益心气的常用中药人参、炙甘草，养心阴的麦冬、生地黄、阿胶等著名的补益药物，这些方剂对后世影响很大。宋金时代的李杲在学术上重视脾胃作用，指出内伤疾病的形成是脾胃受损，耗伤元气的结果，治疗上提出“其治肝、心、脾、肾有余不足……惟脾胃之药为切”的论述，对后世医家运用补气药治疗胸痹心痛产生了一定影响。明代张介宾治疗胸痹心痛非常重视补益肝肾之精，不但为后世补肾治疗胸痹心痛奠定了理论基础，而且在益气养阴法中以“补肾气益肾阴”而独树一帜。清代喻昌在《医门法律》中进一步强调养阴益气法对胸痹心痛的治疗作用，提出了“心痛者……赅为心虚，而用地黄白术补之”的具体方药，从而使益气养阴治疗胸痹心痛的论述更加完善。现代医家对补益法，特别是益气及益气养阴法治疗冠心病心绞痛亦进行了大量的临床及实验研究。

对补气或气阴双补的药物或方剂所进行的实验研究部分阐明了这些药物或方剂治疗冠心病的作用机制，可概括为几方面：①对缺血缺氧心肌的保护作用：有关研究表明，人参总皂苷可改善心肌在缺氧时的能量代谢，对缺氧时心肌毛细血管内皮细胞及线粒体的损伤具有保护作用。气血注射液可明显降低豚鼠心肌匀浆耗氧量及大鼠肝脏线粒体耗氧量，并有解耦联作用，调节机体的能量代谢。党参可明显提高小鼠心肌细胞内糖原含量及琥珀酸脱氢酶、乳酸脱氢酶的活性。生脉散可增加冠脉流量，解除冠脉痉挛，降低心肌耗氧量，使心肌缺血面积减小，缺血程度减轻。黄芪还对缺血再灌注引起的心肌损伤具有保护作用；②对血液流变学、血小板功能及前列腺素代谢的影响：党参注射液可明显降低红细胞压积，减少红细胞电泳，降低全血及血浆比黏度；通过对体外纤维蛋白溶解作用的观察，发现党参等补气药具有抗纤溶作用；对冠心病患者体内纤溶酶的测定也发现，益气注射液（党参、黄芪、黄精）静脉注射可使患者纤溶酶的活性呈下降趋势。动物实验发现，党参水溶物可明显抑制大鼠血小板聚集率，并对ADP诱导的血小板聚集具有明显的解聚作用；冠心病患者口服党参、黄芪也可明显降低血小板聚集率及黏附率。人参总皂苷亦具有明显降低血小板聚集的作用。进一步研究提示，党参、黄芪、人参总皂苷的作用机制与抑制钙调蛋白的活性，从而抑制磷酸二酯酶的活性，升高血小板内cAMP，而抑制血小板功能有关。动物实验表明，人参皂苷可明显降低冠状动脉结扎犬冠状窦血的血栓素A_2（TXA_2），党参石油醚提取物亦具有相近作用，冠心病患者口服党参亦明显降低血中TXA_2的含量；③对血流动力学的作用：有关研究证实，人参、党参、黄芪、生脉散、气血注射液等均可增加左室收缩功能，同时对心室的舒张功能亦有改善作用；④对血脂及动脉粥样硬化的作用。

相关研究表明，补肾法治疗冠心病心绞痛的作用机制除与增加冠脉流量、降低心肌耗氧有关外，还与补肾药物或方剂改善免疫功能、调节肾上腺皮质功能及性激素水平、改善心功能有关。

（2）心律失常：对于快速性心律失常，一般认为多由心气不足、气血两虚或气阴两虚所致，治以补益心气、补气养血或益气养阴为法，临床遣方用药则多以炙甘草汤及生脉散为基础加减化裁。

炙甘草汤又名“复脉汤”，始于《伤寒论》，用治于“脉结代，心动悸”之证，取其益气复脉、滋阴补血之效。实验研究发现，本方制成的注射液可明显降低离体大鼠右心房自律性，明显抑制肾上腺素诱发的离体豚鼠左心房肌和乳头肌的自律性和兴奋性；对豚鼠的左心房的功能不应期也明显延长。本方对动物多种实验性心律失常均有显著抑制作用。静脉注射炙甘草汤注射液可有效降低健康大鼠心律失常发生率，推迟心律失常发生时间，并显著提高诱发心律失常所需的肾上腺素剂量，延长生存时间，降低死亡率。

实验研究亦证实，生脉散注射液以及相类似的参麦注射液及其中所含有的人参均有良好的抗心律失常作用。如生脉液对垂体后叶素所致的大鼠心律失常有明显的对抗作用，可使各种心律失常的发生率较给药前明显降低。参麦液既能对抗乌头碱所诱发的大鼠心律失常，又能加速动物窦性心律的恢复，预先给药则可明显延长心律失常出现时间，降低心律失常的发生率，对垂体后叶素引起的大鼠缺血性心律失常以及氯仿所致的小鼠室颤该药也有显著的保护作用。

稳心颗粒剂是卫生部批准生产的第一个抗心律失常中成药。鉴于心律失常的病机以气虚血瘀、心脉不畅为多，故组成了主要治疗快速心律失常的“稳心颗粒剂”，其立法为益气养阴，活血化瘀，复脉宁神，药用党参、黄精、三七、琥珀粉、甘松等，主治气阴两虚兼心脉瘀阻所致的心悸不宁、气短乏力、胸闷胸痛等症。

对于缓慢性心律失常目前多认为为心肾阳虚。缓慢性心律失常患者多见迟及沉、细、结脉，此类患者除有心悸、胸闷、气短、乏力等心气虚弱证候外，还多伴有面色苍白、肢冷畏寒、胸痛耳鸣等证候表现，因此心肾阳虚应为本病的病理基础。临床则多以麻黄附子细辛汤、保元汤加减治疗，临床实验证明，可增快心率，纠正心律失常，改善窦房结自律性，增强窦房传导功能及非阿托品样作用。

（3）心力衰竭：临床实验研究证实，补气中药党参、人参、黄芪及复方如生脉散、参芪注射液、气血注射液等均具有改善左心室功能，增强左室收缩能力的作用，可使患者PEP/LVET比值减少，特别是药前PEP/LVET异常者，改善更明显。漂浮导管测定也证实，黄芪注射液、党参注射液均可明显提高气虚型心衰患者的心排量、心脏指数、每搏量及每搏指数，说明补气中药确可通过补益心气而达到改善心功能的目的，并且心功能的改善与临床心气虚症状的改善相平行。对补气中药补益心气、强心作用机制的研究表明，人参的正性肌力作用，主要在于人参皂苷可抑制心肌细胞膜Na^+，K^+-ATP酶的活性；而党参、黄芪则是通过抑制心肌细胞内磷酸二酯酶的活性，使心肌细胞内cAMP水解减少，含量增加，从而发挥其强心作用的。最近的研究则表明，党参不但可改善冠心病心气虚证患者左室收缩功能，而且具有明显改善其左心室舒张功能的作用，并且后者与心电图ST段下降的好转呈明显的正相关。临床观察亦有补肾治疗使冠心病患者心功能得以改善的报道。

（4）高脂血症：本病的基本病机为本虚标实，肾虚为本，瘀血、痰浊为标，根据“治病必求其本”的原则，补肾益气固本则是治疗高脂血症的重要治法之一。实验研究证实，有降脂作用的补肾中药有何首乌、女贞子、黄精、杜仲、黑芝麻、灵芝、枸杞子、沙苑子、冬虫夏草等，许多临床应用的有效方剂中均含有这类具有补肾降脂、抗衰老作用的中药，并获得了较好的临床疗效。

三、理气法

1. 概述　气为一身之主，运动异常时均可引起多种疾病。气病概括起来主要有气不足和气不畅两大类，气不足类证候的治法都在补法中，气不畅类证候的治法就属理气法的适用范围。理气法，是运用具有行气或降气作用的方药或食物，通过调畅气机、降逆平冲等方法使气机郁滞不畅甚至不通，或气机逆乱、上冲无制，而引起脏腑功能紊乱的情况得以消除的治疗大法。其适用于由气机不畅造成的气机郁滞、气逆不降等证。中医学认为：气是维持人体生命活动的最基本物质。《难经》云：“气者，人之根本也”，张景岳说：“人之有生，全赖此气”（《类经摄生篇》），对于人体的生长发育，各脏腑、经络等组织器官的生理活动，血的生成和运行，津液的生成、输布和排泄等，均起着推动、激发其运动和温煦作用。心主血脉，司神明，赖气机之调畅其功能得以正常发挥，外邪犯扰、情志失调，常可妨碍气血的正常运行和影响心主血脉、藏神的功能活动，导致心系病证的发生或加重。

2. 临床应用

（1）冠心病：临床上以心胸闷痛或刺痛，痛有定处，伴两胁肋胀痛，善太息，或脘腹胀满，得嗳气、矢气则舒，舌质暗或有瘀斑，舌苔薄白，脉弦或弦涩为主候。心与肝在生理上是通过经络而相互联系的；在病理上通过经络相互影响。正如《素问·脏气法时论》篇中云："心病者，胸中痛，胁支满，胁下痛，膺背肩肝间痛，两臂内痛"。这与心绞痛发作时所涉及的部位相当，也正是肝、胆经络循行之处。另外，肝藏血，主疏泄，以气为用，喜伸恶抑；情志失调，肝的疏泄失常，必由气及血，从而形成气血闭阻心胸之局面，而发胸痹心痛。治疗应理气活血、化痰，灵活应用。

张晓梅等以调肝舒心冲剂（白芍、香橼皮、旋复花、丝瓜络、柴胡等）治疗106例，症状总有效率为91.05%，心电图总有效率为55.6%，对照组用消心痛治疗36例，症状总有效率为71.72%，心电图总有效为38.89%，两组症状总有效率差异显著；实验室检查结果，治疗组治疗前后微循环、血黏度的改善、血脂的降低均有显著差异，药理实验亦证实该方能明显改善心肌缺血，增加心肌营养血流量。李双蕾以柴胡疏肝散化裁（柴胡、枳壳、白芍、川芎、香附、丹参、川楝子、荔枝核、甘草）治疗46例，结果显效率为48%，有效率为43%，总有效率达91%。吴利平运用理气化痰活血法治疗冠心病心绞痛48例，显效（临床症状消失，心电图ST-T段缺血型改变恢复正常或大致正常）25例；好转（临床症状明显改善，心电图ST-T段缺血型改变好转）21例；无效2例。总有效率为95.8%。

（2）高血压：现代医学研究认为，情绪因素作用于具有特殊遗传素质的个体，导致血液流变学异常和微循环障碍，血管内皮细胞损伤，血小板功能异常，红细胞变形力减弱，是高血压的病理基础之一，为治疗高血压血管提供了理论依据。

治疗高血压的方剂如柴胡疏肝汤，由柴胡、白芍、枳实、川芎、香附、甘草组成，功能疏肝气、散郁热。可用于热郁于内，上扰头目引发的眩晕。药理研究表明本方有抗缺氧、增加脑血流量，抗血小板聚集和抑制体外血栓形成，改善微循环，降低胆固醇、纤维蛋白原和血液黏度等功效。此外，中医认为，高血压的病机可由气滞引起，故用理气药有效，临床常用的还有木香等。

（3）心律失常：《辨证录》中提出"人有得怔忡之症者，一遇怫情之事，或听逆耳之言，便觉心气怦怦上冲，有不能自主之势，似烦而非烦，似晕而非晕，人以为心虚之故也，然而心虚由于肝虚，补心必须补肝"。心藏神，惊则气乱，神无所定，故发心悸。《金匮真言》中云"惊有二证，有因病而惊者，有因惊而病者，如东方色青，入通于肝，其病发惊骇。因惊而病，惊则气乱而心无所倚，神无所归，虑无所定，是宜安养心神"。另一方面，临床心悸日久，不管是功能性的还是器质性心脏病，都存在肝之气机不畅，气血郁滞。因此，配用疏肝理气解郁之品，并同时注重调畅患者的情志，常能获得良好的治疗效果。

四、利水法

1．概述　利水法是针对水液在体内代谢失常所引起的各种疾病而应用渗湿利水药物使湿邪从小便排除的一种治疗法则，适用于体内水湿壅盛的相关疾病。水液在体内运化输布失常，导致体内水液出溜、泛溢肌肤，引起头面、眼睑、四肢、腹背甚至全身水肿的水肿证；内停脏腑，则发为饮证。根据水液停留部位不同，治疗法则也不同。《金匮要略·水气篇》："有诸水者，腰以下肿，当利小便；腰以上者，当发汗乃愈"。中医认为凡外感六淫、内伤七情、饮食不节以及劳倦内伤而至的脏腑功能失常、肾与膀胱气化不利、水湿之邪内留机体的病证均可采用利水法。

利水法治疗心血管疾病主要是针对水饮之邪上凌心肺或水湿之邪阻滞络脉导致的证候。但临床上由于水饮或水湿之邪导致的心血管疾病多夹杂气滞血瘀或气虚血瘀等其他证候，因此治疗上也多与其他治疗方法配合使用，如温（脾、肾）阳利水、化气行水、活血利水、泻下利水等。

2．临床应用

（1）高血压：无论是何种原因造成的水饮，均属阴邪，治疗应以温药和之。为温阳利水治法的使用奠定了理论基础。

何立人教授经过多年的临床观察，从而提出了现代高血压发病中医病机特点：伴随生活水平提高，过食肥甘厚味或恣食酸咸，损伤脾胃，脾失健运，影响津液气血的运行，化生痰湿（浊），进一步影响肝的疏泄功能，出现肝气郁结、肝阳上亢等证。肝阳与痰湿（浊）胶结不解，是现代高血压的常见病机之一。为此临床上常单独应用化湿利水泄浊法或与其他方法合用，效果颇佳。

现代医学认为，形成高血压的始动因素与水钠代谢障碍、血容量以及心输出量增加相关，而中医利水法可以消除体内水浊湿邪，使此法用于高血压的治疗成为可能。

相当多高血压患者多有水湿上蒙清窍之头晕、头昏沉、头重如裹主症，或兼见恶心呕吐、咳嗽痰多、胸闷脘痞、食纳不振、腹胀泄泻、水肿身重、小便不利，舌淡苔白滑或腻，脉弦紧或弦滑等水湿壅盛的临床特征。主用或兼用中医利水法治疗高血压呈现方兴未艾之势。在临床诸多的利水法中，治疗高血压常用的有温阳利水、化湿利水、平肝利水、活血利水、泻下利水等。

对于临床辨证证属阳虚湿阻的高血压患者，症见头晕目眩，形体肥胖，肢体肿胀，腰膝沉重，理当以温阳利水治之，临床多在温补脾肾的基础上，加用泽泻、茯苓、桑寄生、防己、杜仲等利水之品。药理实验亦证实，这些药物均具有明确的利尿降压作用，难得的是，这些利水药除具有利尿作用外，还可通过其他途径发挥降压作用，如泽泻同时具有ACEI样作用以及降脂等作用；茯苓可清除自由基；桑寄生具有中枢神经节阻断作用；防己具有钙离子拮抗作用。因此，如在辨证用药的基础上选用上述药物则不但可增强降压作用，更有利于减少高血压的靶器官损害，对降低心血管并发症的发生率和死亡率，无疑可起到积极的作用这可能也是中医药的优势所在。

对于临床辨证证属气虚血瘀水停的高血压患者，其病因特点为本虚标实，主张以益气利水活血为主施治，运用黄芪补气利尿而消肿，黄芪的降压作用早已被国内外学者所证实。有学者报道黄芪的有效成分可使实验动物血压下降，并证明有对抗肾上腺素的作用及扩张血管的作用；白术能补气健脾、燥湿利水，用于脾虚水停、水肿、小便不利，以健脾利湿；泽泻有显著利尿作用，且能使血压下降；泽泻能泻肾经之火，泻膀胱之热，是常用的利水渗湿泻热中药；又谓能养五脏，益气力，补虚损，止消渴，治水肿胀满，小便不利。茯苓用于水肿和小便不利，为利水渗湿、健脾和中、宁心安神的常用药，对肾病和心脏病性水肿都可用。牛膝有活血祛瘀、补肝肾强筋骨、利尿通淋、引血下行之功效。益母草、川芎当归在方中以活血为主，兼有通经、行气、补血之功。

（2）心力衰竭：病位在心，却不局限于心，与五脏相关，以心为本，他脏为标。临床上治疗重在心、肺、脾、肾，益气健脾、温阳利水、活血利水是心力衰竭的常用治法，代表方剂有真武汤、五苓散、苓桂术甘汤等。

赵锡武提出治疗心衰以真武汤为主方，适当配用“治水三法”，真武汤强心扶阳，治水三法利水导湿，祛邪扶正，临床效果甚好。张琪以温阳化瘀为法，对心肾阳衰、水气凌心、血络瘀阻证治以益气温阳利水，方予温阳益心饮加减；心阳虚衰、血络瘀阻证治以益气温阳、活血通络，方予调心饮子加减，治疗心衰效果满意。张忠等研究益气温阳、活血利水中药与常规处理治疗心衰（治疗组），西药组单纯给予常规抗心衰治疗。结果治疗组治疗后左室射血分数和心脏指数改善较西药组明显。陈继红等认为心衰以水湿为病，强调利水渗湿是主要环节，提出温阳化气、调畅气血、调畅三焦、宣气利水等清利水湿4法，分别治疗肾虚不主气化，水液不行；阳虚水泛，水气凌心；肝郁气滞，水瘀交浊；湿浊弥漫三焦；湿邪阻遏气机，表里皆有湿停或内有水湿，兼有表气不通之证。实验研究表明，真武汤及其拆方能增强实验性心力衰竭动物的心肌收缩力，改善心功能，促进血液循环，改善心衰犬肾脏的泌尿功能。真武汤的原方效用最佳，方中的芍药以用赤芍效果最优，生姜对全方有增效作用，显示出古方配伍的合理性，证实了本方的强心利尿作用。

五、化痰法

1．概述　中医对痰病的认识由来已久，历代医家对痰病的丰富论述，使痰病与化痰法成为中医药学一个独具特色的部分。"百病皆生于痰"、"痰瘀相关，治痰化瘀"等理论是中医药学解决临床疑难杂症治疗的重要途径之一。中医对痰病研究，从经验积累、临床探讨、各家学说分析，到理论研究、实验研究与临床研究相结合，不断系统深化对中医学的发展起着重要作用。痰的产生与脂质代谢异常有关；自由基的损伤可使痰瘀同生；血液流变学异常预示着痰瘀同在；痰病病理与免疫异常相关；细胞变性、内环境"异物"潴留使痰结而不能化水；微量元素分布失调可诱发某些痰证。诸多的病理改变提示着痰病的发病机制和化痰法的作用原理，对指导中医临床诊断和治疗有着重要意义。化痰法具有中医学的治疗优势，它将继活血化瘀法广泛应用于心血管疾病的治疗之后又一得到广泛重视的中医特色疗法，也将为中医临床医学的发展起到重要作用。在心血管疾病中，化痰法多用于治疗冠心病、高脂血症、高血压、心律失常、病毒性心肌炎等疾病，取得了较好的疗效。

2．临床应用

（1）冠心病：张仲景于《金匮要略》首创以瓜蒌薤白白酒汤、瓜蒌薤白半夏汤等化痰宽胸方药治疗胸痹心痛之证。方中瓜蒌利气散结，化痰导滞；薤白温中通阳，下气散结，二药合用共奏化痰散结、理气止痛之效；再配以白酒以助药力，收效更捷；如痰浊较甚，胸中满痛彻背，不能安卧者，则配以半夏加强化痰降气之功效。近代研究认为此为治疗冠心病心绞痛证属痰浊闭塞的常用方剂，以胸痛痞满、苔白腻、脉沉弦为其辨证要点。

对瓜蒌薤白剂的现代实验研究表明，不同剂量的复方均能延长正常小鼠和特异性心肌缺氧（注射异丙肾上腺素）小鼠在缺氧条件下的寿命，提高小鼠对常压缺氧的耐受性，瓜蒌和薤白也均显示相似的作用，但以复方作用较强。离体心脏灌流实验表明，复方能扩张冠状动脉，增加冠脉流量，瓜蒌也显示相似作用，薤白对冠脉流量和心收缩力无明显影响。复方对ADP或胶原诱导的家兔和大白鼠血小板聚集均有明显的抑制作用，并有一定的促解聚作用，量效关系呈正比。抑制作用以复方最强，瓜蒌次之，薤白较弱，提示瓜蒌和薤白合用对抑制血小板聚集有协同作用。实验还表明，抑制聚集作用强者，其解聚作用也强。

临床应用瓜蒌薤白方剂治疗冠心病心绞痛亦取得了很好的疗效，综合临床观察资料表明，其临床症状改善率为90%，心电图改善有效率为40%左右。

近代医家亦非常重视化痰法在治疗冠心病心绞痛中的应用。如董建华教授即以虚、痰、瘀概括本病的病机，临床治疗常以益气活血、宣痹豁痰为基本治则。若痰浊壅塞，阻滞脉络而症见胸闷如窒而痛，或痛引肩背，痰多脘闷，肢体沉重，形体肥胖，苔浊腻，脉象滑者，则以通阳泄浊、豁痰通脉为法，药用全瓜蒌、薤白、法半夏、陈皮、广郁金、降香、丹参、三七粉、枳壳；如胃脘痞闷，恶心纳呆，苔腻而黄，则合黄连温胆汤。邓铁涛教授在治疗上主张益气除痰，而在用方上以温胆汤加减化裁组成益气除痰方，药用党参、法夏、橘红、竹茹、枳实、白术、茯苓、五爪龙、山楂、甘草，其心绞痛症状与心电图有效率分别为79%和44%。路志正教授以健脾涤痰法，方用黄连温胆汤、小陷胸汤加减治疗冠心病亦取得满意疗效。由此可见，除痰可以祛瘀通脉，促进血液循环，使心肌缺血状况改善，从而达到治疗的目的。

（2）高血压：现代名医专家亦常应用化痰法治疗高血压。如焦树德教授以加味旋赭涤痰汤（旋复花、代赭石、半夏、橘红、枳实、竹茹、茯苓、黄芩、槟榔、瓜蒌、天南星、天麻、钩藤）化痰降浊，调肝健脾治疗高血压痰浊上犯型。邓铁涛教授自拟赭决九味汤（黄芪、代赭石、草决明、党参、茯苓、半夏、陈皮、白术、甘草）益气化痰治疗气虚痰阻型高血压。他认为眩晕一证，以内伤为主，其中尤以痰浊中阻、气血亏虚、肝阳上亢较为常见。古人认为“无虚不作眩”，本病病变部位多在肝脾肾，而脾主运化水谷精微与水湿，若饮食不节或劳倦伤脾，致脾气亏虚，健运失职，水湿内停，津液聚而成痰。故治疗应以补益脾气以治本，燥湿化痰以治标，邓老重用黄芪以补气升阳、利尿消肿。现代药理研究证明，黄芪能降低血压，有较强的利尿作用，用于气虚痰阻之证，极为适宜。蒲辅周先生则以龙骨真武汤（茯苓、清半夏、白术、白芍、附片、生姜、生龙骨、生牡蛎）温阳利水、健脾化痰治疗高血压。蒲辅周治疗本病，常选用温肾化气、健脾化痰之药合用，以使脾肾之阳得以振奋，痰湿蠲除，眩晕乃止。

现代药理学研究表明，许多单味中药均具有降压作用，经药理证明具有降压作用的化痰药物有茯苓、前胡、葶苈子、胆南星、法半夏、瓜蒌、薏苡仁、桑白皮等。其中已证实，茯苓具有利尿作用，葶苈子、桑白皮具有钙离子阻滞作用，胆南星、法半夏、瓜蒌则可影响血管紧张素Ⅱ的形成。其他如砂仁、白术、茯苓尚具有清除氧自由基的作用，有助于减少高血压靶器官的损害。

（3）心律失常：治疗中每每应用化痰法而奏效。如刘渡舟、陈克忠善以温胆汤治疗本病；朱锡祺则以瓜蒌薤白半夏汤加味（瓜蒌、薤白、半夏、桂枝、丹参、陈皮、郁金、旋覆花、黄芪）治疗痰瘀互阻型心律失常。其他如涤痰汤、黄连温胆汤、导痰汤亦有用之治疗本病。

心脏电生理研究发现，许多化痰药物具有抗心律失常的药理作用，已证实的单味中药有苦参、黄连、常山、贝母、菖蒲、南星、山豆根、半夏、竹茹等，这也部分说明了化痰药物治疗心律失常的作用机制，如在辨证论治的基础上，选用具有抗心律失常药理作用的药物，则将有助于提高疗效，丰富辨证论治的内容。

（4）高脂血症：高脂血症中医辨证属本虚标实之证，本虚主要指肝脾肾三脏虚损，功能失调，标实主要是指痰浊、血瘀。治法因人而异，以辨证为准，或健脾化痰，或益肾化痰，或调肝化痰，或痰瘀同治，但总不离化痰之法。

名老中医中亦不乏以各种化痰法治疗高脂血症的验案。如朱良春以双降汤治疗气虚夹痰瘀型高脂血症，药用水蛭、地龙、黄芪、丹参、当归、赤芍、川芎、泽泻、生山楂、甘草；奚凤霖以奚氏验方（皂荚、明矾、神曲、陈皮、甘草）治疗痰浊壅滞型高脂血症伴肥胖者；朱曾柏拟祛脂方（瓜蒌、法半夏、焦山楂、郁金、泽泻、茵陈、茯苓、橘皮、甘草）治疗脾虚痰郁之高脂血症；赵绍琴善用消导化痰法治疗本病，而诸子涤痰则为必用之法，方用三子养亲汤加入冬瓜子、皂角子，名为五子涤痰汤；其他如邵念方之降脂通脉饮（何首乌、金樱子、决明子、生薏仁、茵陈、泽泻、生山楂、柴胡、郁金、酒大黄、桃仁），浦家祚之降脂汤（陈皮、法半夏、泽泻、郁金、瓜蒌、茯苓、茵陈、焦山楂、薏苡仁）均重用化痰泄浊之品治疗高脂血症患者。

现代研究发现，冠心病痰浊型患者血清总胆固醇（TC）、游离胆固醇（FC）明显高于非痰浊者和正常人，认为血清TC、FC、HDL-C（高密度脂蛋白）、HDL2-C（高密度脂蛋白亚类）可作为鉴别冠心病痰浊型和非痰浊型的客观指标。宋剑南等采用药物反证法发现TC、TG及LDL的升高是高脂血症痰浊的主要特征和生化物质基础，因此认为“高脂血为血中之痰浊”，痰浊留滞血脉之中是引起高脂血症的重要因素。徐济民对50例正常人、82例痰浊型和28例非痰浊型冠心病患者的血脂水平进行分析后发现，痰浊型患者血清TC、TG和HDL-C含量均高于非痰浊型冠心病患者和正常人，且TG与痰浊型呈正相关，证实TG含量增高是形成冠心病痰浊的重要物质基础。

痰浊与瘀血同是机体脏腑失调的病理产物，高脂血症之邪实多痰瘀同病。俞亚琴等从血液流变学探讨高脂血症的痰湿改变，发现痰湿组的血瘀证阳性率明显高于非痰湿组，全血比黏度、全血还原黏度、纤维蛋白原及红细胞电泳明显高于非痰湿组，进一步验证了痰瘀同源的理论，表明痰瘀互阻是高脂血症造成动脉硬化及其他合并症的主要成因。

周瑕青等比较研究了活血化瘀（水蛭、川芎）、健脾化痰（半夏、陈皮、茯苓、竹沥水、甘草）和痰瘀同治（两方合并）3种中医治法对实验性高脂血症家兔主动脉内膜脂斑形成及脂质水平的影响，结果表明，三者均能显著地降低家兔血清TC、TG、LDL-C和LPO含量，抑制主动脉内膜脂斑形成；3种治疗中，以痰瘀同治组的作用明显，与活血化瘀组及氯贝丁酯（安妥明）组相比，其降低血清TC、LDL-C和抗脂斑形成的作用有非常显著的差异，其抗脂质过氧化作用也有明显差异，并稍优于化痰组。

中医药实验研究亦证实一些化痰泄浊中药及其复方如决明子、泽泻、蒲黄、香菇、漏芦、扩冠祛瘀灵（瓜蒌、枳实、延胡索、葛根）等具有防治高脂血症的作用，其作用机制主要在于降低血脂、调整脂质代谢；抑制脂质的过氧化，从而保护内皮细胞的结构和功能；抑制动脉粥样硬化的形成和消退斑块的作用。

六、中医特色法

外治法是把药物应用于体表的一种疗法，使药性从皮肤体表或循经络传导而达到治疗目的。在心血管疾病的防治中，外治法起到了免疫调节、对神经体液及内分泌的调整作用，特别是对血液循环系统的调节作用。常用外治法有雾化吸入法、贴穴法、敷脐法、敷胸法及药枕法等。

1．雾化吸入法

（1）复方丹参气雾剂。

药物组成：三七、丹参、冰片等。功效：活血化瘀，理气止痛。用法：喷雾，1次喷3～5下（每瓶14.2 g），每日3次，4周1个疗程。适用于胸中憋闷，心绞痛。

（2）宽胸气雾剂。

药物组成：细辛、良姜、荜茇、檀香、冰片。剂量比例为0.5：1.5：3.0：1.5：0.8。

用法：上药提取挥发油制成气雾剂。心绞痛发作时，按气雾剂雾化法操作常规，立即将药液喷至咽腔，若10 min不缓解，可重复使用，至心绞痛缓解止。用于治疗心绞痛。

（3）心痛舒喷雾剂。

药物组成：牡丹皮、川芎、冰片。功效：活血化瘀，凉血止痛。用法：喷雾，1次舌下按3下（每瓶4 mL），心绞痛发作时用。或每日3次，每周1个疗程。适用于冠心病心绞痛属偏热型心血瘀阻证类。

功效：即时缓解心绞痛、缩短心绞痛时间、改善症状，疗效确切、迅速，对缺血心电图也有一定的改善，无头痛、头胀等不良反应，无禁忌证和耐药性。连续喷药能使患者心电图ST段压低程度减轻，ST段压低的回升时间缩短，改善患者心脏的收缩功能和舒张功能。

2．贴穴法

（1）冠心止痛膏。

药物组成：丹参、当归、川芎、乳香、没药、公丁香、降香、樟脑、冰片、二甲苯麝香、苯海拉明、橡胶、羊毛脂等。用法：先将前7味药研为粗末，以95%酒精浸制成流浸膏，加入余药捣制成硬膏，并涂于布面即可。同时外贴于内关、膻中或心俞，间隔6～12 h后行第2次贴膏。换药时，先用热毛巾轻擦局部皮肤，1～2 h后再贴药。1周为1个疗程。适用于治疗心绞痛。

（2）心痛散。

药物组成：红花、川芎、延胡索、血竭各10 g，冰片2 g。

用法：上药共研细末，过120目筛备用。治疗时取0.5 g，用橡皮膏外敷于心俞、膻中及阿是穴，每日换药1次。1周为1个疗程。停用其他药。用于治疗冠心病心绞痛。

（3）冠心膏。

药物组成：丹参、川芎、冰片、红花等。功效：活血化瘀，行气止痛。

用法：贴于膻中、心俞、虚里穴，隔24 h更换，2周1个疗程。用于冠心病心绞痛的治疗和预防。

（4）丁郁四神散。

药物组成：丁香、郁金各15 g，山楂30 g，川芎20 g，人参10 g。上药研细末装胶囊，每粒1 g，共80粒。治疗时取3粒药末，米酒调糊，置于3 cm × 3 cm见方胶布或伤湿膏上分别外敷双涌泉穴，每日2次，14天为1个疗程。配服本药3粒，每日3次。用于治疗冠心病心绞痛。

3．敷脐法

（1）高血压敷脐膏。

药物组成：附子、川芎、三棱等。

用法：将前药制膏，取神阙穴，常规消毒后敷本药膏，以桑皮纸和橡皮膏固定，每周敷贴2次，10次为1个疗程。用于治疗高血压。

（2）脐疗粉。

药物组成：吴茱萸、川芎各等份。

用法：上药共研细末，取5 ~ 10 g，放入消毒后的神阙穴内，外用麝香止痛膏固定，3天换药1次，1个月为1个疗程。用于治疗高血压、冠心病。

（3）脐压散。

药物组成：胆汁制吴茱萸500 g，龙胆草醇提取物6 g，硫磺50 g，醋制白矾100 g，朱砂50 g，环戊甲嗪175 mg。

用法：将上药混合研极细粉末。每次用药粉200 mg左右，放入肚脐窝内，覆盖棉球，外用胶布固定，每周更换1次，1个月为1个疗程。用于治疗高血压。

4．敷胸法

（1）心痛膏。

药物组成：川芎、细辛、良姜、檀香、荜拨、延胡索、附子、草乌、川乌等药组成。

用法：用蒸馏法提取挥发油后加硬脂酸基质配制成白色霜膏，装入空白牙膏筒中。同时挤出10 mL涂于面积9 cm × 10 cm塑料薄膜上，贴于胸前，周围以不过敏胶布固定以免挥发，日1次。用于治疗冠心病心绞痛。

（2）苏硝膏。

药物组成：苏合香丸、2%硝酸甘油软膏各等量。

用法：将冠心苏合丸用白开水研成软膏状，与硝酸甘油软膏调和均匀即成。用时取9 cm × 10 cm的薄塑料一块，3 cm × 4 cm的薄塑料两块，分别涂上适量的苏硝膏，大块者贴于心前区，两小块者贴于两臂内关穴处，四周用不过敏胶布固定，以防挥发，每日1次。2周为1个疗程，共观察4个疗程。用于治疗冠心病心绞痛。

（3）桃仁栀子糊剂。

药物组成：桃仁、栀子各12 g，炼蜜30 g。

用法：上2药碾末，加炼蜜调成糊状，摊敷在心前区处，摊敷的面积约7 cm × 15 cm，然后纱布敷盖，胶布固定。初用时每3天换药1次；2次后，7天换1次，6次为1个疗程。用于治疗冠心病。

（4）葶苈丹参散。

药物组成：葶苈子100 g，丹参200 g，乳香100 g，肉桂100 g，白芥子100 g。

用法：上药共研细末，装瓶密封备用。用时取药末100 ~ 200 g，加等量麦面粉用温水调成糊状，涂在棉布或数层纱布上，厚度3 cm，贴敷在心胸部位（局部皮肤涂以麻油以免损伤皮肤），外面再用干布或毛巾包好，待患者胸闷、胸痛、咳嗽有所好转去掉（大约2 h），用湿纱布擦拭敷药处，盖被卧床休息。每日1次，3次为1个疗程，一般不超过3个疗程。用于治疗冠心病。

（5）心绞痛膏。

药物组成：丹参、红花。

用法：上药依法制成流浸膏，涂于布面上即可。心绞痛发作时，将药膏贴敷于患者心前区，每24 h更换1次，2周为1个疗程。用于治疗冠心病心绞痛。

（6）化瘀膏。

药物组成：丹参、黄芪、川芎、红花等。

用法：上药辅以促渗剂制成化瘀膏。敷贴于心前区，剂量为5 g，12 h换1次，疗程为2周。用于治疗缺血性心肌病，心绞痛发作可暂服硝酸甘油。

5. 药枕疗法

（1）天麻钩藤枕。

原料：天麻150 g，钩藤1500 g，罗布麻叶500 g。

制作：将上药晒干或烘干，一起研成粗末，装入枕芯，制成药枕。功效：平肝降压。

适应证：适用于治疗肝阳上亢型高血压。

（2）菊花钩桑枕。

原料：菊花200 g，钩藤120 g，夏枯草80 g，桑寄生60 g，罗布麻叶100 g，生槐花80 g，灯心草30 g，绿豆衣300 g，薄荷60 g，龙脑20 g。

制作：将上述中药晒干或烘干，一起研成粗末，装入枕芯，制成药枕。功效：凉血平肝，开窍醒脑。

适应证：适用于治疗肝阳上亢型高血压，其中以1、2级高血压效果最好。

（3）薄荷降压枕。

原料：薄荷60 g，菊花120 g，桑叶100 g，苦丁茶40 g，青木香30 g，川芎250 g，蚕沙20 g，生石膏、紫草各60 g，牡丹皮150 g，草决明180 g，桑枝80 g，夏枯草40 g。

制作：将上述中药洗净，晒干，加工成粉末，制成药枕。功效：平肝潜阳，疏风活血。

适应证：适用于治疗肝阳上亢型高血压。

第二节 西医治法

一、药物治疗

（一）无症状心肌缺血的药物治疗

无症状性心肌缺血（SMI）亦称隐匿型冠心病、无症状性冠心病、静息性心肌缺血，指无临床症状，但客观检查有心肌缺血表现的冠心病，作为心肌缺血的一种表现形式，普遍存在于冠心病各种不同类型中。近年来研究显示，无症状心肌缺血与心绞痛发作有同样的预后意义，因此对冠心病患者的治疗应包括控制心绞痛发作及无症状心肌缺血的发作，最大限度地减少心肌缺血发作，预防心脏事件的发生及改善预后。

SMI的防治，包括以下几方面：①治疗高血压、高血脂、糖尿病，戒烟、酒和避免诱发心肌缺血的活动；②应用抗心绞痛药物，如硝酸酯类药物、β受体阻滞剂、钙通道阻滞剂、抗凝药及抗血小板聚集药；③应用他汀类药物；④除药物治疗外，应用血管重建术治疗SMI也逐渐受到重视，如经皮腔内冠状动脉成形术（PTCA）、置入药物支架、冠状动脉旁路移植术等均可应用。

1. 完全无症状性心肌缺血　对此型患者应积极进行抗动脉粥样硬化治疗，对高脂血症者，应用他汀类药物调脂治疗，防止斑块加重和促进粥样斑块消退。控制高血压、糖尿病和吸烟等危险因子，防止其发展成为严重的冠心病类型并降低心脏事件发生率。对静息、运动心电图或核素心肌显像显示有明显心肌缺血改变者，应适当减轻体力活动，选用硝酸酯类、β受体阻滞剂、钙通道阻滞剂等（CCB）药物进行抗心肌缺血治疗。资料显示，β受体阻滞剂在减少日常活动诱发的心肌缺血发作、心肌缺血时间方面优于CCB类药物，尤其对于凌晨发生的心血管高危事件有特殊价值，其机制与控制晨起高血压和过快心率有关。长效β受体阻滞剂可能作用更为突出。

SMI发作时应密切观察心率变化。如心肌缺血发作时心率不快，反映冠状动脉血管张力大，以心肌供血减少为主，可选择CCB或硝酸酯＋CCB治疗。多数心肌缺血发作时心率加快，机制为血管病变严重，心肌需氧和供氧失衡，可选择硝酸酯＋β受体阻滞剂。动态心电图检测有助于选择药物，对于心肌供血时心率时快时慢的患者，在缺血发作处于高阈值期时应选用硝酸酯＋β受体阻滞剂，在缺血发作处于低阈值期时应选用硝酸酯、CCB或两者联合使用。另外，冠状动脉造影检查发现的左主干等主要冠状动脉血管有严重病变的患者可行PCI或CABG治疗。

2. 心绞痛患者发生的无症状心肌缺血　应重视减轻全部心肌缺血负荷，动态心电图或运动负荷试验监测SMI的发作时段、发作次数、持续时间、ST段下降的程度。避免或消除导致心肌缺血发作的诱因。对于稳定型心绞痛患者，SMI的发作多为心肌需氧量增加所致，可选择硝酸酯和β受体阻滞剂联合治疗。不稳定型心绞痛患者的SMI发作与痉挛有关，故对发作时ST段抬高或有其他证据提示其发作主要由冠状动脉痉挛引起者，可选用硝酸酯与CCB联合应用。小剂量阿司匹林抑制血小板聚集、减少心肌缺血发作，可明显降低SMI患者心脏事件的发生率。

对药物治疗后仍有SMI发作的患者，应及时行冠状动脉造影检查，明确血管病变严重程度和心功能状况，必要时行PCI或CABG治疗。

3. 心肌梗死后发生的无症状心肌缺血　β受体阻滞剂可减慢心率，降低心肌收缩力，降低心肌耗氧量，有心肌保护作用，可提高患者运动耐力，减轻运动时SMI发作，从而减少梗死后心源性猝死，降低死亡率，改善预后。对于频繁、持续的药物治疗无效的心肌缺血发作，行冠状动脉造影检查，必要时行PCI或CABG治疗。

综上所述，SMI与心绞痛发作有同等的不良预后，甚至更差，SMI发生的严重心律失常、AMI、猝死，因为没有心绞痛症状，很容易因漏诊而延误治疗。因此，应提高对SMI的认识以降低其病死率。如何有效治疗SMI仍是临床医生亟待解决的难题。

（二）慢性稳定型心绞痛患者的药物治疗

慢性稳定型心绞痛药物治疗的主要目的是预防心肌梗死和猝死，改善生存率；减轻症状和缺血发作，改善生活质量。在选择药物时，应首先考虑预防心肌梗死和死亡。此外，在治疗心肌缺血本身的同时，积极控制危险因素也很重要。目前治疗稳定型心绞痛的药物中，按药物的作用价值可大致分为两类：一类为改善预后的药物，即在长期随访中能够明确降低患者的死亡率及心肌梗死发生率，主要有抗血小板药物、β受体阻滞剂、血管紧张素转化酶抑制剂（ACEI）、他汀类调脂药物等；另一类为缓解缺血症状的药物，这类药物主要作用为缓解心肌缺血，改善生活质量，而对于临床预后的益处无明确证据，此类药物主要包括硝酸酯类、钙通道阻滞剂等。而β受体阻滞剂则兼有改善预后及缓解症状的作用。本节将对这些药物分别进行阐述。

1. 改善预后的药物

（1）阿司匹林：阿司匹林的应用是冠心病治疗史上的一个里程碑。阿司匹林主要通过抑制环氧化酶和血栓烷（TXA_2）的合成达到抗血小板聚集的作用，大量随机对照研究证实了慢性稳定型心绞痛患者服用阿司匹林能够显著降低心肌梗死、脑卒中或心血管性死亡的风险。所有的稳定型心绞痛患者只要没有用药禁忌证都应该服用阿司匹林。目前，2006年ESC指南和2007年中国《慢性稳定型心绞痛诊断与治疗指南》（以下简称2007年中国指南）建议阿司匹林的最佳剂量范围为75 ~ 150 mg/d，2007年AHA/ACC《慢性稳定型心绞痛治疗指南》建议阿司匹林剂量为75 ~ 162 mg，研究显示超过或低于此剂量范围阿司匹林的益处都将减少。其主要不良反应为胃肠道出血或对阿司匹林过敏。高剂量阿司匹林会导致胃肠道出血的风险增加。颅内出血也是阿司匹林少见但严重的并发症之一。尽管服用阿司匹林后颅内出血的相对风险增加30%，但因服用阿司匹林导致的颅内出血的绝对风险不足1/1 000。在长期治疗中，阿司匹林的剂量选择应权衡患者的获益以及出血并发症风险的大小。2006年ESC指南和2007年中国指南建议，在因出血或过敏不能耐受阿司匹林的患者，可改用氯吡格雷作为替代治疗。

（2）氯吡格雷：氯吡格雷和噻氯匹定（抵克力得）同属噻吩吡啶类抗血小板药

物。由于噻氯匹定使白细胞和血小板降低的不良反应较多，目前已基本被氯吡格雷代替。氯吡格雷通过选择性不可逆地抑制血小板ADP受体而阻断ADP激活依赖的血小板膜糖蛋白（GP）Ⅱb/Ⅲa复合物，有效地减少ADP介导的血小板激活和聚集。

由于氯吡格雷价格昂贵，且尚缺乏优于阿司匹林的证据，因此目前主要用于由于消化道出血和阿司匹林过敏而无法应用阿司匹林的患者。CURE、PCI-CURE以及CREDO研究的结果均显示，在急性冠脉综合征和接受PCI的患者中，氯吡格雷联合阿司匹林（双联）抗血小板治疗预防MACE事件的效果明显优于单独应用阿司匹林，但在未接受PCI的慢性稳定型心绞痛患者中，双联抗血小板治疗仍缺乏依据。

氯吡格雷起效快，顿服300 mg后2 h即能达到有效血药浓度，24 h达到最大血小板抑制效应。而如果顿服600 mg，6 h即可达到最大血小板抑制效应。常用维持剂量为75 mg/d，1次口服。

（3）β受体阻滞剂：β受体阻滞剂选择性地结合β肾上腺素能受体，竞争性、可逆性地拮抗β肾上腺素能刺激物对各器官的作用。β受体阻滞剂对静息时心率和心肌收缩力的作用甚小，而交感神经激活（如运动或应激）时，可显著减慢心率和降低心脏收缩力。

β受体阻滞剂根据对受体的选择可分为非选择性和$β_1$选择性。非选择性β受体阻滞剂竞争性阻断$β_1$和$β_2$肾上腺素能受体，主要代表药物为普萘洛尔，目前在冠心病患者中已基本不用；而$β_1$选择性阻断剂是目前冠心病应用的主要类型，对$β_1$受体有更强的亲和力。选择性为剂量依赖的，大剂量使用将使选择性减弱或消失。但有些β受体阻滞剂具有微弱的激活反应，称为内在拟交感活性，能同时刺激和阻断β肾上腺素能受体。一些β受体阻滞剂具有外周扩血管活性，机制为阻断$α_1$肾上腺素能受体（如卡维地洛、阿罗洛尔、拉贝洛尔），或激活$β_2$肾上腺素能受体（如塞利洛尔），或与肾上腺素能受体无关的机制（如布新洛尔、萘比洛尔）。

β受体阻滞剂亦可分为脂溶性和水溶性两类。脂溶性β受体阻滞剂（如美托洛尔、普萘洛尔、噻吗洛尔）可迅速被胃肠道吸收，并在胃肠道和肝被广泛代谢（首过效应），口服生物利用度低（10%～30%），当肝血流量下降（如老年、心力衰竭、肝硬化）时药物容易蓄积，脂溶性药物较易进入中枢神经系统。而水溶性β受体阻滞剂（如阿替洛尔）胃肠道吸收不完全，以原型或活性代谢产物从肾脏排泄，与其他肝代谢药物无相互作用，很少穿过血脑屏障，当肾小球滤过率下降（老年、肾功能障碍）时，半衰期延长。

β受体阻滞剂是一种具有很强的负性肌力作用的药物，因此以往一直禁用于HF。临床试验亦表明，该药治疗初期对心功能有明显抑制作用，使LVEF降低；但后期的大量研究表明，如从很小剂量起用，此作用可不明显，且长期治疗（>3个月）则均能够使心功能改善，LVEF增加；治疗4～12个月，能降低心室肌重量和容量，改善心室形状，提示心肌重构得到延缓或逆转。该药可以有效拮抗交感神经系统、肾素-血管紧张素-醛固酮系统（RAAS）及过度激活的神经体液因子的兴奋作用，在心血管疾病的恶性循环链中起到重要的阻断作用。这种急性药理作用和长期治疗作用截然不同的效应被认为β受体阻滞剂改善心肌功能的“生物学效应”。

迄今已有20个以上安慰剂对照随机试验结果一致显示，在应用ACEI和利尿剂的基础上，加用β受体阻滞剂长期治疗能改善HF患者临床状况和左心室功能，降低住院率，使死亡危险性进一步下降36%，提示同时抑制两种神经内分泌系统可产生相互叠加的有益效应。有分析还表明，无论年龄、性别、心功能分级、LVEF、缺血性还是非缺血性病因、有无糖尿病，β受体阻滞剂均一致地产生临床益处。这充分显示了β受体阻滞剂在慢性HF治疗中不可取代的地位。脂溶性的β受体阻滞剂，不但作用于心脏，使心率减慢，心电活动稳定，而且能作用于中枢，阻断交感神经活性，增强迷走神经对心脏的作用，减少猝死的发生。而对于水溶性β受体阻滞剂（如阿替洛尔），目前仍缺乏在HF患者中有益的证据。

近20多年来，各种新型降压药物不断问世。在一些比较传统降压药物和“新药”的随机双盲临床试验中，β受体阻滞剂和（或）利尿剂的总体疗效与钙通道阻滞剂和（或）ACEI等新药相当。资料汇总分析显示，钙通道阻滞剂和ACEI治疗对心血管病主要终点事件的降低程度与利尿剂或β受体阻滞剂相似。抗高血压治疗的收益主要取决于血压水平的降低。因此，在目前多数国家的高血压指南中都把利尿剂、β受体阻滞剂、钙通道阻滞剂、ACEI和ARB并列为第一线的降压药物。

β受体阻滞剂用于老年单纯高血压患者的临床效果不如其他类别药物，这可能是因为老年患者的血浆肾素活性偏低和β受体的敏感性下降，也可能与有关试验中的β受体阻滞剂都采用阿替洛尔有关。但是，在联合治疗方案中，β受体阻滞剂与长效二氢吡啶类钙通道阻滞剂合用，不仅能获得协同降压作用，还可以抑制钙通道阻滞剂引起的反射性交感神经兴奋。β受体阻滞剂与噻嗪类利尿剂的组合，曾经是应用最广泛、临床疗效肯定的一种降压药物联合方案。但是近年来的证据显示这种组合有增加新发糖尿病的危险，故应避免用于有代谢综合征或易患糖尿病的高血压患者。

鉴于β受体阻滞剂在上述高危人群中的益处，2006年ESC《慢性稳定型心绞痛诊治指南》将心肌梗死后稳定型心绞痛或心力衰竭患者使用β受体阻滞剂列为Ⅰ类适应证。2007年AHA/ACC《慢性稳定型心绞痛诊断与治疗指南》也建议，在所有伴心肌梗死、急性冠脉综合征或左心功能不全的患者中，无论有无心力衰竭症状，如无禁忌均应无限期应用β受体阻滞剂。而对于伴高血压的患者，指南亦建议初始降压药物宜选择β受体阻滞剂或ACEI。2007年美国《预防检测评估与治疗高血压全国委员会第7次报告（JNC7）高血压指南》也建议，高血压伴慢性稳定型心绞痛患者的降压药物应首选β受体阻滞剂。

β受体阻滞剂对无上述危险因素的稳定型心绞痛患者预后的影响，目前尚缺乏大型临床研究的证据。在大规模临床研究APSIS和TIBET试验中，均未发现β受体阻滞剂在稳定型心绞痛患者中疗效优于钙通道阻滞剂（硝苯地平或维拉帕米）的证据。但考虑到β受体阻滞剂在心肌梗死后、高血压以及心力衰竭患者中的显著益处，以及β受体阻滞剂抗缺血的独特优势，目前仍然认为，即使在低危的稳定型心绞痛患者中，如无禁忌仍应尽量使用β受体阻滞剂。

在应用过程中，β受体阻滞剂的使用剂量应个体化，从较小剂量开始，逐级增加剂量，以能缓解症状、心率不低于50次/分为宜。建议选用无内在拟交感活性、对β_1受体选择性较高或兼有阻滞α受体扩血管作用的β受体阻滞剂如美托洛尔、比索洛尔和卡维地洛。这些药物对糖代谢、脂代谢、胰岛素敏感性、支气管和外周血管等的不利影响相对较小，可以较安全地应用于合并有糖尿病、慢性肺部疾病或外周血管疾病的高血压患者。而对于伴代谢综合征或易患糖尿病的低危患者，应尽量避免β受体阻滞剂与大剂量噻嗪类利尿剂的联合使用。

需要注意的是，在服用β受体阻滞剂过程中如需停药，需逐渐减量至停用，突然停药可发生“停药反跳”，表现为高血压、心律失常及心绞痛恶化。而在高危患者中，可能会使慢性HF病情恶化并增加MI和猝死的危险。停药反跳与长期治疗中β肾上腺素能受体敏感性上调有关。因此，《中国β肾上腺素能受体阻滞剂在心血管疾病应用专家共识》建议，β受体阻滞剂整个撤药过程应至少2周，每2～3天剂量减半，停药前最后的剂量至少维持4天。若出现症状，建议更缓慢地撤药。若手术前要停用本品，必须至少在48 h前，除非有特殊情况，如毒性弥漫性甲状腺肿（Graves病）和嗜铬细胞瘤。

总体而言，β受体阻滞剂耐受性较好，但也可发生一些严重不良反应，尤见于大剂量应用时。主要不良反应有以下几点：①缓慢性心律失常。β受体阻滞剂减慢心率、抑制异位起搏点自律性、减慢传导和增加房室结不应期，因此可造成严重心动过缓和房室传导阻滞，主要见于窦房结和房室结功能已受损的患者；②周围血管收缩。β受体阻滞剂阻断血管$β_2$受体，α受体失去$β_2$受体拮抗从而减少组织血流量，可出现肢端发冷、雷诺综合征以及已有严重外周血管疾病者病情恶化等。然而对有外周血管疾病的冠心病患者而言，β受体阻滞剂的临床益处更为重要。有血管扩张作用的β受体阻滞剂或选择性$β_1$受体阻滞剂则此种不良反应不明显；③影响血糖、血脂代谢。β受体阻滞剂影响糖、脂代谢的确切机制并未被完全阐明。既往研究显示，β受体阻滞剂通过阻断$β_2$受体抑制胰岛素分泌、促进胰高血糖素的释放、促进糖原分解并减少肌肉组织对葡萄糖的摄取，从而干扰糖、脂代谢的过程，升高血糖、胆固醇和三酰甘油；但很多研究显示，β受体阻滞剂长期治疗对基线和刺激后的血浆胰岛素的水平并无显著影响。在冠心病患者中，常有超过1/3的患者合并糖尿病，鉴于β受体阻滞剂在冠心病患者中的绝对益处，尤其对于心肌梗死后患者及心力衰竭患者，糖尿病并不能作为β受体阻滞剂的禁忌证；④气道阻力增加。β受体阻滞剂可导致危及生命的气道阻力增加，故禁用于哮喘或支气管痉挛性慢性阻塞性肺病（COPD）。但近期大量小样本研究均显示，高选择的$β_1$受体阻滞剂，如比索洛尔，并不显著增加COPD患者的气道阻力，也不会使患者喘憋症状恶化。因此，如COPD患者需应用β受体阻滞剂，应选择高选择性$β_1$受体阻滞剂；⑤其他。β受体阻滞剂中枢神经系统不良反应包括疲劳、头痛、睡眠紊乱、失眠和多梦，以及情绪压抑等。水溶性药物此类反应较为少见。患者的疲劳可能与骨骼肌血流减少有关，也可能与中枢作用有关。此外，部分患者可出现或加重勃起功能障碍。

（4）调脂治疗：血脂异常引起动脉粥样硬化的机制是目前研究的热点。现有研究结果证实，高胆固醇血症是冠心病及其他动脉粥样硬化性疾病的主要危险因素之一。目前，在动物实验、人体病理学、遗传学、流行病学以及大规模临床降脂治疗试验等各个领域均已证实了高胆固醇血症与冠状动脉粥样硬化间的密切关系。

低密度脂蛋白（LDL）是致动脉粥样硬化的基本因素。LDL通过血管内皮进入血管壁内，在内皮下滞留的LDL被修饰成氧化型LDL（ox-LDL），巨噬细胞吞噬ox-LDL后形成泡沫细胞，后者不断地增多、融合，构成了动脉粥样硬化斑块的脂质核心。大量研究提示，在动脉粥样硬化形成过程中，持续发生一系列的慢性炎症反应。所以，有研究认为，动脉粥样硬化是一种慢性炎症性疾病。然而，LDL可能是这种慢性炎症的始动和维持的基本要素。

高密度脂蛋白（HDL）被视为是人体内具有抗动脉粥样硬化的脂蛋白。因为HDL可将泡沫细胞中的胆固醇带出来，转运给肝进行分解代谢。也有研究提示，HDL还可能通过抗炎、抗氧化和保护血管内皮功能而发挥其抗动脉粥样硬化作用。大量的流行病学资料表明，血清高密度脂蛋白胆固醇（HDL-C）水平与冠心病发病呈负相关。流行病学资料发现，血清HDL-C每增加0.40 mmol/L（15 mg/dl），则冠心病危险性降低2%～3%。HDL-C＞1.55 mmol/L（60 mg/dl）被认为是冠心病的保护性因素。HDL-C的高低也明显受遗传因素的影响。严重营养不良者，伴随血浆TC明显降低，HDL-C也低下。肥胖者HDL-C也多偏低。吸烟可使HDL-C下降，而少至中量饮酒和体力活动会升高HDL-C。糖尿病、肝炎和肝硬化等疾病状态可伴有低HDL-C。高三酰甘油血症患者往往伴有低HDL-C。

虽然继发性或遗传性因素可升高胆固醇（TG）水平，但临床中大部分血清TG升高主要见于糖尿病和代谢综合征。TG轻至中度升高常反映血浆乳糜微粒（CM）和极低密度脂蛋白（VLDL）残粒增多，这些残粒脂蛋白由于颗粒变小，可能具有直接致动脉粥样硬化作用。但是，多数研究提示，TG升高很可能是通过影响LDL或HDL的结构，而具致动脉粥样硬化作用。调查资料表明，血清TG水平轻至中度升高者患冠心病的危险性增加。当TG重度升高时，常可伴发急性胰腺炎。

近年来，非高密度脂蛋白胆固醇（非HDL-C）受到临床重视。非HDL-C是指除HDL以外其他脂蛋白中含有胆固醇的总和，主要包括低密度脂蛋白胆固醇（LDL-C）和极低密度脂蛋白胆固醇（VLDL-C），其中LDL-C占70%以上。计算非HDL-C的公式如下：非HDL-C＝TC－HDL-C。非HDL-C可作为冠心病及其高危人群防治时降脂治疗的第二目标，适用于TG水平在2.27～5.64 mmol/L（200～500 mg/dL）时，特别适用于VLDL-C增高、HDL-C偏低而LDL-C不高或已达治疗目标的个体。

致动脉粥样硬化脂蛋白谱是一组血脂异常，包括TG升高、HDL-C低和LDL颗粒增多。这3种血脂异常共同存在，常是糖尿病和代谢综合征所伴随的血脂异常的特征。由于这3种血脂异常同时存在时，发生冠心病的危险性明显增加，因而在临床上引起了重视。

（5）血管紧张素转换酶抑制剂（ACEI）：研究证实ACEI可改善心肌梗死患者的预后，明显减少远期病死率、心力衰竭和再梗死率。2000年发表的HOPE研究和

2003年公布的EUROPA研究进一步确认了ACEI在冠心病治疗中的地位。

2002年AHA/ACC《慢性稳定型心绞痛诊断和治疗指南》以及2006年欧洲心脏病（ESC）《慢性稳定型心绞痛治疗指南》均建议，在所有合并糖尿病、心力衰竭、左心室收缩功能不全、高血压、心肌梗死后左室功能不全的患者中，使用ACEI类药物。

然而，低危慢性稳定型心绞痛患者是否应该常规应用ACEI目前尚无定论。在2006年ESC指南中，将所有慢性稳定型心绞痛患者均服用ACEI推荐为Ⅱa适应证。2002年AHA/ACC指南中，仅建议ACEI在非高危患者中用于控制血压和症状，而在2007年AHA/ACC指南中进一步强化了ACEI的应用，并重新界定了低危的定义（低危患者是指左心功能正常，心血管因素控制良好，且未接受血管重建治疗的患者）。新指南建议，在非高危稳定型心绞痛患者中，除非有使用禁忌，否则也应该应用ACEI，而在低危稳定型心绞痛患者中应用ACEI也是合理的。

（6）钙通道阻滞剂：钙通道阻滞剂在慢性稳定型心绞痛治疗中对预后的益处目前一直缺乏临床证据，但在缓解心绞痛症状方面具有较好的疗效。

钙通道阻滞剂可大致分为两类：二氢吡啶类和非二氢吡啶类（包括维拉帕米和地尔硫䓬），不同的钙通道阻滞剂药代动力学特点和临床疗效各不相同。早期的DAVITⅡ和MDPIT亚组分析显示，维拉帕米和地尔硫䓬在无心功能不全的梗死后患者中表现出改善预后的益处。而对于二氢吡啶类药物，早期的研究显示短效硝苯地平在冠心病患者中不仅不能改善预后，大剂量时还可导致死亡率增加。因此，短效硝苯地平目前已基本不被单独应用于患者的长期治疗。但长效的二氢吡啶类药物在近期的临床研究中同样未能对患者预后产生显著影响。由于在早期的研究中显示，在无心功能不全的梗死后患者中维拉帕米和地尔硫䓬具有一定优势，因此可用于对β受体阻滞剂无法耐受的患者。

1．减轻症状、改善缺血的药物　在稳定型心绞痛的治疗中，除改善临床预后，减少死亡和心肌梗死外，改善缺血症状、提高生活质量也是重要的治疗目的。改善缺血的药物应与预防心肌梗死和死亡的药物联合使用，其中有一些药物，如β受体阻滞剂，同时兼有两方面的作用。目前减轻症状及改善缺血的主要药物包括三类：β受体阻滞剂、硝酸酯类药物和钙通道阻滞剂。

（1）β受体阻滞剂：β受体阻滞剂可以减少心绞痛发作和增加运动耐量。用药后要求静息心率降至55～60次/分，严重心绞痛患者如无心动过缓症状，可降至

50次/分。

只要无禁忌证，β受体阻滞剂应作为稳定型心绞痛的初始治疗药物。β受体阻滞剂能降低心肌梗死后稳定型心绞痛患者死亡和再梗死的风险。目前可用于治疗心绞痛的β受体阻滞剂有很多种，当给予足够剂量时，均能有效预防心绞痛发作。目前更倾向于使用选择性β_1受体阻滞剂，如美托洛尔、阿替洛尔及比索洛尔。同时具有α和β受体阻滞的药物，在慢性稳定型心绞痛的治疗中也有效。

在有严重心动过缓和高度房室传导阻滞、窦房结功能紊乱、有明显的支气管痉挛或支气管哮喘的患者，禁用β受体阻滞剂。外周血管疾病及严重抑郁是应用β受体阻滞剂的相对禁忌证。慢性肺心病的患者可小心使用高度选择性β_1受体阻滞剂。没有固定狭窄的冠状动脉痉挛造成的缺血，如变异型心绞痛，不宜使用β受体阻滞剂，这时钙通道阻滞剂是首选药物。推荐使用无内在拟交感活性的β受体阻滞剂。β受体阻滞剂的使用剂量应个体化，从较小剂量开始。

（2）硝酸酯类：硝酸酯类药物是临床上最古老的心血管药物之一，在治疗心肌缺血方面一直发挥着重要的作用。硝酸酯类药物的基本作用是扩张血管平滑肌，其缓解心肌缺血的主要机制在于两个方面：减轻心肌耗氧量及增加心肌血供。硝酸酯对静脉和动脉均有扩张作用，对静脉的扩张作用大于动脉。硝酸甘油除扩张冠状动脉、增加心肌血流灌注外，还可作为扩血管药物降低心脏前后负荷、改善心功能。目前发现，硝酸酯不仅仅具有扩血管作用，还具有抑制血小板聚集、改善血液黏稠度、使缺血性受损心肌的代谢正常化等作用。由于硝酸酯类药物会反射性增加交感神经张力使心率加快。因此，常联合负性心率药物如β受体阻滞剂或非二氢吡啶类钙通道阻滞剂治疗慢性稳定型心绞痛。联合用药的抗心绞痛作用优于单独用药。

目前临床上常用的硝酸酯类药物主要有3种：硝酸甘油、二硝酸异山梨酯（ISDN）以及5-单硝酸异山梨酯（5-ISMN）。5-ISMN是ISDN经过肝的代谢产物。三者虽作用机制大致相同，但药代动力学却相差甚远。硝酸甘油作用的半衰期只有3 min，而ISDN的半衰期为30～40 min，5-ISMN的半衰期长达4～5 h，因此，目前的长效硝酸酯类制剂多为5-ISMN。硝酸甘油的脂溶性最强，5-ISMN最弱，ISDN介于两者之间。

根据硝酸酯类药物药代动力学的不同，又可分为快速起效制剂和中长效制剂。临床上可通过不同类型的硝酸酯及不同的给药途径以满足不同需要。

快速起效的制剂主要通过舌下含服和静脉给药以快速起效。舌下给药制剂可以是片剂，如硝酸甘油或ISDN，也可以是喷雾剂，如NTG或ISDN。特点是起效快，作用时间短，不经过肝的首过代谢作用，主要用于急性心绞痛发作后的症状缓解。要达到快速起效的目的，药物片剂应在短时间内快速化解，而喷雾剂每喷剂量都应准确，且应该告知患者准确的喷雾方法和部位。静脉给药途径亦起效较快，且作用恒定，易于调节剂量，同样不经过肝的首过代谢，主要用于不稳定型心绞痛、心绞痛反复发作、急性心肌梗死、急性左心衰竭及肺水肿等。目前的静脉制剂主要有硝酸甘油和ISDN，两者的血流动力学效应有细微的差别。ISDN通常应用剂量较硝酸甘油高，对动脉的扩张效应稍强于硝酸甘油，而对心率加快效应稍弱于硝酸甘油。

中、长效制剂主要用于冠心病的长期治疗，用于心绞痛发作的预防。其可通过以下两种给药途径实现：①口服给药途径，硝酸甘油缓释剂型目前很少应用。ISDN半衰期为30～40 min，口服生物利用度较低，目前应用也较少。5-ISMN半衰期4～5 h，口服不经过肝的首过代谢，生物利用度100%，是目前长效制剂的主要类型。5-ISMN有普通制剂和缓释制剂，而缓释制剂应用更多。目前缓释制剂主要有长效单硝酸异山梨酯（异乐定，Elantan Long）、依姆多、德明等；②NTG贴片经皮给药，可持续释放药物，不经过肝首过代谢。但国内尚无此产品。

舌下含服或喷雾用硝酸甘油仅作为心绞痛发作时缓解症状用药，也可在运动前数分钟使用，以减少或避免心绞痛发作。长效硝酸酯制剂用于减低心绞痛发作的频率和程度，并可能增加运动耐量。长效硝酸酯类不适宜用于心绞痛急性发作的治疗，而适宜于慢性长期治疗。每天用药时应注意给予足够的无药间期，以减少耐药性的发生。如劳力型心绞痛患者日间服药，夜间停药，皮肤敷贴片白天敷贴，晚上除去。

硝酸酯类药物的不良反应包括头痛、面色潮红、心率反射性加快和低血压，以上不良反应以短效硝酸甘油更明显。第1次含用硝酸甘油时，应注意可能发生体位性低血压。使用治疗勃起功能障碍药物西地那非者24 h内不能应用硝酸甘油等硝酸酯制剂，以避免引起低血压，甚至危及生命。

对由严重主动脉瓣狭窄或肥厚型梗阻性心肌病引起的心绞痛，不宜用硝酸酯类制剂，因为硝酸酯类制剂降低心脏前负荷和减少左室容量，能进一步增加左室流出道梗阻程度，而严重主动脉瓣狭窄患者应用硝酸酯类制剂也因前负荷的降低进一步减少心搏出量，有造成晕厥的危险。

硝酸甘油的耐药是一个不可忽视的临床现象。目前硝酸甘油的耐药机制仍不十分明确。目前的学说主要有流基耗竭学说、神经激素激活学说、血管内容量扩张学说、超氧阴离子学说等多种解释，但任何一种学说均无法完全对耐药现象进行解释。科学合理地用药是避免耐药的主要方法，即应提供硝酸酯类药物一定的空白间期，而避免长期连续用药。一般建议每日提供8 h的低硝酸酯间期。静脉制剂尽量限于危重病例应用，可每日给药10～16 h，避免长期用药连续超过24 h。口服制剂可每日多次应用，且强调“偏时性应用”，如每日2次，则早晨7：00—8：00服用，下午3：00—4：00服用，最后一粒不晚于下午6：00，以使夜间存在一定的空白间期。或采用每日1次长效制剂，通过药物本身的药代动力学设计提供低硝酸酯间期。

（3）钙通道阻滞剂：尽管钙通道阻滞剂在稳定性冠心病患者中未表现出改善预后的益处，但其对心绞痛症状的缓解具有显著优势。

钙通道阻滞剂对冠状动脉也有直接扩张作用，因此对变异型心绞痛或以冠状动脉痉挛为主的心绞痛，钙通道阻滞剂是一线药物。地尔硫䓬和维拉帕米能减慢房室传导，常用于伴有心房颤动或心房扑动的心绞痛患者，这两种药不应用于已有严重心动过缓、高度房室传导阻滞和病态窦房结综合征的患者。

为了避免药物浓度和心脏效应的波动，应尽量避免应用短效钙通道阻滞剂。临床研究也显示，长效钙通道阻滞剂能减少心绞痛的发作。中国《慢性稳定型心绞痛诊断的治疗指南》和ESC《稳定型心绞痛诊治指南》均建议，当β受体阻滞剂作为初始治疗药物效果不满意时，可以联合使用长效二氢吡啶类钙通道阻滞剂。而对于合并高血压的冠心病患者，可应用长效钙通道阻滞剂作为初始治疗药物。

长效二氢吡啶类钙通道阻滞剂常和β受体阻滞剂联合用药，其比单用一种药物更有效。两药联用时，β受体阻滞剂可减轻二氢吡啶类钙通道阻滞剂引起的反射性心动过速不良反应。非二氢吡啶类钙通道阻滞剂地尔硫䓬或维拉帕米可作为对β受体阻滞剂有禁忌的患者的替代治疗。但非二氢吡啶类钙通道阻滞剂和β受体阻滞剂的联合用药能使传导阻滞和心肌收缩力减弱更加明显，要特别警惕。老年人、已有心动过缓或左室功能不良的患者应避免合用。所有类型的钙通道阻滞剂均具有不同程度的负性肌力效应，因此应避免在心力衰竭的患者中应用。尽管二氢吡啶类药物可以通过扩张血管减轻心脏负荷，但在心力衰竭时也常常容易使心功能恶化。当稳定型心绞痛合并心力衰竭必须应用长效钙通道阻滞剂时，可选择氨氯地平或非洛地平。

钙通道阻滞剂的不良反应主要源于其扩血管效应，主要有外周水肿、头痛、面部潮红、低血压等。其他不良反应还包括虚弱无力、便秘、心悸等。

（4）其他治疗药物

1）代谢性药物：主要代表药物为曲美他嗪。心肌缺血时常伴随交感神经兴奋和儿茶酚胺水平升高，使血液中游离脂肪酸水平升高，心肌能源供给中游离脂肪酸氧化可由正常时的60%～70%增加至80%～90%，高水平脂肪酸氧化可显著抑制葡萄糖氧化速率，使葡萄糖酵解和葡萄糖氧化的耦联失调，致使心肌细胞内H^+、Ca^{2+}及Na^+超载，引起细胞酸中毒和损害，使心肌工作效率降低，同时耗能增加。曲美他嗪能够明显抑制游离脂肪酸代谢，使游离脂肪酸代谢减少，从而使心肌以葡萄糖代谢为主产生能量，当存在冠状动脉病变而心肌供氧受到限制时，提高氧的利用度，产生更多的高能磷酸键，以缓解心肌缺血症状，并维持心肌的存活和心脏的功能。另外，曲美他嗪使游离脂肪酸代谢产生的乙酰辅酶A减少，从而刺激丙酮酸脱氢酶，间接使葡萄糖氧化得到加强。同时，曲美他嗪通过减少细胞内H^+、Ca^{2+}、Na^+的超载，提高乳酸的利用率，减少细胞酮体产生和抑制缺氧所致的细胞酸中毒等，对心肌细胞产生直接保护作用。因此曲美他嗪可不通过血流动力学的改变来缓解心肌缺血症状。其可与β受体阻滞剂等抗心肌缺血药物联用。

中国慢性心绞痛指南和ESC指南均建议，可以使用代谢类药物曲美他嗪作为辅助治疗或作为传统治疗药物不能耐受时的替代治疗。曲美他嗪的常用剂量为60 mg/d，分3次口服。

其他改善心肌代谢的药物还包括雷诺嗪、左卡尼丁，但这些药物仍缺乏在稳定性冠心病患者中应用的证据。目前，也未有代谢类药物在冠心病患者中能够改善临床预后的证据。

2）尼可地尔：尼可地尔是一种钾通道开放剂，与硝酸酯类制剂具有相似药理特性，对稳定型心绞痛治疗可能有效。2007年中国《慢性稳定型心绞痛诊断与治疗指南》和2006年ESC《稳定型心绞痛诊治指南》也建议，当患者不能耐受β受体阻滞剂或β受体阻滞剂作为初始治疗药物效果不满意时，可使用尼可地尔作为减轻症状的治疗药物。而当使用长效钙通道阻滞剂单一治疗或联合β受体阻滞剂治疗效果不理想时，可考虑将长效钙通道阻滞剂换用或加用长效硝酸酯类或尼可地尔。尼可地尔的常用剂量为6 mg/d，分3次口服。

（三）不稳定型心绞痛的药物治疗

对于不稳定型心绞痛（UA）患者，医生应解除其紧张、恐惧情绪，可给予镇静剂。发作严重者给予吸氧、心电监测。有10%～15%不稳定型心绞痛患者，症状发作与某些诱因有关，常见有高血压、感染、贫血、心律失常，对于这些患者纠正诱因对治疗十分重要。

对于UA患者应予吸氧，卧床休息，保持静脉通道，注意饮食和通便。精神紧张和疼痛可使交感神经过度兴奋，使心肌耗氧量增加。应用镇痛剂是缓解疼痛的有效措施之一。镇痛剂以吗啡和哌替啶最为常用。吗啡常用剂量为静脉注射2～4 mg，必要时5～15 min后可重复使用。吗啡不良反应包括低血压、心动过缓、恶心、呕吐和呼吸抑制。哌替啶镇痛作用较吗啡弱，不良反应较少，但可致心动过速和呕吐。哌替啶肌内注射一般不影响心率，常用25～50 mg肌内注射，4～6 h重复。

1. 抗血小板、抗凝治疗

（1）阿司匹林：目前有三项临床随机试验已经证实阿司匹林在ACS治疗中的作用。所有ACS患者，只要没有禁忌证，均推荐使用阿司匹林。急性期剂量应在150～300 mg/d，3天后可改为小剂量即50～150 mg/d维持治疗。

（2）氯吡格雷：氯吡格雷通过抑制ADP介导的血小板激活，干扰纤维蛋白原结合血小板膜糖蛋白Ⅱb/Ⅲa，从而抑制血小板聚集和血小板血栓形成。

所有ACS患者应推荐立即给予氯吡格雷300～600 mg的负荷剂量，以期24 h内达到治疗效果，随后每天75 mg维持。只要没有严重出血危险，氯吡格雷联合阿司匹林至少联用1个月，亦可维持使用9～12个月。对阿司匹林禁忌的所有患者都应使用氯吡格雷替代。

（3）血小板膜糖蛋白Ⅱb/Ⅲa受体拮抗剂：血小板膜糖蛋白Ⅱb/Ⅲa受体拮抗剂是血小板聚集形成血小板血栓最后共同通道的受体拮抗剂，是最强有力的抗血小板药物。

目前常用的有三种制剂：阿昔单抗、埃替巴肽和替罗非班。静脉应用血小板膜糖蛋白Ⅱb/Ⅲa受体拮抗剂可以有效降低ACS患者缺血事件复发率。对于择期行PCI治疗的低危患者不需要应用血小板膜糖蛋白Ⅱb/Ⅲa受体拮抗剂，应用高剂量氯吡格雷就可以使该部分人群得到最大获益。因此，对于ACS患者危险评估非常重要。

（4）普通肝素：对于ACS，普通肝素的作用已于多个临床随机试验中得到了证实。因此，ACS患者应该及早静脉应用普通肝素。静脉肝素用法是75 U/kg静脉推注，然后1000 U/h静点，维持APTT于正常对照1.5～2倍。联合应用阿司匹林可以降低肝素停用心绞痛复发现象。但是由于普通肝素作用具有明显不一致性和不可预测性，需要频繁监测，因此，在一定程度上限制了其应用。

（5）低分子肝素：具有良好的生物利用度，抗凝效果具有可预见性，对血小板影响较小，且临床常规治疗剂量皮下注射无需实验室监测。低分子肝素血小板减少症的发生较为罕见。皮下应用低分子肝素与APTT监测的静脉肝素相比，在效果和安全性方面好于或至少相当于普通肝素。

2. 抗缺血治疗

（1）硝酸酯类：如硝酸甘油对发作频繁的患者应用静脉途径给药，多数患者心绞痛症状可显著减轻或得到控制。其应用剂量通常自10 μg/min开始，在监测血压条件下，每5～10 min增量10 μg/min，最大剂量可达240 μg/min。连续应用硝酸甘油可以产生耐药性，可以采用暂时停用或加大剂量方法克服此问题。对心绞痛发作不频繁患者，可以口服长效硝酸酯类药物。硝酸酯类药物剂量个体化对于取得满意疗效十分重要。长期规律应用硝酸酯类药物并非强制性，目前没有证据表明此种用法在冠状动脉事件二级预防方面有效。

（2）β受体阻滞剂：该类药物可降低心率、减弱心肌收缩力，从而减少心肌需氧量，缓解患者心绞痛症状。目前已有研究表明β受体阻滞剂可以降低STEMI和静息稳定型心绞痛患者死亡率，但还没有证据表明这种效果在ACS患者中依然存在。

应用β受体阻滞剂治疗不稳定型心绞痛，掌握适当剂量及给药时间是取得满意效果的保证。可根据休息时的心率和血压调整剂量，使心率保持在60次/分左右。β受体阻滞剂联合硝酸酯类药物治疗不稳定型心绞痛已积累了丰富的经验。两者剂量和服用时间必须根据病情采取个别化方案。部分不稳定型心绞痛的发病机制有冠状动脉动力性狭窄参与，β受体阻滞剂对此类患者疗效欠佳，应选用钙通道阻滞剂或两者联用。变异型心绞痛不宜用β受体阻滞剂治疗，因其加重冠状动脉痉挛，使严重心律失常发生率增加。β受体阻滞剂因过度抑制心肌收缩力，可以诱发肺瘀血，尤其易发生于既往有心肌梗死、心脏明显扩大的患者。

（3）钙通道阻滞剂：硝苯地平、地尔硫䓬、维拉帕米都在治疗不稳定型心绞痛方面取得肯定疗效。其常见作用有扩张冠状动脉和周围动脉，负性肌力，改善缺血心肌的顺应性，增加心内膜下灌注，对再灌注损伤可能有保护作用、电生理作用，影响左室肥厚及功能，延缓动脉粥样硬化。

硝苯地平常与β受体阻滞剂、硝酸酯类药物联合应用，可以增加β受体阻滞剂及硝酸酯类药物治疗不稳定型心绞痛的疗效，减少心肌梗死的发生、死亡或外科治疗风险。单用硝苯地平效果差，所以对于不稳定型心绞痛患者建议与其他药物联合应用。对于有冠状动脉动力性狭窄参与的不稳定型心绞痛患者，尤其是心绞痛发作时有ST段抬高者，应首先应用地尔硫䓬或维拉帕米。

3．他汀类调脂药物　是目前国内外最常用、有效和耐受的调脂药物。心脏病一级和二级预防试验的结果表明，他汀类药物单独使用可使冠心病的发生率降低25%～60%、全因死亡率降低22%～33%，并使心血管事件发生率减少24%～34%。ACS患者入院后应及早长期行他汀强化调脂治疗。

（四）急性心肌梗死的药物治疗

急性心肌梗死（AMI）依然是目前导致成人死亡最重要的病因之一。根据体表心电图是否有相应导联ST段抬高，可以分为ST段抬高型急性心肌梗死（STE-AMI）和非ST段抬高型急性心肌梗死（NSTE-AMI）。AMI与不稳定型心绞痛（UA）病理生理机制非常相似，统称为急性冠状动脉综合征（ACS），即以冠状动脉粥样硬化斑块破裂或糜烂，继发斑块表面血栓形成和（或）远端血栓栓塞，造成完全或不完全的心肌缺血为特征的一组疾病。

1．NSTE-AMI的药物治疗　NSTE-AMI急性期主张卧床休息1～3天，吸氧，持续心电监护。低危患者如留院观察期间未再发生心绞痛，心电图也无缺血改变，无左心衰竭的临床证据，12～24 h未发现CK-MB升高，肌钙蛋白正常，可留院观察24～48 h后出院。对于中危或高危患者，特别是cTnT或cTnI升高者，住院时间相对延长，内科治疗也应强化。急性期强化药物治疗包括：抗血小板治疗、抗凝治疗、抗缺血治疗及调脂治疗等。有些患者经过强化的内科治疗，病情即趋于稳定；另一些患者经保守治疗无效，可能需要早期行介入治疗。

（1）抗血小板治疗

1）阿司匹林：阿司匹林已经用于几乎所有的AMI患者，而其他临床试验也提供了其用于不稳定型心绞痛和NSTE-AMI有效的强有力证据。建议的常规剂量是每天75～150 mg。对于长期使用的患者，每天剂量75～81 mg是安全、有效的最佳平衡点。所有NSTE-ACS患者，只要没有禁忌证，均推荐使用阿司匹林。起始负荷剂量为160～325 mg（非肠溶制剂），急性期剂量应在150～300 mg/d，3天后可改为小剂量即75～100 mg/d维持治疗。

2）二磷酸腺苷（ADP）受体拮抗剂：如噻氯匹定和氯吡格雷，它们对血小板的抑制是不可逆的，噻氯匹定作用不如阿司匹林快，需要数天才能达到最大作用。

噻氯匹定的不良反应限制了其应用，其不良反应包括胃肠道反应（腹泻、腹痛、恶心、呕吐）、中性粒细胞减少和罕见的血栓性血小板减少（TTP）等。因此在使用噻氯匹定时，需要每2周监测全血细胞计数。对不能耐受阿司匹林者，氯吡格雷可作为替代治疗。阿司匹林联合使用氯吡格雷，心血管死亡、心肌梗死或卒中的发生率明显低于单用阿司匹林。因此，在PCI患者中应常规使用氯吡格雷。所有无禁忌证的患者推荐立即给予氯吡格雷300～600 mg的负荷剂量，然后每天75 mg维持。只要没有严重出血危险，氯吡格雷应维持使用12个月。对阿司匹林禁忌的所有患者都应使用氯吡格雷替代。在考虑行PCI治疗的患者，可使用600 mg氯吡格雷作为负荷剂量以更迅速地抑制血小板的功能。阿司匹林＋氯吡格雷可以增加择期CABG患者术中、术后大出血危险，因而准备行CABG者，应停用氯吡格雷5～7天。

3）血小板GPⅡb/Ⅲa受体拮抗剂：血小板GPⅡb/Ⅲa受体拮抗剂有阿昔单抗、依替巴肽和替罗非班。阿司匹林、氯吡格雷和GPⅡb/Ⅲa受体拮抗剂联合应用是目前最强的抗血小板措施。GPⅡb/Ⅲa受体拮抗剂只建议用于准备行PCI的ACS患者，或不准备行PCI，但有高危特征的ACS患者。而对不准备行PCI的低危患者不建议使用GPⅡb/Ⅲa受体拮抗剂。

（2）抗凝治疗：NSTE-AMI中早期使用肝素，可以降低患者AMI和心肌缺血的发生率，联合使用阿司匹林获益更大。低分子肝素（LMWH）疗效优于普通肝素。LMWH可以皮下注射，无需监测活化部分凝血活酶时间（APTT），较少发生肝素诱导的血小板减少，因此在某些情况下可以替代普通肝素。普通肝素和LMWH在NSTE-AMI治疗中都是作为Ⅰ类建议被推荐的。在急诊介入治疗方案中，应立即开始使用普通肝素或LMWH；PCI术时，无论最初使用的抗凝药是普通肝素还是LMWH，应在术中继续使用；PCI术后24 h内可以停用抗凝药物。在药物治疗方案中，LMWH可持续使用至出院时。

（3）抗缺血治疗：中高危患者的抗缺血治疗：进行性缺血且对初始药物治疗反应差的患者，以及血流动力学不稳定的患者，均应入监护病房进行监测和治疗。血氧饱和度（SaO_2）$<90\%$，或有发绀、呼吸困难或其他高危表现患者，给予吸氧。连续监测心电图，以及时发现致死性心律失常和缺血，并予以处理。

1）硝酸酯类：硝酸酯能降低心肌需氧，同时增加心肌供氧，对缓解心肌缺血有帮助。心绞痛发作时，可舌下含服硝酸甘油，每次0.5 mg，必要时每间隔5 min使用一次，可以连用3次，或使用硝酸甘油喷雾剂。使用硝酸甘油后症状无缓解且无低血压的患者，可从静脉滴注硝酸甘油中获益。

应用硝酸酯类药物后症状不缓解或是充分抗缺血治疗后症状复发，且无低血压及其他不能耐受的情况时，一般可静脉注射硫酸吗啡10～30 mg，必要时5～15 min重复使用1次以减轻症状，保证患者舒适感。

2）β受体阻滞剂：通过负性肌力和负性频率作用，降低心肌需氧量和增加冠状动脉灌注时间，因而有抗缺血作用。大部分的使用β受体阻滞剂治疗AMI的数据来自于再灌注治疗时代之前。已有广泛的证据支持使用β受体阻滞剂能减少心肌缺血的复发和心律失常发生率并提高生存率。对于梗死后射血分数降低的患者应该考虑使用β受体阻滞剂。重要的是，此时所用剂量同心肌梗死急性期所用剂量不同。

使用β受体阻滞剂的禁忌证为：一度房室传导阻滞（AVB）（P-R间期＞0.24 s）、任何形式的二度或三度AVB而无起搏器保护、严重的心动过缓（＜50次/分）、低血压［收缩压（SBP）＜90 mmHg（1 mmHg=0.133 kPa）］、有哮喘病史或严重慢性心力衰竭。慢性阻塞性肺病（COPD）患者应当非常小心地使用β受体阻滞剂。

以下给药方案可供选择：缓慢静脉推注5 mg美托洛尔（1～2 min），每5 min给药1次，共3次。最后一次静脉注射后开始口服治疗，美托洛尔25～50 mg，每6～8 h 1次，共48 h，之后维持量用25～100 mg，每日2次，有条件应使用缓释片。使用β受体阻滞剂治疗期间，应经常监测心律、心率、血压及心电图，并且听诊肺部有无啰音和支气管痉挛。使用β受体阻滞剂的目标心率为50～60次/分。NSTE-AMI患者使用β受体阻滞剂受益的证据是基于有限的随机试验资料、病理生理学机制及其他临床情况（稳定型心绞痛、AMI或心力衰竭）的经验。

3）钙通道阻滞剂：硝苯地平禁用于AMI，因为它有内源性负性肌力作用，反射性激活交感神经，引发心动过速和低血压。维拉帕米（异搏定）或硫氮䓬酮，可用于特殊适应证，如治疗室上性心动过速或当硝酸酯类和β受体阻滞剂无效或不能充分耐受时的梗死后心绞痛的发作。ACS在没有联合使用β受体阻滞剂时，应避免使用快速释放的短效钙通道阻滞剂，因其可增加不良事件的发生。肺水肿或严重左心功能不全者，应避免使用维拉帕米和地尔硫䓬。慢性左心功能不全患者可以耐受氨氯地平和非洛地平。所有钙通道阻滞剂在NSTE-AMI的获益主要限于控制缺血症状，因此建议将钙通道阻滞剂作为硝酸酯和β受体阻滞剂后的第二或第三选择。不能使用β受体阻滞剂的患者，可选择减慢心率的钙通道阻滞剂维拉帕米和地尔硫䓬。

（4）调脂治疗：目前已有较多的证据（PROVE IT、AtoZ、MIRACL等）显示，在

ACS早期给予他汀类药物，可以改善预后，降低终点事件，这可能和他汀类药物抗炎症及稳定斑块作用有关。大量研究表明无论胆固醇水平如何，建议在所有的NSTE-AMI患者中使用他汀类药物（在无禁忌证的情况下），入院后早期开始使用（在1～4天内），LDL-C的目标值是＜2.6 mmol/L（100 mg/dl）。LDL-C目标值为＜1.81 mmol/L（70 mg/dl）的强化降脂治疗可在入院后10天内开始。

（5）血管紧张素转化酶抑制剂（ACEI）：2007年中国《不稳定型心绞痛和非ST段抬高型心肌梗死诊断与治疗指南》建议，ACEI用于左心室收缩功能障碍或心力衰竭、高血压患者，以及合并糖尿病的ACS患者。

（6）溶栓治疗：对于非ST段抬高型心肌梗死（NSTE-AMI）后患者，除非其是真正的后壁心肌梗死，通常无梗死相关动脉闭塞，所以溶栓治疗未能显示获益。TIMI-ⅢB、ISIS-2、GISSI-1等试验均证明NSTE-AMI时使用溶栓疗法不能明显获益，相反会增加心肌梗死的危险。原因是冠状动脉附壁血栓为非闭塞性血栓，有可能使纤溶酶原激活剂产生自由凝血酶促进血小板的聚集和自动级联反应生成凝血酶。从本质上这种溶栓治疗的促血栓生成作用具有导致冠状动脉闭塞的风险，应该避免使用。

（7）二级预防：NSTE-AMI的急性期通常2个月。在此期间演变为心肌梗死或死亡的危险性最高。

急性期后1～3个月，多数患者的临床过程与慢性稳定型心绞痛者相同，可按慢性稳定型心绞痛指南进行危险分层和治疗。NSTE-AMI的平均住院时间应视病情而定。一般低危患者可住院观察治疗3～5天，高危患者可能需要延长住院时间。早期PCI可能缩短高危患者的住院时间。

出院后患者应坚持住院期间的治疗方案，但是必须适合门诊治疗的特点，同时消除和控制存在的冠心病危险因素。所谓的ABCDE方案［A：阿司匹林、ACEI、血管紧张素Ⅱ受体拮抗剂（ARB）和抗心绞痛；B：β受体阻滞剂和控制血压；C：降低胆固醇和戒烟；D：合理膳食和控制糖尿病；E：给予患者健康教育和指导其进行适当的运动。］对于治疗有帮助。

出院后的药物治疗：出院后药物治疗的目的如下。①改善预后，如阿司匹林、β受体阻滞剂、调脂药物（特别是他汀类药物）、ACEI（特别对LVEF＜40%的患者）、糖尿病等。②控制缺血症状，如硝酸酯类、β受体阻滞剂和钙通道阻滞剂。③控制主要危险因素，如吸烟、高脂血症、高血压和糖尿病等。

2. STE-AMI的药物治疗　STE-AMI急性期一般治疗与NSTE-AMI相似，但STE-

AMI患者的临床事件多在起病前后短期内发生，因此更加强调早期心电、血压监测的重要性。患者入院后应立即开始一般治疗，并与诊断同时进行，重点是监测和预防不良事件和并发症，及时发现和处理心律失常、血流动力学异常和低氧血症。卧床休息可降低心肌耗氧量、减少心肌损害。对血流动力学稳定且无并发症的STE-AMI患者一般卧床休息1～3天，对病情不稳定极高危患者卧床时间应适当延长。建立静脉通道：保持给药途径畅通。在抗血小板、抗凝、抗缺血、调脂治疗及长期预防等方面，STE-AMI与NSTE-AMI相似，不同之处主要在于STE-AMI可采用溶栓及其辅助抗栓治疗。

（1）溶栓治疗：近年来介入治疗技术的快速发展使溶栓在心肌梗死急性期治疗中的地位受到轻视，但是溶栓治疗具有简便、经济、易操作的特点。在欧美国家，接受再灌注治疗的AMI患者溶栓治疗与直接PCI治疗的比例相当。在目前国内经济和医疗资源分布不均衡的条件下，溶栓治疗仍然具有重要地位。而且，新型溶栓药物的研发大大改进了溶栓的开通率和安全性。

溶栓治疗的获益取决于开始溶栓的时间。心肌梗死发生后，血管开通时间越早，就能挽救更多的心肌。因此，患者一旦确诊后在救护车上进行溶栓治疗能挽救更多的生命。但院前溶栓需要具备以下条件：①急救车上有内科医生；②良好的医疗急救系统，配备有传送心电图的设备，有能够解读心电图的一线医务人员。有能进行远程医疗指挥的负责医生。目前，国内还都是在医院内进行溶栓治疗。

1）适应证：①STE-AMI症状出现12 h内，心电图两个相邻胸前导联ST段抬高≥0.2 mV或肢体导联ST段抬高≥0.1 mV，新出现或可能新出现左束支传导阻滞；②STE-AMI症状出现12～24 h，而且仍然有缺血症状以及心电图仍然有ST段抬高；③下列情况首选溶栓，就诊早（发病≤3 h而且不能及时进行导管治疗）、不具备及时进行介入治疗的条件（就诊-球囊开通与就诊-溶栓时间相差超过1 h、就诊-球囊开通时间超过90 min）；④对于再梗死的患者应该及时进行血管造影并根据情况进行血运重建治疗，包括PCI或CABG。如果不能立即进行血管造影和PCI（症状发作后60 min内），则给予溶栓治疗。对于STE-AMI症状出现12 h以上，但已无症状以及无心电图ST段抬高的患者，不应考虑溶栓治疗。

如果患者到达的首诊医院既可以进行直接PCI也可以进行溶栓治疗，根据症状发作的时间和危险性、出血并发症的危险和转运至导管室所需时间综合考虑选择恰当的血管开通策略。如果发病时间＜3 h，而且导管治疗无延误，则溶栓和直接PCI效果没有明显差别。症状发作超过者，直接PCI优于溶栓治疗。如不能在90 min内进行直接PCI，若没有禁忌证应首先进行溶栓治疗。

溶栓后立即进行PCI治疗是易化PCI的一种。研究没有发现易化PCI能够减少梗死面积和改善预后，于低危患者无益，而高危患者出血并发症也明显增加，尤其是老年人，不主张常规应用。

2）禁忌证和注意事项：在考虑进行溶栓之前，了解患者是否存在溶栓禁忌证非常重要。STE-AMI患者如伴有颅内出血（ICH）高风险应当采用PCI而非溶栓治疗。心肺复苏过程中进行溶栓可能无效。①溶栓治疗的绝对禁忌证：既往脑出血病史；脑血管结构异常（如动静脉畸形等）；颅内恶性肿瘤（原发或转移）；3个月内的缺血性卒中（不包括3h内的缺血性卒中）；可疑主动脉夹层；活动性出血，出血素质（不包括月经来潮）；3个月内的严重头部闭合性创伤或面部创伤。②溶栓治疗的相对禁忌证：慢性、严重、没有得到良好控制的高血压，或目前血压严重控制不良；超过3个月的缺血性脑卒中、痴呆或者已知的其他颅内病变；创伤（3周内）或者持续>20 min的心肺复苏，或者3周内进行过大手术；近期（2～4周）内脏出血；不能压迫的血管穿刺；曾经有链激酶用药史（>5天前）或者既往有过敏史；妊娠；活动性消化系统溃疡；目前正应用抗凝剂，INR水平越高，出血风险越大；≥75岁患者首选介入，选择溶栓时剂量酌情减量。

3）常用溶栓药物剂量和用法（表8-1）：患者明确诊断后应该尽早用药，理想的就诊-静脉用药时间是30 min内，但是很难达到，应该越早越好。

表8-1　常用溶栓药物剂量和用法

	剂量	辅助溶栓
尿激酶	1 500 000 U（22 000 U/kg）溶于 100 mL 注射用水，30 ～ 60 min 内静脉滴入	溶栓结束 12 h 皮下注射普通肝素 7 500 U 或低分子肝素，共 3 ～ 5 天
链激酶	链激酶 1 500 000 U，30 ～ 60 min 静脉滴注	
阿替普酶	两种给药方案 1. 全量加速给药方法：100 mg 溶于 100 ml。15 mg 于 2 min 推注；其后 50 mg，于 30 min 静脉滴注；35 mg，于 60 min 静脉滴注 2. 半量给药方法：50 mg 溶于 50 mL，静脉注射 8 mg，其后 42 mg 于 90 min 内静脉滴注	溶栓前静脉推注负荷剂量普通肝素 60 U/kg（不超过 4 000 U），随后静脉注射 12 U/kg，调整 APTT 至 50 ～ 70 s
瑞替普酶	10 MU 瑞替普酶溶于 5 ～ 10 mL 注射用水，静脉推注> 2 min，30 min 后重复上述剂量	同上

4）出血并发症：溶栓治疗最大的危险是出血，尤其是颅内出血（ICH），致死率很高。降低出血并发症的关键是除外有严重出血倾向的患者（参见禁忌证）。

一旦患者在开始治疗后24 h内出现神经系统状态变化，应怀疑颅内出血，并采取积极的措施：①应当停止溶栓治疗、抗血小板和抗凝治疗；②立即进行影像学检查排除ICH；③请神经内科和（或）神经外科和血液科专家会诊；④根据临床情况，ICH患者应当输注冻干血浆、鱼精蛋白、血小板或冷沉淀物。一旦明确脑实质出血、脑室内出血、蛛网膜下腔出血、硬膜下血肿或硬膜外血肿，给予10单位冷凝蛋白质，新鲜冰冻血浆可以提供Ⅴ因子和Ⅷ因子。使用普通肝素的患者，用药4 h内可给予鱼精蛋白（1 mg鱼精蛋白对抗100 U普通肝素）。如果出血时间异常，可输入6～8个单位的血小板；⑤同时控制血压和血糖。使用甘露醇、气管内插管和高通气降低颅内压力。也可考虑外科抽吸血肿治疗。

5）溶栓的辅助治疗

抗血小板治疗：①阿司匹林。所有STE–AMI患者，只要没有阿司匹林过敏，立即嚼服阿司匹林300 mg，此后应当长期应用阿司匹林每天75～160 mg。阿司匹林过敏者，应用噻吩吡啶类药物替代；②ADP受体拮抗剂。目前常用的ADP受体拮抗剂有氯吡格雷和噻氯匹定，但噻氯匹定发生粒细胞减少症和血小板减少症的发生率高于氯吡格雷，在患者不能应用氯吡格雷时可以用噻氯匹定替代。因阿司匹林过敏或胃肠道不能耐受而不能使用阿司匹林的溶栓治疗患者，建议使用氯吡格雷。溶栓治疗的患者如没有明显出血危险，可以联合氯吡格雷（75 mg/d）治疗。正在使用噻氯匹定/氯吡格雷并准备进行CABG的患者，应当暂停氯吡格雷至少5天，最好7天，除非紧急血管再通的益处超过出血风险；③GPⅡb/Ⅲa受体拮抗剂。GPⅡb/Ⅲa受体拮抗剂与溶栓联合可提高疗效，但出血并发症增加。阿昔单抗和半量瑞替普酶或替奈普酶联合使用进行再灌注治疗可能对下列患者预防再梗死有益：前壁心肌梗死、年龄＜75岁、没有出血危险因素。对75岁以上的患者，因为ICH风险明显增加，不建议药物溶栓与GPⅡb/Ⅲa受体拮抗剂联合。

抗凝治疗：①溶栓治疗的患者需要将抗凝血酶治疗作为辅助治疗。应用纤维蛋白特异性的溶栓药物需要联合静脉普通肝素治疗。普通肝素剂量，溶栓前给予冲击量60 U/kg（最大量4 000 U），溶栓后给予每小时12 U/kg（最大量1 000 U/h），将活化部分凝血活酶时间（APTT）调整至50～70 s，持续48 h；②应用非选择性溶栓药物（链激酶、尿激酶）治疗的高危患者（大面积或前壁心肌梗死、心房颤动、既往栓塞史或左室血栓）也给予普通肝素皮下注射（溶栓12 h后），或低分子肝素，约7天；③应当每天监测血小板计数，避免肝素诱导的血小板减少症。

低分子肝素与普通肝素比较存在用药方便、无需监测等优势，EXTRAC-TIMI 25研究为低分子肝素与多种溶栓（链激酶、r-PA、t-PA、TNK）治疗的联合应用提供了证据，依诺肝素30 mg静脉注射，随后1 mg/kg皮下注射，每日2次。年龄＞75岁以上或肾功能不全的患者，依诺肝素剂量减少至0.75 mg/kg。

对发生或怀疑肝素诱导的血小板减少症的患者应当考虑用直接凝血酶抑制剂替代肝素，国内目前有阿加曲班。剂量：阿加曲班，30～100 μg/kg静脉推注，然后2～4 μg/（kg·min）滴注72 h，根据APTT调整剂量。

（2）β受体阻滞剂在STE-AMI患者中的应用

1）在STE-AMI急性期的应用：早期的两项大样本临床试验（ISIS-1和MIAMI），以及再灌注治疗广泛应用于STE-AMI后的大型临床研究如TIMI-Ⅱ、GUSTO-Ⅰ、PAMI等均证实，β受体阻滞剂口服或静脉给予可降低STE-AMI急性期病死率，改善长期预后。STE-AMI患者应用静脉注射的β受体阻滞剂必须严格掌握适应证，即必须排除有禁忌证包括可能发生心源性休克的患者，并采用适当的给药剂量和速度，才能使患者获益，又确保安全。

2）在STE-AMI长期二级预防中的应用：β受体阻滞剂用于STE-AMI患者的建议如下。ST段抬高型AMI急性期口服β受体阻滞剂适用于无禁忌证的所有患者。静脉应用β受体阻滞剂适用于较紧急或严重情况如急性前壁MI伴剧烈缺血性胸痛或显著的高血压，且其他处理未能缓解的患者。所有的患者急性期后仍应长期口服β受体阻滞剂；早期因禁忌证未能使用者，出院前应进行再评估，以便应用β受体阻滞剂进行二级预防。

口服从小剂量开始，逐渐递增，可达到下列剂量并维持应用：美托洛尔平片25～50 mg每日2次，或缓释片50～100 mg每日1次；比索洛尔5～10 mg每日1次；阿替洛尔25～50 mg每日2次；普萘洛尔10～80 mg每日2～3次。静脉给药：美托洛尔首剂2.5 mg缓慢静脉注射（5～10 min，如需要，30 min后可重复1次。其他静脉制剂亦可应用，但经验较少：艾司洛尔首剂0.25 mg/kg缓慢静脉注射（5～10 min），必要时以0.025～0.15 mg/（kg·min）维持；拉贝洛尔5～10 mg静脉注射（3～5 min），必要时以1～3 mg/min维持。静脉给药后均应口服β受体阻滞剂维持。

必须注意，2007年美国ACC/AHA主要根据COMMIT/CCS-2研究的结果，对此以前颁布的ST段抬高型MI指南作了修改，首先强调了应用β受体阻滞剂的禁忌证，具有禁忌证的患者不得静脉应用β受体阻滞剂。

β受体阻滞剂的禁忌证为：有HF临床表现（如Killip≥Ⅱ级）、伴低心排血量状态如末梢循环灌注不良、伴较高的发生心源性休克风险（包括年龄>70岁、基础收缩压<110 mmHg、心率>110次/分等），以及第二、第三度房室传导阻滞。对于伴严重的COPD或哮喘、基础心率<60次/分的患者，β受体阻滞剂亦须慎用。

ST段抬高型MI应用β受体阻滞剂对患者有益，也有风险，但显然利大于弊。应用的基本原则是：既积极又慎重。积极指的是无禁忌证的患者均可应用；慎重指的是主要应用口服制剂，只有少数急重患者伴难以控制的剧烈胸痛和高血压才适用静脉制剂，以及应用前必须评估是否有上述禁忌证，β受体阻滞剂不得应用于有禁忌证的患者，应用静脉制剂尤其要从严掌握适应证和禁忌证。

（3）ACEI在STE-AMI患者中的应用　ACEI用于STE-AMI患者的建议：

Ⅰ类适应证：①AMI最初24 h内的高危患者（心力衰竭、左室功能异常、无再灌注、大面积心肌梗死）；②AMI超过24 h的心力衰竭或无症状左室功能异常患者；③AMI超过24 h的糖尿病或其他高危患者；④所有心肌梗死后患者带药出院并长期使用。

Ⅱa类适应证：AMI最初24 h内的所有患者。

ACEI临床应用中的几个常见问题：①尽早口服使用。临床研究表明，STE-AMI早期口服ACEI可降低死亡率，这种效益在AMI发生后最初7天内特别明显。因此，ACEI应在发病24 h内开始应用。在无禁忌证的情况下，溶栓治疗后病情稳定即可开始使用ACEI。合并心力衰竭、左室功能异常、心动过速或前壁心肌梗死等高危患者得益最大。CONSENSUS-2试验在发病第1天即采用静脉注射依那普利的方案，未能显示效益。因此，AMI早期24 h内不应静脉注射ACEI；②是否长期用药。STE-AMI后ACEI长期治疗的临床试验，入选了合并有心力衰竭或左室收缩功能异常的患者。关于ACEI长期治疗对非选择性心肌梗死后患者的确切效益，目前还缺乏证据，曾经认为只有合并心力衰竭等高危患者才需长期用药。但是在HOPE试验结果发表之后，大多数专家认为，所有STE-AMI后的患者都需要长期使用ACEI。STE-AMI早期因各种原因而未使用ACEI的患者，应该带药出院并长期使用；③给药方法。ACEI治疗应从小剂量开始，逐渐增加剂量。早期干预方案通常在24～48 h用到足量。例如在AIRE中，雷米普利起始剂量为2.5 mg每日2次，能耐受者2天后改为5 mg每日2次，不能耐受者用2.5 mg每日2次维持。不能耐受初始剂量2.5 mg者先予1.25 mg每日2次，2天后改为2.5 mg每日2次，最后酌情增加到5 mg每日2次。

（五）心源性猝死的药物治疗

心源性猝死（SCD）是指由于心脏原因引起的无法预料的自然死亡。患者过去有或无心脏病史，在急性症状开始的1 h内发生心脏骤停、意识丧失，直至生物学死亡。心源性猝死的临床表现包括：前驱症状、终末事件、心脏骤停和生物学死亡。心源性猝死的病理生理最常见的是心室纤颤（室颤），其次是缓慢性心律失常或心室停顿、持续性室性心动过速，较少见的是电机械分离。

心源性猝死发生时，及时快速进行心肺复苏可挽救患者生命，其中药物治疗是心源性猝死患者抢救的重要措施，合理的药物选择和应用可大大提高患者抢救的成功率和远期存活率。近年来随着循证医学的发展，心源性猝死的药物治疗也出现了一些新的观念和理论。

1. 血管活性药物　血管活性药物主要的作用包括提高心率、增加心肌收缩力、升高血压或降低心脏的前后负荷等，增加心输出量，特别是心脑的血流量。常用的血管活性药物包括肾上腺素、血管加压素、去甲肾上腺素、多巴胺、多巴酚丁胺等药物。

（1）肾上腺素（AD）：肾上腺素是CPR中最常用的血管升压素，但在人类和动物试验中表明它既有益处也有毒性作用，并且不增加存活率，目前没有前瞻性的临床试验证明肾上腺素能改善心搏骤停患者的长期预后。

目前肾上腺素用于心搏骤停的复苏多采用美国心脏病学会推荐的成人标准剂量，为5分钟内静脉注射1 mg（10 mL的1∶10 000溶液），称为标准剂量肾上腺素（SDE）。初始大剂量的肾上腺素可以增加心脏骤停患者的冠状动脉灌注压，改善自主循环的恢复率，但不能改善长期预后和神经系统的不良反应。目前不推荐常规静脉应用大剂量的肾上腺素，但是如果初始1 mg的剂量失败的话，可以考虑应用高剂量的肾上腺素。但是否需要初始应用大剂量肾上腺素治疗尚无定论。

基于临床资料，美国心脏病协会继续建议在成人复苏时可静脉给予标准剂量的肾上腺素。不建议常规应用高剂量的肾上腺素，但是如果1 mg的剂量失败可以考虑应用高剂量的肾上腺素。可逐渐增加剂量（1 mg、3 mg、5 mg），也可直接使用5 mg。

CRP时肾上腺素常规给药方法为首次静脉推注1 mg，每3～5 min重复1次。从周围静脉给药时应在推药后再快速推注5～10 mL液体，以保证药物能够到达心脏。对心脏骤停患者有时可能需要持续静脉滴注肾上腺素，剂量与标准静脉推注法［1 mg/（3～5 min）］相似，可以将1 mg肾上腺素加入250 mL生理盐水中，以1 μg/min的速度静点，每分钟增加3～4 μg。应该通过中心静脉途径持续静点肾上腺素，以降低外渗的危险，并确保良好的生物利用度。另外，肾上腺素不应该被加入含有碱性溶液的输注袋或输注瓶中。

对心动过缓、心脏停搏或无脉性心脏骤停的儿科患者，推荐的肾上腺素剂量为静脉或经骨内给予0.01 mg/kg（1∶10 000溶液），或经气管内（ET）途径给予0.1 mg/kg（1∶1 000溶液）。心内给药只在开胸心脏按压时或当其他途径均无效时考虑应用。心内注射增加冠状动脉撕裂、急性心包压塞和气胸的危险，可导致胸外心脏按压和通气的中断。

肾上腺素也可用于需要强心、升压的非心脏骤停患者。例如，可用于阿托品无效、经皮起搏失败、不能立即植入起搏器的窦性心动过缓患者。治疗心动过缓和低血压时，将1 mg盐酸肾上腺素加入500 mL生理盐水或5%葡萄糖液中持续静脉滴注，成人首次剂量1 μg/min持续滴注，可调节至2～10 μg/min达到预期血流动力学反应。

（2）血管加压素：与肾上腺素相比，血管加压素能够更好地增加重要器官的血液灌流，增加脑组织的供氧，改善复苏成功率和复苏后的神经功能。临床上有些初步研究表明，血管加压素会使院外室颤患者恢复自主循环的可能性增加。而且对标准ACLS反应差的心脏骤停患者，血管加压素有时可以升高血压和恢复自主心律。动物实验研究、临床试验研究和体外实验研究均表明，如果心脏停搏时间较长，血管加压素治疗效果特别好，这是因为酸中毒时肾上腺素样缩血管药物作用迟钝，而血管加压素作用不受影响。

联合应用血管加压素和肾上腺素与单独应用血管加压素相比，两者对左心室心肌血流量的影响相似。

“AHA心肺复苏和心血管急救指南”指出，由于血管加压素是一种有效的血管加压药，与肾上腺素作用相同，也可作为心肺CPR的一线选择药物，在治疗无脉性心脏骤停中，无论是第一次还是以后，都可以用40 U的血管加压素代替等效的肾上腺素。另外，血管加压素与肾上腺素合用效果优于单用肾上腺素或者单用血管加压素。血管加压素也可应用于感染性休克和脓毒血症等造成的血管扩张性休克，血管加压素可能对维持血流动力学有效。血管扩张性中毒性休克标准的治疗措施包括抗炎、扩容、缩血管和增加心肌收缩力，这种情况下，正性肌力药和缩血管药物常常会因酸中毒而减弱其缩血管效应，所以，此时如果标准治疗未见明显疗效，持续静脉滴注血管加压素可能会有助于治疗。

血管加压素的作用时间可达10～20 min，所以只推荐使用1剂，剂量为40 U静脉注射。给药后如果没有发生ROSC应重新开始应用肾上腺素。

目前，还不清楚儿童或婴儿是否可应用加压素。由于评价加压素安全性和有效性的证据还不充分，因此，目前美国心脏病协会并未建议在婴儿或儿童中应用加压素。

（3）去甲肾上腺素：严重低血压（收缩压<70 mmHg）和周围血管低阻力是其应用的适应证，其应用的相对禁忌证是低血容量。去甲肾上腺素在低血容量时应用不当可增加心肌氧需求量，在缺血性心肌病的患者中应用时应小心。当去甲肾上腺素渗漏至血管外可致组织坏死，表面组织脱落，应快速给予含5～10 mg酚妥拉明的盐水10～15 mL，以免发生坏死和组织脱落。

去甲肾上腺素的具体用法：将去甲肾上腺素4 mg或重酒石酸去甲肾上腺素8 mg（2 mg重酒石酸去甲肾上腺素效价与1 mg去甲肾上腺素相同）加入250 mL含盐或不含盐的平衡液中，起始剂量为0.5～1.0 μg/min，逐渐调节至有效剂量。顽固性休克需要去甲肾上腺素量为8～30 μg/min。需要注意的是，给药时不能在同一输液管道内给予碱性液体，后者可以使药效失活。

（4）多巴胺：复苏过程中多巴胺常用于治疗低血压，尤其是由于心动过缓和恢复自主循环后的低血压状态。多巴胺和其他药物合用（包括多巴酚丁胺）仍是治疗复苏后休克的一种方案。如果充盈压改善，低血压持续存在，可以联合使用正性肌力药（如多巴酚丁胺）或血管收缩药（如肾上腺素、去甲肾上腺素），增加心输出量和动脉灌注压。

多巴胺给药的推荐剂量范围为2～20 μg/（kg·min），用药剂量为2～4 μg/（kg·min）时，主要发挥多巴胺样激动剂作用，有轻度的正性肌力作用和肾血管扩张作用。用药剂量为5～10 μg/（kg·min）时，主要起β_1和β_2受体激动作用，另外，在这个剂量范围内5-羟色胺和多巴胺介导的血管收缩作用占主要地位。用药剂量为10～20 μg/（kg·min）时，α-受体激动效应占主要地位，可以造成体循环和内脏血管收缩。更大剂量的多巴胺对一些患者可引起内脏灌注不足的不良反应。

多巴胺不能与碳酸氢钠或其他碱性液在同一输液器内混合，碱性药物可使多巴胺失活。多巴胺的治疗也不能突然停药，需要逐渐减量。

（5）多巴酚丁胺：该药在增加每搏心输出量的同时，可导致反射性周围血管扩张，用药后动脉压一般保持不变。心脏骤停复苏后，如果患者低血容量已被纠正，无明显的休克征象和症状，而血压在70 ~ 100 mmHg水平时，可以使用多巴酚丁胺。使用时应根据血流动力学监测来确定最佳剂量，从小剂量[2 μg/（kg・min）]开始，根据病情变化及作用效果逐渐增加剂量，当达到预期效果后应稳定剂量。常用剂量范围2 ~ 20 μg/（kg・min），但对危重患者而言，不同个体对药物反应的变化范围很大。老年患者对多巴酚丁胺的反应性明显降低。>20 μg/（kg・min）的给药剂量可使心率增加超过10%，能导致或加重心肌缺血。当给药剂量达40 μg/（kg・min）时，不良反应增加，可能导致中毒。

（6）氨力农和米力农：氨力农改善前负荷的效应较儿茶酚胺类药更加明显，对血流动力学的改善与多巴酚丁胺相似。磷酸二酯酶抑制剂常合并儿茶酚胺用于严重心力衰竭、心源性休克和对单独儿茶酚胺治疗无反应的各种休克。应用时最好进行血流动力学监测。瓣膜阻塞性疾病是使用该药的禁忌证。氨力农可在最初10 ~ 15 min内给予0.75 mg/kg的负荷剂量，随后给予5 ~ 15 μg/（kg・min）静脉滴注，30 min内可以再次给予冲击量。

（7）硝酸甘油：适用于急性冠状动脉综合征、高血压危象和各种原因引起的充血性心力衰竭患者。可用于复苏后期。对于下壁心肌梗死，硝酸酯类药物要谨慎应用。对依赖前负荷的右室心肌梗死，禁用硝酸酯类药物。硝酸甘油的药效主要取决于血容量状态，小部分取决于服药的剂量。低血容量可以减弱硝酸甘油有益的血流动力学效应，同时可以增加发生低血压的危险，而低血压可以减少冠状动脉血流，加重心肌缺血。扩充血容量可以纠正由静脉滴注硝酸甘油诱导的低血压的不良反应。

使用方法：静脉持续滴注硝酸甘油（50 ~ 100 mg加入250 mL液体中）的起始剂量为10 ~ 20 μg/min，每5 ~ 10 min增加5 ~ 10 μg/min，直至达到最佳的血流动力学效应。用药时间持续超过24 h可能产生耐药性。

静脉应用硝酸甘油的其他不良反应包括：心动过速、反常的心动过缓、由于肺通气/血流比例失常导致的低氧血症、头痛。硝酸甘油应该避免应用于心动过缓和严重的心动过速患者。

（8）硝普钠：临床上可将硝普钠50 ~ 100 mg加入250 mL溶体中，因为该药遇光分解，静脉滴注时需要将稀释液和输液管道用不透光材料包裹，静脉滴注时要使用输液泵控制滴速。硝普钠的有效剂量为0.1～5.0 μg/（kg·min），也可能需要更大的剂量，但最大剂量为10 μg/（kg·min）。

硝普钠最主要的并发症是低血压。有的患者可能还会出现头痛、恶心、呕吐和腹部痉挛性疼痛。如果肝肾功能不全，或使用剂量大于3 μg/（kg·min），并且用药超过72 h，需注意氰化物或硫氰化物的积累，此时要观察氰化物或硫氰化物引起的中毒迹象。一旦出现中毒，要立即停止静脉滴注硝普钠。如果氰化物血中浓度很高，或出现中毒的症状和体征，应静脉滴注亚硝酸钠和硫代硫酸钠治疗。

（9）溶栓剂：目前，溶栓治疗作为一种重要的较有前途的治疗方法，在CPR中的确切疗效和安全性还存在争议，仍需进行大规模的临床试验进行研究。而最新的CPR指南指出CPR已不是溶栓治疗的禁忌证，当确诊或疑诊心脏骤停是由急性肺栓塞或急性心肌梗死导致时可进行溶栓治疗。

综上所述，肾上腺素仍是目前心肺复苏首选的一线药物，但不推荐常规应用大剂量的肾上腺素。血管加压素由于与肾上腺素作用相同，也可作为心肺CPR的一线选择药物。溶栓治疗不是CPR的禁忌证，当心脏骤停是由急性肺栓塞或急性心肌梗死导致时可进行溶栓治疗。异丙基肾上腺素由于只有在心脏自主收缩恢复后才能发挥作用，并且因该药扩张周围小动脉，对升高血压不利，更主要的是该药在加强心肌收缩力的同时消耗大量的氧，因此，目前已将该药从复苏首选药物中取消。以往采用的“旧三联”、“新三联”的用药方式已经基本废用。

2．抗心律失常药物

（1）阿托品：是心室停搏的一线药物。研究表明无论有无心脏活动，阿托品可以增加心脏骤停患者ROSC率和存活率。

使用方法：治疗心脏停搏和缓慢性无脉的电活动，首次剂量给予1 mg静脉注射；若疑为持续性心脏停搏，应在3～5 min重复给药；如仍为缓慢性心律失常，可每间隔3～5 min静脉注射，一次0.5～1.0 mg，至总量0.04 mg/kg。如剂量小于0.5 mg时，阿托品有拟副交感神经作用，并可进一步减慢心率。阿托品气管内给药也可很好吸收。急性心肌梗死患者应慎用阿托品，因致心率加快会加重心肌缺血或扩大梗死范围。

（2）胺碘酮：可作为顽固性阵发室上性心动过速、房性心动过速电转复的辅助治疗，以及心房颤动的转复药物。

给药方法：心脏停搏患者如为室颤或无脉性室速，胺碘酮初始剂量为300 mg，溶于20～30 mL生理盐水或葡萄糖内快速推注。对反复或顽固性室颤或室速，3～5 min后可再推注150 mg，维持剂量为1 mg/min持续静脉滴注6 h，再减量至0.5 mg/min，每日最大剂量不超过2 g。

胺碘酮主要不良反应是低血压和心动过缓，预防的方法是减慢给药速度，若已出现临床症状，可通过补液，给予加压素、正性变力性药物或临时起搏来纠正。

（3）利多卡因：是治疗室性心律失常的药物，它虽能使原发性室颤的发生率降低1/3，严重心律失常的发生率降低一半，但总病死率却未降低，故利多卡因并非首选药物。一项数据分析也显示，利多卡因虽能降低室颤发生率，却同时有使病死率增加的趋势，这可能与心脏收缩力减弱有关。近年来，利多卡因对于顽固性室颤/无脉性室速的治疗地位明显下降，目前已有证据显示在终止室速方面，其他药物（胺碘酮、普鲁卡因胺和索他洛尔）的疗效优于利多卡因，利多卡因只作为这些药物无效时的第二选择。当心功能受损，应用胺碘酮无效时可用利多卡因辅助除颤。

给药方法：起始剂量为静脉注射50～100 mg，如为顽固性室颤或室速，可酌情再给予1次50～100 mg的冲击量，5～10 min给药完毕，总剂量不超过3 mg/kg。静脉滴注速度最初应为1～4 mg/min，若再次出现心律失常应小剂量冲击性给药（静脉注射0.5 mg/kg），并加快静脉滴注速度（最快为4 mg/min）。

中毒反应和不良反应包括语言不清、意识改变、肌肉抽动、眩晕和心动过缓。

（4）普鲁卡因胺：可通过减慢心肌组织的传导而抑制房性和室性心律失常。一项随机试验表明在终止自发性室速时普鲁卡因胺的效果优于利多卡因。

对非室颤/室速性心脏骤停可按20 mg/min的速度静脉滴注至心律失常得以控制，或出现低血压、QRS宽度较用药前延长50%，或总剂量达17 mg/kg。冲击量给药可出现毒性反应、严重低血压。维持剂量为1～4 mg/min静脉滴注。肾衰竭患者需减低维持量。若给药速度过快可能出现血压急剧下降。

（5）索他洛尔：索他洛尔的作用与胺碘酮类似，可延长动作电位，增加心肌组织的不应期，它也有非选择性的β受体阻滞作用。一项随机临床试验提示对终止急性持续性室速，索他洛尔要比利多卡因有效。索他洛尔可用于多型性室速。

索他洛尔常用剂量为1～1.5 mg/kg，以10 mg/min的速度缓慢静脉推注。

不良反应包括心动过缓、低血压和心律失常。据报道尖端扭转型室速的发生率为0.1%。

（6）镁剂：严重缺镁可使患者发生顽固性室颤，导致心脏性猝死。当怀疑患者心律失常是由缺镁所致或发生尖端扭转型室速时推荐应用镁剂。没有证据表明它对非尖端扭转型室速导致的无脉型心脏骤停有效。

给药方法：负荷量为1～2 g（8～16 mmol），加入50～100 mL液体中，5～60 min给药完毕。

镁剂的不良反应为快速给药有可能导致严重低血压和心脏停搏。

（7）异丙肾上腺素：为β受体激动剂，可增加心率和心排血量，但同时增加心肌耗氧量，加重心肌缺血、缺氧，还可扩张外周血管，使平均动脉压下降，减少冠状循环血流和脑血流，不利于复苏。目前仅用于阿托品无效并且不能马上进行经胸或心内起搏的缓慢性心律失常。使用量为2～10 μg/min，静脉滴注，根据心率和节律调整剂量。

3．呼吸兴奋剂的应用　目前的研究认为在复苏早期，由于脑组织内氧合血液的灌注尚未完全建立，细胞仍处于缺氧状态，此时用了呼吸兴奋剂，反可刺激细胞的新陈代谢，加重细胞损害，导致呼吸功能恢复困难，甚至出现细胞死亡，因此早期使用呼吸兴奋剂并非必要。复苏成功20～30 min脑组织逐渐脱离缺氧状态，60 min后，脑细胞有氧代谢恢复，此时使用呼吸兴奋剂可使呼吸中枢兴奋。因此，呼吸兴奋剂多在复苏1 h后才考虑应用或在自主呼吸出现恢复迹象和虽已存在自主呼吸，但呼吸过慢、过浅、不规则或不稳定时应用。

（1）尼克刹米：又名可拉明。可用于中枢性呼吸功能不全、各种继发性呼吸抑制、慢性阻塞型肺疾病伴高碳酸血症、循环衰竭等，对肺心病引起的呼吸衰竭及麻醉药和其他中枢抑制药物中毒有较好的效果。

使用方法：每次0.25～0.5 g，可皮下注射、肌内或静脉注射，一次静脉注射作用维持5～10 min，必要时可1～2 h重复用药，极量为1.25 g。

不良反应：一次静脉注射过量可致血压上升、心动过速、肌震颤及僵直、咳嗽、呕吐、出汗。

（2）洛贝林：又名山梗菜碱。可用于治疗新生儿窒息、小儿感染性疾病引起的呼吸衰竭以及一氧化碳中毒。

使用方法：每次静脉注射3 mg，作用时间短暂，仅数分钟。极量为每次6 mg，每日20 mg。儿童每次0.3～3 mg，必要时每30 min重复1次。

不良反应：大剂量可致心动过速、传导阻滞、呼吸抑制甚至惊厥。

（3）二甲氟林：临床用于各种原因引起的中枢性呼吸抑制，包括麻醉药、催眠药所致的呼吸抑制以及外伤手术等引起的虚脱和休克。

使用方法：以5%葡萄糖液稀释8～16 mg后缓慢注入。对重症患者，可用16～32 mg以生理盐水稀释后静脉滴注。

不良反应：恶心、呕吐及皮肤烧灼感。较大剂量时易引起肌肉抽搐或惊厥，有惊厥病史者禁用，肝、肾功能不全者及孕妇禁用。

（4）纳洛酮：能大大提高复苏成功率，有报道用纳洛酮治疗心脏骤停者复苏成功率高于常规治疗组，可明显提高心、肺、脑复苏的成功率。

使用方法：纳洛酮2.0 mg加生理盐水20 mL静脉推注，可间隔半小时重复使用。

纳洛酮毒副反应小，但在临床应用中个别患者出现恶心、呕吐、血压升高及肺水肿等不良反应，因此，对年龄较大、患有高血压、心功能不全者应慎用。

4．纠正酸碱平衡的药物　过去碳酸氢钠作为CPR时第3位常用药物，目的在于消除心脏骤停时代谢性酸中毒的损害作用。近年通过实验和临床观察得知，心脏骤停后10 min以内，主要以呼吸性酸中毒为主，之后才出现代谢性酸中毒。在心脏骤停时，足量的肺泡通气和组织血流的恢复是控制酸碱平衡的基础。因此，这要求我们在CPR时要有有效的肺通气及胸部按压以保持足够的心输出量和组织灌注。在心脏骤停和复苏后期，高通气可以减少二氧化碳潴留，纠正呼吸性酸中毒。

二、介入治疗

（一）经皮冠状动脉介入治疗技术

经皮冠状动脉介入治疗（PCI）是指采用经皮穿刺技术送入球囊导管或其他相关器械，解除冠状动脉狭窄或梗阻，重建冠状动脉血流的技术。经皮冠状动脉介入治疗是冠脉介入治疗方法的总称，包括经皮冠状动脉腔内成形术（PTCA）、冠脉内支架植入术、经皮冠状动脉腔内旋切术（DCA）、定向性斑块旋切术斑块旋切吸引术（TEC）、斑块旋磨术及激光血管成形等。

（二）经桡动脉PCI

1．适应证

（1）绝对适应证：为严重的髂动脉、腹主动脉病变，如极度扭曲、狭窄、闭塞、夹层分离等。

（2）相对适应证：为股动脉路径增加出血危险，如病情需要不能中断抗凝或溶栓治疗；高度肥胖止血困难者；患者不能长时间平卧，如严重心衰、严重腰腿痛、神志不清。

2. 禁忌证　禁忌证包括上肢动脉疾病，如血栓性闭塞性脉管炎、雷诺病；严重的上肢动脉硬化引起的血管极度扭曲、狭窄、闭塞；桡动脉发育异常，如细小、缺如，这种情况少见，为1%～2%。

3. 桡动脉穿刺方法及要点　成功穿刺桡动脉建立经皮动脉通路是经桡动脉行冠脉介入诊治的首要问题和术者需要熟练掌握的基本技能。

（1）患者准备：平卧，手臂自然外伸、外展，保持手心朝上摆放于血管造影机的臂托上，并将手腕部适当垫起，以利于暴露穿刺部位。

（2）桡动脉穿刺器械：目前有多种桡动脉专用穿刺针和鞘管（如Cordis和Terufia），几种产品使用上稍有不同。

（3）桡动脉穿刺点：一般选择桡骨茎突近心端1 cm处，也可以选择桡动脉搏动最强处作为穿刺点。用1%利多卡因对穿刺点局部麻醉，注意不要注射过多麻药，以免影响对桡动脉搏动的触摸。

（4）桡动脉痉挛的预防和处理：提高首次穿刺成功率是预防和避免桡动脉痉挛的关键。

若桡动脉发生痉挛，桡动脉搏动即会减弱或消失，此时可试用以下方法处理：①盲穿刺，此方法适用于使用Tertltoo公司桡动脉穿刺针时。其方法为从穿刺点进针后成扇形进行盲穿刺；②将穿刺点向近心端移动1～2 cm，充分麻醉后再行穿刺；③静脉滴注异搏定等解除血管痉挛的药物；④停止穿刺，等待5～10 min后桡动脉痉挛可自行解除，此时再次穿刺。

（5）肝素的应用：经桡动脉径路行介入诊治的最主要并发症是桡动脉闭塞，因此在送入桡动脉鞘管后可应用多种方法预防桡动脉痉挛和血栓形成，例如经鞘管注入“鸡尾酒”（即3 000 U肝素、2.5 mg异搏定和200 μg硝酸甘油的混合液）或经鞘管注入3 000 U肝素和200 μg硝酸甘油。目前仍特别强调应用3 000 U肝素的重要性，多数病例桡动脉造影时仅应用3 000 U肝素即可，而不必常规用硝酸甘油。利多卡因目前已很少应用。

（6）术后去除鞘管和止血：冠脉造影或介入治疗术后均可即刻拔除动脉鞘管止血。桡动脉止血方法很多，拔鞘管后可直接加压包扎。我们最初开展经桡动脉介入诊疗操作，采用胶布加压缠紧的纱布卷和止血弹力绷带，简单适用，但发生压迫止血过程中，手指肿胀不适，皮下瘀血，血肿和桡动脉闭塞比例较高。为此，可使用桡动脉加压止血器。止血加压时间为冠脉造影术后2～4 h，介入治疗术后4～6 h。如用加压器具压迫止血，注意时间不能过长，且力度应适当，否则可增高桡动脉闭塞发生率。

（7）常见并发症及防治

1）穿刺局部血肿和前臂皮下瘀血：也是常见并发症。其发生主要与穿刺次数、鞘管插入方向和力度、术后压迫不当等环节有关。

预防方法：避免多次盲目穿刺，插入鞘管时力度合适、与血管走向同轴，术后有效压迫局部。

处理：一般瘀血或小血肿不须特殊处理，术后1～2周可吸收。如发生严重血肿，引起腕部肿胀和皮肤张力性水疱，则须重新包扎，可用纱布缠绕腕部5～8层，再用弹力绷带围绕腕部加压包扎；张力性水疱可先用乙醇纱布覆盖后包扎。为防止严重出血发生，术后应密切观察局部，尤其患者主诉局部疼痛时更应注意有无出血。桡动脉狭窄和闭塞是经桡动脉冠状动脉介入诊治术后主要并发症之一。其发生率各中心报道不一。为减少该并发症，应尽量选用小直径导管以减少对局部血管壁的损伤，术后立即拔除鞘管，尽量缩短压迫止血时间，以减少完全阻断血流的时间，因桡动脉血流再通越早，狭窄和闭塞发生率越低。

预防桡动脉闭塞的关键是：肝素用量足够；桡动脉压迫止血力度要适当，压迫期间要保证仍可触及桡动脉搏动。

2）桡动脉严重痉挛：发生率较高。因血管痉挛使操作难度增大，故有效预防其发生是手术成功的关键之一。

预防方法：提高首次穿刺成功率；操作动作轻柔；送入导管前经动脉鞘管注入硝酸甘油等扩血管药；选用小直径器械和超滑导丝；减少导管更换次数、尽量缩短手术时间。

处理：可经动脉鞘管或导管注入硝酸甘油、利多卡因等，立即停止一切操作，待血管痉挛解除后方可继续施行手术。

三、外科治疗

1．紧急冠状动脉搭桥术　急性心肌梗死时紧急冠状动脉搭桥术进行血管重建尚未被广泛接受，主要原因是人员组织和时间的限制，是否有减少梗死范围尚存争议，同时围手术期的高风险。其优点包括迅速恢复濒危区域的冠状动脉血流，并可对由其他疾病引起的血管病变进行血管重建。由于有接近10%～15%或更多的心肌梗死患者未行溶栓治疗，急性心肌梗死冠状动脉搭桥术可减少住院患者的病死率，并避免新近出现的心绞痛和再发心肌梗死。

对于前壁心肌梗死患者，胸痛6 h内行手术进行血管开通再灌注的患者其存活率明显升高，但只有早期建立再灌注的患者心脏局部功能才得到改善。相反，对于下壁Q波梗死的患者只有进行早期再灌注治疗，其总存活率才得到提高。

2．心肌梗死后期冠状动脉搭桥术　虽然对于急性心肌梗死时CABG手术治疗的价值，心脏内外科医生的观点不同，但对心肌梗死后出现的不稳定心绞痛，采用外科治疗进行血管重建的益处，观点基本一致。早期报道的对心肌梗死后不稳定型心绞痛患者手术高死亡率，可由以前那一时期手术前监护的方法、麻醉的管理、心肌的保护等标准不健全来解释；目前已认识到，在不稳定心绞痛与完全透壁性（Q波型）心肌梗死之间是临床表现的连续统一体，在那些先前的报道中更多包括心肌梗死患者而非可逆性心肌缺血的患者。

即使心肌梗死后不稳定型心绞痛患者接受早期手术治疗是明智的，仍有一个重要的临床问题要解决，即是发病后1周内，还是2周内进行手术治疗，可进一步降低死亡率和发病率。所有的对于手术时间选择的回顾性研究，均由于患者的选择存在偏倚而有不同缺点，重度不稳定型心绞痛患者及大部分心肌受到严重损伤危险的患者，相对于那些通过药物治疗可使症状得到控制的冠状动脉狭窄较轻的患者更需紧急行血管重建术。

因此，心肌梗死后出现心绞痛的患者，应该进行强化药物治疗并接受早期血管造影，如果冠状动脉左主干狭窄（50%）和（或）2～3支主要血管有严重狭窄，就应该考虑行冠状动脉搭桥术治疗。有持续心绞痛患者无论是否已经给予满意的药物治疗（包括静脉硝酸甘油应用），均应尽早施行手术治疗，除非患者为高龄和（或）有严重的相关疾病。对于有多支冠状动脉病变的患者，其心肌梗死后心绞痛可用药物控制，一般建议患者如果左心室功能良好，应该尽早行手术治疗。如果左心室功能严重受损（射血分数小于40%），血管重建术应推迟2～4周，以减少手术后死亡率。

3．溶栓后早期的冠状动脉搭桥术　有数据表明，接受溶栓治疗的患者约有38%在其住院期间须行冠状动脉搭桥术，手术指征包括成功溶栓后残余的高度狭窄、溶栓治疗（或PTCA）后再灌注失败和（或）发现严重的、弥漫的冠状动脉病变。在心肌梗死溶栓治疗和血管造影（TAMI）试验中，386名患者有24名（6%）接受了冠状动脉搭桥术，其中7例是左冠状动脉主干病变，4例冠状动脉病变不适于进行冠状动脉介入治疗，13例冠状动脉介入治疗失败。其中有4例出现了手术后出血，2例可能与溶栓治疗有关。

第三节　物理疗法

冠心病物理治疗可用0.26%～0.6%烟酸溶液，20%～50%毛冬青、肝素、中药丹参等作心前区离子导入，空气负离子吸入、脉冲超声波心前区治疗，医疗体育中气功、太极拳、步行、医疗行走、慢跑，对冠心病有改善心脏血供作用。

第二篇　临床篇

第九章　无症状性心肌缺血

第一节　疾病概述

无症状性心肌缺血（SMI）是指在冠心病患者，有心肌缺血发作的客观依据，但患者心肌缺血时不乎有心绞痛等症状。心肌缺血的证据包括心电图学检查中典型的缺血性ST–T段改变、核若或超声心动图检查所示的灌注自损及/或室壁运动异常等。

一、分型

1. 完全无症状性心肌缺血（Ⅰ型）　即发生于完全无症状而偶然检查发现的心肌缺血患者。

2. 心肌梗死后的无症状性心肌缺血（Ⅱ型）　心肌梗死后虽无心绞痛但常有无症状性心肌缺血存在，有证据显示心肌梗死后患者心肌缺血发作常表现为无症状性心肌缺血；既往存在心绞痛患者发生心肌梗死后心绞痛症状消失而辅助检查提示存在严重无症状性心肌缺血，而且这些患者预后明显不良。

3. 心绞痛伴有的无症状性心肌缺血（Ⅲ型）　心绞痛患者常同时伴有无症状性心肌缺血发作，可发生在不同临床类型的心绞痛患者之中。心绞痛患者中70%～80%同时存在无症状性心肌缺血，并且无症状性心肌缺血的发作次数为心绞痛的3倍。在不稳定心绞痛患者中，伴无症状性心肌缺血常可能引起致命性心律失常，此型患者若经积极治疗，症状消失，但仍持续存在无症状性心肌缺血，也是短期预后不良的重要指征。

二、无症状性心肌缺血的发病机制

心肌缺血是由于心肌氧供应与心肌氧需要量之间的不平衡引起。

1．心肌氧供应的减少　由于冠状动脉狭窄引起的血液供应减少。

（1）冠状动脉的解剖性狭窄：如由动脉粥样硬化引起。动物试验证实，若狭窄远端充盈良好，狭窄＞50%以上才会出现冠状动脉最大血流量下降；狭窄＞80%时，才会出现静息时冠状动脉血流减少，然而两者在临床上并不完全平行，心肌缺血的程度还受狭窄段的长度，侧支循环等多种因素的影响。

（2）冠状动脉的功能性狭窄：冠状动脉张力增高或痉挛，运动、寒冷、吸烟、精神紧张、血管内皮的损伤及某些药物等均可导致冠状动脉痉挛，但其确切机制仍不完全清楚，有人认为与交感肾上腺素能张力增高、血栓素的释放和血小板聚集等3方面有关。国内外临床研究也证实心肌缺血，特别是无症状性心肌缺血、心肌梗死、冠心病猝死的发生均以上午6～12点为最多，这个周期变化与血浆中儿茶酚胺增高的生理周期相吻合。

2．心肌需氧量的增加　影响因素主要有心率、心肌收缩力和心室壁张力。当心肌需氧量增加超过冠状动脉血流供应能力时则发生心肌缺血。当今研究的热点是引起血管收缩的多种活性肽类物质，许多研究证实内皮素是引起血管收缩的最强物质，而降钙素基因相关肽则是最强的血管扩张剂，这些研究已构成一个较为完整的心血管内分泌系统，与心肌缺血等多种病理生理过程密切相关。

三、无症状性心肌缺血的临床特点

（1）多数无症状性心肌缺血持续时间短于有症状缺血的发作时间。

（2）无症状性心肌缺血发作频率高于有症状者。

（3）无症状性心肌缺血发作呈现明显的生物钟节律，高峰在晨6时至午间12时，午夜至晨6时之间发作最少。这与急性心肌梗死或猝死发病的时间规律相一致。

（4）大多数无症状性心肌缺血发作在轻体力活动及休息时，一般脑力活动（如谈话、会客等）诱发无症状心肌缺血也很常见，且发作时的心率并不增快或仅较基础心率略增加（10次/分左右），甚至发作时心率明显减慢。

（5）无症状性心肌缺血与有症状者在静息心电图、运动试验或Holter监测时ST段下降程度无明显差异。

（6）无症状性心肌缺血较有症状者更多见于老年人和合并有糖尿病者。

四、诊断

诊断主要根据静息、动态或负荷试验的心电图检查，放射性核素心肌显影和（或）超声心动图发现患者有心肌缺血的改变，而无其他原因解释，又伴有动脉粥样硬化的易患因素。进行选择性冠状动脉造影检查可确立诊断。我国学者最新修订的心电图负荷试验心肌缺血的诊断标准如下。

1. 心电图活动平板或踏车分级运动试验（次极量）　判定心肌缺血的标准符合下列情况之一者为阳性。

（1）运动中出现典型心绞痛。

（2）运动中及运动后呈水平型或下垂型（即缺血型）ST段压低≥0.1 mV。如原ST段压低者，运动后应在原基础上再压低0.1 mV。

（3）运动中血压下降。

2. 心电图二级梯双倍运动试验判定心肌缺血的标准　心电图二级梯运动试验目前已被可定量的活动平板或踏车运动试验所取代。但后两者设备价格高昂，前者简便在基层医疗单位亦可应用。

（1）运动中出现典型心绞痛或运动后心电图改变符合下列条件之一者为阳性。

1）在R波占优势的导联上，运动后出现水平型或下垂型ST段压低（ST段与R波顶点垂线的交角≥90°），超过0.05 mV，持续2 min者。如原有ST段压低者，运动后在原有基础上再压低超过0.05 mV，持续2 min。

2）在R波占优势的导联上，运动后出现ST段抬高（弓背向上型）超过0.2 mV者。

（2）运动后心电图改变符合下列条件之一者为可疑阳性：

1）在R波占优势的导联上，运动后出现水平型或下垂型ST段压低0.05 mV或接近0.05 mV及QX/QT比例≥50%，持续2 min者。

2）在R波占优势的导联上，运动后出现T波由直立变为倒置，持续2 min者。

3）U波倒置者。

4）运动后出现下列任何一种心律失常者：多源性室性期前收缩、阵发性室性心动过速、心房颤动或扑动、窦房传导阻滞、房室传导阻滞（Ⅰ、Ⅱ、Ⅲ度）、左束支传导阻滞或左束支分支阻滞、完全性右束支传导阻滞或室内传导阻滞。

此外，近年有人提出运动后R波振幅增高（特别是在ST段压低的导联）也是心肌缺血的指标。

五、鉴别诊断

（1）自主神经功能失调本病有肾上腺素能受体兴奋性增高的类型中，患者心肌耗氧量增加，心电图可出现ST段压低和T波倒置等改变，患者多表现为精神紧张和心率增快。服普萘洛尔10 ~ 20 mg后2 h，心率减慢后再做心电图检查，可见ST段和T波恢复正常，有助于鉴别。

（2）心肌炎、心肌病、心包病、其他心脏病、电解质失调、内分泌病和药物作用等情况都可引起ST段和T波改变，诊断时要注意排除，但根据其各自的临床表现不难做出鉴别。

第二节　中西医诊治策略

目前对于无症状性心肌缺血治疗的研究，提倡以中西医结合治疗为主，中医采取辨证论治、中成药、针灸推拿、药膳饮食疗法、康复理疗等手段；西医主要以采取防治动脉粥样硬化的各种措施，以防止粥样斑块加重，争取粥样斑消退和促进冠状动脉侧支循环的建立。静息时心电图、放射性核素心肌显影或超声心动图已有明显心肌缺血改变者，宜适当减轻工作，或选用硝酸酯、β阻滞剂、钙通道阻滞剂等治疗，定期体检。接下来几节内容将分别介绍各种治疗无症状性心肌缺血的方法。

一、中医治疗

（一）辨证论治

1. 气阴两虚证

（1）症状：心悸气急，活动加剧，头晕乏力，颧红盗汗，心烦失眠。舌质偏红、苔薄，脉细数或结代。

（2）治法：益气养阴。

（3）代表方剂：生脉散（《医学启源》）合七福饮（《景岳全书》）加减。方中人参、党参、白术、炙甘草，健脾益气，以助气血生化之源；麦冬、熟地黄、当归、黄精，滋养阴血；五味子、远志、炒酸枣仁，养心安神。若胸闷胸痛，可加丹参、三七、益母草、郁金、五灵脂等以活血通络。若为气虚血少，血不养心所致，可合炙甘草汤以益气养血，滋阴复脉。若属心脾两虚，气血不足者，可选用归脾汤。

2．心血瘀阻证

（1）症状：平素无症状，突然胸部刺痛，痛有定处，入夜痛甚，心悸气短。口唇青紫，舌质紫暗或有瘀点瘀斑，苔薄白，脉弦、涩或结代。

（2）治法：活血化瘀，通络止痛。

（3）代表方剂：血府逐瘀汤（《医林改错》）加减或失笑散（《太平惠民和剂局方》）加丹参、沉香、郁金、川芎等。方中当归、赤芍、川芎、桃仁、红花等均为活血化瘀之品，郁金宁心安神，柴胡疏肝，枳壳理气，一升一降，调整气机。取气为血帅，气行则血行之意。若心悸失眠，加炒酸枣仁交通心肾安神；若气短乏力，加黄芪、党参以补气；若尿少水肿，加猪苓、泽泻以利尿消肿；若畏寒肢冷，加桂枝、制附片、淫羊藿以温阳通络。

3．肝肾阴虚证

（1）症状：平素无胸痛胸闷，症见头昏耳鸣，视物不清，五心烦热，盗汗，咽干，颧红，遗精，腰膝酸软，舌暗红，少苔，脉弦细。

（2）治法：滋补肝肾，益精填髓。

（3）代表方剂：六味地黄丸（《小儿药证直诀》）加减。六味地黄丸以滋补肾阴为主；此外，从药方的组成来看，它可以达到三阴同补（补肾阴、补肝阴、补脾阴）的效果，熟地黄可以补肾阴；山茱萸则是肝肾同补，通过补肝来达到补肾的目的；山药能健脾益肾，通过健脾来补后天。

4．痰浊壅盛证

（1）症状：平素无症状，症见心悸眩晕，胸闷纳呆，形寒肢冷，小便短少或下肢水肿，渴不欲引，泛恶欲吐，形体肥胖。舌淡，苔白滑，脉滑或弦。

（2）治法：健脾化痰，泄浊祛湿。

（3）代表方剂：半夏白术天麻汤（《医学心悟》）加减或瓜蒌薤白半夏汤（《金匮要略》）合苓桂术甘汤（《金匮要略》）加减。方中白术健脾益气祛湿，半夏理气化痰，和胃降逆，天麻平肝熄风止痉，用于头痛眩晕；瓜蒌开胸中痰结；薤白、桂枝、甘草辛温通阳、豁痰下气；茯苓渗淡利水。若痰多色黄，舌苔黄腻，脉象滑数，可加黄芩、鱼腥草清肺化痰；若水肿，加泽泻、猪苓利水消肿；若兼见血瘀胸痛，加丹参、三七活血止痛；若气虚明显，加党参以益气。

（二）中成药治疗

1．复方丹参滴丸

（1）主要成分：丹参、三七、冰片。

（2）药理作用：滴丸含有丰富的丹参素，有明显的钙拮抗作用，可促进前列环素$_2$（PGI_2）生成、调节PGI_2/TXA_2（血栓素A_2）的平衡、抑制血小板聚集；还具有抗氧化、清除自由基的作用，能保护细胞膜脂质的正常液态结构，防止膜流动性下降，改善红细胞变形能力和微循环，有利于心功能恢复。丹参能有效降低TNF-α（肿瘤坏死因子-α）的水平，逆转TNF-α升高所致的心功能恶化。丹参素也可促进H^+-ATP酶β亚基的表达，提高H^+-ATP酶的活性，促进ATP合成，提高缺氧心肌的ATP含量；同时丹参素还有明显抗动脉损伤后内膜增生的作用，对防止心室重构有良好作用；能降低心脏损伤后高水平的白细胞介素-8浓度，抑制心肌白细胞浸润，减轻心肌炎症性损伤；其钙拮抗作用，可明显扩张冠状微小动脉，增加冠状动脉血流；也能抑制凋亡相关基因Fas/FasL蛋白的表达，减少缺血缺氧所诱发的心肌细胞凋亡。滴丸还具有调脂作用。

（3）功能主治：活血化瘀，理气止痛。

（4）用法用量：口服或舌下含服，1次10粒，每日3次，4周为1个疗程。

（5）不良反应与注意事项：0.67%患者服药后1～3天感上腹不适、恶心，继续用药，症状消失；0.51%患者嚼碎吞服后有头晕，20 min后消失。孕妇慎用。

2．麝香保心丸

（1）主要成分：麝香、人参提取物、牛黄、肉桂、苏合香、蟾酥、冰片。

（2）药理作用：具有减慢心率、舒张血管平滑肌、解除冠状动脉痉挛，增加冠状动脉血流量，降低心肌耗氧量的作用。现代药理学研究证明，麝香保心丸还具有促进冠状侧支血管的生成与开放，能减轻或防止心肌缺血坏死，预防和延缓缺血性心脏病和室壁瘤形成，改善临床症状和预后，以及强心和改善心功能等作用。麝香保心丸能有效改善冠状动脉供血、降低心肌耗氧量，使心肌缺血发作次数减少、动态心电图改善明显，是治疗无症状心肌缺血较理想的药物，无不良反应。

（3）功能主治：益气活血，通络止痛。

（4）用法用量：口服，每次2粒，每日3次，4周为1个疗程。

（5）不良反应与注意事项：宜为餐后服。出血性疾病、孕妇及妇女经期禁用。

3．稳心颗粒

（1）主要成分：党参、三七、甘松、黄精、琥珀。

（2）药理作用：抗心律失常，改善血液流变性，改善心功能。

（3）功能主治：养阴益气，定悸复脉，活血化瘀。主治气阴两虚兼心脉瘀阻所致的心悸不宁、气短乏力、头晕心烦、胸闷胸痛。适于心律失常者。

（4）用法用量：口服，1次1袋，每日3次，4周为1个疗程。

（5）不良反应与注意事项：偶见轻度恶心、头晕、口干，一般不影响用药；孕妇慎用。服用前应将药液充分搅匀，勿将沉淀药粉丢弃。

4．通心络胶囊

（1）主要成分：人参、水蛭、全蝎、土鳖虫、蝉蜕、蜈蚣、赤芍、冰片等。

（2）药理作用：通心络可以促进血流、降脂、抗凝、解除痉挛、增加血供，增加心肌营养血流量，改善心肌重构，降低外周血管阻力，减轻心脏前后负荷，由此保护了心肌的顺应性，改善了心肌的收缩功能。通心络胶囊还有减少心绞痛发作及降低心律失常作用。长期服用在改善心脏舒缩功能的同时，将有助于从根本上改善冠状动脉粥样硬化，提高生活质量，降低心肌梗死的发生与再发，降低死亡率，且不良反应少。

（3）功能主治：益气活血，通络止痛。

（4）用法用量：口服，1次4粒，每日3次，4周为1个疗程。

（5）不良反应与注意事项：个别患者服药后可出现胃部不适或胃痛，宜改为餐后服。出血性疾病、孕妇及妇女经期禁用。

5．参麦注射液

（1）主要成分：人参、麦冬。

（2）药理作用：人参的有效成分为人参皂苷，人参皂苷能明显地提高心肌细胞的耐缺氧能力，促进心肌细胞DNA的合成，对劳损心肌超微结构有保护作用；麦冬可稳定心肌细胞膜，具有正性肌力作用。其机制可能为：①抑制细胞膜Na^+-K^+-ATP酶活性，增加Na^+-Ca^{2+}交换，从而增加心肌收缩力；②参麦注射液可能抑制磷酸二酯酶及激活剂，调节蛋白的活性，减少cAMP分解，增加Ca^{2+}内流和肌浆网内Ca^{2+}释放，加强心肌细胞兴奋-收缩耦联产生强心作用；③对血流动力学作用：参麦注射液可能具有扩血管作用，增加缺氧机体心输出量（CO），降低缺氧机体的循环阻力；④抗氧自由基，减少脂质过氧化，降低心肌耗氧量，稳定细胞膜等作用。

（3）功能主治：益气固脱、养阴生津。

（4）用法用量：肌内注射：1次2～4 mL，每日2次，2周为1个疗程。静脉滴注：1次10～60 mL，用5%葡萄糖注射液250～500 mL稀释后静脉滴注，每日1次，2周为1个疗程。

（5）不良反应与注意事项：临床应用未发现毒不良反应及禁忌证。

6. 疏血通注射液

（1）主要成分：水蛭、地龙。

（2）药理作用：地龙可以祛风通络，具有高效的抗凝及降解纤维蛋白原的作用，水蛭也有强烈的抗凝作用，水蛭素的抗凝作用非常专一，抗凝效果比肝素强。水蛭素是一种直接凝血酶抑制剂，与凝血酶直接结合，抑制凝血酶的活性，产生抗凝作用。水蛭素的抗凝作用不依赖抗凝血酶Ⅲ（AT-Ⅲ）和肝素辅助因子Ⅱ。实验表明，水蛭素能显著延长部分凝血活酶时间（APTT）、凝血酶原时间（PT）和凝血酶时间（TT）。APTT的长短与水蛭素的血浆浓度呈正相关。使用疏血通的药理机制在于其中的水蛭素具有降低血小板、红细胞的聚集性，降低血液黏滞性，直接抗凝作用，加快血流速度，使冠状动脉内血流畅通，黏滞性下降，缺血心肌的血供得以改善，功能也得以部分或全部恢复。

（3）功能主治：活血化瘀，通经活络。

（4）用法用量：静脉滴注，每日6 mL，加入5%葡萄糖注射液或0.9%氯化钠注射液250～500 mL中，缓慢滴入。

（5）不良反应与注意事项：有过敏史及过敏性疾病史、孕妇、有出血倾向者禁用。

7. 金纳多（银杏叶提取物）注射液

（1）主要成分：银杏黄酮甙类、萜类。

（2）药理作用：①扩张冠状动脉和双向调节血管；②降低心肌耗氧量，保护缺血心肌和抗心肌缺血再灌注损伤及改善冠状动脉循环；③抑制血小板聚集，降低血浆纤维蛋白原含量；④抗血小板活化因子（PAF）；⑤保护血管内皮细胞；⑥抗动脉硬化；⑦抗心律失常；⑧降血脂。

（3）功能主治：活血通脉。

（4）用法用量：通常每日1～2次，1次10～20 mL；若必要时可视情况调整剂量至1次25 mL，每日2次。病情改善缓和后，可改以片剂或滴剂口服给药。金纳多注射液适宜静脉输注，给药时可添加于生理盐水、葡萄糖注射液或低分子右旋糖酐注射液中，混合比例为1：10。若输液为500 mL，则静脉滴注速度应控制在2～3 h。

（5）不良反应与注意事项：本品耐受性良好，罕有胃肠道不适、头痛、血压降低、过敏反应等现象发生，一般不需要特殊处理即可自行缓解。长期输注时，应改变注射部位以减少静脉炎的发生。金纳多不影响糖代谢，因此适用于缺血性心肌病伴糖尿病患者。高乳酸血症、甲醇中毒者、果糖山梨醇耐受性不佳者及1，6–二磷酸果糖酶缺乏者，给药剂量每次不超过25 mL。

（三）针灸治疗

1．针灸治疗

（1）方法1

1）主穴：郄门、大陵、内关、神门、心俞等。

2）手法：平补平泻。

3）用法：每次留针30 min，每日或隔日治疗。

4）配穴及适应证：心气不足取主穴郄门配曲泽；心阴不足取主穴内关配公孙；心阳亏虚取主穴大陵配足三里；寒凝心脉取主穴大陵、郄门，配关元（灸）；气滞心胸取主穴内关配太渊、丰隆；瘀血痹阻取主穴部门配太冲、三阴交；火邪热结取主穴大陵配太白、支沟。

（2）方法2

1）主穴：内关、心俞、膻中、通里、厥阴俞、巨阙、足三里等。

2）手法：平补平泻，巨阙穴宜沿皮刺。

3）用法：每次选用4～5穴，轮流使用，连续治疗10次后可停针数日，再行治疗，在针刺背部俞穴的同时可注意找寻敏感点进行针刺，对心阳不振，寒凝心脉者可用灸法。

4）配穴及适应证：心血瘀阻配膈俞、阴郄；气阴不足配阴郄、太溪、三阴交；心阳不振配命门（灸）、巨阙；痰浊壅盛配中脘、丰隆；阳气暴脱配关元（灸）、气海（灸）。

（3）方法3

1）主穴：内关、神门、心俞、厥阴俞等。

2）手法：以转治和提插的平补平泻手法为主。

3）用法：治疗时患者宜取卧位，用30～34号1寸半不锈钢针，得气后有中等感应留针10～20 min。脉促、胸痛明显者须间歇运针，每次可选用上述穴位1～2个进行体针治疗，每日；或隔日1次，8～10次为1个疗程。

4）配穴及适应证：气虚加膻中、足三里；气阴两虚加三阴交或肾俞；心脏瘀阻加膻中、膈俞或三阴交等。

二、西医治疗

1．完全无症状性心肌缺血　对此型患者应积极进行抗动脉粥样硬化治疗，对高脂血症者，应用他汀类药物调脂治疗，防止斑块加重和促进粥样斑块消退。控制高血压、糖尿病和吸烟等危险因子，防止其发展成为严重的冠心病类型并降低心脏事件发生率。对静息、运动心电图或核素心肌显像显示有明显心肌缺血改变者，应适当减轻体力活动，选用硝酸酯类、β受体阻滞剂、钙通道阻滞剂等（CCB）药物进行抗心肌缺血治疗。资料显示，β受体阻滞剂在减少日常活动诱发的心肌缺血发作、心肌缺血时间方面优于CCB类药物，尤其对于凌晨发生的心血管高危事件有特殊价值，其机制与控制晨起高血压和过快心率有关。长效β受体阻滞剂可能作用更为突出。

SIM发作时应密切观察心率变化。如心肌缺血发作时心率不快，反映冠状动脉血管张力大，以心肌供血减少为主，可选择CCB或硝酸酯＋CCB治疗。多数心肌缺血发作时心率加快，机制为血管病变严重，心肌需氧和供氧失衡，可选择硝酸酯＋β受体阻滞剂。动态心电图检测有助于选择药物，对于心肌供血时心率时快时慢的患者，在缺血发作处于高阈值期时应选用硝酸酯＋β受体阻滞剂，在缺血发作处于低阈值期时应选用硝酸酯、CCB或两者联合使用。另外，冠状动脉造影检查发现的左主干等主要冠状动脉血管有严重病变的患者可行PCI或CABG治疗。

2．心绞痛患者发生的无症状心肌缺血　应重视减轻全部心肌缺血负荷，动态心电图或运动负荷试验监测SIM的发作时段、发作次数、持续时间、ST段下降的程度。避免或消除导致心肌缺血发作的诱因。对于稳定型心绞痛患者，SIM的发作多为心肌需氧量增加所致，可选择硝酸酯和β受体阻滞剂联合治疗。不稳定型心绞痛患者的SIM发作与痉挛有关，故对发作时ST段抬高或有其他证据提示其发作主要由冠状动脉痉挛引起者，可选用硝酸酯与CCB联合应用。小剂量阿司匹林抑制血小板聚集、减少心肌缺血发作，可明显降低SIM患者心脏事件的发生率。

对药物治疗后仍有SIM发作的患者，应及时行冠状动脉造影检查，明确血管病变严重程度和心功能状况，必要时行PCI或CABG治疗。

3. 心肌梗死后发生的无症状心肌缺血　β受体阻滞剂可减慢心率，降低心肌收缩力，降低心肌耗氧量，有心肌保护作用，可提高患者运动耐力，减轻运动时SIM发作，从而减少梗死后心源性猝死，降低死亡率，改善预后。对于频繁、持续的药物治疗无效的心肌缺血发作，行冠状动脉造影检查，必要时行PCI或CABG治疗。

综上所述，SMI与心绞痛发作有同等的不良预后，甚至更差，SMI发生的严重心律失常、AMI、猝死，因为没有心绞痛症状，很容易因漏诊而延误治疗。因此，应提高对SMI的认识以降低其病死率。如何有效治疗SMI仍是临床医生亟待解决的难题。

4. 介入治疗

（1）冠状动脉搭桥术（CABG）：Weiner等对692例无症状性心肌缺血患者的内科治疗（424例）和CABG外科治疗（268例）进行远期疗效比较，结果发现1支或2支病变的患者7年后两组的疗效也没有明显差异，但3支病变的7年存活率内科治疗组占58%，而外科治疗组却占85%，两治疗组之间有很大差异，这说明在解剖学上高度病变的重病例即使没有症状也应积极进行外科治疗。

（2）PTCA：有相关报道显示，PTCA对无症状或有极微症状的1支病变病例（50例），75处病变的早期成功率达95%，1人因合并症进行紧急冠状动脉旁路手术93%的成功病例，术后心肌缺血消失。经过平均3年的观察30%出现狭窄。但最终观察有症状的只是在PTCA前有极微症状的3例（6%），其余94%均无症状。有关并发症在PTCA占28%，冠状动脉旁路术10%，梗死再发6%，死亡2%，3年生存率没有梗死的和残存梗死各占98%和96%的报道。另外，Anderson对完全没有症状Cohn Ⅰ型进行PTCA 114例成功率的5年生存率10%，没有梗死和残存梗死95%。

PTCA对于无症状性心肌缺血患者存在的问题，是产生无症状性再狭窄。根据报道无症状性再狭窄占全部再狭窄患者的4%～27%。无症状心肌缺血患者的预后绝不比有症状者好。许多报道认为采用CABG治疗无症状心肌缺血，患者的预后得到明显改善，PTCA可改善预后和降低心脏事故的发生率的报道也不断出现。即使没有明显症状，但经过运动负荷试验RI运动负荷心肌闪烁等客观证明有缺血者应进行治疗可能是无异议的。

采用PTCA或CABG的适应证取决于冠状动脉构造：通常1支及2支病变选用PTCA，而做PTCA有困难的3支病变和左主干部病变则适应做CABG。

第十章 稳定型心绞痛

第一节 疾病概述

一、概述

稳定型心绞痛（SAP）又称为稳定型劳力性心绞痛，是由于劳力引起心肌耗氧量增加，而病变的冠状动脉不能及时调整和增加血流量，从而引起可逆性心肌缺血，但不引起心肌坏死。这是由于心肌供氧与耗氧之间暂时失去平衡而发生心肌缺血的临床症状，是在一定条件下冠状动脉所供应的血液和氧不能满足心肌需要的结果。

二、病因与发病机制

稳定型心绞痛是一种以胸、下颌、肩、背或臂的不适感为特征的临床症候群，其典型表现为劳累、情绪波动或应激后发作，休息或服用硝酸甘油后可缓解。有些不典型的稳定型心绞痛以上腹部不适感为临床表现。有学者提出“心绞痛的概念”，并将之描述为与运动有关的胸区压抑感和焦虑，不过那时还不清楚它的病因和病理机制。现在已知道它由心肌缺血引起。心肌缺血最常见的原因是粥样硬化性冠状动脉疾病，其他原因还包括肥厚型或扩张型心肌病、动脉硬化以及其他较少见的心脏疾病。

心肌供氧和需氧的不平衡产生了心肌缺血。心肌氧供取决于动脉氧饱和度、心肌氧扩散度和冠脉血流，而冠脉血流又取决于冠脉管腔横断面积和冠脉微血管的调节。管腔横断面积和微血管都受到管壁内粥样硬化斑块的影响，从而因运动时心率增快、心肌收缩增强以及管壁紧张度增加导致心肌需氧增加，最终引起氧的供需不平衡。心肌缺血引起交感激活，产生心肌耗氧增加、冠状动脉收缩等一系列效应从而进一步加重缺血。缺血持续加重，导致心脏代谢紊乱、血流重分配、区域性以至整体性舒张和收缩功能障碍，心电图改变，最终引起心绞痛。缺血心肌释放的腺苷能激活心脏神经末稍的A_1受体，是导致心绞痛（胸痛）的主要中介。心肌缺血也可以无症状。无痛性心肌缺血可能是因为缺血时间短或不甚严重，或因为心脏传入神经受损。患者显示出无痛性缺血证据、气短以及心都提示心绞痛存在。

对大多数患者来说，稳定型心绞痛的病理因素是动脉粥样硬化、冠脉狭窄。正常血管床能自我调节，如在运动时冠脉血流增加为平时的5～6倍。动脉粥样化斑块使血管腔横断面积减小，使得运动时冠脉血管床自我调节的能力下降，从而产生不同严重程度的缺血。若管腔径减小>50%，当运动或应激时，冠脉血流不能满足心脏代谢需要从而导致心肌缺血。内皮功能受损也是心绞痛的病因之一。心肌桥是心绞痛的罕见病因。

用血管内超声（IVUS）观察稳定型心绞痛患者的冠状动脉斑块，发现1/3的患者至少有1个斑块破裂，6%的患者有多个斑块破裂。合并糖尿病的患者更易发生斑块破裂。临床上应重视稳定型心绞痛患者的治疗，防止其发展为急性冠脉综合征（ACS）。

三、临床表现

稳定型心绞痛的发作具有较为特征性的临床表现，对临床的冠心病诊断具有重要价值，可以通过仔细的病史询问获得这些有价值的信息。

（一）症状

1. 诱因　劳力最为常见，如走路快、上楼、爬坡、顶风骑车等。亦可为情绪激动或精神打击所诱发。

2. 性质　心绞痛发作时，患者常无明显的疼痛，而表现为压迫、发闷或紧缩感，也可有烧灼感，但不尖锐，非针刺样或刀割样痛，偶伴淡死、恐惧感。发作时，患者往往不自觉地停止活动，至症状缓解。

3. 部位　主要位于心前区、胸骨体上段或胸骨后，界线不清楚，约有手掌大小。常放射至左肩、左上肢内侧，达环指和小指、颈、咽或下颌部，也可以放射至上腹部，甚至下腹部。

4. 持续时间　多为3～5 min。短者亦可为30 s，长者可达20 s。心绞痛的症状是逐渐加重的，需数分钟达高峰，很少在数秒即达高峰。

5. 发作频率　稳定型心绞痛可数日或数周发作一次，也可一日内发作多次。一般来说，发作频率固定，如短时间内发作频率较以前明显增加，应该考虑不稳定型心绞痛（恶化劳力性心绞痛）。

6. 缓解方式　休息（静止）或含化硝酸甘油。后者常为有用的诊断工具，尽管食管疾病或其他引起胸痛的病症有时亦可通过含化硝酸甘油而缓解。硝酸甘油对劳力性或自发性心绞痛均有良好的疗效。

（二）体征

稳定型心绞痛患者在心绞痛发作时常见心率增快、血压升高。通常无其他特殊发现，但仔细的体格检查可以明确患者存在的心血管病危险因素。体格检查对鉴别诊断有很大的意义，如在胸骨左缘闻及粗糙的收缩期杂音应考虑主动脉瓣狭窄或肥厚梗阻型心肌病的可能。在胸痛发作期间，体格检查可能发现乳头肌缺血和功能失调引起的二尖瓣关闭不全的收缩期杂音；心肌缺血发作时可能出现左心室功能障碍，听诊时有时可闻及第四或第三心音奔马律、第二心音逆分裂或出现交替脉。

三、辅助检查

（一）心电图检查

心电图是发现心肌缺血，诊断心绞痛最常用、最便宜的检查方法。

1. 静息心电图检查　静息心电图正常不能除外冠心病心绞痛，但如果有ST-T段改变符合心肌缺血时，特别是疼痛发作时检查，则支持心绞痛的诊断。心电图检查显示陈旧性心肌梗死时，则心绞痛的可能性增大。静息心电图检查以R波为主的导联出现ST段压低或T波倒置，对诊断有较大价值，但必须排除其他疾病引起的ST-T改变。

2. 心电图负荷试验　心电图负荷试验是对疑有冠心病的患者，通过给心脏增加负荷（运动或药物）而激发心肌缺血来诊断冠心病。最常用的是运动负荷试验，即次极量心电图活动平板（或踏车）试验。但必须在配备严密的监测、抢救设备，以及抢救药品的情况下实施，以防试验中的不测事件发生。

3. 心电图连续监测（动态心电图）　连续记录24 h的心电图，可从中发现心电图ST-T改变和各种心律失常，通过将ST-T改变出现的时间与患者症状的对照分析，从而确定患者症状与心电图改变的意义。心电图中显示缺血性ST-T改变而当时并无心绞痛发作者称为无痛性心肌缺血。诊断无痛性心肌缺血时，ST段呈水平或下斜型压低≥0.1 mV，并持续1 min以上。进行12导联的动态心电图监测对心肌缺血的诊断价值较大。

（二）实验室检查

遇到稳定型心绞痛，应检查以下项目：①冠心病的危险因素，如空腹血糖、血脂，包括TC、HDL-C、LDL-C及TG，必要时检查OGTT试验；②检查血红蛋白，了解有无贫血，因可诱发心绞痛；③检查甲状腺功能；④检查尿常规、肝肾功能、血电解质、肝炎相关抗原、人类免疫缺陷病毒（HIV）及梅毒血浆试验，需在冠状动脉造影前进行；胸痛明显者，需查血肌钙蛋白T或I（cTnT或cTnI）、肌酸激酶（CK）及其同工酶（CK-MB），以与急性冠状动脉综合征相鉴别。

（三）超声心动图检查

稳定型心绞痛患者在心绞痛发作时，进行超声心动图检查可以发现节段性室壁运动异常，并可以出现一过性心室收缩与舒张功能障碍的表现。超声心动图负荷试验是诊断冠心病的手段之一，可以帮助识别心肌缺血的范围和程度，敏感性和特异性均高于心电图负荷试验。超声心动图负荷试验按负荷的性质可分为药物负荷试验（常用多巴酚丁胺）、运动负荷试验、心房调搏负荷试验及冷加压负荷试验。根据负荷后室壁的运动情况，可将室壁运动异常分为运动减弱、运动消失、矛盾运动及室壁瘤。

（四）负荷影像学检查

包括负荷超声和核素心肌灌溉显像主要用于：①原有心电图检查异常影响心肌缺血诊断的冠心病患者；②心电图检查包括24 h心电图正常，且运动平板试验受限而高度怀疑冠心病的患者；③冠心病患者危险性的评估；④鉴别缺血心肌和坏死心肌，以帮助决定治疗策略。

（五）CT冠状动脉造影

CT冠状动脉造影（CTA）为显示冠状动脉病变及形态的无创检查方法，具有较高的阴性预测价值，若CTA未见狭窄病变，一般无须进行有创检查。但CT冠状动脉造影对狭窄部位病变程度的判断仍有一定局限性，特别当存在明显的钙化病变时，会显著影响狭窄程度的判断，而冠状动脉钙化在冠心病患者中相当普遍，因此，CTA对冠状动脉狭窄程度的显示仅能作为参考。

（六）左心导管检查

左心导管检查主要包括冠状动脉造影术和左心室造影术，是有创性检查方法。冠状动脉造影术目前仍然是诊断冠心病的金标准。左心导管检查通常采用穿刺股动脉（Judkins技术）、肱动脉（Sones技术）或烧动脉的方法。选择性冠状动脉造影将导管插入左、右冠状动脉口，注射造影剂使冠状动脉主支及其分支显影，可以较准确地反映冠状动脉狭窄的程度和部位。左心室造影术是将导管送人左心室，用高压注射器将造影剂以12～15 mL/s的速度注入左心室，以评价左心室整体收缩功能及局部室壁运动状况。

四、诊断

（1）根据典型的发作特点，结合年龄和存在的其他冠心病危险因素，除外其他疾病所致的胸痛，即可诊断。

（2）发作时典型的心电图改变为以R波为主的导联中ST段压低，T波平坦或倒置，发作过后数分钟内逐渐恢复。

（3）心电图无改变的患者可考虑做心电图负荷试验。

（4）发作不典型者，要依靠观察硝酸甘油的疗效和发作时心电图的变化诊断，如仍不能确诊，可考虑做心电图负荷试验或24 h的动态心电图连续监测。

（5）诊断困难者可考虑行超声心动图负荷试验、放射性核素检查和冠状动脉CTA。考虑介入治疗或外科手术者必须行选择性冠状动脉造影。

（6）在有CTA设备的医院，单纯进行冠心病的诊断已经很少使用选择性冠状动脉造影检查。

第二节　中西医诊治策略

一、中医治疗

（一）辨证论治

1．瘀血痹阻证

证候：心胸疼痛剧烈，如刺如绞，痛有定处，入夜尤甚，伴有胸闷心悸，日久不愈，可因暴怒而加重，舌质暗红或紫暗，有瘀斑，舌下瘀筋，苔薄，脉弦涩或结、代、促。

治法：活血化瘀，疏肝理气。

方药：血府逐瘀汤（《医林改错》）加减。方中桃仁、红花、当归、赤芍、牛膝、川芎活血祛瘀，柴胡疏肝理气，桔梗开宣肺气，枳壳开胸行气，生地黄清热凉血，当归滋阴养血。临床上血瘀与气滞并存的类型较为常见，但各有偏重，气滞为主可兼有血瘀，则应加重理气药，如川楝子10 g，延胡索12 g，佛手9 g，香附9 g等。血瘀为主，可兼气滞，则应生用活血祛瘀药，如五灵脂6 g，三七6 g，血竭6 g，没药9 g，乳香9 g等。

2．气滞心胸证

证候：心胸满闷，隐痛阵发，痛无定处，时欲太息，遇情志不遂时容易诱发或加重，或兼有脘胀闷，得嗳气或矢气则舒，苔薄或薄腻，脉弦细。

治法：疏调气机，和血舒脉。

方药：柴胡疏肝散（《景岳全书》）加减。方中柴胡、香附、枳壳疏肝散结，调畅气机；瓜蒌、薤白辅助上药以增行气解郁之功；川芎、降香为血中气药，故能活血又能调气；白芍与甘草，缓急止痛。若胸痹心痛明显，有血瘀之象者加生蒲黄15 g，五灵脂10 g，以增活血化瘀，散结止痛之功。

3．痰浊闭阻证

证候：胸闷重而心痛，形体肥胖，肢体沉重，痰多气短，遇阴雨天易发作或加重，伴倦怠乏力，纳呆便溏，呕恶痰涎，苔白腻或白滑，脉弦滑。

治法：通阳泄浊，豁痰开结。

方药：瓜蒌薤白半夏汤（《金匮要略》）合温胆汤（《备急千金要方》）加味。方中瓜蒌、薤白通阳散结、行气祛痰，半夏祛痰散结。橘红、半夏、胆南星、枳实涤痰散结；桂枝温通心脉；上药共奏宣痹化痰通阳之功。

随症加减：若兼阳虚有寒者，加炮附子（先煎）12 g，肉桂3 g，助阳散寒；兼血瘀，加丹参20 g，三七末（冲服）3 g，活血通脉；若痰郁化火者，加黄连9 g，天竺黄15 g，清热除痰；若痰扰清窍眩晕者加天麻12 g，石菖蒲12 g，定眩止晕。

4．寒凝心脉证

证候：卒然心痛如绞，心悸气短，感寒痛甚，或心痛彻背，背痛彻心，时作时止；形寒，甚则手足不温，面色苍白，冷汗自出，多因气候骤冷或骤遇风寒而发病或加重，苔薄白，脉沉紧或促。

治法：祛寒活血，宣痹通阳。

方药：通脉四逆汤（《伤寒证》）加减。方中炮附子、干姜、肉桂、细辛温阳除寒；党参、白术、炙甘草益气温中；桂枝、当归温经通络。

随症加减：若兼血瘀心脉痛剧者，加丹参20 g，三七末（冲服）3 g，活血通脉；若兼气虚者加人参（另炖）15 g补益心气。

5. 心阴亏损证

证候：心胸疼痛时作，或灼痛，或闷痛，心悸怔忡，头晕，心烦不寐，口干盗汗，颜面潮红，舌红少津，苔薄或剥，脉细数或结代。

治法：滋阴清热，活血养心。

方药：天王补心丹（《校注妇人良方》）加味。丹参、当归养心活血而通心脉；酸枣仁、柏子仁、远志养心安神；瓜蒌散结通阳。

随症加减：若胸痛甚者加丹参、三七等通络止痛；脉迟加肉桂，畏寒加干姜；心烦不眠者，可加酸枣仁、夜交藤，以宁心安神。

6. 心气不足证

证候：心胸阵阵隐痛，胸闷气短，动则益甚，心中动悸，倦怠乏力，神疲懒言，面泛白或易出汗，舌质淡红，舌体胖或边有齿痕，苔薄白，脉虚细缓或结代。

治法：补益心气，鼓动心脉。

方药：保元汤（《博爱心鉴》）合甘麦大枣汤（《金匮要略》）。

随症加减：若肢冷畏寒，加桂枝10 g以温阳通络；若口干口渴、大便偏干，加生地黄15 g，何首乌20 g，以滋阴通便；若咳嗽气喘，加杏仁、葶苈子各10 g以止咳平喘；若心神不宁可加柏子仁、合欢皮各10 g，以养心安神。

7. 心阳不振证

证候：胸闷，胸膺痛，伴有心慌气短，倦怠乏力，自汗，动则更甚，神倦祛寒，面色苍白，畏寒肢冷，或手足发凉，或遇冷易发作等，舌质淡胖，苔白或腻，脉沉细迟或迟缓无力。

治法：补益阳气，温振心阳。

方药：参附汤（《妇人良方》）合桂枝甘草汤（《伤寒论》）加减。方中人参大补脾肺之元气，使脾肺之气旺则五脏之气皆旺，大辛大热之附子温壮元阳，大补先天，使先天之阳生则一身之阳生，辅以桂枝之甘温，补益阳气，温振心阳之力更甚。

随症加减：若兼血瘀心痛甚者，可加丹参20 g，三七末（冲服）3 g，乳香10 g，没药10 g，活血通脉止痛；畏寒加干姜15 g；腰痛可加续断、补骨脂各10 g。

8．气阴两虚证

证候：胸闷隐痛，时发时止，心悸气短，活动加剧，倦怠懒言，面色少华，头晕目眩，遇劳则甚，颜红盗汗，心烦失眠。舌质偏红、苔薄，脉细数或结代。

治法：益气养阴，通脉止痛。

方药：生脉散（《医学启源》）合炙甘草汤（《伤寒论》）加减。方中人参，甘草、大枣健脾益气；地黄、麦冬、阿胶滋阴养血；五味子养心安神；桂枝、当归、三七等通脉止痛。

随症加减：心血虚明显者，可加当归12 g，川芎10 g，白芍12 g，以补心血；心烦不眠者，可加酸枣仁18 g，夜交藤20 g以宁心安神；心胸痛明显者加丹参18 g，活血通络。心神不安、烦躁、惊悸、失眠，可加茯神15 g，酸枣仁20 g，远志10 g，合欢皮10 g，桑叶15 g等；阴虚肝阳偏亢，头晕耳鸣，心烦易怒者，可加钩藤12 g，桑叶15 g，牡丹皮9 g，栀子12 g。

（二）辨病治疗

1．通痹汤

组成：黄芪、党参、当归、五味子、丹参、赤芍、川芎、降香、酸枣仁、炙甘草、龙眼肉。每药用量根据患者具体情况而定。

随症加减：加减：痰浊重者加瓜蒌、法半夏；心阴不足者加天冬、生地黄；心阳不振者加鹿角片、桂枝。

方解：方中黄芪、党参、五味子、龙眼肉、酸枣仁、炙甘草益气养心；当归、丹参、赤芍、川芎、降香活血化瘀。诸药益气活血，标本兼治。本观察表明，通痹汤不仅有明显的症状疗效和心电图疗效，而且还能改善患者的血液流变学指标。药理研究表明，补气药黄芪和活血药丹参能明显改善异常的血液流变学指标及降低血小板聚集功能；活血药川芎、郁金及丹参分别具有扩张冠状动脉，增加动脉血流量，减轻主动脉及冠状动脉内膜斑块形成，或减少血管阻力，增加血流量等作用；黄芪、当归组方具有促进人脐静脉内皮细胞增殖的作用，其机制可能是通过促进VEGF表达，增强人脐静脉内皮细胞分化周期中的S期而发挥作用，参与了血管生成的作用。

2．血府逐瘀汤加味

组成：桃仁10 g，红花10 g，生地黄10 g，川芎10 g，丹参15 g，牛膝10 g，柴胡10 g，桔梗10 g，枳壳10 g，延胡索10 g，三七粉（冲服）3 g，郁金10 g，黄芪15 g，

甘草6 g。

随症加减：加减：兼有气虚者加人参、白术；兼有阴虚者加玄参、麦冬、枸杞子；兼有阳虚者加制附片、淫羊藿、肉桂；兼见痰浊之象者加瓜蒌、薤白、半夏；伴有寒凝之象者加炮附子、干姜、肉桂。

方解：方中川芎、赤芍、桃仁、红花、丹参、三七活血化瘀；柴胡疏肝理气，枳壳行气降气，与柴胡相用一升一降，调理气机，气为血之帅，治血必治气；气能帅血，故当用之；黄芪补益心气，气能帅血，故当用之；郁金、延胡索行气宽中止痛，即“治瘀须调气，气调瘀易去”之意；当归补血活血，化瘀而不伤血，活血稍有不当则易伤血，理气太过易伤血，故其治当补；生地黄凉血清热，合当归又能养阴润燥，使祛瘀而不伤阴血；桔梗引药上行胸中，并宣畅气机；牛膝引药下行，使瘀血从下而去，甘草益气而调和诸药。本方具有养血活血化瘀，理气通络止痛之功效，以达到瘀血得除，血脉通畅，气血运行正常，通则不痛之目的。现代药理研究表明，本方药对外周血管所处状态呈双向调节作用（或收缩或扩张），可改善微循环，增加毛细血管开放数量，加快血流速度，改善红细胞聚集及白细胞贴壁、滚动和堆积，改善冠状动脉血流量，抗心、脑缺血，抗心肌缺氧。

3．益肾活血汤

组成：淫羊藿20 g，枸杞15 g，杜仲15 g，瓜蒌皮15 g，檀香15 g，红花15 g，赤芍15 g，郁金15 g，丹参20 g，三七粉（冲服）6 g，水蛭粉（冲服）8 g。

随症加减：气阴两虚者，加红参5 g，麦冬15 g，五味子15 g；心阳不足，寒凝气滞者，加炮附子（先煎）10 g，桂枝10 g；痰浊壅盛者，加半夏12 g，石菖蒲15 g；火郁热结者，加黄连10 g，大黄10 g；血压高者，加草决明15 g，珍珠母20 g；伴高脂血症者，加白僵蚕15 g，山楂20 g。

方解：方用枸杞子、杜仲益肾水而濡心阴，淫羊藿补肾而温心火，此即治本之法；再加瓜蒌皮、檀香宽胸闷除痹，红花、赤芍、郁金、丹参、三七粉活血通络以治标，本方主要与增加心肌收缩力，增加心肌供氧量，调节心肌代谢，减少心肌耗氧量有关。赤芍、川芎、桃仁、红花等改变血流速度，抑制血小板凝集，解除冠状动脉平滑肌痉挛，增加冠状动脉流量，降低心肌耗氧量，改善微循环。

4．瓜蒌薤白桂枝汤加味

组成：瓜蒌皮30 g，薤白12 g，桂枝15 g，赤芍15 g，三七10 g，丹参30 g，郁金10 g，炙甘草10 g，酸枣仁15 g，生姜3片。

随症加减：心气不足加党参20 g，麦冬15 g，五味子12 g，黄芪30 g；痰浊壅盛加法半夏、枳实各10 g，白术12 g；心肾阴虚加何首乌20 g，生地黄、熟地黄各15 g。疼痛剧烈者加延胡索15 g，冰片1 g，细辛6 g。

方解：本方从瓜蒌薤白桂枝汤加味而来，方中薤白、桂枝辛温通阳，宽胸散结，佐以瓜蒌皮涤痰散结，助薤白、桂枝通阳散结；三七、郁金、赤芍、丹参活血祛瘀，行气止痛。现代药理认为，此4味药有明显增加冠状动脉血流、改善心肌收缩力的作用；酸枣仁、炙甘草养心益气，并避免温通之品耗伤心阴之虞；桂枝温阳并轻扬而引药上行，加强温阳祛瘀行气止痛作用；诸药合用，胸阳宣通，瘀痰消散，气畅心宽，胸痹诸症自除。

5. 养心汤

组成：黄芪、人参（党参）、茯苓、甘草、川芎、当归、远志、茯神、肉桂、柏子仁、酸枣仁、五味子（麦冬、丹参）。每药用量根据患者具体情况而定。

随症加减：阴虚者加熟地黄、女贞子；阳虚寒甚者加桂枝、淫羊藿；痰浊闭阻者加半夏、枳壳；气滞血瘀者加枳实、水蛭；胸痛甚者加延胡索、五灵脂。

方解：现代医学药理认为黄芪有提高机体免疫力，直接扩张外周血管，增进末梢循环，扩张肾及冠状血管，增加肾及冠状动脉血流量的作用；川芎具有活血祛瘀，行气镇痛的作用。扩张冠状动脉，改善循环，能提高对缺氧的耐受性；当归养血活血，行瘀止痛，润燥通便，可使内脏血行旺盛；丹参除祛瘀生新功同四物之作用外，尚有降低血液黏度的作用；与五味子补而能敛；柏子仁、酸枣仁、茯神、远志宁心安神；麦冬滋阴强心；肉桂引诸药以入心经等药为伍，润以滋之，温以补之，酸以敛之，香以舒之，则心得其养矣。共奏疗心虚血少，神气不宁，怔忡惊悸，胸闷而痛之效。

6. 益气活血汤

组成：黄芪30 g，太子参30 g，丹参20 g，当归15 g，桃仁10 g，川芎12 g，瓜蒌15 g，薤白15 g。

随症加减：胸部刺痛明显，舌质有瘀斑，脉弦或沉涩者加降香、赤芍，痰热不化者加竹茹，心悸心烦、脉结代者加桂枝、炙甘草，心血虚者加黄精，肝郁血虚者加郁金、川楝子，心肾时虚者加炮附子、炒杜仲等。

方解：方中黄芪、太子参益气养心，黄芪能增加心肌抗缺氧能力，保护心肌细胞；丹参、当归和桃仁、川芎活血化瘀、解痉缓急、温经止痛，补血润燥，能够增加冠状动脉血流量，降低心肌耗氧量，改善心肌缺血与梗死；瓜蒌、薤白开胸散结，通阳利气，可扩张微血管及降血脂。诸药合用，共奏益气养心、活血通络、开胸通阳之功。纵观全方可增加冠状动脉血流量，降低血脂，改善心肌缺血、缺氧，从而使心电图ST–T异常变化得到纠正。

（三）中成药治疗

1. 复方丹参滴丸

主要成分：丹参、三七、冰片。

药理作用：滴丸含有丰富的丹参素，有明显的钙拮抗作用，可促进PGI_2生成、调节PGI_2/TXA_2的平衡、抑制血小板聚集；还具有抗氧化、清除自由基的作用，能保护细胞膜脂质的正常液态结构，防止膜流动性下降，改善红细胞变形能力和微循环，有利于心功能恢复。丹参能有效降低TNF-α的水平，逆转TNF-α升高所致的心功能恶化。丹参素也可促进H^+–ATP酶β亚基的表达，提高H^+–ATP酶的活性，促进ATP合成，提高缺氧心肌的ATP含量；同时丹参素还有明显抗动脉损伤后内膜增生的作用，对防止心室重构有良好作用；能降低心脏损伤后高水平的白细胞介素–8浓度，抑制心肌白细胞浸润，减轻心肌炎症性损伤；其钙拮抗作用，可明显扩张冠状微小动脉，增加冠状动脉血流；也能抑制凋亡相关基因Fas/FasL蛋白的表达，减少缺血缺氧所诱发的心肌细胞凋亡。滴丸还具有调脂作用。

功效主治：活血化瘀，理气止痛。

用法用量：口服或舌下含服，每次10粒，每日3次，4周1个疗程。

不良反应与注意事项：0.67%患者服药后1～3天感上腹不适、恶心，继续用药，症状消失；0.51%患者嚼碎吞服后有头晕，20 min后消失。孕妇慎用。

2. 速效救心丸

主要成分：川芎、冰片等。

药理作用：本品具有镇静止痛，改善微循环，降低外周血管阻力，减轻心脏负荷，改善心肌缺血的作用。具有服用剂量小，起效快，疗效高的特点。

功效主治：行气活血，祛瘀止痛，增加冠状动脉血流量，缓解心绞痛。适用于冠心病，心绞痛。

用法用量：每日3次含服，每次服3～6粒，急性发作可服10～15粒。一般在5 min内心绞痛得到缓解。

不良反应与注意事项：少数患者服药后出现上腹不适、恶心、头晕等症状，孕妇慎用。

3．稳心颗粒

主要成分：党参、三七、甘松、黄精、琥珀。

药理作用：抗心律失常，改善血液流通性，改善心功能。

功效主治：养阴益气，定悸复脉，活血化瘀。主治气阴两虚兼心脉瘀阻所致的心悸不宁、气短乏力、胸闷胸痛。室性早搏、房性早搏见上述证候者。

用法用量：开水冲服，每次1袋，每日3次，4周1个疗程。

不良反应与注意事项：偶见轻度恶心、头晕，一般不影响用药；孕妇慎用。服用前应将药液充分搅匀，勿将沉淀药粉丢弃。忌烟酒、浓茶。不宜与藜芦同用。

4．通心络胶囊

主要成分：人参、水蛭、全蝎、土鳖虫、蜈蚣、蝉蜕、赤芍、冰片等。

药理作用：实验证实，通心络胶囊能明显减轻急性心肌缺血程度，缩小心肌缺血范围，减小心肌梗死区域，以增加冠状动脉血流量，扩张冠状动脉血管，与西药硫氮卓酮对照取得了一致的效果，同时，通心络胶囊在增强左心室做功的同时不增加心肌耗氧量，能调整和改善心脏功能。在大鼠局部脑缺血实验中，通心络胶囊可以缩小脑梗死体积，并能降低高脂大鼠的胆固醇和低密度脂蛋白，降低血液黏度。

功效主治：益气活血，通络止痛。

用法用量：口服，每次1～4粒，每日3次。4周为1个疗程。对轻度、中度心绞痛患者可每次2粒，每日3次；对较重度，重度患者以每次4粒，每日3次为优，心绞痛等症状明显减轻或消失，心电图改善后，可改为每次2粒，每日3次。

不良反应：个别患者用药后可出现胃部不适或胃痛。

5．苏合香丸

主要成分：苏合香、麝香、安息香、丁香、沉香、檀香、木香、香附（醋制）、乳香、荜茇、炒白术、诃子肉、朱砂、西角粉。

药理作用：抗血小板聚集功能；抑菌、抗炎作用；对心血管的影响，可使实验性心肌梗死犬的冠窦血流量明显增加，使其恢复正常或接近正常，并能明显减慢心率，降低心肌耗氧量；对于非心肌梗死犬的冠窦血流量无明显影响，但可减慢心率，降低心肌耗氧量。

功效主治：芳香开窍，行气止痛。用于痰迷心窍所致的痰厥昏迷、中风偏瘫、肢体不利，以及中暑、心胃气痛。

用法用量：内服：0.3～1.0 g，每日2～3次。

不良反应与注意事项：孕妇禁用。

6．复方丹参注射液

主要成分：1 mL内含有丹参、降香各1 g。

药理作用：有扩张冠状动脉，减慢心率，轻度增加心肌收缩力的作用，很少有不良反应。

功效主治：活血化瘀，通脉养心。用于冠心病胸闷、心绞痛。

用法用量：静脉滴注：每日1次，以本品8～16 mL加入5%葡萄糖液100～150 mL肌内注射，2 mL/次，1～2次/日。一般以2～4周为1个疗程。

不良反应与注意事项：复方丹参注射液临床应用很少出现不良反应，偶有静脉滴注引起过敏反应。不宜与抗癌药如环磷酰胺等合用，也不宜与细胞色素C配伍使用。

7．舒血宁注射液

主要成分：银杏叶提取有效成分。

药理作用：舒血宁是从传统的中药银杏叶中提取有效成分制成的中药制剂，主要成分为银杏叶黄酮苷和银杏叶内酯。银杏叶黄酮苷可扩张冠状动脉，增加冠状动脉血流量；银杏叶内酯是一种强血小板活化因子（PAF）受体拮抗剂，可竞争PAF受体，抑制PAF活性，起到防止血小板聚集、血管内皮损伤、微血栓形成等作用；银杏叶制剂具有抗氧化，清除和抑制氧自由基作用，对诱发的脂质过氧化反应有阻断作用，可防止脂质代谢紊乱等，还具有钙拮抗剂样作用。

功效主治：扩张血管，改善微循环。用于缺血性心脑血管疾病、冠心病、心绞痛、脑栓塞和脑血管痉挛等。

用法用量：肌内注射，每次10 mL，每日1～2次。静脉滴注，每日20 mL，用5%葡萄糖注射液250 mL或500 mL稀释后使用，或遵医嘱。

不良反应与注意事项：极少见过敏反应。①本品是纯中药制剂，保存不当可能影响产品质量；②发现药液出现浑浊、沉淀、变色、漏气等现象时不能使用。

8．瓜蒌皮注射液

主要成分：瓜蒌皮提取有效成分。

药理作用：瓜蒌皮提取物对动物有降低血管平滑肌细胞Ca^{2+}内流、改善心肌氧的供求及增强抗缺氧能力以及改善血液流变学及微循环、减轻心绞痛症状的作用。

功效主治：行气除满，开胸除痹。用于痰浊阻络之冠心病，稳定型心绞痛。

用法用量：肌内注射，每次4 mL，每日1～2次；静脉注射，每次8 ml，用25%葡萄糖注射液20 mL稀释，每日1次；静脉滴注，每次12 mL，用5%葡萄糖注射液250～500 mL稀释，每日1次。

不良反应与注意事项：对本品过敏者禁用；孕妇忌用；药品性状发生改变时禁止使用。

（四）针灸治疗

1．毫针刺法

（1）方法1

适应证：痰浊胸痹心痛者。

选穴：巨阙、膻中、郄门、太渊、丰隆。彻背引痛加肺俞、心俞。

手法：泻法。

用法：隔日针刺1次，每次留针15 min，加电针效果更佳，连续14次为1个疗程。

（2）方法2

适应证：瘀血胸痹心痛者。

选穴：膻中、巨阙、膈俞、心俞、阴郄。唇绀舌紫加少商、少冲、中冲点刺放血。

手法：泻法。

用法：均隔日针刺1次，每次留针15 min，加电针效果更佳，连续14次为1个疗程。

（3）方法3

适应证：冠心病心绞痛者。

选穴：心俞（双）、厥阴俞（双）交替使用，内关、阳陵泉、郄门、三阴交，单侧取穴，交替使用，神门，膻中。

手法：背部穴位宜斜刺，针尖向着脊椎，切勿刺破壁层胸膜，以免造成气胸；四肢穴位用直刺，平补平泻，留针15 min。

用法：每日针刺1次，10次为1个疗程，间隔3～5天。

（4）方法4

适应证：主要用于冠心病心绞痛者。

选穴：心俞、巨阙、心平（少海穴下3寸）、厥阴俞、膻中、内关。阴虚型配三阴交或太溪，阳虚型配关元或大椎，气虚型配气海或足三里，痰阻型配丰隆或肺俞，血瘀型配肺俞或血海。

手法：背部穴位针尖斜向脊椎，切勿穿透胸膜，待有针感后，刮针2 min，即起针。

用法：四肢及胸腹部位穴位，留针20 min，每日或隔日针刺1次，10次为1个疗程。疗程间停3～5天，3个疗程后酌情巩固。

（5）方法5

适应证：主要用于心前区剧烈疼痛，良久不能缓解者。

选穴：神阙、气海、关元、内关、足三里、百会。

手法：神阙、气海、关元、百会均用艾条悬灸20～30 min或更长时间，也可采用大片生姜灸10～20壮，内关、足三里用捻转补法，昏迷休克加刺人中，呼吸微弱加刺素髎，均用强刺激捻转。心痛不能缓解时加郄门，强刺激间歇留针。

用法：每日1次，必要时每日数次。

2. 灸法

（1）选穴

主穴：内关、膻中、心俞、厥阴俞、足三里、关元、郄门。

配穴：膈俞、肝俞、脾俞、肾俞、巨阙、神阙、通里、丰隆、太溪。

（2）操作方法：①艾卷温和灸。每次选用2～4个穴位，每穴每次灸治15～30 min。每日灸治1次，10次为1个疗程，疗程间隔5天；②艾柱瘢痕灸。每次选用2～4个穴位，每穴每次施灸4～8壮，艾柱如黄豆或半个枣核大；③针上加灸。每次选用2～4个穴位，每穴每次施灸15～20 min，每日治疗1～2次，5～7次为1个疗程，疗程间隔3～5天；④灯火灸。每次选用2～4个穴位，多选用胸背部俞穴，其施灸程序为先上后下，先背后胸，一般3～5天施灸1次，重症患者也可每日灸治1～2次，施灸时避开原灸火点，3～5次为1个疗程。

3. 穴位贴敷疗法

（1）方法1

选穴：膻中、心俞。

药物组成：按照姜黄10 g，乌头5 g，血竭5 g，胡椒1 g，三七3 g，桂枝5 g，麝香0.1 g，川芎5 g，薤白10 g的比例，制成每张重1.5 g的小膏药备用。

用法：贴敷，每周贴2次，2个月为1个疗程。

（2）方法2

选穴：心俞、内关、膻中、天池、鸠尾（心俞、内关两侧各贴1张），必要时于反射区痛点穴位加敷。

药物组成：徐长卿、当归、丹参、王不留行、五灵脂、鸡血藤、葛根、延胡索、红花、川芎、桃仁、姜黄、郁金、参三七、血竭、陈皮、穿山甲、透骨草、乳香、没药、樟脑、冰片、木香、人工麝香、硫酸镁、三硅酸镁，制成小贴膏剂，每张药重5分。

用法：在贴敷前先将穴位处用酒精棉球涂擦（一方面可使皮肤脱脂易于贴敷，同时可使局部轻度充血，以增加疗效），再将此膏加热，使药油达到稀软程度后，贴敷于穴位，每周贴2次，2个月为1个疗程。

（3）方法3

选穴：左心俞、心前区。

药物组成：丹参12 g，参三七12 g，檀香6 g，广郁金9 g，冰片2 g，桃仁6 g，红花6 g，王不留行6 g，蓬莪术6 g，血竭6 g，将上药和入溶解的膏药250 g内，拌匀后用绒布制成4 cm × 3 cm大小的膏药备用。

用法：在贴敷前先将穴位处局部用酒精棉球涂擦后，将膏药贴上，每周贴2次，一般贴3～4张，贴8～10次为1个疗程。如局部皮肤红肿，伴有水泡者不宜敷贴。

4．耳针治疗

（1）方法1

适应证：冠心病。

选穴：心、小肠、交感、皮质下，辅以脑、肺、肝、胸。

用法：每次3～5穴，针入后接电脉冲治疗仪，中度刺激，留针30 min，隔日1次，14次为1个疗程。

（2）方法2

适应证：冠心病。

选穴：心、上焦。

用法：单侧取穴，中等刺激，留针30～60 min。

（3）方法3

适应证：冠心病。

选穴：心、肾、交感、内分泌、皮质下、胃。

用法：每次选用3～5个耳穴，强刺激留针30～60 min，每日；或隔日1次。

（4）方法4

适应证：冠心病。

选穴：心、耳神门、交感、皮质下、内分泌、肾穴等。

用法：每次选2～4穴，单侧取穴，中等刺激，留针15～60 min。

5．刺络法

适应证：冠心病。

选穴：一组，大椎、心俞、膻中、期门。二组，神道、巨阙、厥阴俞、陷谷。

用法：隔日交替用一组，见络点刺出血，14次为1个疗程。

二、西医治疗

药物治疗首先考虑预防心肌梗死和猝死，改善预后，其次是缓解症状及改善生活质量。

（一）抗心绞痛和抗缺血治疗

1．硝酸酯类药　硝酸酯类可缓解心绞痛，增加运动耐量，改善心肌缺血，减少急性冠状动脉综合征的发生使本类药的心血管效应与剂量及给药方式密切相关，可以扩张静脉减轻心脏前负荷，或同时扩张动脉减轻心脏后负荷，大剂量、静脉给药可扩张冠状动脉。

（1）硝酸甘油：舌下含服或喷雾可迅速经口腔及皮肤黏膜吸收，1～3 min起效，4～5 min血药浓度可达峰值，血浆半衰期2～8 min，多用硝酸甘油片（0.6 mg/片）、0.3～0.6 mg舌下含服，5 min后可重复使用。发作较频繁者可静脉滴注。因个体差异较大，所有一般从5～10 μg/min开始，每5～10 min增加10 μg/min，直至心绞痛环境或出现明显头痛或血压下降（收缩压＜90 mmHg或下降幅度＞30%），一般最大剂量可增至240 μg/min。经皮肤给药主要用于预防心绞痛发作。可用硝酸甘油软膏涂于2～5 cm直径的皮肤上，作用时间维持4～6 h。硝酸甘油贴剂有一层控释膜，能使药物以一定的速度释放，用后2 h即可达到稳定浓度，作用时间可12～24 h。

（2）硝酸异山梨酯（异山梨酯）：异山梨酯喷雾剂，可经口腔黏膜迅速吸收，十几秒后即起效，5 min达最高浓度，作用时间可持续90 min，常用于终止心绞痛发作；经皮肤喷雾后20 min开始吸收，有效血浓度可持续10 h；心绞痛发作严重者可用异山梨酯静脉制剂，静脉点滴剂量为2～7 mg/h。

（3）5–单硝酸异山梨酯：常用剂量普通片剂20 mg，1天2～3次；缓释片30～60 mg，1天1次；控释片50 mg，每天1次。也有静脉制剂，剂量同消心痛。

2．β肾上腺素受体阻滞剂

（1）普萘洛尔：治疗心绞痛时，常与硝酸酯类合用，可增效，并相互抵消不良反应。治疗心绞痛口服，每次10～20 mg，3～4次/天，先从小剂量开始，逐渐加量，每日剂量可增到80 mg以上。

（2）美托洛尔：治疗心绞痛口服剂量应个体化，从小剂量开始，逐渐加量，每次25～50 mg，3次/天；美托洛尔缓释片，100 mg，1次/天。

（3）阿替洛尔：药理作用与美托洛尔相似。用量为100 mg，1次/天，或50 mg，2次/天。

（4）比索洛尔：口服剂量为2.5～20毫克/次，1次/天。一般2.5～5毫克/次即可，很少需要超过10 mg/d。

（5）卡维地洛：卡维地洛不仅能同时阻滞β_1、β_2和α_1肾上腺素受体作用，而且具有强大的抗氧化功效，可清除氧自由基，抑制平滑肌增生，从而延缓冠状动脉粥样硬化的发生，逆转左室肥厚及减缓血管重塑。

治疗心绞痛可口服，首剂12.5～25毫克/次，1次/天，可渐增至50毫克/次，1次/天。不良反应少，可有头晕头痛、嗜睡、疲劳乏力、恶心等，心肌局部缺血的患者不能突然停药，应在1～2周逐步停药。

3．钙离子拮抗剂

（1）硝苯地平：治疗稳定型劳力型心绞痛有效，但用药后可引起反射心率增快，而无明显的负性肌力作用，由此限制了其抗心绞痛的疗效，应与β受体阻滞剂联合使用；口服，10毫克/次，3次/天，可舌下含服；控释片，通常剂量口服30毫克/次，1次/天。

（2）氨氯地平：氨氯地平对心绞痛的确切疗效，治疗慢性稳定型心绞痛可减少心绞痛发作，并能缓解冠状动脉痉挛性心绞痛，能提供24 h稳定的血药浓度，故能持续24 h控制心绞痛的发作。治疗心绞痛的口服初始剂量为5毫克/次，1次/天。剂量可增加至10 毫克/次，1次/天。连续服用7～10天后血药浓度达稳定的治疗水平，不良反应较轻，可有头痛、水肿、头晕、面红及疲劳。

（3）维拉帕米：治疗慢性稳定型心绞痛主要是通过减轻后负荷和降低心肌收缩力，减少心肌耗氧量而发挥作用，可有效地缓解变异型心绞痛。它可减少心绞痛发作的频率和强度，减少硝酸甘油的用量和ST段压低的程度，并可提高运动的时间和能力，与β-受体阻滞剂联合应用有协同作用，但可显著抑制心脏传导系统和心收缩功能，应用时须慎重，老年人应避免联合用药。口服，40～120毫克/次，3～4次/天。缓释片，120～240 mg/d。

（4）地尔硫䓬：地尔硫䓬有片剂、缓释片及针剂。片剂30 mg/片，30～60 mg，3次/天，缓释片90毫克/片，90 mg/d。针剂，30 mg，加入5%葡萄糖中静脉滴注。不良反应较少，少数患者有头晕头痛和踝部水肿等，病窦综合征，房室传导阻滞和心功能不全者忌用，与β-受体阻滞剂合用有发生来严重心动过缓和低血压的危险。

4．钾通道开放剂　如尼可地尔，一般给予20 mg每天2次预防心绞痛的发作，长期用药可产生抗心绞痛作用的耐受，但不会出现硝酸盐制剂的交叉耐药。

（二）预防心肌梗死和死亡的药物治疗

1．抗血小板治疗

（1）阿司匹林：口服常用的剂量为75～300 mg/d，目前趋向于较小剂量如1～2 mg/（kg·d），常用阿司匹林肠溶制剂。长期应用阿司匹林过程中，应该选择最小的有效剂量，达到治疗目的和胃肠道反应的平衡。

（2）噻氯匹定。

片剂：250 mg。

常用剂量：250毫克/次，1～2次/天。与食物同时服用或进食后服用可增加吸收率。

（3）氯吡格雷（波立维）：氯吡格雷主要由肝脏代谢，一次和重复给药后，血浆中主要代谢产物的消除半衰期为8 h。口服氯吡格雷后，在5天内约50%由尿排出，约46%由粪便排出。主要的不良反应包括出血、胃肠道反应、骨髓抑制、神经系统症状以及过敏反应等。

口服片剂：75 mg。常用的给药方案为首次给予氯吡格雷负荷量300 mg，随后使用氯吡格雷75毫克/次，1次/天。

（4）双嘧达莫（潘生丁）。

片剂：25 mg；

针剂：10 mg/2 mL。

常用剂量：口服50～75毫克/次，3次/天。肌内注射或静脉滴注10 mg/d。

2. 调脂药物

（1）洛伐他汀（lovastatin美降之、罗华宁）。

片剂：20 mg，10 mg。一般开始剂量为20 mg/d，晚餐时1次顿服，间隔4～6周后复查血脂，可逐渐增加剂量，最大可至80 mg/d，1次顿服或早晚餐时分次服用。

（2）辛伐他汀（simvastatin，舒降之、苏之）。

片剂：5 mg，10 mg。一般开始剂量为10 mg/d，晚间顿服。对于胆固醇水平轻至中度升高者，开始剂量为5 mg/d。若6周后疗效不满意，可增加剂量，最大剂量为40 mg/d晚间顿服。

（3）普伐他汀（pravastatin，普拉固、美乐百镇）。

片剂：10 mg，10～40 mg每晚1次顿服，也可20 mg早、晚各1次服用。由于4周后药效达高峰，需要改变剂量，应在用药后4周以后。

3. 血管紧张素转换酶抑制剂（ACEI） 目前ACEI治疗心肌缺血疗效的研究仅局限于小样本和短期的研究结果，尚无大型临床试验评价ACEI治疗慢性稳定型心绞痛的预后益处。短期的临床研究中，对ACEI的抗心绞痛的作用尚未取得一致的结果，有些研究表明，ACEI单独应用治疗慢性稳定型心绞痛，能提高运动耐量，减轻运动诱发的心肌缺血，减少心绞痛的发作次数。然而，据报告亦有部分心绞痛患者接受ACEI治疗后心肌缺血无改善，甚至加重，有待进一步研究和长期临床试验的评价。临床上一般不常规将ACEI作为一线抗心绞痛药物单独应用。下述情况不应使用：

收缩压＜90 mmHg，肾衰竭，双侧肾动脉狭窄和过敏者。其不良反应包括干咳，低血压和罕见的血管性水肿。

（三）血运重建治疗

冠状动脉搭桥术（CABG）和经皮冠状动脉介入治疗（PCI）是治疗慢性稳定型心绞痛的两种疗效肯定的血运重建方法。这两种方法各因微创和不停跳手术和药物涂层支架的引入而得到很大发展。

1. 经皮冠状动脉介入治疗（PCI） 稳定型心绞痛患者若血管适合并由有经验的术者行单支或多支血管介入治疗的成功率较高，风险较低。PCI可作为绝大多数需减轻症状患者除搭桥术的另一选择。临床研究表明，PCI与药物治疗相比对降低可导致生活质量下降事件（心绞痛、呼吸困难、需再次住院或活动耐力受限）方面效果更明显。ACME研究人员表示与药物治疗相比，PCI治疗的患者症状控制得更好，有较好的活动耐力，而两组死亡率和心肌梗死发生率相当。然而双支血管病变患者PCI与单支血管病变相比，PCI对有双支血管病变的稳定型心绞痛患者控制症状的作用较小。

2．冠状动脉搭桥手术（CABG）　CABG在低危患者中与药物治疗相比并无改善预后的证据（年死亡率<1%），但在一个比较CABG与药物治疗的荟萃分析中显示CABG在中～高危险患者改善了预后。随机对照试验结果表明在以下情况冠状动脉病变的外科治疗比药物治疗有更好的疗效。这些病变包括：①左主干的严重狭窄；②三支主要血管近段的严重狭窄；③两支主要血管的严重狭窄，包括左前降支近段的高度狭窄。这些研究将严重狭窄定义为主要冠状动脉血管狭窄≥70%或左主干狭窄≥50%；来自两个大的随机研究欧洲冠状动脉研究和北美CASS研究表明，左室功能减退者外科治疗较内科治疗更显示其改善预后的优势。外科令人信服地显示其可减轻症状和心肌缺血，并可改善慢性心绞痛患者的生活质量。近20年来搭桥手术常规用乳内动脉和大隐静脉作桥血管。由于静脉桥病变引起症状的复发是目前的主要问题，大量的研究观察显示用乳内动脉为桥血管可增加生存率、降低迟发心肌梗死发生率、心绞痛复发和需进一步介入治疗概率。其他动脉桥包括桡动脉、右侧胃系膜动脉也有应用。最大一组桡动脉桥手术报道显示术后3年内血管通畅率大于90%。大多数冠状动脉手术在用体外循环下（心肺旁路）进行，但心脏不停跳冠状动脉搭桥术（心脏不停跳CABG）可降低围手术期的发病率和死亡率。心脏不停跳和体外循环下手术的临床研究表明两组术后1～3年的结果相同。慢性稳定型心绞痛血管重建指征可参考为：①内科药物治疗效果不满意；②无创伤性检查显示心肌缺血；③有很高的手术成功率及可接受的并发症的风险和死亡率；④患者自愿选择介入治疗，并且深知介入治疗与药物相比所存在的风险。血运重建的禁忌证有：①单支或双支病变的患者，无有意义的前降支近段病变，症状轻或无症状，未接受正确的药物治疗的患者。或者无心肌缺血证据或者运动负荷试验仅有有限的心肌缺血/存在活心肌；②非左主干的临床冠状动脉狭窄（50%～70%），以及运动负荷试验无缺血证据；③无意义的冠状动脉狭窄（<50%）；④手术并发症或死亡率高的患者（死亡率10%～15%）。

3．血管新生　血管新生有2种形式：①血管生成，即微血管通过“发芽”的方式形成新生毛细血管的过程；②血管重塑及开放，指血管生长因子刺激血管壁细胞分裂、增殖，使原有的微动脉变成较大的动脉，管腔增粗；并使已存的侧支血管扩张和开放。参与血管新生的因子主要有VEGF、成纤维细胞生长因子（FGF）、胰岛素样血管生长因子（IGF）、血小板源性生长因子（PDGF）、上皮细胞生长因子（EGF）、转化生长因子-β（TGF-β）等。目前报道最多是VEGF和FGF。

治疗性血管再生对于药物干预无效而又不适于导管或外科血运重建的心肌缺血或其他组织缺血有重要意义。在动物试验已经检验过的血管生长因子有aFGF、bFGF、FGF-5、VEGF120、VEGF165、VEGF121、VEGF-C、HGF/SF和ANG-1/ANG-2。在下肢缺血和慢性心肌缺血动物模型，动脉途径或局部注射VEGF、VEGF-C、aFGF、bFGF、HGF/SF等重组蛋白或基因均能明显促进侧支血管生成，增加灌注。VEGF不仅能增加造影可见的血管形成，而且还能恢复内皮对多种介质的正常反应性。

动物试验结果令人鼓舞，促进了用质粒或腺病毒介导的VEGF165、aFGF、bFGF等基因治疗向临床过渡。Isner等进行了首例临床试验，所选患者是严重慢性下肢缺血患者（持续静息疼痛、皮肤溃疡和常规治疗失败），他们用凝胶球囊把含有人的VEGF基因的质粒载体转移到股动脉近端。2个月后，部分患者疼痛缓解，溃疡愈合，血管造影显示闭塞血管的侧支循环增加。迄今已有100例下肢缺血性病变患者接受了血管生成治疗，大部分疗效满意，未发现严重不良反应。

Ⅱ期临床试验与动物实验结果相差甚远，对此有诸多解释。首先，安慰剂效应可能比原来想象的要大得多；其次，短暂rhVEGF治疗可能不足于触发或维持有治疗意义的血管生成反应，特别是在有广泛动脉粥样硬化病变时，更是如此。而且，rhVEGF或其他生长因子全身用药不能建立缺血和非缺血区合适的致血管生成浓度梯度，而这一浓度梯度在多种生理和病理情况下，是血管再生的必须条件。

4．激光与血运重建　目前对TMLR作用机制的理解主要集中在几个方面：①激光通道引导左室氧合血进入心肌的直接供血作用；②激光通道周围的损伤愈合过程中所产生的新的血管增生效应；③激光通道打通了心肌内的窦状隙及微小冠状血管网的交通连接产生循环；④激光通道打断了缺血部位心肌的神经纤维起到去神经作用。但是，上述任何一种机制都不能单独、满意地解释TMLR的疗效。TMLR缓解心绞痛和提高运动耐量的作用可能还存在其他尚未发现的机制，或是上述机制共同作用的结果。

单纯TMLR的手术技术是比较简单易行的，利用左前外小切口，在全麻非体外循环跳动心脏上进行，手术时间短、创伤小、住院时间短、康复快，患者非常容易接受。但此，TMLR作为一项新技术，其作用机制和心肌血运重建的远期效果尚不确定，有学者认为单独将TMLR技术应用于冠心病的临床治疗应该十分慎重。CABG作为冠心病外科治疗的金标准，其近期和远期治疗效果都十分明确。在临床工作中作者发现大多数CABG手术患者，总有一支或多支冠状动脉分支因弥漫病变或太细而不能搭桥，这些区域可行TMLR术；另外，在那些过去认为不能搭桥的重症、弥漫及远端冠状动脉病变患者中，也发现其总有一支或多支冠状动脉分支可以搭桥，作者选择搭桥＋打孔这一联合术式是希望为这两类患者达到尽可能完善的心肌血运重建效果。

应该指出，由于将CABG与TMLR的合用，给评价手术效果带来了更多的混杂因素，需要更加严格设计的临床实验和更加准确的评价指标，才能进一步阐述其临床意义。本研究使用TMLR＋CABG这一术式，目前也只是为多发弥漫的冠状动脉病变提供一种安全而微创的新尝试。

（四）介入治疗

以经皮冠状动脉球囊成形术及支架术为例进行介绍。①心绞痛经内科治疗效果不满意，日常活动明显受限者；②运动心电图或运动放射性核心肌显影像有广泛一过性缺血存在；③冠状动脉造影，至少有一支冠状动脉径狭窄≥50%。

（1）经股动脉途径PTCA基本操作方法。

1）消毒与铺巾：常规消毒双侧腹股沟，上至脐部下至大腿中部。铺巾范围上至颈部，下至足及其剩余的导管床床面。多采用一次性专用全套铺巾。

2）股动脉插管：以1%利多卡因局部浸润麻醉，采用seldinger技术置入动脉鞘，对高危患者宜预置静脉鞘备用。经静脉或动脉注入肝素10 000 U，以后每小时追加2 000 U，必要时可参照ACT测定的结果再作调整。

3）插入指引导管：参照冠状动脉造影结果选择指引导管，并选好最佳暴露病灶、最佳插入导丝的投照体位。对有难度的病变，最好在送入指引导丝前测试指引导管的被动支撑力，以便及时更换。

4）插入指引导丝：选用的指引导丝塑型后，在指引导丝导入口器保护下插入口指引导管，一般多主张先将指引导丝送至病变血管远端，再沿导丝送入球囊。当然对于一般病变估计导丝能顺利通过者，尤其是使用穿导丝球囊导管系统时，为节省时间和便于操作，可事先将指引导丝插入口球囊导管内，将球囊导管送至距导丝顶端约1 cm处，固定球囊导管，继续操作导丝通过病变。

5）送入球囊导管：指引导丝放置成功后，即可将球囊导管送入，注射少量造影剂通过球囊上的不透X线标记，确定球囊到位即可进行扩张治疗。对于大多数病变，球囊导管均能较顺利地沿导丝通过病变，但对于部分严重狭窄、成角或不规则的较长病变和较硬的病变，虽然导丝已通过病变，但球囊不能顺利通过。

以下几种措施可能有帮助：①通过一些措施增强导管系统的后坐力：如将软头导管深插至冠状动脉内，将指引导管塑形成类强支撑导管形状，必要时改用其他强支撑指引导管；②对使用穿导丝球囊导管者，还可改用其他强支撑导丝，来增加导管系统的被动支撑力；③用边抖动球囊导管边向前推送的方法有时也可使一些球囊得以通过，此时可固定导丝，也可轻轻回抽导丝，利用导丝与导管间的作用力与反作用力的关系，也有利于球囊通过；④对一些极度纡曲的血管也可让患者深吸气，可能能使冠状动脉有部分拉直，也有利于球囊通过；⑤必要时可改用更小直径的球囊进行预扩张，或改用通过力、推送力更强的球囊导管；⑥冠状动脉内注射硝酸甘油或舌下含服硝苯地平（心痛定）等。

6）球囊扩张：球囊到位即可进行扩张治疗。球囊加压和减压均应在X线监视下进行。

一般采用逐渐加压的方式，至球囊完全、充分扩张，无明显压迹。减压过程也有人主张采取逐渐减压的方式，将球囊减压后再将加压泵抽成负压状态。一般主张第1次扩张压不宜过大，无效可再增加压力，尤其对高度狭窄病变、硬病变、弥漫性病变、钙化病变。对完全闭塞性病变第1次扩张也应以较小的压力稍稍打开病变，重复造影明确局部病变、远端血管、邻近分支等情况及导管系统放置是否正确后，再决定进一步处理。至于扩张时间，一般认为适当延长扩张时间，有利于冠状动脉的重塑，提高扩张效果，可减少远期再狭窄的发生率，且也可诱发心肌缺血和心绞痛，对于一些危重患者，可诱发血流动力学的不稳定，增加介入治疗的风险。故现有不少学者主张扩张时间控制在30～60 s，手术可能更平稳。也有学者主张，对于一些考虑单纯实施PTCA效果不理想，术后可能再狭窄率较高的病变，适度扩张后即可植入支架，使手术更简单，更安全。加压期间应密切观察血压、心率、ST–T改变及患者对扩张的反应。

7）术后观察：病变得到满意扩张后，应保留指引导丝5～15 min，再次造影证实扩张病变稳定，无明显弹性回缩、严重内膜撕裂或夹层形成后，即可将指引导丝退出。

8）退出导管系统：和推送指引导丝和球囊导管一样，退出球囊导管和导丝时也不宜过快，最好应在透视下观察指引导管的位置，防止由于指引导管和导丝的相向运动，而使指引导管深入冠状动脉开口，阻断冠状动脉血流和损伤冠状动脉开口及主干。退出导丝和球囊后应取相应投照位重复造影，以评价PTCA的疗效。当造影证实病变扩张满意，无冠状动脉开口损伤，即可拔出指引导管。手术结束固定动脉鞘后，即可送回病房密切观察。

（2）经桡动脉途径PTCA操作方法。

1）Allen试验：经桡动脉途径介入诊断和治疗术前应测定右手尺动脉的通畅性和掌浅、深动脉的通畅性。方法是嘱患者右手握紧拳头，术者用双手拇指同时压迫桡、尺动脉，然后嘱患者伸开手掌，开放尺动脉供血，如手掌特别是大鱼际区很快红润，则提示该侧尺动脉和掌浅、深动脉通畅，同侧桡动脉插管是安全的。

2）消毒、铺巾与插管：消毒范围从手指尖至肘关节，同时也应消毒腹股沟区以备用。予少量局麻后以专用桡动脉穿刺器行桡动脉穿刺，成功后送入导丝，再予充分局麻后切开皮肤，小心送入6～7F短、软动脉鞘，从侧管依次注入100 μg硝酸甘油、1%的利多卡因5 mL和8 000～10 000 U肝素。在超滑导丝引导下送入指引导管。

3）指引导管的选择和操作：经桡动脉途径介入治疗以6F指引导管为好，其构型可选常规Judkins和Amplatz，经桡动脉途径的指引导管的操作和经股动脉途径有所不同，特别是LCA导管需在导丝支撑下将导管头部打直，并作顺钟向转动，使其头端指向LCA开口再慢慢撤出导丝。撤出或交换指引导管也应在交换导丝或普通导丝保护下进行，否则指引导管头将可能严重损伤动脉。

4）PTCA操作：介入性治疗操作技术和经股动脉途径PTCA操作技术类似。值得提醒的是经桡动脉途径PTCA所选的指引导管常为6F，其内腔多为0.06"。

5）穿刺点处理：经桡动脉途径实施PTCA的最大优越性之一是术毕即可拔除血管鞘。拔管前应在边撤边回吸-局部压迫止血10～15 min，并予加压包扎2 h，一般主张其压迫强度应达到完全阻断桡动脉血流，现有专用的桡动脉压迫装置。加压包扎期间应注意观察穿刺手的血液循环情况，必要时可适当予以放松。如无特殊情况，患者术后即可取自动体位，术后1～2 h可下床活动。

冠状动脉内支架术基本操作方法如下。

（1）术前准备：宜于支架植入前1日傍晚常规给予噻氯匹定250 mg口服，若无禁忌所有患者均应予以阿司匹林100～300 mg/d，若系急诊患者应于术中嚼服阿司匹林300～500 mg。术前肝素用量与常规PTCA相当，恒ACT值应稍高（250～300 s）。支架植入前多主张对病灶进行预扩张，一则为支架系统建立一个顺利的通道，确保支架顺利植入；二则病灶经充分扩张后将便于支架的展开，以减少弹性回缩。植入支架前还应做多方位的投照造影，以观察病变血管的长度、行走、血管远近段分支分布等情况，以便选择适当的支架类型，同时也主张植入前应予适量的硝酸甘油使血管充分扩张以了解病灶的解剖特征，以便选择规格（如直径和长度）合适的支架。

（2）器材选择。

1）指引导管：近年来指引导管的应用趋向于外径小型化，一般以8F（内腔约0.086＂）和7F（内腔约0.07＂）的指引导管较为常用，6F指引导管仅使用于经桡动脉处理较为简单的病灶。指引导管外形的选择，如左主较短时宜选用短头（ST）指引导管，处理左主干、前降支和回旋支开口处病变或RCA开口段病变时，也多选短头指引导管。左主干或RCA开口段口径≤3 mm，应选用有侧孔（SH）的指引导管。

2）指引导丝：一般来说，支架植入过程中对指引导丝支撑力的要求除病变因素有关外，还与所选用的支架特性、支架规格、支架释放系统的推送力和轨迹性能等因素有关。因此，术前对上述因素均应有较为充分的估计。如有必要术中还应及时更换合适的指引导丝。

（3）输送支架：一般均使用预装支架，支架的外径较小，在球囊上固定良好，应尽量不要用于接触支架表面，但也有不少学者习惯于送入支架前用肝素盐水冲洗支架表面和导丝腔，还有不少学者习惯于进一步撮捏支架，以使支架外径更小，固定更牢固。确认支架表面完整无损后将带有支架的球囊导管沿导丝缓慢、轻巧地送至病变处，沿导丝送入支架时应充分打开Y形接头，在指引导管内推送时应无任何阻力，支架进入冠状动脉开口前还应确认指引导管在冠状动脉内并有较好的同轴性，以免支架在输送过程中脱载。

（4）定位支架：准确将支架定位极为重要，因一旦将支架打开，就不能再更换位置。常用的支架定位法是当估计支架到位后，注射造影剂进行摄像以看清支架、支架上的标志和血管的病变位置，随之做细致的调整。病变处或病变附近的分支血管是准确定位的最好参照标志。处理主动脉开口处病变，支架应露曲主动脉腔1～2 mm。处理夹层病变时应首先保证支架能完全覆盖夹层的远端，而近端必要时可植入第二个支架来覆盖。另一值得注意的情况是在一些近段大腔病变，在支架被扩张的过程中还可能发生移位，这一移动发生的主要诱发因素是导丝或球囊没有拉紧。因此，在处理这一类病变时应在固定好指引导管-导丝-球囊，做出正确的定位后再展开支架。

（5）展开支架：支架一旦取得最佳定位，即可根据其适合的压力来充盈球囊，多数支架用607.95 ~ 810.60 kPa（6 ~ 8 atm）的压力即可将支架完全展开，充盈时间15 ~ 30 s即可，抽空球囊后应回撤球囊2 ~ 4 mm，再以较大的压力1 013.25 ~ 1 418.55 kPa（10 ~ 14 atm）进一步加固塑型支架，使支架完全贴壁，确保支架血管壁之间无残留假腔和减少弹性回缩。对主血管，特别是左主干病变的处理能力，尤其是支架送入、定位和展开在较短时间内完成者，球囊充盈可分次进行，且每次加压时间应短于10 s。串联支架植入时支架间应有1 ~ 2 mm重叠，以保证支架的连续性。理想的支架支撑结果应是支架完全展开，两个以上投照方位造影显示血管腔光滑、残余狭窄小于5%，无残留夹层、血栓或斑块塌陷，前向血流正常，若结合冠状动脉内超声检查则应显示支架处血管腔与病灶相邻的正常血管管腔大小相等，支架与壁之间无残留假腔等。

（五）手术治疗

血管冠状动脉旁路移植术（冠状动脉搭桥术，CABG）是一种血运重建手术，多采用大隐静脉或内乳动脉，一端连接于主动脉根部，另一端连接于狭窄的冠状动脉远端，以解决心肌缺血的问题。CABG适应证：慢性稳定型心绞痛经内科硝酸酯类、β-肾上腺素受体阻滞剂、钙离子拮抗剂等抗心绞痛药物治疗未能收效，患者的工作和生活受到严重影响者，进行选择性冠状动脉造影术，发现血管腔面积减少到50%以上，特别是病变累及左冠状动脉主干、左冠前降支或冠状动脉三个分支者，均应考虑外科手术治疗。

（六）运动锻炼疗法

运动锻炼前最好有一张准确、可行和有效的运动处方，鉴于每个患者的具体情况（如年龄、性别、体能状况、病情病程、运动习惯）并不完全相同，所以运动处方的制定必须个体化，做到既安全又有效。具体可按以下方式进行：

1. 详细了解病史　如病情、病程、运动习惯及其个体对运动的反应等。

2. 全面合理检查　在制定运动处方前，必须对患者进行全面的体格检查和必要的辅助检查，后者包括检查某些生化指标心电图及心电图运动试验、超声心动图和心肌显像等，并在此基础上对患者进行功能评估。

3．制订运动处方　运动处方应明确以下内容：

（1）运动类型：可依运动习惯、实施条件和康复目的等确定患者的运动类型，如步行、慢跑、踏车、舞蹈和游泳等。

（2）运动强度：一般以心率作为运动强度指标，恰当的运动量应当是在最大心率的70%～85%或最大耗氧量的57%～78%。

计算方法可参考如下：①年龄预计最大的心率＝230－年龄；②目标心率＝（最大心率－静息心率）×X＋静息心率。X＜50%为轻度运动量；X＝50%－70%为中度运动量；X＞70%重度运动量。例如名55岁的人，年龄预计最大的心率＝230－55＝175次/分；静息时心率：75次/分；轻度运动量＜（175－75）×50%＋75＝125次/分、中度运动量＝（175－75）×50%＋75＝125～150次/分、重度运动量＞（175－75）×75%＋75＝150次/分。运动持续时间一般分适应性活动，心肺耐力训练和松弛活动3个阶段，每个阶段时间分别为5～10 min，30～50 min，5～10 min。适应性活动包括屈伸关节，缓慢增加运动量等，心肺耐力训练阶段要求心率达目标心率水平并持续30～40 min。

4．运动频率　一般是3～5次/周。

5．运动锻炼过程应分阶段进行

（1）适应阶段：在实施运动疗法的初期，应根据患者的具体情况逐渐增加运动坡、时间和频度等，经过一定的适应期，最终达到运动处方所规定的运动量，此阶段通常为4～6周。

（2）进展阶段：患者即可进入本阶段训练，以逐渐增强其体能和心肺功能等。此阶段通常为期24周左右。

（3）维持阶段：进展阶段结束后，为了长期保持运动疗法的效果和增进患者的健康，可在全面评估的基础上，制订出适合每个患者自身情况的终身锻炼计划。

在康复训练中应注意的事项如下。

每次合适运动量的主要标志是：运动后稍出汗、轻度呼吸加快，但不影响对话，全天感觉舒适，无持续的疲劳感，对原有疾病的症状无加重或出现，饮食、睡眠良好；运动的选择时间：由于体内肾上腺素自身分泌高峰在清晨1～3时，去甲肾上腺素自身泌高峰在上午9～11时，因此该两段时间是疾病发病高峰，运动本身又可增加此类儿茶酚胺的分泌，为此，最好将康复运动训练时间安排在下午为宜；训练时要注意保持定的活动量，但日常生活和工作时应采用能量节约策略，比如制订合理的工作或日常生活程序，减少不必要的活动和体力消耗等，以尽可能提高工作和体能效率。

运动锻炼具有自然、易行、方便、经济等优点，对健康尚有其他益处，通过康复运动治疗研究表明可明显改善心血管病患者的功能状态和预后，降低冠心病死亡率20%～25%，死率37%，运动容量增加15%～25%。故我们应积极提倡和广泛推广，激励心血管工作员和患者参加这项工作，共同提高冠心病治疗水平。

第十一章　缺血性心肌病

第一节　疾病概述

一、概述

缺血性心肌病型冠心病的病理基础是心肌纤维化或称硬化，主要是由于长期的心肌供血不足，心肌组织发生营养障碍和萎缩，以致纤维组织增生所致。其临床特点是心脏逐渐扩大，发生心律失常和心力衰竭。因此与扩张型心肌病破为相似，故称为缺血性心肌病。

二、病因及发病机制

缺血性心肌病主要由冠状动脉粥样硬化性狭窄、闭塞、痉李和毛细血管病变引起，主要发病机制如下。

1. 慢性缺氧、缺血导致心肌细胞逐渐调亡，心肌细胞数量减少，存活心肌细胞代偿性肥大。

2. 冠状动脉急性闭塞导致心肌细胞坏死、室壁运动异常。

3. 心肌发生纤维化、纤维疲痕形成。

4. 心肌细胞之间基质异常，特别是胶原沉积。病理变化的结果为：①室壁张力异常和硬度增高，影响心肌舒张功能，主要为左心室舒张功能不全；②病情进一步发展，心脏逐渐扩大，出现收缩功能不全；③可伴发多种心律失常，容易发生心源性晕厥，甚至猝死。患者的心功能状态和临床症状受多种因素影响，包括冠状动脉病变的程度、心肌缺血的范围、心肌的存活性、心肌梗死后左心室重构的程度及其他重要的临床因素。

三、临床表现

心肌缺血和心肌梗死或坏死对心室的不同作用，使缺血性心肌病具有各种不同的临床表现。根据患者的不同表现，可以将缺血性心肌病划分为充血型缺血性心肌病和限制型缺血性心肌病。

1. 充血型缺血性心肌病　充血型缺血性心肌病占缺血性心肌病的绝大部分，以左心室扩大为主，严重者双心室均扩大。此病的临床特点是以心绞痛、心力衰竭和心律失常为主要临床表现。患者有心绞痛或心肌梗死的病史，但有些老年患者从一开始就可能没有心绞痛和心肌梗死的病史。心力衰竭的表现多逐渐发生，症状呈进行性进展，由劳力性呼吸困难发展至夜间阵发性呼吸困难及端坐呼吸，常有倦意和乏力，周围性水肿和腹水出现较晚。此类患者可出现各种心律失常，心律失常一旦出现，常持续存在，其中以室性期前收缩心房颤动、病态窦房结综合征、房室传导阻多见。由于心脏扩大、心房颤动，心腔内易形成附壁血栓，故缺血性心肌病患者发生心力衰竭时血栓和栓塞较常见。

2. 限制型缺血性心肌病　限制型缺血性心肌病少数患者的临床表现以左心室舒张功能异常为主，而心肌收缩功能正常或轻度异常，心脏大小可能正常但左心室常有异常的压力-容量关系，类似于限制性心肌病的症状和体征，故称为限制型缺血性心肌病或硬心综合征。患者常有劳力性呼吸困难和心绞痛，并因此使活动受限。即使在急性心肌梗死期间，有一部分患者虽然发生了肺淤血或肺水肿，却可以有接近正常的左心室射血分数，说明这些患者的心功能异常以舒张期心功能障碍为主。

四、辅助检查

1. 心脏超声检查　充血型缺血性心肌病可见心脏普遍性扩大，常以左心室扩大为主，收缩末期和舒张末期容量增加，左心室射血分数下降，室壁呈多节段性运动减弱、消失或僵硬，有时可见到心腔内附壁血栓形成。限制型缺血性心肌病超声心动图常表现为舒张受限，心室肌呈普遍性轻度收缩力减弱，无室壁瘤局部室壁运动障碍。

2. 心电图检查　心电图检查主要表现为左心室肥大、ST段压低、T波改变、异常Q波及各种心律失常，如窦性心动过速、房性期前收缩、室性期前收缩、室性心动过速、心房颤动及心脏传导阻滞等，且出现ST-T改变的导联，常按病变冠状动脉支配区域分布，具有定位诊断价值。

3．胸部X线检查　充血型缺血性心肌病患者胸部X线检查可显示心脏全心扩大或左心室扩大征象，可有肺淤血、肺间质水肿、肺泡水肿和胸腔积液等。限制型缺血性心肌病胸部X线片有肺间质水肿、肺淤血及胸腔积液，心脏多不大，也无心腔扩张，有时可见冠状动脉和主动脉钙化。

4．放射性核素心肌显影　心肌显像显示灌注缺损，如发现固定性灌注缺损超过左心室壁的40%，高度提示缺血性心肌病。

5．冠状动脉造影　可确立对本病的诊断。它既可判断冠状动脉狭窄的程度和受损的部位，也可明确有无其他冠状动脉疾病。患者常有多支血管病变狭窄在70%以上。

6．心导管检查　左心室舒张末压、左心房压和肺动脉楔压增高，左心室射血分数显著降低，左心室腔扩大和多节段、多区域性室壁运动障碍。冠状动脉造影常有多支冠状动脉病变。

五、诊断

既往有心绞痛或心肌梗死病史是缺血性心肌病重要的诊断线索。可根据临床查体及各种辅助检查对有下列表现者进行诊断。心脏有明显扩大，以左心室扩大为主。超声心动图有心功能不全征象。冠状动脉造影发现多支冠状动脉狭窄病变。但是必须除外由冠心病和心肌梗死后引起的乳头肌功能不全、室间隔穿孔，以及由孤立的室壁瘤等导致心脏血流动力学紊乱引起的心力衰竭和心脏扩大。

第二节　中西医诊治策略

一、中医治疗

（一）辨证论治

1．痰浊痹阻证

证候：心悸眩晕，胸闷纳呆，体寒肢冷，小便短少或下肢水肿，渴不欲引，泛恶欲吐，形体肥胖。舌淡，苔白滑，脉滑或弦。

治法：益气健脾，豁痰开胸。

方药：瓜蒌薤白半夏汤（《金匮要略》）合苓桂术甘汤（《金匮要略》）加减。方中瓜蒌开胸中痰结；半夏、陈皮理气化痰，和胃降逆；薤白、桂枝、甘草辛温通阳、豁痰下气；茯苓渗淡利水，党参、白术健脾益气祛湿。

随症加减：若痰多色黄，舌苔黄腻，脉滑数，可加黄芩、鱼腥草清肺化痰；若水肿，加泽泻、猪苓利水消肿；若兼见血瘀胸痛，加丹参、三七活血止痛；若气虚明显，加党参以益气。

2．心血瘀阻证

证候：胸闷胸痛，痛如针刺，痛有定处，入夜痛甚，心悸气短。口唇青紫，舌质紫暗或有瘀点瘀斑，苔薄白，脉弦、涩或结代。

治法：活血化瘀，通络止痛。

方药：血府逐瘀汤（《医林改错》）加减。方中当归、赤芍、川芎、桃仁、红花等均为活血化瘀之品，柴胡疏肝，枳壳理气，一升一降，调整气机，取气为血帅，气行则血行之意。

随症加减：若心悸失眠，加炒枣仁交通心肾安神；若气短乏力，加黄芪、党参以补气；若尿少水肿，加猪苓、泽泻以利尿消肿；若畏寒肢冷，加桂枝、制附片、淫羊藿以温阳通络。

3．阳气虚脱证

证候：重度气急，不能平卧，烦躁不安，大汗淋漓，四肢厥冷，尿少水肿。舌淡苔白，脉细微欲绝，或促，或结代，或怪乱无常。

治法：回阳回脱。

方药：参附龙牡汤（《世医得效方》）加减。方中附子回阳救逆，人参益气回阳固脱，龙骨、牡蛎、五味子收敛固脱。阳气虚脱是一种危急重症，先宜用参附注射液20～40 mL静脉注射以益气回阳，继而用40～60 mL加入葡萄糖注射液中静脉滴注维持。待方药煎成后再考虑口服汤药。

4．心脾阳虚证

证候：气短乏力，腹胀纳呆，不思饮食，身寒肢冷，水肿尿少。舌淡苔薄，脉细无力。

治法：益气温中，补益心脾。

方药：理中丸（《伤寒论》）合保元汤（《博爱心鉴》）加减。方中人参、白术、黄芪、甘草甘温益气；干姜扶阳温中，桂枝温通心脉，山药、茯苓健脾益气利水。

随症加减：若心悸不宁，加酸枣仁、龙齿安神镇惊；水肿甚者，加防己、泽泻利水消肿。

5. 心肾阳虚证

证候：心悸气喘，动则尤甚，夜尿频多，尿少水肿，畏寒肢冷，腰膝酸软，面色苍白。舌淡胖有齿痕，苔白滑，脉迟缓或数疾无力，或促，或结代。

治法：温阳利水。

方药：真武汤（《伤寒论》）加减。方中以附子之大辛大热，温肾暖土，以助阳气；桂枝温通心阳；茯苓、猪苓、泽泻健脾渗湿，以利水邪；生姜辛温，既助附子之温阳祛寒，又伍茯苓以温散水气，据《本草经读》言生姜“真武汤，茯苓桂枝汤用之者，以辛能利肺气，气行则水利汗止，肺为水之上源也。”白术健脾燥湿，以扶脾之运化；白芍利其小便。甘草调和诸药。

随症加减：若喘息不得平卧，为水气凌心泛肺之证，加葶苈大枣泻肺汤泻肺行水；若形寒肢冷阳虚甚者，加肉桂、干姜温阳散寒；兼恶心呕吐者，加生姜、陈皮、半夏和胃降逆。

6. 心气虚弱证

证候：心悸善惊，少寐多梦，气短乏力，动则加甚，自汗，容易感冒。舌质淡、苔白，脉细数或沉细无力。

治法：补益心气，养心安神。

方药：五味子汤（《奇效良方》）加减。方中黄芪、党参、太子参、炙甘草等补益心肺之气；五味子、炒酸枣仁、麦冬、柏子仁、合欢皮、龙齿等养心安神。

随症加减：若肢冷畏寒，加桂枝10 g以温阳通络；若口干口渴、大便偏干，加生地黄15 g，何首乌20 g，以滋阴通便；若咳嗽气喘，加杏仁、葶苈子各10 g，以止咳平喘；若尿少水肿，加车前子15 g，茯苓皮10 g，以利水消肿。

7. 气阴两虚证

证候：心悸气急，活动加剧，头晕乏力，额红盗汗，心烦失眠。舌质偏红、苔薄，脉细数或结代。

治法：益气养阴。

方药：生脉散（《备急千金要方》）合七福饮（《景岳全书》）加减。方中人参、党参、白术、炙甘草，健脾益气，以助生化气血之源；麦冬、熟地黄、当归、黄精，滋养阴血；五味子、远志、酸枣仁，养心安神。

随症加减：若胸闷胸痛，可加丹参、三七、益母草、郁金、五灵脂等以活血通络。若为气虚血少，血不养心所致，可合炙甘草汤以益气养血，滋阴复脉。若属心脾两虚，气血不足者，可选用归脾汤。

（二）中成药治疗

1．参麦注射液

主要成分：人参、麦冬。

药理作用：人参的有效成分为人参皂甙，人参皂甙能明显地提高心肌细胞的耐缺氧能力，促进心肌细胞DNA的合成，对劳损心肌超微结构有保护作用；麦冬可稳定心肌细胞膜，具有正性肌力作用。其机制可能为：①抑制细胞膜Na^+-K^+-ATP酶活性，增加Na^+-Ca^{2+}交换，从而增加心肌收缩力；②参麦注射液可能抑制磷酸二酯酶及激活剂，调节蛋白的活性，减少cAMP分解，增加Ca^{2+}内流和肌浆网内Ca^{2+}释放，加强心肌细胞兴奋-收缩耦联产生强心作用；③对血流动力学作用：参麦注射液可能具有扩血管作用，增加缺氧机体心输出量（CO），降低缺氧机体的循环阻力；④抗氧自由基，减少脂质过氧化，降低心肌耗氧量，稳定细胞膜等作用。

功效主治：益气固脱，养阴生津。

用法用量：肌内注射：每次2～4 mL，每日2次，2周1个疗程。静脉滴注：每次10～60 mL，用5%葡萄糖注射液250～500 mL稀释后静脉滴注，每日1次，2周1个疗程。

不良反应与注意事项：临床应用未发现毒副反应及禁忌证。

2．疏血通注射液

主要成分：水蛭、地龙。

药理作用：地龙可以祛风通络，具有高效的抗凝及降解纤维蛋白原的作用，水蛭也有强烈的抗凝作用，水蛭素的抗凝作用非常专一，抗凝效果比肝素强。水蛭素是一种直接凝血酶抑制剂，与凝血酶直接结合，抑制凝血酶的活性，产生抗凝作用。水蛭素的抗凝作用不依赖AT-Ⅲ和肝素辅助因子Ⅱ。实验表明，水蛭素能显著延长部分凝血活酶时间（APTT）、凝血酶原时间（PT）和凝血酶时间（TT）。APTT的长短与水蛭素的血浆浓度呈正相关。使用疏血通的药理机制在于其中的水蛭素具有降低血小板、红细胞的聚集性，降低血液黏滞性，直接抗凝作用，加快血流速度，使冠状动脉内血流畅通，黏滞性下降，缺血心肌的血供得以改善，功能也得以部分或全部恢复。

功效主治：活血化瘀，通经活络。

用法用量：静脉滴注，每日6 mL，加入5%糖水或9%盐水250～500 mL中，缓慢滴入。

不良反应与注意事项：有过敏史及过敏性疾病史、孕妇、有出血倾向者禁用。

3. 金纳多（银杏叶提取物）注射液

主要成分：银杏黄酮甙类、萜类。

药理作用：①扩张冠状动脉和双向调节血管；②降低心肌耗氧量保护缺血心肌和抗心肌缺血再灌注损伤及改善冠状动脉循环；③抑制血小板聚集，降低血浆纤维蛋白原含量；④抗血小板活化因子（PAF）；⑤保护血管内皮细胞；⑥抗动脉硬化；⑦抗心律失常；⑧降血脂。

功效主治：活血通脉。

用法用量：通常每日1～2次，每次10～20 mL；若必要时可视情况调整剂量至每次25 mL，一日2次。病情改善缓和后，可改以片剂或滴剂口服给药。金纳多注射液适宜静脉输注，给药时可添加于生理盐水、葡萄糖输液或低分子右旋糖酐输液中，混合比例为1∶10。若输液为500 mL，则静脉滴注速度应控制在2～3 h。

不良反应与注意事项：本品耐受性良好，罕有胃肠道不适、头痛、血压降低、过敏反应等现象发生，一般不需要特殊处理即可自行缓解。长期输注时，应改变注射部位以减少静脉炎的发生。金纳多不影响糖代谢，因此适用于缺血性心肌病伴糖尿病患者。高乳酸血症、甲醇中毒者、果糖山梨醇耐受性不佳者及1，6–二磷酸果糖酶缺乏者，给药剂量每次不超过25 mL。

（三）针灸治疗

1. 方法1

选穴：内关、神门、心俞。

手法：平补平泻。

用法：每次留针30 min，每日或隔日治疗。

适应证：心气虚弱、心脉瘀阻者。

2. 方法2

选穴：内关、间使、通里、少府、心俞、神门、足三里等。

手法：平补平泻。

用法：每次取上穴4～5穴，每日1次。

适应证：心悸乏力、脉结代者。

二、西医治疗

（一）药物治疗

1. 减轻或消除心肌缺血危险因素的治疗

（1）降低血压：一般缺血性心肌病患者血压正常或减低，也有少数患者既往就有血压升高。无论是收缩期还是舒张期高血压对已有心肌缺血、心功能不全的患者来说，都是极为不利的。控制高血压，降低左心室射血阻力，可以预防心力衰竭的恶化，延缓左心室功能的进行性损害；同时，心力衰竭的发生率和总死亡率均会下降。

（2）降低血脂：临床研究明确表明，高血脂是冠心病的一个非常重要的危险因素。目前，他汀类也已广泛应用于冠状动脉粥样硬化性疾病，对于缺血性心肌病，他汀也是最为基本的治疗药物之一。对于无禁忌证的缺血性心肌病患者，一经确立诊断，均应按照冠心病的治疗指南给予标准的他汀类药物治疗。

（3）戒烟：目前，全世界吸烟人数约有13亿，而中国就有3.5亿烟民，戒烟是整个控烟工作的有机组成部分，帮助吸烟者戒烟的策略具有十分积极的作用。戒烟的直接效应和间接效应都很明显。首先，戒烟1年后，冠心病（CHD）死亡的危险性大约可以降低一半，且随戒烟时间的延长而继续降低。WHO建议使用的戒烟辅助药中，一线药物包括尼古丁替代疗法（NRT）类产品（包括尼古丁贴片、尼古丁咀嚼胶、尼古丁鼻喷剂、尼古丁吸入剂和尼古丁舌下含片）和盐酸安非他酮。所有的NRT剂型均有效，大约使戒烟成功率加倍。二线药物是指在一线药物无效时临床医生可选用的药物，包括可乐定和去甲替林。

（4）治疗糖尿病：应积极治疗糖尿病，将血糖水平控制在合理范围内。

（5）降低C反应蛋白：C反应蛋白可独立预测缺血性心肌病的死亡率。美国佛罗里达州研究人员报道，C反应蛋白（CRP）水平是缺血性心肌病死亡风险的独立预测因子。“因为较高水平的CRP是今后发作心性事件的标志，表明可能需要更积极的治疗”，迈阿密大学的夏科认为阿司匹林和他汀类药都可通过其抗炎作用有效降低CRP。

根据另一项认为CRP水平与充血性心力衰竭患者再入院有关的研究，夏科和同事在123名缺血性心肌病男性身上研究了血浆CRP水平增高是否可预测总因死亡率。

CRP水平可明显预测死亡风险，它每增高1 mg/dl都增加了26%的死亡风险。调整了年龄、射血分数、重度充血性心衰症状、冠状动脉疾病严重性、β阻滞剂使用和其他可能的混杂因素后，CRP仍是死亡率的独立预测因子。另外，肌酐水平较高也有死亡率更高的倾向。

2. 心肌缺血的治疗

（1）硝酸酯类药物：对各种平滑肌均有舒张作用，但对血管平滑肌作用更强。硝酸甘油能扩张冠状动脉，改善心肌供血，能舒张肺血管，降低肺血管阻力，改善肺通气功能，对心力衰竭患者还有减轻肺瘀血的作用。硝酸酯类通过降低心肌耗氧量、舒张冠状动脉、解除痉挛、改善心内膜下供血等起作用，有片剂、气雾剂、缓释剂、软膏、静脉注射剂。根据作用时间又分速效、短效、长效。此类药物常用药物有异山梨酯、硝酸甘油等。口服硝酸甘油时应注意“首过效应”，其生物利用度极低，舌下含服为宜。长期连续应用硝酸酯类药物可以产生耐药性和药物依赖性。耐药性仅是部分性的，增加剂量仍然有效，这种耐药性在停药数小时后即可消失，再次应用该药物仍可重新发挥作用。机体对硝酸酯类药物可以产生药物依赖性，表现为突然停药，可产生反跳性冠状动脉痉挛，引起撤药综合征，表现为剧烈胸痛，可以发生心肌梗死甚至猝死。故长期使用硝酸酯类药物者，不宜突然停药。其不良反应多继发于其舒张血管作用，常见颜面潮红，血压下降与反射性心率加快，与舒张脑血管所致的搏动性头痛，这些不良反应持续用药后可以减轻。乙醇能抑制硝酸酯类代谢，故饮酒患者更易发生直立性低血压甚至晕厥。

（2）钙拮抗剂：在控制心绞痛方面的益处需与其负性变力作用作权衡，除氨氯地平和非洛地平最好不要采用钙拮抗剂。

（3）免疫调节剂：一些研究认为，炎性免疫反应加重慢性心功能不全，故而推测免疫调节剂可以改善缺血心肌病患者的左室功能。

（4）心肌代谢药物：传统药物治疗涉及一些血流动力学机制，或减少心肌耗氧，或增加血流量，但有时疗效并不满意，因此开发了具有代谢活性的药物。代谢治疗的目标是提高氧的利用效率。正常情况下，90%的心肌细胞能量供应来于游离脂肪酸和葡萄糖的氧化代谢。缺血时，游离脂肪酸氧化代谢增加，糖酵解增强，造成乳酸堆积，当再灌注后，脂肪酸氧化迅速恢复，但葡萄糖氧化代谢率仍低，酸中毒难以纠正。在产生等量ATP的情况下，葡萄糖氧化途径耗氧量炉，因此，人们致力于开发心肌细胞代谢调控的药物。而心肌脂肪酸氧化部分抑制剂曲美他嗪（TMZ）似乎是一种比较理想的药物。曲美他嗪（TMZ）是3-KAT抑制剂，可以抑制写脂肪酸的氧化，提高心肌细胞的能量产生，改善心功能，可能对缺血性心肌病有一定的治疗效果。

3. 心力衰竭的治疗

（1）血管紧张素转换酶抑制剂（ACEI）：ACEI能显著改善中、重度心衰和左心收缩功能不全患者的存活率、心衰症状和降低住院率。来自大型对照试验的左心功能不全及心衰患者的荟萃分析显示，ACEI显著减少死亡率、心衰住院率和再梗死率，且独立于年龄、性别和基线使用利尿剂、阿司匹林、β受体阻滞剂等情况。基线起步于左心功能的任何阶段都会明显受益。最严重的心衰患者获得的绝对益处最大。ACEI能防止左心功能进一步恶化，减少心脏进一步扩张，但是，不能持续地减少心脏体积，停用ACEI后，其对心脏的有益作用迅速降低。

（2）血管紧张素Ⅱ受体（AT_1受体）拮抗药：AT_1受体拮抗剂作用于AT_1受体位点，完全阻断RAAS和血管紧张素Ⅱ的效应如血管收缩、血压升高、钠盐重吸收、醛固酮、肾素、儿茶酚胺及血管加压素的释放，具有与ACEI相似的治疗心力衰竭的作用，尤其适用于不能耐受咳嗽的患者。ELITE试验比较了氯沙坦和卡托普利对老年心衰患者的安全性耐受性。随访1年后发现，这两种药物在肾功能不全的发病率方面没有差异。

（3）利尿剂：螺内酯为特异性的醛固酮拮抗剂，除保钾保镁，利尿作用之外，还具有阻止心肌纤维化及抗心律失常作用，是继ACEI和β受体阻滞剂后第三个有望降低心力衰竭患者住院率和病死率的药物，随机螺内酯评价研究（RALES）是一大规模随机、双盲、安慰剂对照临床研究，用于评价螺内酯治疗心力衰竭对于住院率和病死率的影响，由于使用螺内酯患者明显优于安慰剂患者，试验提前终止（平均24月）。而单独用ACEI对抗RAAS的激活，据报道3～12个月即出现“醛固酮逃逸”现象。噻嗪类利尿剂起效快，作用可靠，可迅速减轻充血性心力衰竭的水钠潴留；硝酸酯类改善心肌缺血，缓解心绞痛，减轻心脏后负荷。螺内酯可联合依那普利，针对ICM心力衰竭多合并舒张功能衰竭的情况，在其常规治疗基础上可发挥诸多作用，如减少醛固酮水平，减轻心脏前负荷，预防和逆转左室肥厚，改善心脏血管的重构，抑制心肌纤维化，调整血清钾镁离子平衡，减少洋地黄中毒的发生等。

（4）强心苷：治疗心力衰竭已有200余年历史，其治疗心衰的作用是肯定的，除有正性肌力作用外，还有兴奋迷走神经、拮抗交感神经、调节心肌细胞内Ca^{2+}代谢等作用。对于缺血性心肌病使用强心苷的指征是左心功能不全引起的房颤和各种程度的症状性心衰，目的是减慢心室率，从而改善心功能和症状。但对于洋地黄过敏、预激综合征伴房颤或房扑发作、室性心动过速、房室传导阻滞、肥厚型梗阻性心肌病、肝肾功能不全、心肌急性损伤、缺氧和低钾、低镁血症等为强心苷的绝对和相对禁忌证。

（5）β受体阻断剂：可同时阻止交感神经系统与RAS系统，有研究表明β受体阻滞剂对CHF患者LVEF的改善与逆转重塑的作用比ACEI强；β受体阻滞剂可最大限度的降低心率，减少心肌耗氧，延长舒张时间，而使冠状动脉灌注增加；β受体阻滞剂还可以拮抗循环中儿茶酚胺对心肌的直接毒性，有效降低猝死率。如卡维地洛，能同时阻断α、β受体，有研究表明其除了β受体阻滞剂的优点之外还有可以改变血流动力学的作用，对于心衰还没有控制的患者，也能耐受，用药初期较少发生心衰的恶化。

4．心律失常的治疗　对于出现高危险性心律失常的缺血性心肌病患者，可考虑应用抗心律失常药物。因而最好不用有强力负性肌力作用的药物（如丙吡胺、普鲁卡因胺）。1995年及1997年分别发表的关于新一代β受体阻滞剂卡维地洛对415例充血型缺血性心肌病疗效的报告，最初使用公开标记的卡维地洛2～3周，开始时3.125 mg，2次/天，以后增加到6.25 mg，2次/天，能耐受此剂量的患者随机给予安慰剂或卡维地洛，以后再渐增至25 mg，2次/天。结果发现，用药物卡维地洛治疗6个月，可改善左室功能，但症状有轻度恶化。使用卡维地洛12个月，仍可见左室射血功能改善，收缩期末及舒张期末的心室内径缩小，住院及死亡率减少。β受体阻滞剂可减少缺血性心肌病心衰患者的猝死发生，在非持续性或持续性室性快速心律失常的治疗，β受体阻滞剂可单独与胺碘酮；或非药物治疗联合应用。

胺碘酮对大多数室上性和室性心律失常有效，即使左心扩大，胺碘酮也能恢复和维持心衰合并房颤患者的窦性节律或增加电复律的成功率。胺碘酮是唯一无负性肌力作用的抗心律失常药物。大型临床试验显示，胺碘酮预防性地用于非持续性、无症状的室性心律失常合并心衰的患者，不影响总死亡率。目前认为常规给予缺血性心肌病心衰患者胺碘酮治疗是不恰当的。新的Ⅲ类抗心律失常药物多非利特对心衰患者是安全的，但不能改变总死亡率。

5．抗血栓形成治疗　有少量证据显示，当抗凝治疗有明确的指征时，抗血栓形成治疗能改变缺血性心肌病心衰患者（非房颤情况）死亡或心血管事件的危险事件发生。有研究表明，低分子肝素能减少肺静脉血栓的形成，但不能减少深栓塞的危险。低分子肝素应预防性地用严重缺血性心肌病心衰的卧床患者。应用传统的抗血小板制剂阿司匹林虽可降低心肌梗死后血栓事件，但阿司匹林干扰ACEI的作用有可能使心功能恶化。氯吡格雷是一种新型血小板抑制剂，选择性地抑制二磷腺苷介导的血小板表面糖蛋白GPⅡb/Ⅲa复合物的活化，从而抑制血小板的聚集。该药临床应用不良反应少见。目前，已经作为冠心病介入治疗的必选药物之一。有证据表明心力衰竭和炎性因子有关，阻断炎性因子对心力衰竭的影响尤其重要。最近有实验证明氯吡格雷可通过降低血小板的活性和炎性因子水平，减少血栓事件，提高心功能不全患者的生存率。

（二）介入治疗

1．冠状动脉搭桥术（CABG）　CABG对缺血性心肌病有一定的治疗效果，可能提高晚期存活率。但是否所有的缺血性心肌病患者都能受益于此，目前缺乏更具有说服力的试验结果。不过，从该病的病理学角度来看，存活心肌的多少将最大限度地决定CABG的治疗效果。因此，需要从多角度评价存活心肌，并将缺血性心肌病患者予以分层，筛选出合适的患者，给予恰当的血管重建治疗。冠状动脉搭桥手术是冠状动脉血流重建的一种传统、有效的策略，历经几十年的发展，该项技术已完全成熟。尤其治疗多支病变或主干近段高危病变患者，与介入治疗和常规药物治疗相比有明显的优势。对缺血性心肌病进行CABG成功的关键是需要有足够的存活心肌，即残存的冬眠心肌和顿抑心肌越多，手术成功率就越高。正电子发射计算机体层显像（PEF）有助于探测出残存的存活心肌。

2．经皮冠状动脉介入治疗（PCI）　冠状动脉介入治疗恢复缺血心肌的再灌注有利于改善缺血性心肌病的预后。但与CABG面临的问题相同，如果是已完全纤维化的心肌，即使恢复血流，对心功能的改善也不会有太大的效果。因此，仍要系统评价存活心肌的情况，预测冠状动脉重建的收益如何。

（三）手术治疗

1．心脏移植术　心脏移植适用于心脏病的病变发展到终末期，心肌受到广泛严重的惯害，没有其他有效的治疗方法，无法治疗的晚期状态应考虑心脏移植。

2．房室瓣成形或置换术　Gangemi比较研究了缺血性心肌病合并严重二尖瓣关闭不全的手术治疗问题。这类患者若用药物治疗，1年生存率不到20%，而能接受心脏移植者有限。研究者将这类病例（LVEF＜25%）分组进行比较，Ⅰ组为伴严重二尖瓣关闭不全，接受二尖瓣修复和CABG患者；Ⅱ组为仅接受CABG患者；Ⅲ组是1993年以来接受心脏移植的140例患者。比较结果显示，住院死亡率Ⅰ、Ⅱ、Ⅲ组分别为6.3%、4.1%和8%；而术后LVEF在Ⅰ组无变化，而Ⅱ组则平均提高11.7%。

3．心室减容术　心脏扩大是缺血性心肌病的主要特点，心脏增大导致收缩功能降低是发生心衰的主要机制。如果将扩大的心脏缩小，同时修补并存的房室瓣膜功能不全，可以改善心功能。心室减容术是一种行之有效的治疗缺血性心肌病的方法。

4．聚酯网心室包绕术　Raman报道了用特制的聚质网作心室包绕，作为缺血性心肌病的一种附加治疗手段。研究者在对心衰动物进行研究基础上，随之对5例有心衰症状的缺血性心肌病患者，在CABG后应用特制聚酯网进行心室包绕作Ⅰ期临床观察，并对4例有心肌瘢痕者作了成形手术。结果显示无手术死亡，术后LVEF值由27.2% ± 6.6%上升至35.2% ± 12.6%，左室舒张末直径由（63.2 ± 1.6）mm缩小至（50.6 ± 5）mm，无舒张功能不全或心包缩窄征象。平均随访180天，心功能由术前Ⅲ级恢复到Ⅰ级。术后6个月CABG移植物均通畅。Raman指出，应用特制网约束心室对有心衰的手术病例可作为一种附加手段。这种附加术式的长期效果尚待进一步评估。之后，Raman又报道了中期研究的结果，针对上述患者追踪随访12个月，发现LVEDD和LVESD改善的效果持续到12个月；NYHA分级由平均3提高到12个月时的1.4级；没有死亡和因心衰再入院者。该试验进一步说明心室包绕方法对阻止缺血性心肌病的进一步扩张是有效的。但研究者仍提出，要设计长期、随机试验来评价该种治疗手段的效果和未来角色。

5．心脏再同步治疗（CRT）　心脏再同步治疗可以改善心衰患者的运动耐量、生活质量，并延长生存时间，美国心脏学院/美国心脏学会/北美起搏和电生理学会（ACC/AHA/NASPE）起搏器和埋藏式心脏复律除颤器（ICD）指南将CRT列为心衰的Ⅱa类指征。

目前，CRT治疗缺血性心肌病的适应证为：LVEF＜35%；LVEDD＞55 mm；NYHA Ⅲ ~ Ⅳ级，6 min步行距离＜450 m；室壁运动不协调，QRS＞130 ms。合理最大用药包括：ACEI、利尿剂、β 受体阻滞剂、螺内酯。虽然多个研究结果证实了CRT在缺血性心肌病治疗中的地位，但该项治疗手段价格昂贵，并且还有很多问题尚待解决。

（四）干细胞移植治疗

1. 骨髓干细胞移植　相关试验表明，严重心力衰竭患者实施心内膜下心肌内注射射骨髓干细胞治疗是相对安全的，且可有效改善局部心肌血供和心肌收缩功能。

2. 自体骨骼肌成肌细胞移植　目前成肌细胞移植研究有3个主要方向：①新心肌组织的生理特性，整块心肌的反应性以及全心功能的改善情况，要植入大量的骨骼肌细胞这就需要大块的肌组织，这是骨骼肌细胞移植的不利之处；同时，分化形成的肌组织是否具有心肌组织的电生理特点，整块心肌的同步反应性如何，均需进一步研究；②将成肌细胞作为一种基因载体，在进行细胞移植的同时导入其他治疗作用的基因（如多种血管生长因子）；③植入方式上，尝试介六方法冠状动脉内灌注成肌细胞，从而减少手术损伤，并可改善全心衰竭的心功能。但其安全性、远期效果如何还需要大规模的临床试验结果。因此，目前还不能大规模的应用于临床中。

（五）基因治疗

随着分子水平研究的不断深入，基因治疗开始成为心血管病治疗的热门话题。基因治疗的途径之一是直接刺激心肌血管生成，促进冠状动脉侧支循环的建立，为缺血心肌提供重要的血流来源，即所谓“分子搭桥”。

目前已明确，血管内皮生长因子（VEGF）、纤维母细胞生长因子（FGF）和血管生成素等可增加冠状动脉闭塞处心肌的血流供应。其中研究最多的是血管内皮生长因子。VEGF是一种内皮细胞特异性的有丝分裂原，可诱导血管内皮细胞的增殖和迁移，延长血管内皮细胞的寿命，诱导毛细血管管腔的形成，增加新生血管的形成，从而达到增加缺血部位血流灌注的目的。目前有蛋白治疗、基因治疗两种方法。蛋白治疗的价格昂贵、治疗时间较长，大剂量血管内给药还会引起全身反应（低血压等）或其他部位的不良反应（血管粥样斑块、糖尿病视网膜病变、实体肿瘤等）；而基因治疗只要转染细胞成功，一次给药就可获得短期内持续表达，需要的质粒DNA量较少。目前的一些研究成果，通过VEGF在分子水平上进行微血管重建治疗，显示出一定的临床应用前景，为冠状动脉纤细或弥漫性病变不适于CABG或PTCA的患者提供了一种全新的替代治疗。不过，促进血管生成的基因治疗还存在不少需要解决的问题，例如冠状动脉粥样硬化斑块的部位如果发生细胞增殖，可导致斑块增长；有动物试验报道发现血管生长因子可引起肿瘤样血管瘤。因此，基因治疗的靶向性及安全性仍然是21世纪需继续研究的课题。

第十二章　急性冠状动脉综合征

急性冠脉综合征（ACS）是一组以冠状动脉粥样硬化斑块破裂、血栓形成为共同病理基础，临床表现为急性或亚急性心肌缺血的临床综合征。

根据患者心电图ST段是否抬高将ACS分为ST段抬高性ACS，即ST段抬高性心肌梗死（STEMI），和无ST段抬高的非ST段抬高性ACS，后者包括不稳定型心绞痛（UAP）和非ST段抬高性心肌梗死（NSTEMI）。

第一节　不稳定心绞痛

一、疾病概述

1．概述　不稳定心绞痛是一种介于心绞痛和心肌梗死之间的不稳定的心肌缺血综合征，由于其极易发展成急性心肌梗死或猝死，故及时诊断、正确治疗是至关重要的。不稳定心绞痛包括初发心绞痛，恶化心绞痛和休息心绞痛，变异型心绞痛也归属于不稳定心绞痛。不稳定心绞痛的发病机制可能是在冠状动脉粥样硬化的基础上，合并某些急性因子如冠状动脉痉挛，血小板聚集，血栓形成，斑块内出血等使冠状动脉狭窄在短时间内迅速发展，但未完全闭塞，导致了不稳定的心肌缺血状态。不稳定心绞痛的胸痛部位、性质与稳定性劳力性心绞痛相似，但程度更重，范围更大，放射部位更广泛，持续时间更长。心绞痛发作时最常见的心电图改变为ST段水平或下斜型下降，有时仅表现为直立T波变为倒置（冠状T波）。少数患者心绞痛发作时除出现ST-T改变外，还可出现异常Q波，但为一过性，发作终止后，在短时间内逐渐消失，可据此与心肌梗死鉴别。心绞痛发作时可出现束支传导阻滞，分支传导阻滞，房室传导阻滞，以及各种心律失常。

2. 分型及发生机制　不稳定心绞痛是介于稳定型心绞痛和AMI之间的一种临床心绞痛综合征。70%~90%患者的发病为冠状动脉粥样硬化斑块破裂、出血，诱发不全堵塞性血栓形成和（或）血管收缩、痉挛，使心肌供血突然减少所致；10%~20%患者的发病与斑块因脂质浸润而急剧增大，使管腔狭窄明显加重有关。广义而言，除稳定劳力性心绞痛以外的其他类型，包括初发劳力性、恶化劳力性、卧位型、单纯自发性、变异型及混合型心绞痛均属于不稳定型心绞痛，其临床表现多样，易发展化为AMI或缺血性猝死。

（1）初发劳力性心绞痛：劳力性心绞痛是运动或其他增加心肌耗氧量的情况所诱发的短暂的胸痛发作，其病程在一个月以内者称为初发劳力性心绞痛。患者相对较年轻，症状差异较大，初发心绞痛病情很不稳定，一个月内有10%~20%的急性心肌梗死发生率，其后多转变为稳定劳力性心绞痛。

（2）恶化劳力性心绞痛：稳定劳力性心绞痛患者短期内心绞痛突然增频，发作时间延长和程度加重，被称为恶化劳力性心绞痛。疼痛以清晨日常活动时易发作为特点，甚至出现休息时或睡眠时发作，硝酸甘油消耗量明显增加，发作时常出现SR段显著压低，但无血清心肌酶的升高，这类患者常有多支冠脉严重病变，8%~10%的患者于不稳定期发生急性心肌梗死。

（3）卧位型心绞痛：指平卧位时发生的心绞痛，发作时需立即坐起或站立。该型患者的心绞痛发作多在乎卧后的1~3 h，白天平卧特别是餐后平卧也常能诱发。此型心绞痛的发作与心肌耗氧量的增加有明确的关系，应属劳力性心绞痛。此类患者在出现卧位型心绞痛之前均先有劳力性心绞痛，都有极为严重的血管阻塞性病变，并在不同程度存在左心室舒张功能异常，随时可能发生急性心肌梗死和猝死。

（4）自发性心绞痛：是冠状动脉暂时痉挛或收缩造成一过性心肌供血减少所致。自发性心绞痛发作时，心电图显示暂时性ST段抬高称变异型心绞痛，后者多发生于休息或一般活动时，发作常呈周期性，几乎都在每天的同一时间发生，尤以后半夜、清晨多见。约90%的患者冠脉痉挛可准确地定位于原有器质性病变的部位。本型心绞痛病程波动较大，频繁发作期常与较长的缓解期交替出现，初发期易并发急性心肌梗死或猝死，冠脉造影正常的患者较有冠脉固定性狭窄病变者预后为优。单纯自发性心绞痛的临床发作特点与变异型类似，但发作时心电图显示SR段压低，表现为心内膜下心肌缺血，疼痛程度亦较轻。实际上这两种类型心绞痛可以相互转变。

（5）混合型心绞痛：具有一定劳力阈值的劳力性心绞痛患者如在静息时或能很好耐受的劳力水平下也发生心绞痛时称为混合型心绞痛。混合型心绞痛的发作是不同程度的固定性狭窄和冠状动脉痉挛收缩共同作用的结果。餐后心绞痛亦属于混合型心绞痛的范围。

（6）梗死后心绞痛：它是指急性心肌梗死后1个月内出现的心绞痛，提示除已梗死的心肌外尚存在缺血心肌，易于发生心肌梗死延展或再梗死，因此也属于不稳定型心绞痛的范围。

3. 诊断　不稳定心绞痛主要依靠以下3个病史特征做出判断。

（1）静息状况下发生的心绞痛，持续时间＞20 min。

（2）1个月内新出现的心绞痛。

（3）在相对稳定的劳力相关性心绞痛的基础上出现逐渐增强的心绞痛（疼痛更剧烈、持续时间更长、更频繁）。

3项中的一项或以上，并伴有心电图ST-T改变者，诊断即可成立。如果既往有稳定型心绞痛、心肌梗死、冠状动脉造影异常和运动试验阳性等病史，即便心电图无ST-T改变，但具有典型不稳定心绞痛症状，也可确立诊断。心绞痛发生于心肌梗死后两周内者，则称之为梗死后不稳定型心绞痛。

二、中西医治疗

（一）中医治疗

1. 辨证论治　心绞痛发作时应用宽胸气雾剂等口腔喷雾给药，并舌下含化麝香保心丸、速效救心丸等缓解疼痛。为预防复发尤其是夜间发作，可应用心绞痛宁膏等中药缓释膜敷贴心前区，主要用于缓解期的治疗。

（1）心血瘀阻证

证候：心胸疼痛，如刺如绞，痛有定处，入夜为甚，心痛彻背，背痛彻心，或痛引肩背，暴怒或劳累后加重，胸闷，舌质紫暗，有瘀斑，苔薄，脉弦涩，或结代。

治法：活血化瘀，通脉止痛。

方药：血府逐瘀汤（《医林改错》）加减。方中川芎、桃仁、红花、赤芍活血化瘀；柴胡、桔梗、枳壳、牛膝调畅气机，行气活血；当归、生地黄滋阴养血。

随症加减：若兼胁痛者加香附、延胡索以增强疏肝理气止痛之力；若兼心气阴不足者加人参（另炖）、麦冬、门冬益气养心；若兼心烦失眠者加酸枣仁、夜交藤安神助眠。若瘀血痹阻重症，胸痛剧烈，加乳香、没药、降香、丹参以理气止痛化瘀；若血瘀气滞并重，胸闷痛甚，加沉香、檀香、荜茇以行气；若寒凝血瘀或阳虚血瘀（伴畏寒肢冷，脉沉细或沉迟），加桂枝或肉桂、细辛、高良姜、薤白以温阳散寒；若气虚血瘀（伴气短乏力，自汗，脉细弱或结代），用人参养荣汤合桃红四物汤，重用人参、黄芪以益气活血。

（2）痰浊闭阻证

证候：痰浊内阻，痹阻心脉，气血不能正常流通，故有胸闷重而心痛微；痰湿偏盛则痰多气短，肢体沉重，形体肥胖；痰为阴邪，阴乘阳位，胸阳不展，气机不利，故遇阴雨天诱发或加重；痰湿困脾，气机不畅，纳运失职则倦怠、乏力，纳呆便溏，咯吐痰涎；舌体胖大边有齿痕，苔浊腻或白滑均为痰湿内盛之象。

治法：通阳泄浊，豁痰宣痹。

方药：瓜蒌薤白半夏汤（《金匮要略》）合涤痰汤（《奇效良方》）加减。方中瓜蒌、薤白化痰通阳，行气止痛；半夏、胆南星、竹茹清化痰热；人参、茯苓、甘草健脾益气；石菖蒲、陈皮、枳实理气宽胸。

随症加减：若兼阳虚有寒者，加制附子（先煎）、肉桂（焗服）助阳散寒；兼心脉瘀阻者，加丹参、三七末（冲服）活血通脉；若痰郁化热用黄连温胆汤加郁金以清热行气化痰；若痰郁化火者，加黄连、天竺黄清热除痰；若痰扰清窍眩晕者加天麻、钩藤定眩止晕；若大便干加桃仁、大黄以泻下润肠通便；若痰浊与瘀血并见者应合用桃红四物汤以加活血化瘀之效。

（3）气滞心胸证

证候：心胸满闷，隐痛阵作，痛无定处，遇情志不遂时诱发或加剧，脘胀嗳气，时欲太息，或得嗳气、矢气则舒，苔薄或薄腻，脉细弦。

治法：疏肝理气，活血通络。

方药：柴胡疏肝散（《证治准绳》引《医学统旨》方）加减。方中柴胡、枳壳疏肝理气；香附、陈皮理气解郁；川芎、赤芍活血通脉。

随症加减：若胸闷心痛明显，合用失笑散或丹参饮行气化瘀；若气郁日久化热（心烦易怒，口干便秘，舌红苔黄，脉弦数）可用丹栀逍遥散加减以兼清热；若便秘重者，加当归龙荟丸以润肠通便。

（4）寒凝心脉证

证候：卒然心痛如绞，心痛彻背，喘不得卧，心悸，胸闷气短，手足不温，冷汗出，面色苍白，多因气候骤冷或骤感风寒而发病或加重，苔薄白，脉沉紧或沉细。

治法：辛温散寒，宣通心阳。

方药：枳实薤白桂枝汤《金匮要略》合当归四逆汤《伤寒论》加减。方中桂枝、细辛、制附子温散寒邪，通阳止痛；瓜蒌、薤白化痰通阳，行气止痛；当归、芍药、甘草养血活血；枳实、厚朴理气通脉；大枣健脾和营。

随症加减：若兼血瘀心脉痛剧者，加丹参、三七末（冲服）活血通脉；若兼气虚者加人参（另炖）补益心气；若兼畏寒、恶心呕吐者，加丁香、法半夏温中降逆止呕；若痛剧而四肢不温，冷汗自出即刻含化苏合香丸或麝香保心丸。

（5）心肾阴虚证

证候：心痛憋闷时作，虚烦不眠，腰膝酸软，头晕耳鸣，口干便秘，舌红少津，苔薄或剥，脉细数或结代。

治法：滋阴清火，养心和络。

方药：天王补心丹（《校注妇人良方》）合左归饮（《景岳全书》）加减。方中生地黄、玄参、天冬、麦冬滋水养阴清热；人参、炙甘草、茯苓补益心气，寓从阳引阴之意；柏子仁、酸枣仁、五味子、远志养心安神，化阴敛汗；丹参、当归身养心活血而通心脉；桔梗、朱砂引药入经；炙甘草甘温补中益气，缓急养心；山茱萸、山药、枸杞子滋阴补肾。

随症加减：心胸痹痛明显者加丹参、三七末（冲服）活血止痛；心气虚弱者加人参（另炖）补气养心；腰痛者加续断、杜仲固肾强筋。

（6）心肾阳虚证

证候：心悸而痛，胸闷气短，动则更甚，自汗，面色㿠白，神倦怯寒，四肢欠温，四肢肿胀，舌质淡胖，边有齿痕，苔白或腻，脉沉细而迟。

治法：温补阳气，振奋心阳。

方药：参附汤（《正体类要》）合右归饮（《景岳全书》）加减。方中人参大补元气；附子温补真阳；肉桂振奋心阳；炙甘草益气复脉；熟地黄、山茱萸、淫羊藿、补骨脂温养肾气。

随症加减：若兼血瘀心痛者，可加丹参、三七末（冲服）活血通脉；兼尿少水肿者，加茯苓、猪苓利水消肿。

（7）正虚阳脱证

证候：心胸绞痛，胸中憋闷，或有窒息感，喘促不宁，心慌，面色苍白，大汗淋漓，烦躁不安，或表情淡漠，重则神志不清，四肢厥冷，口开目合，手撒遗尿，脉疾数无力，或脉微欲绝。

治法：回阳救逆，益气固脱。

方药：四逆加人参汤《伤寒论》加减；阴竭阳亡合生脉散《医学启源》。方中红参大补元气；附子、肉桂温阳；山茱萸、龙骨、牡蛎固脱；玉竹、炙甘草养阴益气。麦冬、五味子敛阴益气，并可急用独参汤灌胃或鼻饲，或参附注射液50 mL，直接静脉推注，每15 min 1次，直至阳气恢复，四肢转暖，改用参附注射液100 mL继续静脉滴注，待病情稳定后，改用参附注射液100 mL＋5%或10%葡萄糖溶液250 mL中继续静脉滴注，直至病情缓解。

随症加减：若伴气滞血瘀加薤白、沉香、降香、檀香、砂仁、香附、鸡血藤、泽兰、红花、桃仁、延胡索、乳香、没药；若阳虚寒凝心脉（心痛较剧者）加鹿角片、川椒、吴茱萸、荜茇、良姜、细辛、川乌、赤石脂；若兼水饮上凌心肺（水肿、喘促、心悸）用真武汤加汉防己、猪苓、车前子、北五加皮。

（8）气阴两虚证

证候：心胸隐痛，时作时止，易于汗出，伴倦怠乏力，声低气微，面色㿠白，心悸气短，动则益身甚，易于汗出，舌淡红，舌体胖且边有齿痕，脉细缓或结代。

治法：益气养阴，活血通脉。

方药：生脉散（《医学启源》）合人参养荣汤（《三因极一病证方论》）加减。方中人参、黄芪、炙甘草大补元气，通经利脉，肉桂温通心阳，麦冬、玉竹滋养心阴，五味子收敛心气，丹参、当归养血活血。

随症加减：若心烦少寐明显者，宜加炒酸枣仁、莲子心清心安神；若心悸、脉结代者，加炙甘草、甘松、苦参以助止悸复脉之力；若阴虚阳亢，症见眩晕、耳鸣者，方中去黄芪，加天麻、白芍、石决明以养肝熄风潜阳；若肾虚腰痛者加淫羊藿、续断补肾止痛。

2．中成药治疗

（1）补气活血软膏：补益心气，促进血液循环，消除瘀血，缓解胸痛、胸闷等症状。主要成分包括黄芪、丹参、川芎、红花、冰片等，加入1%促渗剂氮酮。黄芪、丹参及川芎等均有降低血液黏度、改善心功能的作用。把它们制成软膏采用经皮给药的途径治疗急性冠状动脉综合征，也能起到上述作用，不仅能缓解心绞痛，纠正心肌缺血，而且也能改善患者的血液流变性及血流动力学状态。将软膏敷贴于胸骨的左缘及左第二肋间以下6 cm × 6 cm的范围，每日2次，15天为1个疗程。无明显不良反应。

（2）蟾射救心丸：芳香开窍、活血化瘀。主要用于急性冠状动脉综合征引起的心绞痛、胸痛、气短等症。主要成分有牛黄、麝香、三七、蟾酥、冰片。可扩张冠状动脉，改善心肌供氧，增强心脏功能。口服。每次3粒，每日3次，3周为1个疗程。临床应用未发现毒副反应及禁忌证。

（3）人参三七琥珀散：活血祛瘀，止痛定悸。主要成分包括人参6 g、三七3 g，琥珀2 g、水蛭1 g。人参能增强心肌收缩力，三七对心肌缺血在灌注损伤具有保护作用，琥珀能改善血液流变学指标，水蛭有促进血液循环的作用。口服。每日1剂，分2次服，20天为1个疗程。无明显不良反应。

（4）通心膏：活血化瘀、行气止痛。主要成分包括徐长卿、当归、丹参、郁金、姜黄、乳香、没药、红花、川芎、葛根、延胡索、透骨草、木香、三七、樟脑、冰片、麝香、硫酸镁。通过药物贴敷特定穴位，经皮肤吸收穴位渗透，药物直达病所，达到整体调节，来扩张血管，增加冠状动脉血流量，减少心肌耗氧量，降低血脂，改善血液循环，营养心肌来增加心脏功能。口服。每次取4 g摊成薄饼状贴敷膻中、内关穴上，用塑料布覆盖在药膏上，胶布固定，间隔24 h，换虚里、心前穴，10天为1个疗程。无毒副反应。

（5）心痛宁膏：芳香通窍，辛温开闭，心绞痛发作时使用。每贴药膏含有硝酸甘油1 mg，加中药蒲黄、五灵脂、冰片、细辛、荜茇等量研制而成。其作用机制是局部皮肤血管通过血液吸收发挥作用，而且还通过特殊香味对末梢感受器的兴奋作用反射性地引起冠状动脉扩张，改善冠状动脉血液灌注，降低心脏前后负荷，使心肌耗氧量下降，改善心功能，缓解心绞痛。敷贴。患者心绞痛发作时取心痛宁膏均匀地敷贴于穴位。膻中、虚里、心俞任选一穴，交替使用，范围2～5 cm，每日1贴，个别患者仍有疼痛者，晚睡前再贴1贴。至心绞痛缓解为止，可连续用药。临床应用未发现不良反应。

3. 针灸治疗

（1）毫针刺法

适应证：①虚寒胸痹，取心俞、厥阴俞、内关、通里。采用针后加灸法以助阳散寒。寒重时加灸肺俞、风门；肢冷重时加灸气海或关元；②痰浊胸痹，取巨阙、膻中、郄门、太渊、丰隆。针用泻法以通阳化浊。背痛时加肺俞、心俞；气短者可灸气海俞和肾俞；③瘀血胸痹，取膻中、巨阙、膈俞、阴郗、心俞。针用泻法以活血化瘀。唇舌发绀可取少商、少冲、中冲点刺放血。

选穴：主穴，心俞、厥阴俞。

手法：针刺向脊柱方向与皮肤成45°角，迅速刺入皮肤，然后慢慢进针，深度为1.5～2寸。在抵脊柱横突根部时，可提插，寻找敏感点，然后进行轻中度刺激或轻捻针柄1～3 min，根据患者的耐受程度予以增减。注意切勿直角进针，以防气胸。

用法：每次取主穴一对或一侧，不留针，每日1次，12～15天为1个疗程。疗程间休息3～5天。

（2）穴位注射

选穴：主穴，心俞、厥阴俞。

配穴：内关、间使。

用法：每日交替取两穴。每穴注射复方活血注射液（鸡血藤、白果、当归、阿胶、川芎、盐酸普鲁卡因，水煎，过滤去蛋白，高压无菌消毒后用）或复方鸡血藤注射液（鸡血藤、当归、阿胶、盐酸普鲁卡因，制法同上）0.5 mL，15～20次为1个疗程。

（3）耳针

选穴：取心、小肠、皮质下、交感为主，辅为脑点、肺、肝、胸、降压沟、兴奋点等，每次选3～5穴。

用法：针入后接电脉冲治疗仪，留针1 h，隔天1次，12次为1个疗程。

（二）西医治疗

1．一般治疗　不稳定心绞痛患者应住院观察治疗，使身心得到休息，治疗高血压、肺部感染、贫血等诱因。对休息心绞痛患者应予以心电监测，及时发现心律失常，每日查心电图和心肌酶，以早期发现心肌梗死。

2．药物治疗

（1）硝酸酯类：对发作频繁的患者应静脉给药，通常自10 μg/min开始，在严密监测血压的情况下，每5～10 min增量10 μg/min，最大剂量可达240 μg/min。

（2）β受体阻滞剂：可使多数患者心绞痛症状明显减轻，发生急性心肌梗死，猝死者减少。可根据休息时的心率和血压调整剂量，使心率保持在60次/分左右，血压在正常范围，从小剂量开始逐渐增量，以达到满意的疗效和出现不良反应为止。

（3）钙拮抗剂：如硝苯地平、维拉帕米、氨氯地平、非洛地平等对治疗不稳定心绞痛都有肯定疗效，尤其是对有冠状动脉痉挛因素参与的不稳定心绞痛。

（4）抗血小板治疗：阿斯匹林治疗可使急性心肌梗死发生或死亡率下降。

（5）抗凝和溶栓治疗：抗凝治疗效果尚难肯定，肝素治疗目前尚不做常规，对心绞痛发作重，时间长，不易控制者，应用肝等可能有好处。

对不稳定心绞痛经药物治疗稳定后，或药物治疗不能控制的心绞痛，应及时行冠状动脉造影检查，以选择患者做FTCA或CABG。

3．主动脉内气囊反搏（IABP）　对于药物治疗无效的重症病例如心绞痛不能控制，血压不稳定，主动脉内气囊反搏可通过降低左心排血阻力，减少心肌耗氧量，提高冠脉灌注压，增加心肌血流量而减轻心绞痛，稳定血流动力学状态，这种办法常用作为进一步做冠状动脉造影。为急诊PTCA或CABG创造条件。

4．PTCA和CABG　对心绞痛症状严重，药物治疗反应不佳者，做急诊冠脉造影，以选择治疗方式。应对引起不稳定心绞痛发作的罪犯血管先行PTCA，不稳定心绞痛急诊PTCA的成功率与稳定心绞痛相似，可迅速缓解症状，稳定血流动力学，使心动能明显改进。

对不适应做PTCA者可考虑CABG。

5．介入治疗　不稳定型心绞痛（UA）和非ST段抬高心肌梗死（NSTEMI）统称非ST段抬高急性冠状动脉综合征（NSTMEI-ACS），其病理基础相同，在介入治疗等诸方面存在许多共同点，因此一并讨论。由于新型抗血栓和抗血小板药物的问世，NSTMEI-ACS患者的死亡率和心肌梗死发生率明显改善，但这些患者仍处于高危状态，但不管是药物治疗还是介入治疗，临床效果都在不断的得到改善。FRISC 2和TACTICS-TIMI 18试验结果均显示早期介入治疗能显著降低病死率和心肌梗死发生率，而且越来越多的证据支持对NSTMEI-ACS，尤其是中、高危者宜早期进行介入治疗。

UA/NSTEMI所包括的范围较广，根据患者的临床症状、心电图、心肌酶和其他功能性指标制定的危险分层，能够识别出能从早期行心导管术和血运重建术中获益的患者。高危患者和那些药物治疗失败的中危患者，包括可诱发心肌缺血患者、左心室功能受损患者、左主干病变患者或病变严重程度与左主干病变等同的患者最适合进行早期心导管术和血运建术。

虽然UA/NSTEMI PTCA手术成功率和稳定型心绞痛相似，但是其围手术期的并发症发生率较高，特别是当出现血栓时。静息性心绞痛、心电图动态改变、CK-MB或肌钙蛋白升高（非Q波心肌梗死）的患者在PTCA或其他介入器械治疗后，其并发症的发生率较间。但是，近年来在支架应用不断增加和强力血小板受体拮抗剂应用以后PTCA并发症的发生率逐渐下降。

第二节　急性非ST段抬高型心肌梗死

一、疾病概述

1．概述　非ST段抬高性ACS的主要病理基础是冠脉内血流限制性血栓形成，冠脉腔未完全闭塞。STEMI的主要病理基础是冠脉内血栓形成后，冠脉腔完全闭塞。

2．发病机制和病理生理　不稳定斑块基础上血流限制性血栓形成，冠脉狭窄程度骤然加剧，导致了急性或亚急性心肌氧供应的直接减少，是非ST段抬高性ACS的发病基础和基本病理生理变化。

（1）炎症：纤维帽通常由高浓度的Ⅰ型胶原构成，能支撑很强的拉伸力而不破裂。但是，纤维帽是一种动态的结构，在纤维蛋白的合成与分解中维持一种连续的平衡状态，生长因子合成胶原纤维，巨噬细胞分泌的金属蛋白酶降解胶原纤维。平滑肌细胞的凋亡能削弱纤维帽组织，促进斑块的破裂。破裂斑块中巨噬细胞的浓度是稳定斑块的6～9倍，巨噬细胞产生的金属蛋白酶，同时有消化细胞外基质的作用，巨噬细胞的存在反映了一种炎症过程。斑块破裂处积聚的活性T淋巴细胞也是炎症存在的一种特征性表现，T淋巴细胞释放各种细胞因子，而这些细胞因子能激活巨噬细胞并促进平滑肌细胞增殖。另外，在斑块的边缘还发现有肥大细胞。

（2）斑块破裂和侵蚀：冠状动脉粥样硬化不是一种稳定持续渐进的发展过程，而是表现为稳定性斑块和不稳定性斑块交替或合并出现的发展形式。不稳定斑块脂质核巨大，富含胆固醇酯和不饱和脂肪酸，平滑肌细胞密度低，巨噬细胞浓度高，纤维帽薄（胶原紊乱和组织因子浓度高），容易破裂。不稳定斑块破裂血栓形成时临床上会发生突发和不可预料的症状。

斑块的破裂有多种形式。斑块主动破裂可能与巨噬细胞分泌的蛋白水解酶有关，蛋白水解酶破坏纤维帽。斑块被动破裂与外力有关，发生在纤维帽最薄弱的部位，即斑块与正常管壁的交界处。斑块破裂与管壁张力、位置、脂质核大小和成分、血流对斑块管腔表面的冲击等因素有关。

除斑块破裂外，斑块侵蚀也是ACS基本机制之一。斑块侵蚀更常发生于女性、糖尿病和高血压患者。高度狭窄病变和右冠脉狭窄病变斑块侵蚀常见。有研究表明斑块侵蚀发生率在冠脉猝死中为40%，急性心肌梗死中为25%，女性高于男性。斑块侵蚀时，血栓黏附于斑块表面；斑块破裂时，血栓形成于斑块的底层，深达脂质核，促进了斑块的生长和迅速进展。

（3）血管收缩：富含血小板的血栓能释放血管收缩物质，如血清素和血栓素A_2，这些血管活性物质在斑块破裂处诱导血管收缩，或微循环血管收缩。冠脉特征性的短暂突然收缩是变异型心绞痛的主要发病机制，在心肌耗氧量未增加的前提下，心绞痛发作及ST段抬高性心电图改变。局部冠脉痉挛严重时可导致一支或一支以上的心外膜血管严重收缩，甚至闭塞，诱发了急性透壁性心肌缺血的发生。

（4）血栓形成：斑块破裂或侵蚀诱导血栓形成。血栓形成后狭窄程度加重，致冠脉不完全或完全性闭塞。斑块破裂后暴露的脂质核，是高活性的血栓形成诱导物，与斑块的其他成分比较，有更高浓度的组织因子。巨噬细胞的存在与组织因子活性之间有密切的联系。不稳定性心绞痛时循环血液中单核细胞的促凝血活性显著增加。与全身高凝状态有关的因素，如高胆固醇血症、纤维蛋白原、受损的纤溶系统、感染等都有助于血栓的形成。非ST段抬高性ACS时主要形成富含血小板的血小板性血栓。冠脉内血栓可以自溶，管腔由血管完全闭塞变为不完全闭塞，临床症状和心电图有相应的改变。斑块破裂处形成的血栓，可以碎裂成微粒，随血流冲到血管远端，闭塞细动脉或毛细血管。在心外膜大的冠状动脉没有闭塞的情况下，血小板性栓子可引起小面积的坏死。

（5）心肌：非ST段抬高性ACS患者的病理研究显示，罪犯血管供血心肌有广谱表现。心肌既可能是正常的，也可能表现为不同程度的坏死。某些冠脉内血栓栓塞反复发作的患者，罪犯血管供血心肌内会有局灶性心肌细胞坏死。肌钙蛋白T或肌钙蛋白I是非常敏感和特异的心肌标志物，已成为疑诊ACS患者首选的生化监测指标。小量心肌坏死有肌钙蛋白T或肌钙蛋白I升高时，肌酸激酶（CK）或肌酸激酶同工酶（CK-MB）可能仍在正常范围内或仅超出正常值的高限。肌钙蛋白水平升高而CK-MB不升高是微小心肌损害的标志。这一概念对不良预后的判断和治疗方案的选择有重要临床价值。

3．临床表现

（1）症状：非ST段抬高性ACS患者多有不同程度的胸痛不适症状。典型缺血性胸痛发作为心前区或胸骨后压榨性疼痛或窒息感，部分患者表现为闷痛、心前区烧灼感，常在劳累或情绪激动时发作，也可在静息状态下发作。

UAP有3种主要表现：①静息性心绞痛，心绞痛发生于休息时，时间常超过20 min；②新发的严重性心绞痛，至少是CCS分级在3级以上；③原心绞痛加重，以前诊断为心绞痛，但现在发作频率增加，持续时间延长，阈值降低，即心绞痛增加CCS分级1级或1级以上，至少达到CCS分级3级。

UAP患者80%表现为疼痛时间延长，仅20%表现为新发或严重程度加重的心绞痛。

不典型的ACS表现不少见，常见于年轻（25～40岁）和老年患者（>70岁）、糖尿病和女性患者。UAP的不典型表现包括：主要于休息时发生的胸痛、上腹部痛、新发的消化不良、刺穿性胸痛、某些肋膜炎特征的胸痛或渐增性呼吸困难。变异性心绞痛也是一种不稳定性心绞痛，就诊之初不易识别。梗死后心绞痛是急性心肌梗死发生后四周内发生的缺血性胸痛。

（2）体格检查：非ST段抬高ACS患者的体格检查往往无特殊阳性体征。发生心功能不全或血液动力学不稳定状态时，体检时可有相应的肺部啰音、心率增快或血压降低等发现。体格检查的另一个目的是发现非心脏原因性胸痛、非缺血性心脏疾病（如心包炎、瓣膜病等）、潜在的使心脏病加重的疾病或气胸等。

4．辅助检查

（1）心电图：是非ST段抬高性ACS患者诊断的初始和基本检查。不稳定冠脉病变心电图上最特征性的表现是ST段移位和T波改变。相邻2个或2个以上导联的ST段压低>1 mm（0.1 mV），结合相应的临床表现，高度提示ACS。主波为R波导联的T波倒置（>1 mm）对ACS的诊断也有意义，但特异性差。胸前导联对称性T波深倒置常是左前降支近端严重狭窄的表现。非特异性ST段和T波改变的诊断价值更小。发作性束支传导阻滞，有时也是发作性心肌缺血结果。应当注意，即使心电图完全正常也不能完全除外ACS的可能。胸痛发作期间记录到完全正常的心电图，提示胸痛是非心源的。

患者症状发作时记录心电图，与症状缓解后记录的心电图进行比较，能发现心电图上动态性缺血变化。同过去的心电图记录作比较更有意义，特别是合并存在左心室肥厚、陈旧性心肌梗死等心脏病变的患者。与过去心肌梗死相一致的Q波，虽然不意味着目前的不稳定，但高度提示显著冠状动脉粥样硬化的存在。

（2）心肌标志物：肌钙蛋白T或肌钙蛋白I是心肌损害的首选生化标志物。与传统心肌酶如CK及CK-MB比较，肌钙蛋白T或肌钙蛋白I有更高特异性，可信度更高。肌钙蛋白T或I的任何升高是心肌细胞不可逆性坏死的反映。在心肌缺血（胸痛、ST段改变）的情况下，肌钙蛋白T或I的升高是心肌梗死的标志。

肌钙蛋白T和I的升高是心肌损害的特征性表现，是心肌损害诊断的金标准。骨髓肌损害等CK-MB"假阳性"升高时，检测肌钙蛋白能对是否与心脏有关做出明确的判断。心肌梗死后肌钙蛋白于发病后3～4 h开始升高，持续2周。肌钙蛋白有很高的敏感性，通过检测肌钙蛋白水平，能在1/3无CK-MB升高的ACS患者中发现心肌损害。以胸痛为表现的主动脉夹层或肺栓塞也可能导致肌钙蛋白的升高，一定要注意鉴别。

患者就诊后不能仅检测一次肌钙蛋白，如果1 h后重复检测，10%～15%的患者会升高。为了明确心肌损害的程度，患者入院或任何严重的胸痛发作后6～12 h应重复测定肌钙蛋白水平。

肌钙蛋白升高也见于非缺血性心肌损害，如：心肌炎、严重的充血性心力衰竭、肺栓塞、应用心脏毒性药物等。这种结果不是假阳性，而是该指标高敏感性的反映。骨髓肌疾病或慢性肾功能衰竭时，肌钙蛋白T可出现假阳性结果，肌钙蛋白I由于测量方法的原因，也有假阳性的报道。

发生心肌坏死后，肌红蛋白水平升高出现早，而CK-MB和肌钙蛋白的升高较晚。大面积心肌梗死肌钙蛋白可持续升高两周，若其间发生再梗死，CK-MB或肌红蛋白重复测定对诊断再梗死更有意义。

5．诊断与鉴别诊断　疑诊为ACS的患者，根据症状、病史和体征做初步筛查，可能做出非心源性胸痛、慢性稳定性心绞痛、可疑ACS或ACS的初步诊断。

疑诊急性缺血性心脏病的患者，建议进行下列检查：①记录静息心电图，并多导联同步ST段监测。如果不能持续ST段监测，应增加常规心电图记录的频率；②就诊后测定肌钙蛋白T或I，如果正常，6～12 h后重复；③检测肌红蛋白和（或）CK-MB，对症状出现不到6 h的患者，是心肌梗死的早期标志物；心肌梗死早期（＜2周）再发缺血的患者，用于再梗死的诊断。

NSTEMI与UAP的主要区别是NSTEMI存在心肌细胞坏死。根据CK-MB诊断标准，若CK-MB≥正常上限的2倍，则将无ST段抬高的ACS诊断为NSTEMI，反之则为UAP；若以肌钙蛋白为诊断标准，则将ST段不抬高的ACS分成肌钙蛋白阳性的NSTEMI与肌钙蛋白阴性的UAP。至于对部分CK-MB不升高，而肌钙蛋白超正常上限99%可信区间的无ST段抬高性ACS患者，称之为微小心肌损伤。近年来ESC/ACC支持急性心肌梗死的诊断，它实际上属于NSTEMI。

6. 危险性评估　非ST段抬高性ACS是一组临床表现和临床危险性不均一的疾病谱，根据个体患者的临床指标或危险因素进行危险性评估，不仅指导治疗方案的选择，而且对临床预后的判断非常有益。

非ST段抬高性ACS患者的处理策略，取决于病情进展为心肌梗死或死亡的危险程度。非ST段抬高性ACS的临床表现各不相同，基础冠状动脉粥样硬化的程度和严重性亦不同，急性血栓形成的危险，也就是进展为心肌梗死的危险也不同。因此，为了选择合适的处理策略和判断临床预后，需要根据每位患者的具体临床资料，对进一步发展为心肌梗死或死亡的危险做出全面的评估。

患者就诊或入院时，要基于当时能得到的临床资料和容易获取的检测指标，尽早开始危险性评估。同时，要依据不断变化的症状、心电图上新的缺血表现、实验室检查结果和左心室功能等对危险性评估不断做出修正和调整。年龄、性别、冠心病史、临床表现、心电图记录和心肌标志物等都是危险性评估的依据。

（1）危险因素：高龄和男性冠心病患者病情往往更为严重，发生不良后果的危险性增加。既往程度严重及持续时间长的心绞痛发作史和陈旧性心肌梗死史，预示着继发心脏事件发生的可能性更大。左心室功能不全、充血性心力衰竭病史、糖尿病和高血压都是不稳定性冠心病不良预后的标志。

（2）临床表现：心绞痛越严重，危险性越大。尤其是近48 h内有反复静息状态下心绞痛发作者，则继发急性缺血性心脏事件的可能性较大。

（3）心电图：心电图是非ST段抬高性ACS患者预后评估的关键指标。继发心脏事件发生的危险，ST段压低患者高于孤立性T波倒置患者，孤立性T波倒置患者高于入院时心电图正常者。冠心病中无症状性心肌缺血常见，休息时记录的标准心电图不能充分反映冠脉血栓和心肌缺血的动态变化。Holter检查监测虽然能记录到ST段的变化，但要延迟数小时或数天才能提供监测结果。连续12导联心电图动态监测不仅可以记录到心肌缺血的客观表现，也有助于检出高危的非ST段抬高ACS患者。连续

ST段监测揭示，15%～30%的不稳定性冠心病患者有发作性ST段改变，显著ST段压低患者心脏事件发生的危险性增加。ST段监测在静息心电图和其他常用临床指标基础上提供了额外的独立预后信息。每天缺血发作超过0～2次的患者，发病后30天死亡和（或）心肌梗死的发生率为9.5%；而每天缺血性发作2～5次和5次以上者，死亡和（或）心肌梗死的发生率是分别为12.7%和19.7%。

ST段抬高提示冠脉完全闭塞后透壁性心肌缺血，持续ST段抬高是进展性心肌梗死的、特征性表现。短暂性ST段抬高也见于非ST段抬高性ACS患者，特别是变异型心绞痛患者。

（4）心肌标志物：肌钙蛋白升高的不稳定患者，与没有肌钙蛋白升高的患者比较，短期和长期预后不良，特别是心肌梗死、再梗死或心源性死亡的危险增加。肌钙蛋白水平升高和升高的程度与死亡或再梗死的危险性有密切关系，有独立于其他指标，如心电图改变或炎症活性标志物之外的附加意义。检测肌钙蛋白水平有助于不稳定冠心病患者选择合适的治疗策略。肌钙蛋白水平升高患者能从低分子肝素、血小板糖蛋白Ⅱb/Ⅲa阻滞剂或有创治疗策略中获益更多，无肌钙蛋白升高的患者没有观察到这种益处。

5．冠状动脉造影　冠状动脉造影能够明确冠心病的诊断及冠脉病变的严重程度。多支病变和左主干狭窄病变发生严重心脏事件的危险高度增加。复杂病变、长病变、严重钙化病变、成角病变、极度迂曲病变等提示患者处于危险状态，但最危险的标志是提示冠脉内血栓存在的充盈缺损影。

“欧洲心脏病学委员会非ST段抬高性急性冠脉综合征治疗指南”中，非ST段抬高性ACS患者有下列表现时，冠脉内血栓形成和发生心源性死亡及非致死性心肌梗死的危险性增加：①再发性胸痛；②ST段压低；③动态性ST段改变；④肌钙蛋白水平升高；⑤冠脉造影发现血栓。

非ST段抬高性ACS患者远期预后不良的指标是：

1）临床指标：①年龄；②既往有心肌梗死、CABG、糖尿病、充血性心力衰竭和高血压病史。

2）生化指标：①肾功能不全（肌酐升高或肌酐清除率降低）；②炎症标志物，CRP升高，纤维蛋白原升高，IL-6升高。

3）影像学指标：①左心室功能不全；②广泛的冠状动脉病变。

二、中西医治疗

（一）中医治疗

同前第一节

（二）西医治疗

1．起始治疗　非ST段抬高性ACS诊断明确，有持续或再发胸痛的患者立即开始治疗：①卧床休息；②连续心电图监测；③吸氧，维持血氧饱和度大于90%；④静脉应用硝酸甘油；⑤阿司匹林100～150 mg/d，对阿司匹林过敏或因胃肠道反应不能耐受者，氯吡格雷替代；⑥低分子肝素或普通肝素；⑦口服或静脉使用β受体阻滞剂；⑧β受体阻滞剂应用有禁忌或不能耐受时，选择钙通道拮抗剂地尔硫卓和维拉帕米治疗；⑨血管紧张素转换酶抑制剂用于左心室收缩功能障碍、充血性心力衰竭及合并糖尿病的患者。

治疗和观察期间，要严密观察胸痛等再发性心肌缺血的症状，及时记录心电图变化，注意低血压、肺部啰音等血液动力不稳定的体征，及时做相应处理。

初始治疗期间，要同时做危险性评估，指导进一步治疗。

2．高危患者的治疗　非ST段抬高性ACS患者有下列任何一项表现时，有进展为心肌梗死或死亡的高度危险，为高危患者。①再发性缺血（再发性胸痛或ST段动态性改变，特别是ST段压低或短暂性ST段抬高）；②早期梗死后不稳定型心绞痛；③肌钙蛋白水平升高；④观察期间血流动力学不稳定；⑤主要心律失常（反复室性心动过速，心室颤动）；⑥糖尿病；⑦心电图表现形式影响了ST段改变的判断；⑧6个月内做过PCI；⑨既往做过CABG。

非ST段抬高性ACS的高危患者，冠脉病变不稳定，首选早期有创治疗策略。在抗缺血和抗栓治疗基础上的现代有创治疗策略，与保守治疗策略比较能显著降低死亡和心肌梗死的发生率、改善患者的症状和降低再住院率。

有创治疗策略是指PCI和CABG。非ST段抬高性ACS的高危患者，应尽快实施冠状动脉造影，严重进行性心肌缺血、主要心律失常和血液动力学不稳定的患者应该在1 h内进行冠状动脉造影。大部分患者应在48 h内行冠状动脉造影手术。一般而言，UAP/NSTEMI再血管化方式的选择与择期PCI的患者相同。

3．低危患者的治疗　有下列表现时为低危患者：①在观察期间无再发胸痛；②无ST段压低或抬高，而是表现为T波倒置、低平或正常心电图；③就诊时无肌钙蛋白升高或其他心肌坏死的生化标志物升高，6～12 h观察期间也无升高。

对于低危的非ST段抬高性ACS患者，建议口服包括阿司匹林、氯吡格雷（负荷量300 mg，然后75 mg，每天1次）、β受体阻滞剂、硝酸酯类药物或钙通道拮抗剂治疗，同时开始二级预防的治疗措施。观察期过后，心电图无改变，第二次肌钙蛋白测定阴性时，可以考虑停用低分子肝素。

对这些低危的非ST段抬高性ACS患者，建议做负荷试验。目的是进一步确认冠心病的诊断，对远期预后做出评估。负荷试验时有显著缺血的患者，考虑冠状动脉造影和再血管化治疗，特别是蹬车或踏板试验低负荷状态时表现缺血的患者。

4．抗缺血药物　这些药物减少心肌耗氧量（减慢心率、降低血压或减弱左心室收缩），或扩张血管，降低心脏负荷。

（1）β受体阻滞剂：临床研究的荟萃分析表明，UAP患者应用β受体阻滞剂治疗，进展为急性心肌梗死的危险性下降13%。没有禁忌证的非ST段抬高性ACS患者，建议应用β受体阻滞剂，高危患者首选静脉途径给药。

（2）硝酸酯类药物：主要治疗机制是静脉扩张效应。静脉扩张后心肌前负荷降低，左心室舒张末压下降，心肌耗氧量减少。另外，硝酸酯类药物能扩张正常和粥样硬化的冠状动脉，增加冠脉侧支循环血流，抑制血小板聚集。

（3）钙离子拮抗剂：荟萃分析显示，钙离子拮抗剂对UAP患者既不能预防急性心肌梗死的发生也不降低病死率。更甚者，某些研究还表明，短效的硝苯地平对冠心病患者的死亡率有剂量依赖的增加作用。只有某研究中显示地尔硫䓬对非ST段抬高性心肌梗死患者有保护作用。

已接受硝酸酯类药物和β受体阻滞剂治疗的患者，钙通道拮抗剂能进一步缓解症状；对β受体阻滞剂有禁忌证的某些患者，钙通道拮抗剂地尔硫䓬和维拉帕米有效，特别是变异型心绞痛患者。硝苯地平或其他二氢吡啶类钙通道拮抗剂在没有合用β受体阻滞剂的情况下不用于UAP的治疗。左心室功能或房室传导显著受损的患者避免应用钙通道拮抗剂。

5．抗栓治疗　主要药物有：①抑制凝血酶的药物，直接抑制如水蛭素，间接抑制如普通肝素或低分子肝素；②抗血小板药物（阿司匹林、氯吡格雷、血小板糖蛋白Ⅱb/Ⅲa受体阻滞剂）；③纤溶制剂。

（1）普通肝素和低分子肝素：没有使用阿司匹林治疗的冠心病患者，普通肝素能显著降低顽固性心绞痛、心肌梗死和死亡的发生。但普通肝素与阿司匹林联用后没有显示出比阿司匹林单用有更大的保护效应。但临床指南仍建议采取联用阿司匹林和普通肝素的实用策略。应用普通肝素时要监测APTT，据APTT调整其剂量。

低分子肝素在ACS患者的抗凝治疗中显示了更强的实用优势和更好的治疗效果。低分子肝素治疗非ST段抬高ACS患者2～8天，30天和随访1年时其复合终点（死亡、心肌梗死、心绞痛复发）均明显低于普通肝素治疗的患者，1年时需要再次血运重建的患者也减少。

（2）直接凝血酶抑制剂：水蛭素已被批准用于肝素诱导的血小板减少症，但不作为ACS的常规治疗。

6．抗血小板药物

（1）阿司匹林：阿司匹林抑制环氧化酶，阻断血栓素A_2的形成，抑制了通过血栓素A_2径路诱导的血小板聚集。阿司匹林降低UAP患者的病死率和心肌梗死发生率。阿司匹林75～150 mg与更大剂量有同等效果。持续应用阿司匹林有长期的益处。

在没有禁忌证的前提下，阿司匹林用于所有疑诊ACS的患者急性期和长期的治疗。

（2）ADP受体拮抗剂：噻氯匹定和氯吡格雷是ADP抑制剂，抑制通过ADP途径的血小板聚集。噻氯匹定因白细胞减少症和血小板减少症等不良反应，已被氯吡格雷取代。氯吡格雷起效快，更安全。ACS患者在阿司匹林治疗的的基础上服用氯吡格雷平均9个月，心血管死亡、非致死性心肌梗死或脑卒中的发生率显著降低，其中降低最突出的是心肌梗死的发生率。氯吡格雷用于阿司匹林有禁忌或不能耐受的患者，或与阿司匹林联合，用于高危非ST段抬高性ACS或冠脉介入治疗患者的抗血小板治疗。

（3）Ⅱb/Ⅲa受体拮抗剂：血小板糖蛋白Ⅱb/Ⅲa受体的激活是血小板聚集的最后共同途径，激活的Ⅱb/Ⅲa受体与纤维蛋白原结合，在激活的血小板之间构成了桥性连接，形成血小板性血栓。

Ⅱb/Ⅲa受体拮抗剂主要有4种。

依替非巴肽：是一种环形肽，选择性抑制糖蛋白Ⅱb/Ⅲa受体，其半衰期很短，停用2～4 h后血小板功能即刻恢复。

替罗非班：是一种小分子肽，类似纤维蛋白原的三肽序列，选择性阻断受体，起效和逆转迅速。

阿昔单抗：是一种单克隆抗体，它是一种非特异性抗体，与Ⅱb/Ⅲa受体有高亲和力和高选择性，结合状态的阿昔单抗解离缓慢，生物半衰期为8 h。

lamifiban：是一种合成的非肽类选择性受体阻断剂，半衰期大约为4 h。

大部分临床试验中，接受PCI治疗的患者联合应用血小板糖蛋白Ⅱb/Ⅲa受体拮抗剂，能使PCI术后急性心肌梗死、死亡和紧急血运重建等急性缺血事件发生率下降15%～50%，其中主要降低的是急性心肌梗死发生率。所有行PCI的患者接受血小板糖蛋白Ⅱb/Ⅲa受体拮抗剂都能获益，但获益最大的是肌钙蛋白阳性或合并糖尿病（DM）的高危患者。

有条件的前提下，建议所有行PCI的ACS患者联合应用血小板糖蛋白Ⅱb/Ⅲa受体拮抗剂。PCI术后阿昔单抗持续静脉注射12 h，依替非巴肽和替罗非班持续静脉注射24 h。

7．纤维溶解治疗　非ST段抬高性ACS患者冠脉内血栓主要是富含血小板的“白血栓”，对纤维溶解药物反应差。纤维溶解药物不但溶解不了“白血栓”，反而会通过激活血小板与凝血酶，增强纤维溶解系统的活性，可能使原来血流限制性血栓形成完全闭塞性血栓，导致病情恶化。临床试验也证实，非ST段抬高性ACS患者溶栓治疗心肌梗死或死亡有增加趋势，因此不建议非ST段抬高性ACS患者接受溶栓治疗。

8．再血管化治疗　再血管化治疗包括PCI和CABG。临床表现为再发性或进行性心肌缺血的不稳定冠脉病变，通过最血管化治疗，可以最大程度地避免心肌梗死或死亡的发生。再血管化的指征，及选择哪种再血管化方式，依据冠脉影像学上冠脉病变的程度和特征。

9．长期治疗　观察研究显示，大部分再发性心脏事件发生在ACS发病后最初的几个月内。患者临床状况的稳定，并不意味着基础病理状态的稳定。尽管药物治疗后临床趋于稳定，ACS的“罪犯”病变仍有快速进展的持续可能性。UAP或心肌梗死发生6个月后仍能观察到血栓继续增大。

长期治疗的措施包括：①戒烟；②控制血压到理想水平；③阿司匹林75～150 mg/d，长期口服；④β受体阻滞剂长期口服；⑤立即开始降脂治疗。LDL-C无论是低度或中至高度升高的患者，他汀类降脂药都能冠脉事件的发生率和病死率。ACS使用他汀类药物能立即获益，非ST段抬高性ACS患者他汀类药物治疗1年的死亡率有显著降低；⑥建议ACEI用于冠心病的二级预防。

第三节 ST段抬高型心肌梗死

一、疾病概述

（一）概述

根据发病时心电图ST段是否抬高，急性心肌梗死分为非ST段抬高性心肌梗死（NSTEMI）和ST段抬高性心肌梗死（STEMI）。NSTEMI与不稳定型心绞痛有相同的发病机制和处理措施，见上节，本节主要介绍STEMI。

（二）病理生理

STEMI后最突出的病理生理改变是左心室重构，表现为左心室腔大小、形态及梗死和非梗死区心肌厚度等的改变。在心室腔内压力作用下梗死区心肌的向外伸展，梗死区心肌扩张、变薄，非梗死区心肌负荷加重，代偿性肥厚，结果左心室腔形态发生改变，收缩功能障碍。抑制肾素血管紧张素系统能预防和减弱STEMI后的左心室重构。STEMI的其他病理生理改变包括心电不稳定、泵衰竭、交感神经张力过度升高和心脏传导异常，及乳头肌断裂、室间隔穿孔、游离壁破裂等机械并发症。

（三）发病机制

心肌梗死是长时间心肌缺血引起的心肌坏死。不稳定斑块基础上继发血栓形成，导致冠状动脉血流的骤然降低是急性冠状动脉综合征的发病基础。如果冠状动脉持续完全性闭塞，临床上即表现为STEMI。2/3 ~ 3/4的致死性冠状动脉血栓是不稳定斑块突然破裂后形成的，这种不稳定斑块脂质核大，纤维帽薄，存在炎症反应。与斑块引起的狭窄程度相比，不稳定斑块的突然破裂对心肌梗死的发生起着更大的作用。心肌梗死发生前，大约3/4的梗死相关血管仅轻至中度狭窄。如果没有侧支循环，冠状动脉完全闭塞心肌严重缺血15 ~ 30 min后就开始出现心肌梗死，随着时间的延续从心内膜向心外膜逐渐发展。再灌注或侧支循环恢复，能拯救濒临坏死的心肌。即使是缓慢的持续冠状动脉血流也能为完全再撞注拯救心肌赢得更多时间。

斑块破裂后血栓性反应是一个动态过程：血栓形成和血栓溶解并存，同时伴有冠状动脉的痉挛，导致间断性冠状动脉血流阻塞和冠状动脉微血管栓塞。即使冠状动脉主支血管已经开通，微血管栓塞仍影响心肌的正常灌注。在冠状动脉血栓形成的过程中，最初形成的是富含血小板的白色血栓，随着凝血系统进一步激活，纤维蛋白的参与形成了稳固的红色血栓。

（四）临床表现

与梗死面积的大小、部位、侧支循环情况密切相关。

1．先兆症状 1/3的患者突然发病，无先兆，2/3的患者发病前有前驱期症状，实际上多为不稳定性心绞痛的表现，以新发生心绞痛或原有心绞痛加重最突出。心绞痛发作较以往频繁、性质较剧、持续较久、硝酸甘油疗效差、诱发因素不明显等。此阶段如能及时住院处理，可使部分患者避免发生心肌梗死。

2．症状 胸骨后或左胸部疼痛，可向左上臂、下颌部、背部或肩部放射。疼痛呈剧烈压榨性或紧迫、烧灼感，常伴有呼吸困难、出汗、恶心、呕吐或眩晕等症状，患者烦躁不安，有恐惧或有濒死感。疼痛常常持续20 min以上，可达数小时或更长，休息和含用硝酸甘油片多不能缓解。

少数患者无疼痛，一开始即表现为休克或急性心力衰竭。部分患者疼痛位于上腹部，被误认为胃穿孔、急性胰腺炎等急腹症。女性常表现为不典型胸痛。有时疼痛部位不典型，在上腹部、颈部、下颌等部位，容易漏诊。

老年人更多地表现为呼吸困难。高龄老人症状更不典型，表现为身体不适、乏力、食欲不振等症状，有时以左心衰竭为发病起始表现，并且容易出现神经系统症状，神志模糊或神志不清等。

3．体征 心脏浊音界可正常，也可轻至中度增大；心率多增快，少数减慢；心尖区第一心音减弱，可出现第四心音（心房性）奔马律，少数有第二心音（心室性）奔马律；10%～20%患者在起病第2～3天出现心包摩擦音，为反应性纤维性心包炎所致；心尖区可出现粗糙的收缩期杂音或伴收缩中期喀喇音，为二尖瓣乳头肌功能失调或断裂所致；可有各种心律失常的相应体征。

除极早期血压可增高外，几乎所有患者都有血压降低。起病前有高血压者，血压可降至正常；起病前无高血压者，血压可降至正常以下，并且可能不再恢复到起病前的水平。还可有心律失常、休克或心力衰竭的体征。

（五）辅助检查

1．心电图变化

（1）特征性改变：①ST段抬高，呈弓背向上型，在面向坏死区周围心肌损伤区的导联上出现；②宽而深的病理性Q波，在面向透壁心肌坏死区的导联上出现；③T

波倒置，在面向损伤区周围心肌缺血区的导联上出现。背离心肌梗死区的导联则出现相反的改变，即R波增高、ST段压低和T波直立并高耸。

（2）动态性改变：①起病数小时内，无异常或出现异常高大两肢不对称的T波；②数小时后，ST段明显抬高，弓背向上，与直立的T波连接，形成单相曲线。数小时至2日内出现病理性Q波，同时R波减低，是为急性期改变。Q波在3～4天稳定不变，以后70%～80%永久存在；③在早期如不进行干预，ST段抬高持续数日至2周，逐渐回到基线水平，T波则变为平坦或倒置，是为亚急性期改变；④数周至数月后，T波呈“V”形倒置，两肢对称，波谷尖锐，是为慢性期改变。T波倒置可永久存在，也可在数月至数年逐渐恢复。

2. 心肌标志物

（1）肌红蛋白：是梗死心肌释放的早期心肌标志物，但骨髓肌损伤时同样也有升高。因此，早期检出肌红蛋白后，应继续测定CK-MB、cTnI或cTnT等特异性更高的心肌标志物，进一步确认心肌梗死的诊断。

（2）AST、CK、CK-MB：为传统的诊断STEMI的血清标志物，但一些非心脏性疾病也可升高，如肝脏疾病、骨髓肌创伤、甲状腺功能亢进或减退、肺动脉栓塞、休克及糖尿病等，影响了STEMI诊断的特异性，临床分析时需注意。CK-MB和总CK诊断心肌梗死时其水平至少应是正常上限的2倍。CK-MB检测快速、廉价、准确，再灌注评估和再梗死诊断的价值大于STEMI初始诊断的价值，目前大部分临床情况下仍是可以接受的诊断性心肌标记物。

（3）肌钙蛋白：特异性及敏感性均高于其他心肌标记物。快速床旁试剂条半定量估计cTnI或cTnT的浓度，用作快速诊断的参考，结果阳性时应当继续用传统的定量检测方法再次确认。血清cTnI或cTnT在起病6 h以后才升高，早期诊断STEMI的敏感性低，因持续升高时间长，诊断再次心肌梗死的能力有限。

（六）STEMI的筛查

询问缺血性胸痛史和描记心电图是迅速筛查心肌缺血和STEMI的主要方法。

1. 缺血性胸痛史　快速、准确和仔细询问患者的症状，迅速做出初步的判断，既不能因为了解病史不清楚耽误诊断，也不能因为询问病史耽搁时间过而多延误诊断。老年患者尤应注意。

2. 迅速评价初始18导联心电图　应在10 min内完成。缺血性胸痛患者心电图ST段抬高对诊断STEMI的特异性为91%，敏感性为46%。患者初始18导联心电图常可确定诊断和初步处理方案。①ST段抬高或新发左束支传导阻滞患者，迅速评价再灌注治疗的适应证和禁忌证，立即开始抗缺血治疗，并尽快开始再灌注治疗（30 min内开始溶栓或90 min内开始球囊扩张）；②非ST段抬高患者，心电图有ST段下移、T波倒置等缺血表现或左束支传导阻滞，临床病史高度提示心肌缺血的患者，入院抗缺血治疗，并检测心肌标志物及其他常规血液检查；③心电图正常或呈非特征性心电图改变的患者，应在医院留观病情变化，继续对病情进行评价和治疗。措施包括：心电监护、复查心电图、检测心肌标志物、超声心动图检查等。最后评估有无缺血或梗死证据，除外冠心病的诊断和鉴别诊断，再决定继续观察或入院治疗。

（七）诊断

STEMI的诊断标准如下，必须至少具备下列3条标准中的2条：①缺血性胸痛的临床病史；②心电图的动态演变；③心肌坏死血清心肌标志物浓度的动态改变。

应用心电图诊断STEMI时应注意到超急性期T波、后壁心肌梗死、右心室梗死等的心电图改变，仔细阅读分析，避免遗漏诊断。

部分急性心肌梗死，特别是老年人和有心肌梗死病史者，心电图不表现ST段抬高，而表现为其他非特异性心电图改变，或左束支传导阻滞。对这些不典型心电图表现患者，与近期心电图比较，尽早检测心肌标志物显得尤为重要。

二、中西医治疗

（一）中医治疗

同前第一节。

（二）西医治疗

1. 院前急救　流行病学调查发现，急性心肌梗死死亡的患者中约50%在发病后1 h内于院外猝死，死因主要是可救治的致命性心律失常。急性心肌梗死院前急救的基本任务就是帮助患者安全、迅速地转运到医院，以便尽早开始再灌注治疗。重点是缩短患者就诊延误的时间和院前检查、处理、转运所需的时间。一旦发病立即采取以下急救措施：①停止任何主动活动和运动；②立即舌下含服硝酸甘油片0.5 mg，每5 min重复使用一次。若含服硝酸甘油3片仍无效则应拨打急救电话。急救人员应根据患者的病史、查体发现和心电图表现做出初步诊断，采取急救处理措施，包括持续心电图和血压监测、舌下含服硝酸甘油、吸氧、建立静脉通道和使用急救药物等，心脏骤停时给予除颤治疗和心肺复苏。将患者迅速运送到附近能提供24 h心脏急救的医院。

患者被送达医院急诊室后，应迅速做出诊断并尽早开始再灌注治疗。力争在10～20 min完成病史采集、临床检查和记录一份18导联心电图以明确诊断。STEMI患者应在30 min内收住冠心病监护病房开始溶栓治疗，或在90 min内开始行急诊经皮冠状动脉介入治疗（PCI）。有典型临床表现和心电图ST段抬高已能确诊为STEMI的患者，绝不能因等待血清心肌标志物检查结果而延误开始再灌注治疗的时间。

2．一般治疗　STEMI患者到院后应立即开始一般治疗，与诊断同时进行，重点是监测和防治STEMI不良事件或并发症。

（1）监测：持续心电、血压和血氧饱和度监测，及时发现和处理心律失常、血流动力学异常和低氧血症。

（2）卧床休息：可降低心肌耗氧量，减少心肌损害。对血流动力学稳定且元并发症的STEMI患者一般卧床休息1～3天，对病情不稳定及高危患者卧床时间应适当延长。

（3）建立静脉通道：保持给药途径畅通。

（4）镇痛：急性心肌梗死地剧烈胸痛使患者交感神经过度兴奋，产生心动过速、血压升高和心肌收缩功能增强，从而增加心肌耗氧量，并易诱发快速性室性心律失常。应迅速给予有效镇痛剂，如吗啡3 mg静脉注射，必要时每5 min重复1次，总量不宜超过15 mg。不良反应有恶心、呕吐、低血压和呼吸抑制。一旦出现呼吸抑制，可每隔3 min静脉注射钠洛酮0.4 mg（最多3次）。

（5）吸氧：STEMI患者初起即使无并发症，也应给予鼻导管吸氧，以纠正因肺瘀血和肺通气/血流比例失调所致的中度缺氧。严重左心衰竭、肺水肿合并有机械并发症的患者，多伴有严重低氧血症，需面罩加压给氧或气管插管并机械通气。

（6）硝酸甘油：STEMI患者只要无禁忌证通常硝酸甘油静脉滴注24～48 h，然后改用硝酸酯制剂口服。硝酸甘油的不良反应有头痛和反射性心动过速，严重时可产生低血压和心动过缓，加重心肌缺血，此时应立即停止给药、抬高下肢、快速输液和给予阿托品，严重低血压时可给予多巴胺。硝酸甘油的禁忌证有低血压（收缩压低于90 mmHg）、严重心动过缓（＜50次/分）或心动过速（＞100次/分）。下壁伴右心室梗死时，因更易出现低血压，也应慎用硝酸甘油。

（7）阿司匹林：所有STEMI患者只要无禁忌证均应立即口服水溶性阿司匹林或嚼服肠溶阿司匹林150～300 mg。

（8）纠正水、电解质及酸碱平衡失调。

（9）阿托品：主要用于STEMI特别是下壁STEMI伴有窦性心动过缓/心室停搏和房、室传导阻滞患者，可给阿托品0.5～1.0 mg静脉注射，必要时每3～5 min重复使用，总量应＜2.5 mg。阿托品非静脉注射和用量大小（＜0.5 mg）可产生矛盾性心动过缓。

（10）饮食和通便：STEMI患者给予流质、半流质饮食，逐步过渡到普通饮食。所有STEMI患者均应使用缓泻剂，以防止便秘时排使用力导致心脏破裂或引起心律失常、心力衰竭。

3. 溶栓治疗

（1）溶栓治疗的适应证：①2个或2个以上相邻导联ST段抬高（胸导联≥0.2 mV、肢体导联≥0.1 mV），或提示STEMI病史伴左束支传导阻滞（影响ST段分析），起病时间＜12 h，年龄＜75岁。对前壁心肌梗死、低血压（收缩压＜100 mmHg）或心率增快（＞100次/分）患者治疗意义更大；②ST段抬高，年龄＞75岁。对这类患者，无论是否溶栓治疗，STEMI死亡的危险性均很大；③ST段抬高，发病时间12～24小时，溶栓治疗收益不大，但在有进行性缺血性胸痛和广泛ST段抬高并经过选择的患者，仍可考虑溶栓治疗；④就诊时收缩压＞180 mmHg和（或）舒张压＞110 mmHg的患者，颅内出血的危险性较大，应认真权衡溶栓治疗的益处与出血性卒中的危险性。对这些患者首先应镇痛、降低血压（如应用硝酸甘油静脉滴注、β受体阻滞剂等），将血压降至150/90 mmHg时再行溶栓治疗，但是否能降低颅内出血的危险尚未得到证实。对这类患者若有条件应考虑直接PCI治疗。

虽有ST段抬高，但起病时间＞24 h，缺血性胸痛已消失者或仅有ST段压低者不主张溶栓治疗。

（2）溶栓治疗的禁忌证及注意事项：①既往任何时间发生过出血性脑卒中，1年内发生过缺血性脑卒中或脑血管事件；②颅内肿瘤；③近期（2～4周）活动性内脏出血（月经除外）；④可疑主动脉夹层；⑤入院时严重且未控制的高血压（＞180/110 mmHg）或慢性严重高血压病史；⑥目前正在使用治疗剂量的抗凝药（国际标准化比率2～3），已知有出血倾向；⑦近期（2～4周）创伤史，包括头部外伤、创伤性心肺复苏或较长时间（＞10 min）的心肺复苏；⑧近期（＜3周）外科大手术；⑨近期（＜2周）在不能压迫部位的大血管穿刺；⑩曾使用链激酶（尤其5天至2年使用者）或对其过敏的患者，不能重复使用链激酶；⑪妊娠；⑫活动性消化性溃疡。

（3）溶栓剂的使用方法：①尿激酶。根据我国的几项大规模临床试验结果，目前建议剂量为150万U左右，于30 min内静脉滴注，配合肝素皮下注射7500～10 000 U，每12 h 1次，或低分子肝素皮下注射，每日2次；②链激酶或重组链激酶。根据国际上进行的几组大规模临床试验及国内的研究，建议150万U于1 h内静脉滴注，配合肝素皮下注射7 500～10 000 U，每12 h 1次，或低分子肝素皮下注射，每日2次；③重组组织型纤溶酶原激活剂（rt-PA）。国外较为普遍的用法为加速给药方案，首先静脉注射15 mg，继之在30 min内静脉滴注0.75 mg/kg（不超过50 mg），再在60 min内静脉滴注0.5 mg/kg（不超过35 mg）。给药前静脉注射肝素5000 U，继之以1 000 U/h的速率静脉滴注，以活化部分凝血活酶时间（APTT）结果调整肝素给药剂量，使APIT维持在60～80 s。鉴于东西方人群凝血活性可能存在差异，以及我国脑出血发生率高于西方人群，我国的临床试验证实，应用50 mg rt-PA（8 mg静脉注射，42 mg在90分钟内静脉滴注），配合肝素静脉应用，也取得较好疗效，出血需要输血及脑出血发生率与尿激酶无显著差异。

4．药物治疗

（1）硝酸酯类药物：常用的硝酸酯类药物包括硝酸甘油、硝酸异山梨酯和单硝酸异山梨酯。

（2）抗血小板治疗：阿司匹林和氯吡格雷是目前临床上常用的抗血小板药物。①阿司匹林：STEMI急性期，阿司匹林剂量应为150～300 mg/d，首次服用时应选择水溶性阿司匹林或肠溶阿司匹林嚼服以达到迅速吸收的目的。3天后改为小剂量70～150 mg/d维持；②氯吡格雷和噻氯匹定：初始剂量300 mg，以后以75 mg/d维持。

（3）抗凝治疗：①普通肝素：静脉肝素一般使用时间为48～72 h，以后可改用皮下注射7500 U每12 h 1次，注射2～3天。如果存在体循环血栓形成的倾向，及有左心室附壁血栓形成、房颤或静脉血栓栓塞史的患者，静脉肝素治疗时间可适当延长或改为口服抗凝药物；②低分子肝素：鉴于低分子肝素应用方便、不需监测凝血时间、出血并发症少等优点，建议用低分子肝素代替普通肝素。低分子量肝素其抗凝疗效亦有差异，应强调个体化用药，不是泛指所有品种的低分子肝素都能成为替代注普通肝素静脉滴注的药物。

（4）β受体阻滞剂：常用的β受体阻滞剂为美托洛尔，常用剂量为25～50 mg，每日2次或3次；阿替洛尔，6.25～25 mg，每日2次。用药需严密观察，使用剂量必须个体化。在较紧急的情况下，如前壁STEMI伴剧烈胸痛或高血压者，β受体阻滞剂亦可静脉使用，美托洛尔静脉注射剂量为5 毫克/次，间隔5 min后可再给予1～2次，继而口服剂量维持。

β受体阻滞剂治疗的禁忌证为：①心率＜60次/分；②动脉收缩压＜100 mmHg；③中重度左心衰竭（≥Killip Ⅲ级）；④二、三度房室传导阻滞或PR间期＞0.24 s；⑤严重慢性阻塞性肺疾病或哮喘；⑥末梢循环灌注不良。相对禁忌证为：①哮喘病史；②周围血管疾病；③1型糖尿病。

（5）血管紧张素转换酶抑制剂（ACEI）：ACEI使用的剂量视患者情况而定，一般来说，急性心肌梗死早期ACEI应从低剂量开始逐渐增加剂量到治疗剂量或靶剂量，长期使用。

ACEI的禁忌证：①急性心肌梗死急性期动脉收缩压＜90 mmHg；②临床出现严重肾功能衰竭（血肌由于＞265 μmol/L）；③有双侧肾动脉狭窄病史者；④对ACEI制剂过敏者；⑤妊娠、哺乳期妇女等。

（6）钙离子拮抗剂：①地尔硫䓬。对于无左心衰竭临床表现的非Q波急性心肌梗死患者，服用地尔硫䓬可以降低再梗死发生率，有一定的临床益处。急性心肌梗死并发心房颤动伴快速心室率，且无严重左心功能障碍的患者，可使用静脉地尔硫䓬。急性心肌梗死后频发梗死后心绞痛者以及对β受体阻滞剂禁忌的患者使用此药也可获益。对于急性心肌梗死合并左心室功能不全、房室传导阻滞、严重窦性心动过缓及低血压（收缩压≤90 mmHg）者，该药为禁忌；②维拉帕米。在降低急性心肌梗死的病死率方面无益处，但对于不适合使用β受体阻滞剂者，若左心室功能尚好，无左心衰竭的证据，在急性心肌梗死数天后开始服用此药，可降低此类患者的死亡和再梗死复合终点的发生率。禁忌证同地尔硫䓬。

（7）洋地黄制剂：对于急性心肌梗死左心衰竭并发快速心房颤动的患者，使用洋地黄制剂较为适合，可首次静脉注射毛花苷丙0.4 mg，此后根据情况追加0.2～0.4 mg，然后口服地高辛维持。

5．并发症及处理

（1）左心功能不全：急性心肌梗死后，由于病理生理改变的程度不同，左心功能不全的临床表现差异很大。可表现为轻度肺淤血、急性肺水肿和心源性休克。急性心肌梗死合并左心功能不全时临床上出现程度不等的呼吸困难、脉弱及末梢灌注不良表现。急性心肌梗死并发急性肺水肿和心源性休克的病死率极高，应积极抢救治疗。

（2）右心室梗死和功能不全：急性下壁心梗中，近一半存在右心室梗死，但有明确血流动力学改变的仅10%～15%，下壁伴右心室梗死者病死率大大增加。右胸导联（尤为V_4R）ST段抬高≥0.1 mV是右心室梗死最特异的改变。下壁梗死时出现低血压、无肺部啰音、伴颈静脉充盈或Kussmaul征（吸气时颈静脉充盈）是右心室梗死的典型三联征。但临床上常因血容量减低而缺乏颈静脉充盈体征，主要表现为低血压。维持右心室前负荷为其主要处理原则。下壁心肌梗死合并低血压时应避免使用硝酸酯类药物和利尿剂，需积极扩容治疗，若补液1～2 L血压仍不回升，应静脉滴注正性肌力药多巴胺。在合并高度房室传导阻滞、对阿托品无反应时，应给予临时起搏以增加心排血量。右心室梗死时也可出现左心功能不全引起的心源性休克，处理同左心室梗死时的心源性休克。

（3）并发心律失常的处理：首先应加强针对STEMI、心肌缺血的治疗。溶栓、血运重建术（急诊PCI、CABG）、β受体阻滞剂、主动脉内气囊反搏、纠正电解质紊乱等均可预防或减少心律失常发生。房室传导阻滞等缓慢性心律失常，药物治疗效果差，常需要临时起搏器治疗。

（4）机械性并发症：STEMI机械性并发症为心脏破裂，包括左心室游离壁破裂、室间隔穿孔、乳头肌和邻近的腱索断裂等。常发生在STEMI发病第1周，多发生在第1次及Q波心肌梗死患者。溶栓治疗年代，心脏破裂并发症发生率降低，但发生时间前移。临床表现为突然或进行性血流动力学恶化伴低心排血量、休克和肺水肿。药物治疗病死率高，应在积极药物治疗下，选择合适的时机手术治疗。

6. 介入治疗　为了满足心肌梗死再灌注治疗的现代概念要求，即尽快、充分、持续开通梗死相关血管，许多有关急性心肌梗死PTCA的治疗策略应运而生。这些治疗策略包括：直接PICA（术前未进行溶栓治疗）、挽救性或补救性PTCA（溶栓治疗失败后）、即刻PTCA（溶栓治疗成功后）和延期PTCA（出院前）。其他技术如机械性血栓切除术、支架和强力血小板受体拮抗剂的应用近年来作为PTCA的辅助策略也应运而生。

（1）原发性（直接）PTCA

1）溶栓治疗禁忌的患者行直接PTCA术：根据TIMI 2B标准，大约有75%的急性心肌梗死患者存在溶栓治疗的绝对或相对禁忌证。与适宜溶栓治疗的患者相比，不宜溶栓患者大多为高龄、女性，既往有心肌梗死史、多支血管病变和左心室射血分数较低，这些患者住院病死率较高（18.7% vs 3.9%，$P<0.001$）。研究报道表明，不管患者是否适合溶栓治疗，对于绝大多数急性心肌梗死患者均可进行直接PTCA术。然而，由于基础合并疾病的存在，不宜溶栓的患者其手术相关病死率较高。与溶栓治疗相比，明确更适合直接PTCA的患者包括：①高龄患者（降低颅内出血的发生率）；②症状出现后就诊较晚的患者（原发性PTCA血管再通率较高）；③静脉桥血管闭塞患者（由于血栓量较大并且血流降低，静脉溶栓血管再通率较低）。对于不适宜溶栓治疗患者，PTCA和药物治疗随机对比研究——SMART试验报道，PTCA后心肌缺血和再梗死的发生率较低。

2）适合溶栓患者直接PTCA术：注册治疗分析PAR注册资料和其他研究报道，直接PTCA手术成功率较高（92%～97%），住院期间缺血性并发症发生率相对较低（病死率为2%～4%，心肌梗死再发率为2%～3%，心肌缺血复发率为2%～12%）。而溶栓治疗其血管再通率为60%～80%，病死率为4%～11%，血管再闭塞率为30%，这些结果表明了与溶栓治疗相比，直接PTCA有更大的优势。

3）心源性休克患者直接PTCA术：将心源性休克患者送入心导管室的目的，通常是使用主动脉球囊反搏、冠状动脉造影和急诊血管成形术来稳定患者的血流动力学。

指南建议急诊PCI的最佳适应证（Ⅰ类）有：①符合从进院到球囊扩张的时间<90 min要求；②发病时间≤3 h者，溶栓治疗慢而PCI治疗快，即（D–to–B）–（D–to–N）<1 h；③发病时间>3 h，D–to–B时间<90 min；④心源性休克，发病<36 h，休克<18 h，年龄<75岁，无禁忌，适合并同意行PCI；⑤急性左心衰竭肺水肿，发病时间<12 h，D–to–B时间<90 min者。

急诊PCI的次佳适应证（Ⅱa类）有：①心源性休克，发病<36 h，休克<18 h者；年龄≤75岁，同意并适合行PCI；②AMI发病12～24 h，伴心力衰竭、血流动力学或心电不稳定，或持续缺血状态者。

急诊PCI的非适应证（Ⅱb类）或禁忌证（Ⅲ类）有：①AMI来院早适合溶栓者，由技术欠熟练者（<75例/年）行PCI（Ⅱb类）；②AMI患者血流动力学稳定，做非梗死相关冠状动脉PCI（固类）；③AMI发病>12 h，无症状，且血流动力学和心电稳定者。

此外，指南规定了AMI急诊PCI的抗凝和抗血小板治疗原则。未用Ⅱb/Ⅲa受体拮抗剂者，肝素用量为70～100 U/kg，使用Ⅱb/Ⅲa受体拮抗剂者，肝素则减量至50～70 U/kg；

氯吡格雷负荷量300 mg，维持量75 mg/d，持续使用时间在植入普通金属支架者>1个月，在植入西罗莫司药物涂层支架者至少3个月，在植入紫衫醇涂层支架者至少6个月；对支架术后患者无出血者，最好服用12个月。对Ⅱb/Ⅲa受体拮抗剂的用法和用量亦有明确规定，其中替罗非班用法、用量为：10 μg/kg静脉内弹丸式推注，接着以0.15 μg/（kg·min）的速率持续静脉滴注，持续8～24 h。

（2）溶栓治疗失败后补救性（挽救性）PTCA：与溶栓治疗后冠状动脉血流恢复正常的患者相比，血流受损的患者（TIMI≤2级）其左心室功能较差，有较多的机械并发症（室间隔缺损，乳头肌酐裂）和较高的病死率。补救性PTCA通常用于溶栓治疗失败的患者试图恢复前向血流、挽救存活心肌和改善患者生存。成功溶栓治疗患者和溶栓治疗失败后进行补救性PTCA患者的住院病死率、晚期病死率相似，但是如果补救性PTCA失败，则其病死率较高。补救性PTCA成功的患者，与溶栓成功的患者或与直接PTCA的患者比较，其血管闭塞的危险性增加。

由于反应再灌注的临床指标并不可靠，笔者建议对任何有进行性胸痛、血流动力学受损或前壁心肌梗死溶栓90 min后ST段仍持续抬高的患者行急诊冠状动脉造影。对于伴有血流受损的高度狭窄病变（TIMI≤2级），应当进行PTCA或者支架置入术，并辅助应用GPⅡb/Ⅲa受体拮抗剂。有关补救性支架置入术和补救性PTCA对比的小规模观察性研究表明，补救性支架置入术的成功率较高，其1年缺血并发症的发生率较低。目前尚无对TIMI 3级血流患者进行补救性PTCA的研究。

（3）溶栓治疗成功后的无症状患者即刻PTCA：溶栓治疗成功后，希望能够进一步改善患者左室功能、阻止心肌缺血复发、再梗死和血管再闭塞，对于高度狭窄的病变可进行即刻PTCA。对于那些出现进行性心肌缺血或血流动力学不稳定的症状或体征的患者，建议进行急诊冠状动脉造影。当冠状动脉存在严重的狭窄（>70%）和血流受损（TIMI≤2级）时，应当进行PTCA。在所有患者中，术前予以阿司匹林非常必要，应当予以肝素，使其ACTS维持在300秒以上。

（4）延期PTCA：对于溶栓治疗成功后的无症状患者，为了防止心肌缺血复发、再梗死和血管再闭塞，并进一步改善心室功能，对于下列患者可行PTCA：①既往有心肌梗死史；②左心室功能降低；③多支血管病变；④供应中等或者大面积心肌的冠状动脉其狭窄程度≥90%；⑤冠状动脉腔内多普勒或压力阶差测定显示有显著生理意义的病变。

对于溶栓治疗失败后的无症状患者，延期PTCA，可改善患者左心室功能和生存率。如果梗死相关血管供应大面积的心肌和（或）有存活心肌的证据（存在分支血管、心室壁尚能活动、相关导联仍有R波、PET发现存活活心肌等），对这些无症状患者的闭塞血管应当进行延期PTCA。由于血管通常出现再闭塞，植入支架有利于维持血管的通畅。

然而急性心肌梗死PTCA治疗亦存在缺陷，有可能会出现显著的低血压和心动过速（迷走传入神经受刺激后通过Bezold-Jarish反射导致心动过缓）或心室颤动；使用溶栓药物、延长抗凝药物使用时间、留置穿刺鞘管等因素会引起出血并发症；住院期间心肌缺血的复发率在溶栓治疗后为30%，直接PTCA术后为15%，支架术后为3%。早期再梗死的发生率在溶栓治疗后为8%，直接PTCA术后为1%～2%，支架术后＜1%。直接PTCA患者院前血管再闭塞的发生率为5%，而溶栓治疗失败后补救性PTCA成功的患者，其血管再闭塞的发生率则高达29%。

7. 手术治疗　ST段抬高心肌梗死（STEMI）患者，一般不主张急诊CABG。AMI后进行手术越晚，围手术期病死率低。

对于强化的非手术治疗（溶栓治疗或PTCA）后仍有进行性心肌缺血和梗死的患者，若行造影检查显示梗死区和非梗死区仍有存活心肌和合适的靶血管，可尝试行CABG。患者有心源性休克或机械性并发症（如室间隔穿孔、乳头肌梗死或断裂致二尖瓣严重关闭不全、左心室破裂）必须紧急手术，以纠正损伤，抢救患者的生命。

对于有明显缺血证据的致命的心律失常、合并左心室功能不全、PTCA失败或再狭窄、曾行CABG术（1支以上血管桥发生阻塞或动脉粥样硬化病变扩张到其他血管）的患者，若仍有存活心肌和合适的靶血管，也可以考虑CABG。

对于临床上症状轻微或无症状的患者行CABG手术是否优于内科保守治疗，目前尚无统一的意见。一般认为，无症状的单支与2支病变多趋向于选择内科保守治疗，无明显临床症状的3支病变是否手术则主要取决于左心室的功能状况，核医学运动试验证实左心室功能受损者应考虑行CABG手术治疗。而如果左心室功能正常，不少心脏外科医师仍主张手术治疗，而多数内科医师和患者多倾向于选择保守治疗。

第十三章　冠心病猝死

第一节　疾病概述

一、概述

猝死指自然发生、出乎意料的突然死亡。WHO规定发病后6 h内死亡者为猝死，多数人主张定为1 h，但也有人将发病后24 h内死亡者归入猝死之列。各种心脏病都可导致猝死，但心脏病的猝死中一半以上为冠心病所引起。猝死作为冠心病的一种类型，极受医学界的重视。

二、诊断

心病猝死以隆冬为好发季节，患者年龄多不太大，在家、工作或公共场所中突然发病，心脏骤停而迅速死亡；半数患者生前无症状。死亡患者发病前短时间内有无先兆症状难以了解。存活患者有先兆症状常是非特异性而且是较轻的，如疲劳、胸痛或情绪改变等，因而未引起患者的警惕和医师的注意。实际上有些患者平素“健康”，夜间死于睡眠之中。部分患者则有心肌梗死的先兆症状。

第二节　处理措施

一、急救措施

由于猝死可以随时随地发生，因此普及心肺复苏抢救知识，使基层医务人员和群众都能掌握这一抢救措施，一旦发现立即就地抢救，对挽救本型患者的生命有重大意义。

二、埋藏式心脏复律除颤器

近年的研究已证明，埋藏式心脏复律除颤器（ICD）能改善一些有高度猝死危险因素患者的预后。伴无症状性非持续性室速的陈旧性心肌梗死患者，及非一过性或可逆性原因引起的室颤或室速所致心脏骤停的存活者，ICD较其他方法能更好地预防冠心病猝死的发生。

ICD的明确适应证包括：①非一过性或可逆性原因引起的室性心动过速（简称室速）或心室颤动（简称室颤）所致的心脏骤停，自发的持续性室速；②原因不明的晕厥，在电生理检查时能诱发有血流动力学显著临床表现的持续性室速或室颤，药物治疗无效、不能耐受或不可取；③伴发于冠心病、陈旧性心肌梗死和左心室功能不良的非持续性室速，在电生理检查时可诱发持续性室速或室颤，不能被Ⅰ类抗心律失常药物所抑制。

ICD的随访：植入ICD后必须经常随诊，术后第1年每2～3个月随诊一次，此后可半年随诊1次。

三、常用药物

1．肾上腺素　是抢救冠心病猝死的首选药物。可用于电击无效的室颤及无脉室速、心脏停搏或无脉性电生理活动。常规给药方法是静脉推注1 mg，每3～5 min重复1次，可逐渐增加剂量至5 mg。血管升压素与肾上腺素作用相同，也可以作为一线药物，只推荐使用1次40 U静脉注射。严重低血压可以给予去甲肾上腺素、多巴胺、多巴酚丁胺。复苏过程中产生的代谢性酸中毒通过改善通气常可得到改善，不应过分积极补充碳酸氢盐纠正。心脏骤停或复苏时间过长者，或早已存在代谢性酸中毒、高钾血症患者可适当补充碳酸氢钠，初始剂量为1 mmol/kg，在持续心肺复苏过程中每15 min重复1/2量，最好根据动脉血气分析结果调整补给量，防止产生碱中毒。

2．胺碘酮　给予2～3次除颤加CPR及肾上腺素之后仍然是室颤/无脉室速，考虑给予抗心律失常药。常用药物胺碘酮，胺碘酮首次150 mg缓慢静脉注射（>10 min），如无效，可重复给药总量达500 mg，随后10 mg/（kg·d）维持静脉滴注；或者先按1 mg/min持续静脉滴注6 h，然后可0.5 mg/min持续静脉滴注，每日总量可达2.2 g，根据需要可维持数天。也可考虑用利多卡因，给予1.0～1.5 mg/kg静脉注射，如无效可每3～5 min重复1次，总剂量可达3 mg/kg。

3．β受体阻断剂　对于一些难治性多形性室速、尖端扭转型室速、快速单形性室速或室扑（频率>260次/分）及难治性心室颤动，可试用静脉β受体阻断剂。美托洛尔每隔5 min静脉注射，每次5 mg，直至总剂量达15 mg；艾司洛尔0.5 mg/kg静脉注射（1 min），继以50～300 μg/min静脉维持。

4．其他　由急性高钾血症触发的难治性室颤的患者可给予10%的葡萄糖酸钙5～20 mL，注射速率为2～4 mL/min。异丙肾上腺素或心室起搏可能有效终止心动过缓和药物诱导的TDP。当VF/无脉VT心脏骤停与长Q-T间期的尖端扭转型室速（TDP）相关时，可以1～2 g硫酸镁，稀释推注5～20 min，或1～2 g硫酸镁加入50～100 mL液体中滴注。对缓慢型心律失常、心室停顿在给予基础生命支持后，应稳定自主心律，或设法起搏心脏。

第三节　预　　防

冠心病猝死的预防，很关键的一步是识别出高危人群。注意减轻心肌缺血、预防心肌梗死或缩小梗死范围等措施应能减少心脏性猝死的发生率。β受体阻断剂能明显减少急性心肌梗死、心梗后及充血性心力衰竭患者心脏性猝死的发生。血管紧张素转换酶抑制剂对减少心力衰竭猝死的发生也有作用。

第十四章　特殊类型冠心病

第一节　老年冠心病

一、疾病概述

（一）概述

冠心病是老年人最常见的疾病之一。目前已是影响老年人生活质量的主要疾病，也是老年人的主要死因。60岁以上老年人急性心肌梗死的发病更为突出，约占总病例的78%。

（二）冠心病分型

1．隐匿型冠心病或无症状性心肌缺血　患者无症状，但静息时或负荷试验后有ST段压低，T波低平或倒置等心肌缺血的心电图改变或放射性核素心肌显像有缺血改变。病理学检查心肌无明显组织形态学改变。

2．心绞痛　临床上有一过性心肌缺血引起的发作性胸骨后疼痛，病理学检查心肌无组织形态学改变或有纤维化改变。

3．心肌梗死　临床症状严重，为冠心病的严重临床类型，是因在冠状动脉粥样硬化病变基础上发生斑块破裂和出血、血管痉挛、血小板黏附和聚集，导致血栓形成和血管腔阻塞，引起心肌急性缺血性坏死。老年人急性心肌梗死临床症状可不典型，有报道显示20%～30%患者症状不典型，一些患者常以发作性的呼吸困难、左心衰、肺水肿为首发症状或表现为原因不明的低血压、心律失常，也有患者以突然昏迷、晕厥、抽搐等脑血管病症状为主要表现，也有患者（如下壁心梗）表现为上腹痛、恶心、呕吐，疑为胃肠道疾病。还有部分老年人心梗发作为无痛性，可能因其冠脉病变多见于小分支而非主支，其心脏传出神经阻断，或对痛觉敏感性下降。老年人合并糖尿病较多，糖尿病可累及感觉神经，也是造成无痛性心梗的原因之一。

另外，老年人常并有脑动脉硬化，脑供血不全而感觉迟钝，故心梗发作时可能无疼痛感。再有老年人心梗伴随疾病多使其症状更加复杂和不典型，如常合并慢支、肺炎或肺气肿，患者咳喘胸闷，而忽视了心梗的诊断。

老年人心梗并发症较多，复发性心梗较多，合并心衰、心律失常、低血压、心源性休克较多，病死率较高。有报道老年人心梗死亡率明显高于一般成人，≥80岁AMI死亡率是≤80岁的2倍，老年AMI心衰表现者占20%～70%。

4．缺血性心肌病　近年来，虽然慢性心衰的诊治取得较大进展和冠状动脉粥样硬化性心脏病（以下称冠心病）经年龄校正的死亡率下降，但慢性心衰的发病率仍在继续增加，在很大程度上与人口的老龄化有关。实际上，慢性心衰的发病率随年龄增长而增加，在50岁以下人群中心衰发病率不到1%，而在80岁以上老年人中可增加到10%。大多数（79%）因心衰住院的患者均是65岁以上老年人，所有心衰住院患者的年龄中位数是75岁，因此心衰也是导致老年人住院的常见原因。衰老以从心血管结构和功能发生明显改变为标志，它削弱机体内环境的稳定性，是促使老年人发生慢性心衰的重要因素。衰老对心血管结构和功能的主要影响有：①增加血管的僵硬度、射血阻抗和脉波速度；②损害了左心室舒张早期松弛作用和舒张中-晚期顺应性；③削弱了心血管对神经体液刺激的反应，尤其β_1和β_2肾上腺素能的刺激；④改变了心肌的能量代谢并减少线粒体制造ATP的能力；⑤减少窦房结起搏细胞的数量和损害窦房结功能。衰老相关的心血管改变均能明显地影响每个因素。例如，削弱了肾上腺素能刺激的应答反应和窦房结退行性变使得对应激状态下的心率反应受损；心肌舒张功能受损和顺应性减退使心室充盈受限制，从而影响前负荷；血管僵硬度增加和β_2介导的全身血管舒张反应减弱使得后负荷增加；同时，线粒体产生ATP能力削弱和对β_1刺激反应减弱，可导致心肌收缩力的储备减损。上述这些改变在没有心血管病的情况下，对静息时心功能影响甚小（即安静时左心室收缩功能和心排出量可被良好的代偿，即使是高龄老年人亦是如此），但在常见紧张性刺激或应激情况下，例如心肌缺血、心动过速（如心房颤动）、全身性疾病（如感染）、及体力过劳等，心脏的反应能力减弱，使心功能储备能力明显减小。因此，在老年人常促发慢性心衰。劳力性呼吸困难、端坐呼吸、下肢水肿及运动耐力削弱是年轻人和老年人心衰共有的主要症状。然而，随着年龄增长，老年人常逐渐习惯于安静的生活方式，体力活动减少，劳力性症状变得不常见。相反，一些不典型症状，例如精神错乱、嗜睡、烦躁、疲乏、厌食，或活动能力减少渐渐成为老年心衰较常见表现，尤其是80岁以上老年心衰患者不典型症状更为多见。慢性心衰体征包括颈静脉压增高、肝颈反流征阳性、心尖区舒张早期奔马律、肺部湿性啰音、坠积性水肿。以上每个体征并不常出现在老年心衰患者中，其中部分原因与老年患者舒张性心衰增多有关。右心衰竭的体征标志着一种晚期的表现，一般不出现第三心音（S3）。另外，行为改变和认知障碍，可从轻微异常到极度兴奋、谵妄，常发生在慢性心衰的老年患者，特别是其中一些患者被收容在精神病院。慢性心衰治疗的主要目标是减轻症状，维护或提高心功能和生活质量，保持自主的生活方式和延长生命。虽然对高龄老年人来说，生命质量比生存期更重要，但实际上只是个人选择的问题而已。因在老年人群中根据他们生活方式、共存疾病和个人要求、目的均有很大差异，所以老年慢性心衰治疗必须根据每个患者的具体情况和需求进行个体化治疗。收缩性心衰治疗在过去的15年中已取得重大进展，虽然大多数的临床研究未包括70～80岁以上老年患者，或由于参与试验的老年病例数太少，似乎不能应用已证实的循证医学结论，但有资料提示老年患者接受现代心衰标准治疗，与年轻患者相比同样可以获得好的或更佳的疗效。因此，近年来推荐的收缩性心衰的治疗方案同样适用于老年人。目前认为血管紧张素转换酶抑制剂（ACEI）是收缩性心衰治疗的基石，是标准治疗中不可缺少的药物，无论是否有症状均应接受ACEI治疗。业已证明老年人和年轻人同样有效，既可降低病死率又能提高生活质量。症状稳定并对β受体阻滞剂无禁忌证的患者也应接受β阻滞剂治疗；同时应用足够剂量利尿剂维持正常血容量。经以上治疗措施后，患者仍有症状应加用地高辛，若持续有心功能Ⅲ～Ⅳ级症状可应用螺内酯治疗。舒张性心衰在老年冠心病心衰患者中较为常见，约50%以上老年慢性心衰患者保持着正常的左室收缩功能，但明确针对舒张性心衰的大规模临床试验尚未见报道。因此，目前对舒张性心衰治疗大多仍是经验性的，包括基础病因、心衰促发因素、合并症等综合治疗。

5．猝死　又称原发性心脏骤停心脏病，多为心脏局部发生电生理紊乱引起严重心律失常所致。生前多无症状，可在多种场合突然发病，心脏骤停而迅速死亡。

（三）临床表现

1．症状不典型

（1）老年冠心病患者心绞痛症状常不典型：典型的压榨性疼痛少见，多位于胸骨后闷痛、紧缩感或仅表现为气急、胸闷、乏力、心悸等症状，这可能与老年人痛觉迟钝有关，也可能因老年人合并疾病症状所掩盖或混淆。老年人对疼痛敏感性降低，无症状性心肌缺血发生率高，即使有症状也不典型，常表现为气短、精神症状、头晕，甚至晕厥。一项平均年龄82岁的患者研究显示，临床未诊断出的AMI高达68%，约半数患者无症状。

（2）老年心绞痛发作时疼痛部位可不典型：如有些人可表现为上腹不适、上腹痛或食管阻塞感、烧灼感，而被诊断为胃炎、食管炎或胆囊炎；也可能表现为放射部位的疼痛，如左肩左臂痛、发麻、牙痛、下颌痛或颈部紧缩感、头痛等。

（3）冠状动脉特点：与年轻患者相比，老年冠心病患者的血管病变特点包括：①病变弥漫：长期反复缺血发作和相关危险因素控制不良，造成病变范围广泛，除表现为多支病变外，多数患者还有同一支血管存在多节段狭窄；同时慢性反复缺血促进了侧支循环的建立。因此这一部分患者良好的侧支功能使患者可以长时间无心绞痛症状，甚至可以较长时间耐受一定量的运动或表现为心电图正常，并掩盖了病变的真正严重性。合并糖尿病比例高，造成弥漫性血管病变，给介入治疗带来了极大的困难；②钙化程度重：多见于合并糖尿病患者，血管皱缩（负性重构），加之严重钙化，造成冠状血管舒张期储备降到最低，钙化部位难以被球囊有效扩张，而且夹层发生率增高，且常造成支架膨胀不全；③不稳定型心绞痛多：主要由于血管正性重构所致，斑块破裂和内膜下出血常见，血栓多见于有静息心绞痛患者；④闭塞的冠状动脉较常见，约30%患者合并有陈旧性心肌梗死。

2．实验室检查不敏感　老年人AMI的心电图典型表现仅占25%，而且其表现滞后。多项研究显示，老年人心肌细胞总体积减少，心肌磷酸激酶水平偏低，因此心肌酶学检查不能准确地反映梗塞面积。

3．伴随症状多、病情复杂、预后差　老年人常伴有如慢性阻塞性肺部疾病、糖尿病、老年性瓣膜病、高血压、贫血、甲状腺疾病、脑血管及周围血管疾病、肾功能不全等，使病情更为复杂，有时掩盖了冠心病的症状。老年人充血性心力衰竭、肺水肿、心源性休克发生率高。老年女性高血压患者发生AMI时心室破裂的危险性较大。老年人对儿茶酚胺反应降低及左室舒张功能不全，均加重预后不良。研究显示，年龄是AMI病死率增高的独立危险因素。年龄＜55岁、55～64岁、65～74岁、75～84岁4组AMI病死率分别为5%、8%、16%、32%。

4．心绞痛发作的时间节律　长期以来，临床医师观察到早上冠心病心绞痛发作频繁或加重，运动试验阳性，上午较下午更容易出现ST段下移；动态心电图监测发作性缺血性ST段下移改变，高峰出现在7：00—8：00，另一较低峰在18：00。发作最少在夜间，70%～80%为无痛性，早晨起床后2 h内的发作占全天发作的24%。

（四）诊断

诊断可根据本病各临床分型的不同临床表现和实验室检查，其中最肯定的客观诊断依据是发现心肌有缺血的表现，同时证明患者有冠状动脉粥样硬化性阻塞性病变。

心电图检查是诊断心肌缺血的最常用的无创伤性方法，如在静息状态中未见心肌缺血时，还可进行动态心电图记录和（或）心脏负荷试验，后者常用平板运动试验、踏车运动等动力性负荷试验，或心房调搏、过度换气试验等非动力性负荷试验。对不能进行运动试验的患者还可用药物负荷试验，包括双嘧达莫试验、腺苷试验、多巴酚丁胺试验和异丙肾上腺素静脉滴注。麦角新碱诱发试验用于诊断冠状动脉痉挛。

放射性核素心脏显像主要包括心肌灌注显像、心肌代谢显像、核素心室显像等。目前常用的显像法有单光子发射计算机化断层显像（SPECT）和正电子发射断层显像（PET）。超声心动图、磁共振显像及冠状动脉造影，也是确诊冠心病的常用手段。

二、中西医治疗

（一）中医治疗

早期应积极预防治疗。治疗上可结合患者的体质、年龄、兼证及舌脉等特点辨证论治。

1. 痰浊内阻

证候：体肥少动，嗜睡，晨起口中黏腻乏味，舌淡胖或淡暗，边有齿痕，苔白腻，脉沉缓或滑。

治法：化痰、降浊、燥湿。

方药：二陈汤加减。法半夏10 g，陈皮10 g，橘红10 g，茯苓12 g，泽泻12 g，茵陈10 g，生姜3片，甘草9 g。

随症加减：若脾虚痰盛者，可加炒白术、党参益气健脾化痰；痰热明显者，加竹茹清热化痰；大便秘结者，加大黄通腑降浊；舌苔厚腻者，加藿香、佩兰；食欲不振者，加山楂、砂仁、炒麦芽。

2. 气滞血瘀

证候：平素易怒心烦，时感胸胁胀闷不适，时或头晕，舌质暗或有瘀斑，舌下脉络迂曲，脉弦或涩。

治法：疏肝理气，活血化瘀。

方药：血府逐瘀汤加减。桃仁10 g，红花10 g，当归12 g，生地黄15 g，川芎12 g，赤芍10 g，牛膝15 g，桔梗9 g，柴胡9 g，枳壳9 g，郁金10 g，山楂12 g，炙甘草6 g。

随症加减：肋胁胀痛明显者，加青皮、白芥子，以增强理气通络止痛的作用；气郁日久化火者，加栀子、牡丹皮、川楝子以清热疏肝调气。临证若为气虚血瘀，症见疲乏无力、活动后气短、嗜睡懒言、易汗出、面色少华、舌淡暗或有瘀斑、苔薄白、脉细弱或涩，治宜益气活血，方用补阳还五汤加减，药用黄芪、人参、地龙、当归尾、赤芍、桃仁、红花等。

3. 肾精亏虚

证候：眩晕，头痛，失眠，记忆力减退，腰膝酸软，早衰，发脱齿摇，耳聋耳鸣，动作迟缓，精神呆钝，苔薄白，舌淡暗，脉细。

治法：补肾填精。

方药：右归丸加减。熟地黄15 g，山药15 g，山茱萸15 g，枸杞子12 g，鹿角胶（烊化）15 g，菟丝子30 g，杜仲12 g，当归10 g，肉桂6 g，制附子（先煎）9 g。

随症加减：以肾阴虚症状为主者，上方去附子、肉桂，加茯苓、牡丹皮、泽泻、菊花，仿杞菊地黄丸之义，若阴虚火旺，潮热盗汗，手足心热明显者，予知柏地黄丸加减；若肾阳虚为主，寒象明显者，上方加淫羊藿、巴戟天、骨碎补，以加强温补肾阳之力。

（二）西医治疗

1. 药物治疗

（1）抗血小板治疗：阿司匹林已被证实可减少各种年龄段ST段抬高心肌梗死患者的病死率。然而，实际上伴有更高危险性的老年人却不常用。在老年患者，阿司匹林应用减少的部分原因是害怕阿司匹林诱导的胃黏膜病变。一些老年人声称对阿司匹林过敏，实际上是出现消化不良的症状。总之，除非真的存在禁忌证，每一位老年急性冠脉综合征患者都应该应用阿司匹林。

有关老年冠心病患者应用氯吡格雷的临床证据较少。最近的一项群体性研究证实，老年患者因阿司匹林出血的住院率为3%，阿斯匹林联合氯吡格雷致出血的住院率为7%。尽管如此，高危的老年冠心病患者加用氯吡格雷似乎是合理的，尤其是存在阿司匹林禁忌证的患者，但应短期应用，例如2～3个月。

（2）抗心肌缺血和改善心肌血液供应：主要有硝酸酯类药物、β受体阻滞剂和钙离子拮抗剂等药物。

1）β受体阻滞剂：ACC/AHA指南推荐所有ST段抬高心梗及不稳定型心绞痛/非ST段抬高心梗患者如没有禁忌证应立即应用β受体阻滞剂。老年人应用β受体阻滞剂较少可能是由于患者通常存在慢性阻塞性肺病及外周血管病。一项研究报道，伴有轻度慢性阻塞性肺病/哮喘而不需要β受体激动剂的心肌梗死患者应用β受体阻滞剂与无慢性阻塞性肺病的心肌梗死患者获益相同。

2）其他抗缺血药物：如症状顽固，推荐应用钙离子拮抗剂或用于控制高血压（即使应用了β受体阻滞剂及ACEI）或真正存在β受体阻滞剂禁忌证的患者。硝酸酯类制剂及钙离子拮抗剂似乎与老年人体位性低血压的高发生率有关。二硝酸异山梨酯的迅速吸收与高峰效应导致血管明显扩张，可加剧直立性低血压，此时应选择作用平缓的单硝酸制剂。钙离子拮抗剂，尤其是二氢吡啶类，在老年患者更容易导致踝部水肿。短效制剂能产生或加重直立性低血压，应避免使用。维拉帕米会加重便秘，尤其对不活动的老年患者。

（3）ACEI：在伴有高血压、左心室功能不全或临床心力衰竭及糖尿病的高危老年冠心病患者应使用ACEI。但与其他药物用于老年患者一样，初始剂量应偏小，缓慢递增，并密切监测肾功能。

（4）降脂治疗：现已意识到他汀类药物独立于降脂作用外的其他特性可使患者早期获益，如果预期寿命＞12个月，应用他汀就会使患者获益，但高龄是他汀相关肌病的危险因素（超过80岁，女性多于男性）。老年肌病性疼痛很难与其他类型的疼痛鉴别，且肌病可能因其伴认知障碍和骨骼肌疾病而难以识别。胆固醇水平与老年患者死亡率、肿瘤关系还存在争议。对比年轻患者，服用相同剂量的他汀类药物，老年人比年轻患者血脂水平要多降低3%～5%。大于75岁的患者中47%同时服用≥5种药物。老年高危患者使用他汀类药物大剂量强化降脂，更应注意安全性。鉴于老年群体的特殊性，尤其对80岁以上的瘦弱老年患者应充分评估药物剂量、药物间的相互作用、调脂治疗的利弊及患者的全身状态与多种疾病的联合用药，然后，积极稳妥地合理选择降脂药物。

（5）抗凝治疗：在老年患者中由于虚弱、并存其他疾病使出血风险增加，因此应谨慎应用抗凝治疗。选择应用低分子量肝素时，应排除严重肾功能不全（理想情况下根据肌酐清除率调整剂量，因为老年人由于肌肉减少血清肌酐可能给出错误的结论）。如果存在严重肾功能不全，应减少低分子量肝素的剂量或避免使用。为避免出血，＞75岁患者应用低分子量肝素时，应根据体重调整剂量，对于肌酐清除率＜30 mL/（1.73 m^2·min）的患者剂量应减半。在老年不稳定型心绞痛/非ST段抬高心肌梗死患者中，除非存在持续的症状或特别高危的因素，不应常规处方四联抗栓药物（阿司匹林、氯吡格雷、低分子量肝素、血小板Ⅱb/Ⅲa受体拮抗剂）。使用低分子量肝素时间应当较其他患者缩短（一般推荐使用8天），防止体内蓄积产生出血。

（6）其他危险因素的控制：老年冠心病危险因素的控制应与年轻人一样重视。戒烟、控制糖尿病，审慎地治疗收缩期、舒张期高血压可使心血管疾病的病死率下降。老年人单纯收缩期高血压很常见，80岁以上老年人中占22%，是心、脑血管疾病病死率的独立危险因素。治疗单纯收缩期高血压可使老年AMI发病率下降27%，心血管事件发生率降低33%。

然而，尽管具有潜在更大的受益，但循证医学在高龄冠心病患者中，仍未被充分使用。同年龄＜75岁的患者比较，老年患者循证医学使用普遍偏低，阿司匹林（85% VS 83%），肝素（78% vs 73%），β受体阻滞剂（76% vs 70%），他汀类药物（40% vs 28%）。这一减少的趋势并未随年龄增长而进一步降低，但在老年患者，他汀类药物及血管紧张素转换酶抑制剂的应用更少。

2．再灌注治疗

（1）溶栓治疗：AMI溶栓疗法过去多不用于65岁以上的老年人，或将≥70岁列为禁忌证。近期几项研究对静脉溶栓和常规治疗进行了比较。第二项国际心肌梗死生存研究（ISIS-2）随机将17 185名患者分为链激酶组及安慰剂组，其中401名患者年龄≥80岁。与年龄小于60岁患者绝对风险下降（ARR）1.6%相比，年龄≥80岁患者降低绝对风险14.1%。虽然这种死亡率的降低没有达到统计学意义，但这组数据显示溶栓治疗在老年中同年轻人一样有效。GISSI-1（是ISIS中的一项）研究入选11 712例患者，随机分为链激酶组或安慰剂组，10.3%的研究对象年龄≥75岁。80岁以上高龄患者单独分析发现，链激酶联合阿司匹林治疗可使病死率由37%降至20%，认为静脉溶栓疗法不应有年龄限制。

关于溶栓药物的选择，到目前为止尚没有一种溶栓剂与另一种溶栓剂在老年人群中进行比较。GUSTO（全球闭锁冠状动脉链激酶和组织纤溶酶原激活剂应用）–Ⅰ研究证实t–PA在生存率上优于链激酶。GUSTO–Ⅲ随机入选15 059名患者，13.5%年龄大于75岁。比较瑞替普酶与t–PA，两组30天及1年死亡率、脑卒中发生率没有差异。由此可见，到目前为止，就死亡率而言，t–PA、瑞替普酶用于溶栓治疗对老年人疗效相似，链激酶似乎稍差一些。在我国尿激酶是一个临床上常用的溶栓药物，虽然临床疗效可能略低于t–PA、瑞替普酶，但其并发症相对较少，对于老年患者可能是一个较理想的选择。

GUSTO–Ⅴ及ASSENT–3这两个大规模临床试验探索了联合应用溶栓药、血小板糖蛋白Ⅱb/Ⅲa受体阻滞剂及低分子量肝素是否可进一步提高溶栓治疗带来的益处。结果显示，在老年人血小板糖蛋白Ⅱb/Ⅲa受体阻滞剂及低分子量肝素都没有显示足够的安全性使得它们可以替代标准的瑞替普酶联合普通肝素这一方案。目前在临床上，对老年患者，不推荐Ⅱb/Ⅲa受体阻滞剂与瑞替普酶联合应用。

老年人溶栓治疗的风险评估：在所有溶栓治疗的并发症中，颅内出血的风险最严重。多个随机对照研究及观察性研究报道，年龄与出血并发症强相关。在GUSTO–Ⅰ研究中，年龄是最强的出血性脑卒中的预测因子，随年龄增长出血性脑卒中的风险增加。在年龄小于65岁患者中，出血性脑卒中的风险是0.8%，在年龄75～84岁患者中，这种风险增加至3.4%。虽然所有溶栓剂都增加颅内出血风险，但资料显示，t–PA比链激酶更容易增加这种出血风险。GUSTO–Ⅲ报道瑞替普酶比t–PA更容易增加年龄大于75岁患者颅内出血风险。年龄虽然与出血风险强相关，但它只是众多危险因素之一。年龄≥75岁、女性、既往脑卒中史、高血压、t–PA、过多的抗凝、低体重均与颅内出血相关。

（2）介入治疗：大量心血管中心的资料显示，经皮冠状动脉内介入治疗（PCI）显著降低老年冠心病（CHD）患者的死亡率和再缺血发生率。但近年来的研究发现，伴随PCI技术的提高及器械的改进，≥75岁的高龄患者与年轻患者相比，PCI即刻成功率和短期获益的年龄差异在缩小。

（3）CABG：经过30多年经验积累，手术成功率越来越高，并发症和病死率越来越低。而接受CABG的老年患者比例也逐渐提高，已由1996年的3.8%增至2001年的6.2%。研究显示乳内动脉作为搭桥血管，其手术生存率、并发症与年轻人近似，术后心功能恢复好，无主要并发症的老年人生存率近80%。

尽管老年患者CABG病死率、术中、术后并发症均高于低龄组，但只要病例选择恰当，仍是相对安全的。对于拟接受CABG的老年冠心病患者，应尽量不选存在慢性心力衰竭、LVEF低、肾功能不全，有过CABG病史的患者。对于接受CABG并存活的老年冠心病患者，均能获得良好的治疗效果。症状明显缓解，心功能得到改善，明显提高了患者的生活质量，并且能够获得良好的长期生存率。

（4）药物治疗与血运重建治疗（PCI及CABG）的比较：与药物治疗相比较，老年冠心病患者接受血运重建治疗，不论PCI还是CABG，均能获得更多的益处，包括症状的改善、减少心血管事件以及降低病死率。当然，这一结果部分源于一般状况较好的患者更倾向于接受血运重建治疗，而合并休克、心功能不全、肾功能衰竭等疾病的患者更多的进入药物治疗组。对于老年冠心病患者，不应武断的说应当接受药物治疗或血运重建收益更大，而是应该对患者进行更全面的评估并给予个性化的治疗方案，以期达到最满意的治疗效果。对于老年冠心病患者，所谓“一站式治疗方案”是不存在的。对于一般状况好，合并疾病少，左心室功能好的高龄患者，接受血运重建治疗风险相对比较小，能够明显改善其症状，提高生活质最，应当作为首选治疗。对于心功能不全、肾功能衰竭、一般状况差的患者，血运重建治疗需要承担更大的风险，病死率与并发症发生率相对较高，仍可从最佳药物治疗中获益，并具有无创性、风险小的优势。

5. PCI与CABG的比较　目前对于老年冠心病患者，不论PCI还是CABG，均得到了广泛的开展，年龄已不是上述治疗的主要禁忌证。同时，在老年冠心病患者的治疗中，两者均获得了较高的手术成功率、较低的并发症及良好的治疗效果。对不包括高龄患者的研究中，接受PCI及CABG患者显示出相似的生存率。

当今医学科学技术发展日新月异，随着更新的抗血小板药物的应用、非体外循环血管重建技术的更广泛使用、药物洗脱支架的不断改进以及血管内放射治疗、放射性球囊、基因治疗等的研究，老年冠心病患者的治疗必将有一个更加令人鼓舞的前景。

第二节　女性冠心病

一、疾病概述

1. 概述　近年发现，冠心病对女性的威胁正日益严重，但女性患者本人、其家庭、社会以及医学专家，对女性冠心病患者的认识和重视程度却远远不如男性。

与男性相比，女性冠心病有其独特特点。如有调查研究发现，女性糖尿病者更易发生冠心病；院外发生心跳骤停幸存者，女性少于男性；冠状动脉造影正常的胸痛女性，如果应用血管内超声检查来评价，其冠状动脉硬化程度可能非常严重。

2. 临床表现　越来越多的资料提示，男女冠心病临床表现存在性别差异，故评价胸痛性质时要考虑性别因素。

冠心病发作时，典型症状是胸痛，但女性常常描述她们发作时的症状为压迫感和紧缩感，或表现为轻微的胸部疼痛。女性患者很少表现为剧烈胸痛，因此，对于女性患者轻微的胸部疼痛，医生应给与足够重视。

另外，很多女性患者只表现为几分钟甚至十几分钟的胸部不适。还有很多患者，尤其是女性根本不表现丝毫的胸痛。

冠心病发作时，另外常见的症状是气短和汗出。气短常常和胸痛同时出现，有时也发生在胸痛之前。气短在女性患者发生较多，而男性则常常表现为汗出。

所谓“非典型症状”，过去人们常常用于区别冠心病患者最常发生的“典型症状”。但最近研究发现很多冠心病患者多经历这些所谓“非典型症状”，尤其女性患者更为明显。这些症状包括：后背和下颌疼痛、恶心、呕吐、消化不良、无力及头晕眼花等。

女性冠心病患者比男性较多经历这些非典型症状。有研究表明，冠心病发作时，经历恶心、呕吐、消化不良的女性患者是男性的两倍。

所谓前驱症状即是冠心病心脏事件发作之前所表现的症状，一般发生于冠心病心脏事件发作之前4～6个月至发作前1周。大多数女性冠心病患者，在心脏事件发生之前，均有至少一种的前驱症状，如：严重疲劳、睡眠障碍、气短、胸痛、胃部不适及焦虑等。

在一项有关女性冠心病患者心脏事件发生的研究中表明，至少95%的女性患者经历前驱症状，这些前驱症状有时每天发作，有时一周发作几次。在此研究中还发现，只有三分之一的患者心脏事件发作之前有胸痛，而且常表现为胸部压迫或发紧，大约71%的女性发作之前有疲劳，50%的女性表现睡眠障碍。

另外，有研究表明，女性和男性对疼痛的感觉有所差异，女性感觉比男性明显强烈，感受更敏锐，而且女性对疼痛的耐受阈较低。这或许能解释心脏事件发生时，男性和女性所表现的症状有所不同以及女性更多表现为"非典型症状"。

总之，女性冠心病患者的临床表现常有其独特的特点，例如，①女性往往不像男性患者那样表现为典型的胸痛；②在发作前和发作中，女性更倾向于表现为恶心、消化不良、全身疲劳等非典型症状；③女性患者有很多相似的前驱症状等。

因此认识女性的前驱症状和发作症状，有利于对女性患者进行及时的救治。

3. 检查

（1）静息心电图：对于女性患者，静息心电图检查是一项最简单、最普遍的筛查手段；但静息心电图检查中女性患者的精确性要低于男性，且易有较多的非特异性改变；而且静息心电图ST段异常，在男性是预测心脏死亡的独立指标，而在女性则不是。

（2）负荷心电图：包括运动和药物负荷两种，但最常用的是运动心电图试验。负荷心电图试验是评价冠心病患者的诊断和预后的一种重要方法。目前国内常以平板运动试验最常用。

对尚未诊断为冠心病者，普遍采用Bruce方案，常以达到按年龄预计可达到的最大心率或亚极量心率（85%～90%的最大心率）为负荷目标。而对已经确诊为冠心病的患者，则多采用ACIP方案。

对于有症状的女性患者，运动心电图因其阴性诊断对冠心病有较高的排除价值，而成为第一线的非侵入性检查手段。一般认为女性运动平板试验的假阳性率较高，概率在38%～67%，而男性在7%～44%。运动试验阳性的女性患者，应该进一步推荐进行负荷影像学检查，而不是直接进行冠脉造影。

（3）负荷超声心动图：不推荐作为健康人冠心病的筛选检查，而最适于作为中度或高度怀疑冠心病的患者的检查手段。负荷心脏超声包括运动心脏超声和药物（腺苷、潘生丁、多巴酚酊胺）负荷结合超声心动图检查。

对于女性患者，负荷超声心动图：①常用于冠心病的诊断和疾病预后的判断；

②在女性冠心病的诊断中，负荷超声比运动心电图有较高的敏感性和特异性；③但和男性相比，女性负荷超声心动图更容易表现假阳性；④而在女性患者，对于冠心病的诊断，负荷超声比放射性核素更敏感和特异。

（4）其他非侵入检查方法：单电子发射计算机体层摄影（SPECT）是一项运用核素进行的计算机心肌显像。和负荷超声相比，负荷SPECT和静息SPECT结合，对于男性冠心病的诊断，也有较高的准确性和预后价值。但有研究也发现，SPECT诊断女性冠心病患者的特异性低于负荷心脏超声。

二、中西医治疗

1. 中医治疗　同上。

2. 重视女性心脏病诊治的研究　在临床实践中对女性心脏病的诊治和研究中需要注意以下几个问题。

（1）理解女性冠心病患者的症状描述的复杂性，不同性别可能存在不同的症状。在临床上应注意观察和积累女性缺血性心脏病的特点以及与男性的差异，系统有序地对这种差异予以归纳总结，重视此方面的临床科研工作。

（2）避免有创检查的过度应用，根据国外和国内的资料，没有危险因素的绝经期前的女性患者冠脉造影发现有影响血液动力学的病变的可能性极低。注意综合评估患者的危险因素、临床表现和负荷试验结果，识别高危人群进行冠状动脉造影。

（3）对有明显症状、危险因素多但冠脉造影阴性的患者应加强随访，积极纠正危险因素，观察并积累此类人群的转归。

（4）积极开展相关的基础研究：近几年，包括ACC、AHA等世界上几个大的心脏病学术组织普遍认识到目前的医疗实践对女性的关注非常不够，很多女性失去了极为重要的心脏病的诊治机会。中国人口众多，有自己的文化和特色，中国的临床医师和公众也应提高对这个问题的认识与关注，重视女性心脏病的防治。

第十五章　冠心病与相关疾病

第一节　冠心病与糖尿病

一、冠心病与糖尿病的关系

1．糖尿病是冠心病的等危症　DM属于中医"脾瘅""消渴"范畴，病因有禀赋不足、情绪不调、饮食不节、劳逸失调等，其中主要为阴虚燥热，并以阴虚为本，燥热为标，为本虚标实之证。CHD在中医学中隶属于"胸痹心痛病"的范畴，常由情志失节、年迈体虚、寒邪入侵等诱发，主要病机为心脉痹阻，不通则痛，同为本虚标实之证。消渴合并胸痹心痛病的病因病机错综复杂，大部分医家认为主要病机为气阴两虚，瘀血阻络。姜丽红教授根据临床经验发现，消渴合并胸痹的患者大部分因饮食无度，或先天禀赋不足，摄入过多的肥甘厚味等，导致脾胃受损，累及五脏虚损，脏腑功能失调。认为以气阴两虚为本，痰浊、血瘀、火毒等为标，标本之间相互作用、影响。但总体与五脏六腑功能失调及气血津液代谢紊乱有关。

糖尿病是心血管疾病的独立危险因素。欧洲心脏调查（EHS）与中国心脏调查（CHS）均表明，冠心病患者普遍合并糖代谢异常。2001年，《美国国家胆固醇教育计划成人治疗指南Ⅲ（NCEP-ATPⅢ）》就指出，"糖尿病是冠心病的等危症"。

2．糖尿病患者中冠心病发病率明显增高　糖尿病患者比非糖尿患者群具有更高的冠心病发病率，预后较差，在糖尿病患者中冠心病的患病率可高达55%，冠心病已经成为糖尿病患者的一个重要死亡原因。在2004年召开的欧洲心脏病学会（ESC）和欧洲糖尿病研究会（EASD）年会上更将糖尿病心血管并发症、代谢综合征及冠心病的联合防治推向了前沿。"减轻糖尿病危害的重点是控制心血管并发症风险，全面控制糖尿病患者的心血管危险因素，加强多级预防，改善心血管疾病的预后"已经成为共识。

3. 冠心病与糖尿病互为高危人群　冠心病与糖尿病两者互为危险因素。DCCT/EDIC研究已经证实，高血糖是心血管疾病的独立危险因素。在冠心病患者及其高危人群中，糖代谢异常的流行趋势非常严重，但多数患者未得到明确诊断。与欧美人群比较，中国冠心病患者中高血糖（特别是负荷后高血糖）的发生率更高、而诊断率更低。近期多项国内外研究发现，与空腹血糖相比，餐后高血糖与心血管疾病的关系更为密切，IGT即为独立的心血管高危因素。餐后高血糖是最早反映血糖紊乱的敏感指标，也是反映血糖控制情况的重要指标，存在IGT的人群是2型糖尿病和心脑血管病的重要危险人群。《中国2型糖尿病防治指南》推荐对糖尿病的高危人群应做口服葡萄糖耐量试验（OGTT）进行筛查。而对于年龄超过55岁有或无症状的糖尿病患者、合并外周血管或颈动脉疾病，或有以下2种或多种危险因子：高脂血症、高血压、吸烟、早发冠心病家族史、微量白蛋白尿、进展性视网膜病变亦应进行冠心病的筛查。筛查内容包括运动负荷试验、心肌灌注显像和超声心动图负荷试验等。

二、冠心病合并糖尿病的临床特点

1. 性别　非糖尿病患者中绝经前女性的冠心病发病率明显低于同年龄段的男性，而在糖尿病患者中，这种性别差异消失，女性糖尿病的心血管病变发生率较非糖尿病者大约升高4倍左右。国内有研究表明，冠心病组男性发病比例明显高于女性，糖尿病组性别差异无统计学意义，而在冠心病合并糖尿病组，女性的发病率则明显增高。特别是年龄＞60岁的高龄女性占多数。

2. 年龄　冠心病可发生在糖尿病之前，也可与糖尿病同时诊断或发生在糖尿病之后。随糖尿病病程的延长，冠心病的发生率增加、病情加重、发展增快、病死率增高。尽管冠心病的发病年龄有越来越低龄化的发展趋势，但心血管疾病的发生比例仍以中老年患者为主。其常常合并有心、肝、肾等多脏器功能受损，高血压、高血脂等相关疾病发生率高，且机体抵抗力下降，对低血糖耐受差。

3. 临床表现　冠心病合并糖尿病患者具有其特有的临床表现，主要包括以下几个方面。

（1）以餐后血糖升高为主：欧洲心脏调查与中国心脏调查均显示，冠心病合并糖代谢异常时以餐后高血糖为主，其比例在中国冠心病患者中可达60%。DECODA研究证实，与空腹血糖相比，餐后高血糖与心血管死亡的关系更加密切，其对于心血管事件、心血管死亡和总死亡危险方面具有更好的预测价值。IGT即为独立的心血管高危因素。在临床诊断糖尿病之前的早期糖代谢异常时，通常就已存在冠脉血流储备降低，糖尿病大血管病变在糖尿病发病或诊断前已然存在，越来越多的证据证实餐后高血糖是独立的心血管危险因素。因此，对于有糖代谢异常高危风险的冠心病特别是急性冠脉综合征患者，仅查空腹血糖显然是不够的，对上述人群应常规进行OGTT筛查，以便及时发现糖代谢异常，降低不良事件的发生率。

（2）无症状性心肌缺血发生率高：由于糖尿病患者存在自主神经病变，心肌缺血时可能丧失疼痛感觉，因此无症状性心肌缺血的发生率高达50%～65%，临床上常被忽视，易发生心肌梗死甚至猝死。此外，老年患者中，多尿、多饮、多食、消瘦等糖尿病症状可表现的不典型，仅有头晕、乏力等非特异性表现，故对出现上述症状的高龄患者，更应该引起警惕，以减少急性心脑血管事件的发生。

4．合并症　无论冠心病还是糖尿病患者多合并有高血压、高血脂等疾病，具有多重危险因素。MRFIT研究显示，冠心病患者多重危险因素并存并且具协同作用。积极的降糖、降压、降脂治疗等对多重危险因素进行干预，均能够使卒中、心肌梗死等心血管事件发生率下降。

5．冠状动脉病变特点　冠心病的主要病变在心外膜与心肌较丰富的冠状动脉，而糖尿病的主要病变在心肌和微血管，通常存在弥漫性心脏微血管病变与心肌病变。当冠心病与糖尿病两者并存时上述病变更加广泛与严重。糖尿病对血管的损害是广泛而连续的，冠状动脉双支病变、三支病变及左主干病变等高危险型病变的发生率明显高于非糖尿病患者。冠心病、糖尿病两病并存时血管狭窄程度往往较重，同一血管常多处不同程度受累。

三、冠心病合并糖尿病的诊断

现行糖尿病诊断标准如下：①空腹血糖（FPG）≥7.0 mmol/L（126 mg/dL）。其中空腹是指至少8 h没有能量摄入；②OGTT 2 h血糖≥11.1 mmol/L（200 mg/dL）。试验应按照WHO的标准进行，用75 g无水葡萄糖溶于水中作为糖负荷；③患者存在口干、多尿、多饮、多食等高血糖的典型症状或者高血糖危象，以及随机血糖≥11.1 mmol/L（200 mg/dL）；④糖化血红蛋白（HbA1c）≥6.5%。

四、冠心病合并糖尿病的治疗

（一）中医治疗

1. 中医治疗　消渴合并胸痹心痛病当前没有规范的辨证分型，但随着近些年医家不断的探索、研究，通过临床观察与自身经验进行分型。邵正斌等总结发现T2DM合并CHD见证型为气阴两虚证、气虚痰瘀证及阳虚血瘀证；陈小燕提取了500例T2DM合并CHD的中医四诊信息，分析后将证型分为气阴两虚、肝肾阴虚、阴阳两虚；杨婷婷将222例研究对象分为气阴两虚、心脉瘀阻、痰浊阻滞、阴阳两虚、心肾阳虚、水气凌心六种证型；继有医家进行证型分布规律，关晓宇对170例患者进行数据统计分析，发现在辨证分析中，虚实夹杂占据比例最高。虚症中往往伴有血瘀，其中气阴两虚＞心肾阴虚＞阴阳两虚。

综上所述，T2DM合并CHD证型多以气阴两虚证为主，并以“虚”“痰”“瘀”病理因素为主。

（1）益气养阴、兼清湿热法：T2DM合并CHD患者常湿热伤阴，日久化瘀，易变生他证，但单纯运用清热利湿，往往更易伤人津液。正如《景岳全书》中“再若湿热之证，亦有忌利者，以湿热伤阴者”。因此，张学娟等认为针对“湿火”，可以益气养阴为主要治法，兼清湿热，少佐活血之品。改善先以湿火为实证，后见气阴两虚证的T2DM合并CHD患者，经过辨证治疗后，患者诸症减轻，部分指标较常规治疗效果显著。张剑等通过以益气养阴为主，根据患者不同症状，辅以活血、泄热、解毒、化瘀等治则。通过临床研究发现，均有效降低患者血脂、血糖，具有良好防治T2DM合并CHD的作用。

（2）疏肝解郁、益气健脾法：吴小秋等选取64例脾气亏虚、肝郁气滞证型患者，临床上见有神疲乏力、纳差、脘腹隐痛、胀满伴有烦躁不安等症状。通过运用疏肝解郁、益气健脾治法治疗后，临床症状有所减轻。改善患者胰岛功能及炎症因子水平，心电图、血糖等指标均有明显好转。进一步证明益气养阴、疏肝解郁法可治疗脾气亏虚、肝郁气滞型T2MD合并CHD患者，并改善临床相关化验指标。

（3）养阴疏肝、化痰祛瘀法：姜丽红教授通过临床研究发现，DM合并CHD患者常因严格控制饮食，生活寡淡无味，情绪抑郁，最终导致肝气不畅，吸收的营养物质停滞血脉中运行不畅，出现痰浊血瘀证型。所以临床中常运用养阴疏肝、化痰祛瘀治法，经治疗1个月后，分析患者治疗前后的临床症状均有减轻，血糖控制良好。证明养阴疏肝、化痰祛瘀对于DM合并CHD患者的生活质量及预后均有良好疗效。涂云明等选取104例DM合并CHD患者，运用化痰祛瘀的治疗方法后，临床得出结论，使用化痰祛瘀法的患者治疗效果明显优于对照组，并有效降低患者的总胆固醇、三酰甘油和低密度脂蛋白水平。验证中医药可在临床中可辅助西药，提高患者临床疗效。

2. 中成药治疗　在DM合并CHD的治疗过程中，中成药同样为一种有效的治疗方法。其中包括芪参益气滴丸、通脉养心丸、复方丹参滴丸等，从现代医学角度出发，通脉养心丸可改善心肌舒张功能及血流动力学指标，最终有扩张冠状动脉功效，保护血管内皮，DM合并CHD患者经皮冠状动脉介入术（PCI）术后使用通脉养心丸效果显著。复方丹参滴丸具有理气活血、化瘀止痛，可用于气滞血瘀型T2DM合并CHD患者，研究表明对患者各个血糖指标均有稳定作用，亦可调节血脂代谢；在复方丹参滴丸联合胰岛素使用的治疗下，发现具有降低全身炎症反应，可提高患者对药物吸收率，更有效的控制血糖。中成药在临床中颇有好评，较中药汤剂相比，口感更佳，易于接受，同时兼具疗效。中药注射液在近些年的临床治疗上也颇有效果，受到临床工作者的重视，常见的注射液有丹红注射液、丹参川芎嗪注射液、冠心宁注射液等，这些均具有活血化瘀的功效，在预防心血管事件，稳定血糖等方面效果良好。丹红注射液具有活血通络的功效，在临床上联合西药治疗T2DM合并CHD患者时，效果优于单纯使用西药患者，同时改善患者的胰岛功能，减少心律失常的发生，在临床中可推广使用。丹参川芎嗪注射液可明显改善冠状动脉狭窄，并降低心肌耗氧量，临床指标显示，丹参川芎嗪注射液对于合并患者的心电图、血脂及血糖都有明显治疗效果，降低不良反应发生率。在治疗DM合并CHD患者的过程中，不仅要通过药物治疗，同时也要改善生活习惯、控制饮食、联合运动、心理疏导等干预手段，效果往往更加明显。

（二）西医治疗

糖尿病是心血管疾病的主要危险因素之一，明显增加了心血管疾病的发病率和病死率。无论冠心病还是糖尿病人群，均多数合并高血压、高脂血症等其他病变。因此，加强冠心病合并糖尿病患者的治疗对改善患者的预后显得至关重要。除了加强患者教育、正规监测血糖之外，包括饮食控制、运动疗法在内的生活方式的积极干预，以及降糖药物的正确选择，降压、调脂等综合干预，均为此类患者的治疗重点。大量临床研究表明，单独控制任何一种危险因素都无法使危险性降低大于50%，而综合干预危险因素能够降低糖尿病患者终点事件发生率，其中心血管危险因素的联合干预占据主导地位。

冠心病合并糖尿病人群在实际工作中占据着相当大的比例。两者互为高危因素，糖尿病或糖尿病前期在冠心病患者中广泛存在，并可显著影响其预后；而冠心病作为糖尿病的主要大血管病变并发症，亦严重影响了糖尿病患者的病情转归。此类人群临床症状可不明显或不典型，往往合并高血压、高脂血症等病变，病情常常较重，冠脉病变多呈弥漫性进展。基于上述原因，冠心病合并糖尿病患者的治疗显得尤为重要。除了适当运动、饮食控制等生活方式的积极干预外，针对不同患者的临床特点选择合适的降糖药合理降糖，平稳控制血压、血脂，并给予抗凝、抗血小板聚集、血管再通化等综合治疗，才能最大限度的延缓甚至逆转患者病情进展，减少不良事件的发生。

第二节　冠心病与高血压

一、概述

高血压是冠心病主要的可改变的危险因素，作为促进动脉粥样硬化的危险因素，其主要通过造成心室肥厚、心肌间质纤维化及冠状动脉内膜、中膜肥厚等，而引发心肌细胞损害，从而导致动脉粥样硬化和左室肥厚，造成心肌细胞氧的供需矛盾，发生冠心病、心功能不全。

长期高血压是引起供应心脏血液的冠状动脉发生硬化的危险因素之一。高血压患者冠心病的危险因素是正常者的2倍。高血压导致冠心病的机制十分复杂，主要有高压血流长期冲击血管壁、高血压时高级神经中枢功能紊乱、血压变化可以引起心肌供氧量和需氧量之间的平衡失调。

高血压是冠心病主要的可控制的独立危险因素，它常与其他危险因素同时存在。并存的危险因素对冠心病危险的不利影响可起协同作用，尤其多重危险因素的协同作用，如高血脂、代谢综合征等同时存在时更为明显。高血压患者患冠心病的风险是血压正常者的2～5倍，高血压长期未治疗者中有50%死于冠心病，且与血压升高的程度呈正相关。高血压与冠心病严重程度之间存在剂量——反应关系，即血压水平越高，冠脉病变程度越重，相应的冠心病事件发生率也越高。

二、高血压促进动脉硬化的机制

1．血流动力学因素　动脉硬化不仅与血压的高低有关，而且与血流的速度、动脉壁的应切力、湍流等血流动力学因素相关。血管壁的应切力取决于血流速度、血液黏度及动脉壁的顺应性，高血压往往造成血管壁的应切力增加，并引起肥厚，但详细机制尚不十分清楚，并且存在一定的争议。

2．内膜通透性增加、内皮细胞损害　内膜通透性增加作为动脉粥样硬化形成的早期病理基础，在动脉硬化形成过程中起重要作用。病理学研究发现，高血压患者血管内皮细胞间存在分离间隙，血脂中脂质或其他成分可以通过分离的细胞间隙向内皮下浸润并沉积，高血压患者体内的神经体液因素异常，如血管紧张素Ⅱ、去甲肾上腺素、5–羟色胺、组胺、缓激肽等均可以促进内膜的通透性增加。

3．血管壁代谢及其功能异常　高血压时，由于血管壁的机械刺激以及局部体液因子如血管紧张素Ⅱ、内皮素、血小板生长因子、转化生长因子–β、5–羟色胺等分泌增加，可以促进这些成分增生并引起细胞膜离子转运功能异常。

三、血压控制的目标策略

1．中医治疗

（1）中药汤剂：方选血府逐瘀汤加减，每日1剂，水煎内服。组方：川芎15 g，桃仁10 g，红花15 g，丹参15 g，炙甘草10 g，赤芍15 g，郁金10 g，当归15 g，木香10 g，柴胡10 g，枳壳10 g，牛膝10 g，桔梗10 g，生地黄15 g，降香10 g。

（2）穴位贴敷：选取院内制剂通脉止痛贴（乳香，丹参，红花，当归等，取饴糖调制成穴位贴），选双侧内关、双心俞和膻中5穴位行外贴敷，贴敷时间4 h，1次/日，共14天为一个疗程。

（3）耳穴按摩及贴压：采取白虎下山手法行双耳穴位按摩，从上而下按摩双耳耳背之降压沟及耳背五脏穴，共按摩5 min。之后选高血压相关点耳穴如耳降压沟、降压点、神门、内分泌、脑、肾等穴行王不留行籽埋籽，指导患者每日3次按压埋籽处，每次3 min。

（4）中药泡足：鸡血藤、益母草、玫瑰花、丹参、红花、菊花、桂枝、川芎、牛膝各20 g，加水1 000 mL煎煮30 min，倒入足浴盆兑水至45℃，每晚睡前泡足

40 min，共14天为1个疗程。

2．西医治疗　2007年AHA高血压研究会，临床心脏病学、流行病学及预防学会关于“高血压治疗预防缺血性心脏病”的联合文件（Circulation，2007，115：2761-2788）有如下建议：①将高血压合并冠心病的患者分为5个阶段，合并冠心病危险因素、合并稳定型心绞痛（SA）、合并不稳定型心绞痛（UA）或非ST段抬高心肌梗死（NSTEMI）、合并ST段抬高心肌梗死（STEMI）、合并缺血性心脏病心力衰竭；②降压治疗有三个核心原则。降压治疗目标血压130/80 mmHg或120/80 mmHg（当有心室功能不良时），降压速度应缓慢，舒张压不应降得太低（不低于60 mmHg）；③降压药物选择，β受体阻滞剂虽然不用于一级预防，但对已有冠心病的患者，与ACEI一样具有不可替代的作用，是主要用药之一，卡维地洛、美托洛尔，比索洛尔能降压、缓解心绞痛症状、改善心肌梗死和心衰的预后。因患者治疗的目标血压要求高，多数患者需要联合使用CCB，才能有效控制血压，缓解心绞痛的发生，部分CCB还可预防心肌梗死发生，改善预后。不同CCB可能存在明显的异质性，因此应合理选择有明确循证医学证据的长效CCB。

降低高血压的目的是最大限度降低心血管病死亡和病残的总危险。达标应首推联合用药。已有很多循证医学证据支持联合用药治疗（ALLHHT、HOT、VALUE及ASCOT等）。如血压超过目标值20/10 mmHg以上，应考虑选用2种或2种以上抗高血压药物联用。已有对照干预试验证明，ARB＋利尿剂，ARB＋CCB，ACEI＋CCB属于有益的组合。

Ⅰ类推荐：A级水平的治疗建议：①高血压伴稳定型心绞痛患者若既往有心梗史，应当用β受体阻滞剂；有糖尿病和左室肥厚（LVH），应当用ACEI或ARB加上一种噻嗪类利尿剂；②高血压伴不稳定型心绞痛或非ST段抬高型心肌梗死患者一开始就口服β受体阻滞剂，如患者血流动力学不稳定，可待心衰稳定、休克纠正后，采用β受体阻滞剂加利尿剂控制血压，治疗心衰；若β受体阻滞剂有禁忌或患者耐受不好，可用非二氢吡啶钙离子拮抗剂（如异搏定或硫氮酮），如果左室功能不好，则不宜使用；单用β受体阻滞剂未能控制高血压、心绞痛，应加用长效二氢吡啶钙离子拮抗剂，还可加用噻嗪类利尿剂；如既往有前壁心梗，高血压又未能控制，左室功能不良或心衰，或有糖尿病可加用ACEI（或ARB）；③高血压伴ST段抬高型心肌梗死患者，治疗基本原则与伴不稳定型心绞痛或非ST段抬高型心肌梗死患者相同，应尽早使用ACEI（或ARB）；左室功能不全、心衰患者应用醛固酮受体拮抗剂（安体舒通、依普利酮），血清肌酐（Scr）高[≥221.0（2.5）μmol/L（mg/dl）男，≥176.8（2.0）μmol/L（mg/dL）女]或血钾高（≥5 mmol/L）者应禁用；④高血压伴冠心病心衰，应采用利尿剂、ACEI或ARB、β受体阻滞剂、醛固酮受体拮抗剂联合治疗，以改善心衰预后和控制血压；ACEI与ARB类的坎地沙坦、缬沙坦治疗心衰效果相似，降压均有效。

2007年AHA公布了冠心病血压控制的最新研究结果和推荐标准，指出：患有冠心病高危因素如糖尿病、慢性肾病、颈动脉及周围血管病变的人群血压控制目标是＜130/80 mmHg；冠心病稳定型心绞痛、急性冠脉综合征以及ST段抬高心肌梗死的患者血压控制目标也应是＜130/80 mmHg；合并心功能不全的患者血压控制目标是120/70 mmHg以下。但另一方面，低于120 mmHg的收缩压会降低心输出量，而且过度的低舒张压会导致心血管不良事件的发生。另外2007年《ESC/ESH欧洲高血压指南》也明确指出，虽然一般患者目标血压仍是140/90 mmHg以下，但如果患者可耐受，应降到更低水平。且强调糖尿病患者和高度或极高度危险患者（如脑卒中、心肌梗死、肾功能不全、蛋白尿），其目标血压应是130/80 mmHg以下。并提出为了更容易达到目标血压，应该在出现明显心血管损伤之前就开始降压治疗，且认为控制血压和降低危险因素同样重要。荟萃分析表明，年龄在40～70岁，在血压高于115/75 mmHg的个体中，收缩压每升高20 mmHg，或舒张压每升高10 mmHg，其心血管疾病的危险增加1倍。患者越年轻，这一危险升高越明显，老年人由于脑卒中和冠心病死亡的绝对数大，所以降压治疗的绝对获益较大。在血压高于115/75 mmHg时，血压越低，心血管死亡率越低，而血压低于115/75 mmHg时，心血管事件发生情况目前尚无确切结论。因此每个高血压患者，尤其是合并冠心病的高血压患者，其“目标血压”并非完全相同，应因人而异。

降压治疗的主要目的是最大限度地降低心血管恶性事件以及死亡的发生率，因此对于不同疾病应有不同的降压目标，尤其对于冠心病患者，血压控制目标应为130/80 mmHg以下，且在一定范围内，血压控制越低，获益越大。但对于冠心病患者，也应注意血压过低有可能带来的危害，如HOT研究及INVEST研究均指出血压降低和心血管事件之间存在的“J”形曲线，虽然目前对“J”形曲线尚有争议，但多种资料表明：舒张压低于60 mmHg时，冠状动脉血液供应量明显降低，尤其对于老年冠心病患者应引起注意。

第三节　冠心病与血脂异常

一、概述

流行病学资料显示，冠心病患者血清胆固醇多数在5.0～6.5 mmol/L，血清胆固醇水平越高，就越易发生冠心病，且发病年龄提早。美国科研人员发现，血清胆固醇每增加1%，发生冠心病的危险性就增高2%。

胆固醇在血中主要以低密度脂蛋白的形式存在，低密度脂蛋白可促使胆固醇在动脉内膜上沉积，能促使和加重动脉粥样硬化，低密度脂蛋白在血中水平越高，就越容易患冠心病。而高密度脂蛋白能防止胆固醇沉积在动脉内膜上，故有预防和逆转动脉粥样硬化的作用。血清中高密度脂蛋白每增高0.4 mmol/L，就可使冠心病的危险性降低2%～3%。

三酰甘油在肠道吸收后，主要以乳微粒和极低密度脂蛋白的形式在血中循环。其中乳微粒在血液中代谢很快，约在餐后12 h从血中消失，故其临床意义不大。极低密度脂蛋白可转变成低密度脂蛋白，从而引起动脉粥样硬化。当三酰甘油＞1.70 mmol/L，并伴低密度脂蛋白增高时，发生冠心病的危险性就会增加。

由此可见，血脂异常是大血管和微血管病变的重要危险因素。近年来多项大规模临床试验表明：低密度脂蛋白胆固醇（LDL-C）每降低1 mmol/L，主要冠脉事件发生率就可减少23%。冠心病一级预防及二级预防的试验均证实冠心病患者在调脂治疗后主要终点事件明显减少。

二、他汀类降脂药的应用对象

1. 血脂异常的检出　血脂检查的重点对象如下。

（1）已有冠心病、脑血管病或周围动脉粥样硬化病者。

（2）有高血压、糖尿病、肥胖、吸烟者。

（3）有冠心病或动脉粥样硬化病家族史者，尤其是直系亲属中有早发冠心病或其他动脉粥样硬化性疾病者。

（4）有皮肤黄色瘤者。

（5）有家族性高脂血症者。

血脂异常及心血管病的其他危险因素主要是通过临床日常工作来检出。对于缺血性心血管病及其高危人群，应每3～6个月测定1次血脂。对于因缺血性心血管病住院治疗的患者应在入院时或24 h内检测血脂。建议40岁以上男性和绝经期后女性应每年进行血脂检查。

2. 血脂异常患者开始调脂治疗的TC和LDL-C值及其目标值。

在决定采用药物进行调脂治疗时，需要全面了解患者患冠心病及伴随的危险因素情况。在进行调脂治疗时，应将降低LDL-C作为首要目标。临床上在决定开始药物调脂治疗以及拟定达到的目标值时，需要考虑患者是否同时并存其他冠心病的主要危险因素（即除LDL-C以外的危险因素）。分析这些冠心病的主要危险因素将有助判断罹患冠心病的危险程度，由此决定降低LDL-C的目标值。不同的危险人群，开始药物治疗的LDL-C水平以及需达到的LDL-C目标值有很大的不同。主要结合我国人群的循证医学的证据制定这些数值。

三、冠心病和冠心病危症的调脂治疗

（一）冠心病

冠心病包括急性冠状动脉综合征（包括不稳定型心绞痛和急性心肌梗死）、稳定型心绞痛、陈旧性心肌梗死、有客观证据的心肌缺血、冠状动脉介入治疗（PCI）及CABG后患者。

1. 急性冠脉综合征（ACS）患者需要全程“他汀”管理

（1）ACS患者近期死亡风险高，应用他汀十分必要：ACS患者中ST段抬高性心肌梗死患者30天内的死亡率约为12.4%，非ST段抬高性心肌梗死患者30天内的死亡率约为7.4%，高危的不稳定型心绞痛患者30天内死亡率约为1.3%，低危的不稳定型心绞痛患者30天内死亡率约为1.0%。

单支病变的冠心病患者，冠脉局部外弹力膜已被粥样斑块侵蚀，然而冠脉造影结果显示冠脉狭窄程度仅为39%。血管内超声提示，粥样硬化的进展形式往往为弥漫性侵蚀整条血管，冠脉造影结果显示的异常狭窄段血管，往往仅为病变的局部。粥样硬化造成的血管病变可以通过降脂治疗有效逆转。随着斑块的稳定和缩小，血管重构可以部分逆转，尽管造影结果显示，管腔大小似乎并无改善。

ACS近期非罪犯血管动脉粥样硬化病变进展迅速。持续增高的CRP加速非罪犯病变的进展，PCI术加重内皮损伤和炎症反应，进一步加速非罪犯病变的进展，尽快应用他汀控制炎症反应在ACS急性期至关重要。

（2）ACS患者入院应立即启动他汀：ACS患者为冠脉事件复发的极高危患者。所有因ACS住院的患者，都应考虑进行强化他汀治疗。ACS患者应尽早使用他汀（NCEP ATP-Ⅲ）。入院后24 h内血脂检测结果已不是ACS患者他汀治疗的前提，不论患者血脂水平如何都应立即启动他汀治疗（加拿大AMI治疗质量监测指标制定小组）。

ACS患者尽早服用他汀类药物进行积极降脂治疗是非常有益的。心肌梗死患者中普伐他汀或阿托伐他汀评估及抗感染治疗（PROVE IT），旨在比较在ACS患者中，服用普伐他汀40 mg/d，将LDL-C降至目标水平即大约2.59 mmol/L（100 mg/dL），或使用阿托伐他汀80 mg/d，强化降脂将LDL-C降至大约1.81 mmol/L（70 mg/dL），对死亡及主要心血管事件的干预效果。研究结果表明，口服阿托伐他汀强化降脂治疗可使心血管终点事件发生率进一步降低16%。

目前提倡对于ACS患者，尽早开始应用他汀类药物，不仅能降低急性期病死率和改善心肌缺血症状，还具有另外两点益处：①能调动患者坚持降脂治疗的积极性；②能缩小临床上的“治疗空隙”，使更多的患者得到必要的降脂治疗。

（3）ACS患者应接受长期强化他汀治疗：对那些存在不稳定斑块，或者心血管风险高危、极高危的ACS患者应进行长期强化他汀治疗。这是利用他汀的降脂外作用，大剂量他汀治疗可以通过多个途径来减少炎症反应，减少斑块表面溃疡，促进内皮修复，抗氧化等，从而稳定动脉斑块、减少斑块破裂的概率，降低临床心血管事件的风险。

研究证实，对于近期发生ACS的患者，与标准的降脂方案相比较，他汀类药物强化降脂方案将更有助于防止死亡和主要心血管事件的发生。

2. 稳定性冠心病患者也需强化降脂治疗

（1）稳定性冠心病患者体内斑块并不“稳定”，也会发生斑块破裂：在稳定型心绞痛患者中，约1/3的患者冠脉中存在多个易损斑块。易损斑块的出现具有累积效应，一个易损斑块的出现意味着可能会出现更多的易损斑块。

（2）强化降脂治疗对于稳定性冠心病患者亦可获得良好疗效：许多冠心病二级预防的临床试验均已表明，他汀类药物可减少心血管病患者死亡、非致死性心肌梗死、非致死性脑卒中发生的危险，且可降低因不稳定型冠心病造成的患者住院、心衰、动脉粥样硬化引起的各种并发症的发病率。治疗达新目标试验（TNT）研究结果证实，对于稳定性冠心病患者，积极强化降脂治疗，即将LDL-C降至1.9 mmol/L，低于目前指南建议的水平，能够进一步减低心脑血管事件造成残疾带来的医疗费用。

3．PCI术前的强化他汀治疗　大规模临床试验结果证实，无论既往是否应用他汀，PCI术前强化他汀治疗均可使患者获益。

PCI术前强化他汀治疗可减少围手术期心梗及心肌损伤的发生。围手术期心梗是PCI术后影响患者预后的一项重要并发症。NAPLES Ⅱ研究显示，PCI术前7天开始应用他汀治疗，可以明显降低围手术期的心梗发生率。

PCI术后小面积心梗与随访期间心脏事件发生风险密切相关。ARMYDA研究结果显示，既往未服用他汀的稳定型心绞痛患者，PCI术前应用他汀7天，可明显减轻择期PCI术继发的心肌损伤。

ARMYDA-RECAPTURE试验的研究结果表明，长期他汀治疗者，PCI术前负荷量阿托伐他汀治疗可显著改善30天预后。

ARMYDA-ACS是一项随机、安慰剂对照研究。共计入选了191名非ST段抬高型ACS患者，他们均接受了早期介入治疗（＜48 h）。这些患者被随机分为治疗组和对照组，治疗组：介入术前12 h给予阿托伐他汀80 mg，手术前再给一次40 mg的剂量；安慰剂组：完全给予安慰剂治疗。术前两组共有20名患者因未行PCI而出组（8名接受了药物治疗，12名接受了心脏外科手术）。术后两组患者均给予阿托伐他汀40 mg/d治疗，主要终点为术后30天内主要心脏不良事件（包括：死亡、心肌梗死或血运重建）的发生率。结果显示，随访期间，治疗组有5%的患者发生了主要心脏不良事件，而对照组有17%，两组间有显著差异（$P=0.01$）。术前阿托伐他汀治疗使术后30天内主要心脏不良事件的绝对风险显著降低12%。以上研究表明，ACS患者不论既往是否服用过他汀、不论是急诊PCI还择期PCI，术前他汀负荷量治疗显著降低30天时主要心血管终点事件发生率，因此术前都应该接受负荷量的阿托伐他汀治疗。

（二）冠心病等危症

冠心病等危症是指非冠心病者10年内发生主要冠状动脉事件的危险与已患冠心病者同等，新发和复发缺血性心血管病事件的危险＞15%，以下情况属于冠心病等危症。

1．有临床表现的冠状动脉以外动脉的动脉粥样硬化　包括缺血性脑卒中、周围动脉疾病、腹主动脉瘤和症状性颈动脉病（如短暂性脑缺血）等。

2．糖尿病　过去将糖尿病列为心血管病的危险因素，近年来发现其重要性远不止于此。糖尿病患者一旦发生冠心病，其预后比无糖尿病者差。因此，当前将糖尿病列为冠心病的等危症。

3．有多种危险因素其发生主要冠状动脉事件的危险相当于已确立的冠心病，心肌梗死或冠心病死亡的10年危险＞20%。

冠心病等危症患者与冠心病患者相同，都应尽早启动强化他汀治疗，使血脂水平尽快达标，以期最大限度降低冠脉事件及其他缺血事件的发生率。

第四节　冠心病与心力衰竭

一、概述

冠心病心力衰竭是指由于冠状动脉病变引起心肌缺血，从而进一步引起的心力衰竭，是心力衰竭的特殊类型。可发生于冠心病心绞痛、心肌梗死、心律失常之后，也可以由无症状心肌缺血发展而来，约占冠心病死亡病例的40%，是冠心病的主要死因。临床上可分急性和慢性两种，冠心病的急性心力衰竭主要由急性心肌梗死引起，以左心衰竭为主；而慢性心力衰竭则是由于长期的严重冠脉供血不足，使心肌组织发生营养障碍和萎缩，心肌纤维增生及心肌重构。其临床特点主要表现为心脏逐渐扩大，易发生心律失常和心力衰竭，也称为缺血性心肌病，是心力衰竭的常见类型。

以往的研究表明，约2/3的左室收缩功能不全的心力衰竭是由冠状动脉病变所致。心肌细胞死亡、心肌顿抑（即缺血恢复后，心肌细胞功能尚未恢复）、心肌冬眠（持续的心肌缺血低灌注导致心肌细胞功能尚未恢复）是冠心病心功能不全发生的主要原因。

二、冠心病心力衰竭的病因

冠心病导致急性心力衰竭主要有以下情况。①急性心肌梗死：尤其是大面积的心肌梗死；②急性心肌缺血：严重且面积较大的心肌缺血可诱发急性左心衰竭；

③原有慢性心功能不全，如陈旧性心肌梗死或无梗死史的慢性缺血性心脏病患者，在缺血发作或其他诱因下也可出现急性心力衰竭。

冠心病时发作时心动过速及血压增高所导致的心肌氧耗量增加可以加重心肌的缺血；与缺血性乳头肌功能不全所导致的二尖瓣反流均易导致急性左心衰竭的发生。

冠心病导致慢性心力衰竭的原因包括：①心肌细胞在长期慢性或严重缺血的基础上，部分心肌细胞发生坏死，之后经过修复形成纤维化的斑痕；②长时间的心肌缺血缺氧产生的心肌损伤，会使部分心肌处在冬眠状态，从而导致慢性心功能不全；③当冠状动脉血流恢复，仍存在部分功能在一段时间内不能恢复的心肌，即顿抑心肌。坏死心肌、伤残心肌、顿抑心肌及冬眠心肌增多，以上情况均是导致慢性心功能不全的原因。

三、冠心病心力衰竭的临床特点

（1）左室舒张期的顺应性下降通常是冠心病心衰最早出现的症状。

（2）心衰症状的出现和缺血及梗死范围相关　有研究表明，当心室梗死面积超过整个左心室的8%时，就会出现舒张期顺应性的减退；超过15%时，就会出现射血分数的降低以及左室舒张末压的增加和容积的增加。

（3）出现左室心力衰竭症状和体征的危险随着左室活动异常的范围成比例增加。心肌异常收缩范围超过25%时，出现临床心力衰竭症状；超过40%的心肌有收缩异常时，会发生心源性休克。

（4）不论梗死时间的长短，心室收缩异常范围在20%～25%时，常会出现左室心力衰竭的血流动力学改变。

四、冠心病慢性心力衰竭的治疗

1. 中医治疗　现阶段临床西医针对慢性心力衰竭的主要治疗原则包括利尿、强心、扩张血管等，但由于个体差异导致部分患者经西医治疗效果并不理想。随着近年来中医理论逐渐受到各界学者认可，越来越多的临床医疗人员在接诊慢性心力衰竭后选择中医治疗方案并已取得一定效果。

中医认为慢性心力衰竭属于“水肿”“喘证”“胸痹”“心悸”等范畴。近年来，随着中医对冠心病慢性心力衰竭的不断认识，逐渐形成了成熟的中医病机理论。中医认为冠心病慢性心力衰竭病位在“心”，发病原因多见于药食不当、情志所伤、过度劳损；年迈体虚、素体正虚、寒邪入侵；脏器亏损导致气血津液运行不畅等。冠心病以气血亏虚、阴阳不足、脏腑虚损为本，以有形之邪（气滞、痰浊、血瘀、寒凝等）为标，属于一种本虚标实证候，实证侧重研究痰瘀互结损伤心络，虚证侧重研究心肾阳虚证、心肾阴虚等与脏腑的相关性。

目前，临床中医尚无针对冠心病慢性心力衰竭的统一辨证分型标准，在治疗过程中多参考《中药新药治疗充血性心力衰竭的临床研究指导原则》将此病归为七种证型，即心肺气虚型、气虚血瘀型、阴竭阳脱型、气阴两亏型、阳虚水泛型、心肾阳虚型、痰饮阻肺型。

（1）炎症反应：目前临床仍未完全明确慢性心力衰竭的病理生理机制，但不可否认炎性因子在此病发生及发展中的重要作用。张艳等通过动物模型实验可知，利用饥饿、游泳等方式制备的慢性心力衰竭大鼠模型给予益气活血复方药物治疗后，机体内白介素-6（IL-6）水平显著降低，其中益气活血复方药物方剂组成包括三七、黄芪、红花、益母草、丹参、人参等。

（2）血流动力学：血流动力学指标是临床医生掌握患者心功能的主要指标，具体包括左心室收缩压（LVSP）、左室舒张末压（LVEDP）等。王俊龙等针对200例慢性心力衰竭患者分组研究可知，加用参附注射液的患者治疗后其心排血量、每搏输出量、外周血管阻力、左室射血分数等指标均较治疗前显著改善，且该组上述指标改善幅度大于未加用参附注射液的组别。刘志强等在针对一项麝香保心丸的动物实验中证实，应用高剂量麝香保心丸对慢性心力衰竭大鼠模型（盐酸阿霉素腹腔注射复制）左室舒张末压、左室收缩压的改善幅度与使用地高辛组的大鼠模型并无显著差异，提示高剂量给予麝香保心丸或具有与西药地高辛相近的临床疗效。

（3）神经内分泌：心肌重构是慢性心力衰竭的主要病理、生理机制，而多种细胞因子的产生、释放在心肌重构中均具有重要作用。杨海波等在常规治疗基础上加用黄芪注射液8周后，慢性心力衰竭患者左室重构得到有效逆转。段可杰等使用由党参、麦冬、五加皮、泽泻、三棱、莪术等中药材制成的新生脉片治疗慢性心力衰竭，血管紧张素Ⅱ、醛固酮等神经激素水平有所下降，提示该药物具有一定的抗心室重构作用。

（4）心肌细胞凋亡：细胞凋亡指细胞自主有序死亡（由基因控制），是导致慢性心力衰竭的主要过程之一，中医药对慢性心力衰竭细胞凋亡的抑制作用已成为现阶段研究热点。王振涛等对心肌梗死大鼠模型采用心衰康颗粒干预后，提示含附子、桂枝、人参、丹参等中药材的心衰康颗粒能够使机体Bax蛋白表达情况有效下调，而对B淋巴细胞瘤-2蛋白（Bcl-2）表达情况则有效上调，从而对心肌梗死后心肌细胞凋亡的发生过程起到显著的抑制作用，且通过对比证实心衰康颗粒的上述作用与西药卡托普利并无明显差异。陈兆善等建立慢性心力衰竭大鼠模型（腹主动脉缩窄所致压力超负荷）后予以5周连续使用强心合剂治疗，疗程结束后对大鼠模型行心肌细胞凋亡检测（RT-PcR法），结果提示强心合剂可能通过对Bcl-2、Bax mRNA表达有效调控，达到抑制心肌细胞凋亡、延缓或逆转心脏重构发生及发展的目的。

慢性心力衰竭致死率较高，已成为威胁生命安全的主要危险因素之一，目前多项研究证实中医在慢性心力衰竭的治疗过程中具有重要作用。提示临床医生接诊慢性心力衰竭后应结合病情、既往经验综合制订治疗方案，从而保障疗效及预后。

2.西医治疗　冠心病心力衰竭主要包括冠心病慢性心力衰竭和急性心力衰竭。冠心病的慢性心力衰竭发病率在冠心病心力衰竭中占据较高比例，是冠心病患者死亡的重要原因。其治疗也有不同于一般心力衰竭的特点，治疗方法应包括以下几个方面：①血运重建，介入治疗、冠脉搭桥、血管再生等；②心肌再生，细胞移植；③心肌能量代谢的改善；④心衰药物治疗改善心脏功能；⑤心脏再同步化治疗；⑥心脏移植；⑦其他，左室减容术、房室瓣成形或置换术或血管再生等。

冠心病慢性心力衰竭的治疗效果在某种程度上取决于其存活心肌的数量。冠心病慢性心力衰竭是在长期慢性缺血的基础上形成的。如果部分心肌细胞发生坏死、增生及纤维化，即使这部分心肌恢复血运，其心肌功能也难以恢复。但是，在某种情况下，在瘢痕和坏死组织之间，有可能存在部分的存活心肌，血运重建可以挽救这些存活心肌，改善心脏功能。因此，对于冠心病慢性心力衰竭的患者，应根据不同的情况选择恰当的治疗方法。如：对于存在大量存活心肌的心衰患者，血运重建是改善心脏功能以及使患者明显获益的重要方法；但是对于存活心肌较少的心衰患者，心肌再生、能量代谢的改善以及纠正心力衰竭等应是较好的治疗方法。故应根据具体情况，区别对待。

第五节　冠心病与抑郁症

近年来随着生活方式的改变，竞争和压力的增多，中青年冠心病患者发病率逐年增高，在这类人群中抑郁和焦虑是最常见的两类情感障碍。冠心病更是老年人的常见病、多发病，而且也常伴发抑郁症。大量流行病学资料显示，15%～25%的冠心病患者伴有抑郁，该比例比普通人高数倍，也高于其他慢性病患者。冠心病和抑郁症均会严重影响患者的生活质量，增加社会经济负担。在完全血运重建治疗的冠心病患者中，症状完全缓解者占80%，但20%左右的患者仍有胸闷不适等症状。研究显示，抑郁可使心血管事件的发生率和死亡率增加。抑郁症状对心肌缺血有显著的预测作用，个体的抑郁症状越严重，心肌缺血程度则越重，心肌缺血范围越大。冠心病伴抑郁者进行综合性心理治疗可以改善患者的抑郁程度，降低患者的心绞痛级别，改善心肌缺血。因此，关注冠心病患者的抑郁状态，给予合适的干预治疗具有重要的临床意义。

第十六章　冠心病的中医调护

第一节　冠心病的整体护理

一、建立责任护士制，加强基础护理

（1）配备责任护士，实行全面监护，包括血压、心率、心律、呼吸、体温等，必要时进行心电监护，并详细记录监护结果。如发现异常变化，要高度重视并及时报告医生，做好应急抢救准备。

（2）加强基础护理，创造安静、舒适的环境，保证患者休息，同时做好饮食护理和大小便护理。严格执行床头交接班制度，重视患者的主诉，注意鉴别是围绝经期综合征引起的心理反应还是心脏病的病情变化。尤其是夜间，护士应加强巡视，以免延误抢救。

二、药物治疗护理注意点

使用抗心绞痛和降压药物时，要注意患者头晕、头痛、干咳、神经紧张、烦躁等药物不良反应。用药期间，密切观察患者的血压、心率变化和心理状态的改变。

三、饮食护理

1. 饮食原则

（1）控制热量，保持理想体重。

（2）控制脂肪摄入的质与量：许多研究证明，长期食用大量脂肪是引起动脉硬化的主要因素，脂肪的质对血脂的影响更大，饱和脂肪酸能升高血胆固醇，多不饱和脂肪酸则能降低血胆固醇。一般认为膳食中多不饱和脂肪酸、饱和脂肪酸、单不饱和脂肪酸之比以1：1：1为宜。膳食胆固醇含量对体内脂质代谢会产生一定影响，

应适当加以控制。

（3）控制食糖摄入：碳水化合物是机体热能的主要来源，碳水化合物摄入过多（在我国人民膳食结构中就是主食量过多）可造成热量入超，在体内同样可转化生成脂肪，引起肥胖，并使血脂升高。经研究证明，在有升高血脂作用的碳水化合物中，果糖高于蔗糖，蔗糖高于淀粉。在美国、加拿大等国，人们的食糖量可占1日热能的15%～20%，其冠心病发病率远高于其他国家和地区。因此，要严格控制碳水化合物摄入总量，尤其是控制食糖摄入量，一般以不超过总热量的10%为宜。

（4）适当增加膳食纤维摄入：膳食纤维能吸附胆固醇，阻止胆固醇被人体吸收，并能促进胆酸从粪便中排出，减少胆固醇在体内生成，故能降低血胆固醇。故在防治冠心病的膳食中，应有充足的膳食纤维。

（5）提供丰富的维生素：维生素C能促进胆固醇生成胆酸，因此有降低血胆固醇的作用；还能改善冠状循环，保护血管壁。尼克酸能扩张末梢血管，防止血栓形成；还能降低血中三酰甘油的水平。维生素E具有抗氧化作用，能阻止不饱和脂肪酸过氧化，保护心肌并改善心肌缺氧，预防血栓发生。

（6）保证必需的无机盐及微量元素供给：碘能抑制胆固醇被肠道吸收，降低胆固醇在血管壁上沉着，故能减缓或阻止动脉粥样硬化的发展，常食海带、紫菜等含碘丰富的海产品，可降低冠心病的发病率。除碘以外，膳食中钙、镁、钾、钠、铜、铬等也同冠心病发病有关。

（7）少量多餐，切忌暴饮暴食，晚餐也不宜过饱，否则易诱发急性心肌梗死。

（8）禁饮烈性酒：酒精能使心率加快，会加重心肌缺氧，故应禁酒。

2．食物选择要点

（1）控制主食及脂肪摄入量。

（2）保证新鲜蔬菜、水果供给，以提供维生素C、B族维生素和适量膳食纤维为主。

（3）应多选用豆类及豆制品，这样既可保证优质蛋白质的供给，又能提供必需脂肪酸，避免动物性食品饱和脂肪酸和胆固醇的过多摄入，而且黄豆等含有卵磷脂及无机盐，对防治冠心病有利。

（4）适当增加海产品，如海带、紫菜、海蜇等，以便为机体提供丰富的碘。

（5）可多选用水产鱼类，因其蛋白质优良，易消化吸收，且对血脂有调节作用，与畜肉类食品相比更适合老年人食用，对防治冠心病有利。

（6）可多选用冬瓜、萝卜、蜂蜜、山楂等食品。

（7）尽量少用动物肝、脑、肾、鱼子、墨斗鱼、松花蛋等含胆固醇高的食物以及含饱和脂肪酸高的食品，如肥肉、动物油脂、黄油、奶油等。

四、心理护理

对冠心病尤其是AMI患者除常规护理外，心理护理技术日益得到重视，其中认知行为治疗、放松技术、冥想、体能锻炼、增加社会交往等有可能使患者得到更好的预后。所以生理–心理–社会护理模式势在必行。其措施主要包括以下几个。

（1）和患者建立理解和沟通，了解其心理问题，并采取疏导、支持、安慰、帮助、鼓励等措施，引导患者以积极的态度和良好的情绪面对疾病，树立战胜疾病的勇气和信心。

（2）采用缓解负面情绪的方法和措施，包括放松训练和音乐疗法等。

（3）心理行为的治疗。

（4）建立良好的家庭环境，给患者提供心理支持。

五、健康教育

1. 健康教育的内容　控制冠心病的危险因素：包括吸烟、血脂代谢异常、高血压、肥胖、糖尿病、肾脏疾病、静坐的生活方式、过多的生活压力等。饮食与冠心病的发生率也有密切关系，高脂、高胆固醇食物可加速冠状动脉粥样硬化的发生和发展，因此应鼓励患者改变生活方式。

（1）起居有常：应早睡早起，避免熬夜工作，临睡前不宜看紧张、恐怖的小说和电视。

（2）劳逸结合：应避免过重体力劳动或突然用力，不要劳累过度。适当休息，心绞痛发作时最好稍稍躺卧休息一会儿。平时可正常工作，但不宜过度劳累。心肌梗死诊断明确后，应采取平卧位绝对卧床休息。

（3）饮食调摄：过食油腻、脂肪、糖类，会促进动脉血管壁的胆固醇沉积，加速动脉硬化，故不宜过食。饮食宜清淡，多食易消化的食物，要有足够的蔬菜和水果，少食多餐，晚餐量要少，肥胖患者应控制摄食量，以减轻心脏负担。

（4）身心愉快：精神紧张、情绪波动可诱发心绞痛，应忌暴怒、惊恐、过度思虑及过喜，可以养成养花、养鱼等良好习惯以怡情养性，调节自己的情绪。

（5）保持血压正常稳定。

（6）戒烟少酒：吸烟是造成心肌梗死、脑卒中的重要因素，应绝对戒烟。吸烟可使心率加快，心肌耗氧量增加。

（7）体育锻炼：运动过少的生活方式是冠心病的主要危险因素。运动应根据各人的身体条件、兴趣爱好选择，如打太极拳、乒乓球、健身操等。应量力而行，使全身气血流通，减轻心脏负担。

（8）积极治疗：坚持必要的药物治疗，对能加重冠心病病情的疾病如高血压、糖尿病、高脂血症等必须服药加以控制。

2．实施健康教育　在对患者进行健康教育时在具体知识的需求方面是因人而异的，有人是关注疾病知识，有人则关注患病后的心理健康知识。因此要因人、因时、因地进行。这就需要我们加强理论学习，提高专业素质，还要加强语言沟通能力，提高沟通技巧。根据患者的问题，采用倾听、解释、鼓励、商讨、建议等方式，改变患者的感受态度和行为，以减轻和消除症状，改善心理状态，从而有利于康复。

近年来，人们已充分意识到冠心病治疗中存在明显的治疗空隙，为此，许多医院建立了“冠心病二级预防网”，即生命网。生命网是为冠心病及高危患者提供一套系统治疗及心脏健康教育，同时发放宣传资料，定期组织讲座。结果表明，随访患者疾病均得到不同程度的控制，2/3以上的患者可达到治疗的目标。

六、冠心病康复护理

1．康复护理的具体措施　引起冠心病的危险因素包括吸烟、血脂代谢异常、高血压、肥胖、糖尿病、肾脏病、久坐的生活方式、过多生活压力等。根据WHO调查报告显示，由吸烟引起的冠心病病死率约为20%，如果停止吸烟1年，冠心病发生率将减少50%，停止吸烟15年以上，引发冠心病的可能性将更小。饮食与冠心病的发生率也有密切关系，高脂、高胆固醇食物可加速冠状动脉粥样硬化的发生与发展。因此，应鼓励冠心病患者改变生活方式：戒烟、低脂饮食、参加力所能及的工作、保证足够休息和睡眠、避免精神紧张。患者能否接受有关生活方式调整的建议是问题的关键，这需要护理人员与患者进行长时间广范围合作，通过专业性护理，掌握患者心理，采取有针对性的教育方法，使患者主动配合，才能有效地控制危险因素。健康教育的内容应包括冠心病的危险因素、心绞痛发作处理、冠心病的用药（如扩张冠状动脉药、抗凝药及抗心律失常药等）。

2．心脏康复治疗与护理　冠心病康复治疗一般分为3个阶段：急性（住院）阶段，恢复（门诊）阶段和社区（家庭）康复阶段。

（1）急性（住院）阶段康复治疗方案：其主要内容包括早期活动和早期离床，并控制活动强度在低水平，即为1～2代谢当量（METs），这些活动包括个人生活起居、进食、床边大小便、简单的上下肢被动和主动练习及床边椅坐位等。活动时以不引起血流动力学改变，同时心率不能低于50次/分或高于120次/分，未出现不适症状，心电图没有缺血改变为宜。

（2）恢复（门诊）阶段康复方案：主要针对出院早期患者的康复，一般在病后3个月内进行。包括在康复中心接受为期8～12周的运动治疗，如二阶梯负荷康复医疗方法。通常从心肌梗死后3～14周开始，以1周为单位制定康复程序，每周按1/2、3/4、单倍量、1.5倍量、双倍量顺序增加，治疗后均进行负荷后心电图检查。8周后，即心肌梗死11～12周，患者多能完成二级梯双负荷，相当于6.7METs，即可进入社区康复治疗程序。在此阶段，护理人员的任务主要是帮助患者学会自我健康的维护，制订运动方案，安排患者定期进行康复运动，记录具体执行情况，评价提高康复效果等。康复运动的效果与许多因素有关；有研究发现，如果在康复运动时播放适宜的音乐，可提高运动的效果。

（3）社区（家庭）阶段康复方案：应持续至第二阶段后6～9个月。主要任务是协助患者在改变后的生活方式下逐步恢复正常生活和工作。方案应该是多方面的，内容包括训练日常生活活动能力（ADL），开展职业前训练，提高生活质量等。社区康复护理人员可结合患者病情、合作态度、社会地位和环境情况，制订出一个为患者所乐于接受，与其愿望、生活习惯相适应的合理的方案，同时取得患者家属的合作，将康复医疗、职业康复和社会康复结合起来，帮助患者重返社会。冠心病患者生存质量（QOL）的评定包括工作、情绪、自觉健康状况与性功能4个方面，实施系统康复护理的急性心肌梗死患者已经成为研究的热点之一。

七、冠心病易患因素的控制

1．高血压　早期地、长期地控制高血压，可以减少心肌梗死的发病率和死亡率。所以在帮助患者按时服药并监测血压变动情况。

2．饮食　改变膳食习惯，摄取低热量、低胆固醇饮食。少吃或不吃蔗糖或葡萄糖等简单的碳水化合物。多食新鲜蔬菜和水果、豆制品、植物油。尽量少吃肥肉、动物油、高脂奶品以及蛋黄、动物内脏等食品。

3. 吸烟　对心血管的害处，已广泛宣传，但收效不大。必须耐心地反复宣传，即使在心肌梗死以后，亦应劝其戒烟，因为戒烟可以减少复发。

4. 体重　体胖者易患冠心病。北京地区调查资料表明，冠心病体型肥胖者远较体瘦者多。要控制饮食，增加体力活动。应当注意，减肥不可过快，最初2周减少1 kg，继之，1个月减2 kg。如果1个月减少4 kg或以上，对身体有害无益。

5. 糖尿病　应按常规控制饮食，并给予必要的药物治疗。应经常了解患者的饮食情况。

6. A型行为　心理社会因素在冠心病的发生、发展中起到重要作用。具有A型行为的人，性急、醉心于工作、无休止的向上要求，持续地处于紧张状态，甚至挤掉了对生活的热爱。竞争性强、喜争吵、易发怒，乃至无端地产生敌意，这种人极易患冠心病，因此要进行行为矫治。训练患者消除持续地时间紧迫感和无端敌意。

7. 药物应用　应用某些药物，防止梗塞。如血小板活性药物，肠溶阿司匹林等。

八、运动疗法

1. 运动负荷试验　是制定运动处方，进行运动疗法的基础。目前多用活动平板、功率自行车等方法进行测定。首先要掌握几个基本概念。

（1）代谢当量："梅脱（METs）"，是运动中氧耗量和安静时氧耗量之比。1METs相当于机体在休息状态时，每千克体重、每分钟消耗3.5 mL氧。

（2）双倍乘积或称"血压心率乘积（PRP）"：因最大心肌耗氧量≈动脉收缩压×心率，故以此为指标，评价心脏功能。

在临床应用中，心率监测十分重要。在运动负荷试验过程中每分钟记录一次心率，每2 min记录一次血压。

（3）症状限制性最大运动负荷试验法，运动的终点是以下几个。

1）出现心绞痛、呼吸困难、下肢或全身疲劳等自觉症状。

2）出现冷汗、颜面苍白、发绀、步态不稳等体征。

3）心率过快或过缓或达到靶心率。

4）血压下降超过19.5 mmHg或升高超过30 mmHg。

5）心电图ST段发生0.2 mV的偏移。

6）严重心律不齐（频发室早，多源性室早，RonT，高度房室传导阻滞，室性心动过速等）。

如果条件所限不能进行氧耗量及运动负荷试验，那么可以用步行方法。即能够完成每小时4 km的步行，没有出现心绞痛、心电图改变等，就可适应3～4METs的运动量。

2．运动处方　在本质上与药物处方相似，有的学者为与“药物处方”相对应，称其为“生理处方”。包括运动的种类、强度、持续时间以及频度。根据负荷试验结果，制订运动方案。运动处方力求精确、安全、有效。除考虑心脏功能外，尚须注意年龄、性别、呼吸功能、骨骼系统及全身各器官的情况，使用药物情况，对运动疗法的信赖程度，以及是否喜好体育等。

（1）运动强度：即运动量。运动负荷试验测出患者的最大氧耗量和最大心率。运动处方中所定的量称为靶强度和靶心率。靶强度一般是最大氧耗量的60%～80%；靶心率是最大心率的70%～85%，这样强度最有效。运动量过小实际上只起安慰作用，过大则有害。

（2）运动持续时间及频率：运动强度与运动持续时间呈逆相关，运动强度在最大氧耗量的75%水平时，持续运动20～30 min，最为有效。多于45 min，效果不但不增加，反而有害，如骨骼、肌肉、关节损伤等。

每周1次运动训练，多无显效，每周4次比2次效果增加1倍，每周5次以上可有不良反应。一般主张每周3～4次，即隔日1次为好。

（3）准备运动与整理运动：机体从安静状态下进入运动状态时，需有适应过程。准备运动对防止心血管意外、骨关节损伤等，均有好处。从运动状态转入静止时，虽运动已停止，但运动状态的调节在一定程度上持续进行，血液集聚在末梢静脉，所以心搏出量低下，可出现心、脑供血不足，产生眩晕、晕厥、心律不齐等。在运动前后各安排5～10 min的准备、整理活动非常必要，最好编排体操节目。整理运动又可加速乳酸的清除，促进疲劳早期恢复。

（4）运动种类：以肌肉等张收缩为主的，大的骨骼肌运动的全身性运动最为理想。这类运动包括散步、快步行走、跑步、自行车、游泳、平板运动等，根据患者爱好和现有的条件进行选择。

3．体育锻炼注意事项

（1）对自行运动锻炼的患者，在无医护人员监护时，运动强度以最大心率的70%～75%为好。要教会患者自己数脉搏，在运动后即刻数脉搏10 s，然后将所得数乘以6，即是运动时的最大心率。这样计算出来的心率比心电监测所得心率可能少5～10次。

（2）避免在大量进餐、喝浓茶、咖啡等后2 h内锻炼，也不应在运动后1 h内进餐或浓饮。

（3）运动前不喝酒、不吸烟。

（4）大运动量锻炼时，应避免穿得太厚，影响散热，增加心率。

（5）避免在运动后即刻用热水洗澡，至少应在休息15 min后，并控制水温在40℃以下。

（6）不宜在寒冷环境中锻炼，将头部及胸部暴露在寒冷空气中，会反射性地引起冠状动脉收缩，引起心绞痛。高温、多湿也有危险，因为运动会使体温上升，末梢血流增加，多汗、循环血量减少，血压下降。同时，代谢异常增高，心率和心肌耗氧量也增加，可发生冠状动脉供血不足。

（7）不稳定型心绞痛患者，不应做大运动量的锻炼，同时应予必要的监护。发现患者由稳定型向不稳定型发展，应终止锻炼。

（8）精神状态欠佳、郁闷、不安等，很难充分地进行锻炼。护理人员应予适当的心理治疗。

（9）运动处方不是一成不变，相反应根据患者的具体情况，随时调整。应定期复查运动负荷试验，调整运动量。患其他病或外伤以后，不应锻炼。

第二节　冠心病的辨证施护

一、气滞血瘀证

胸部刺痛、固定不移、入夜更甚、时或心悸不宁、舌质紫暗、脉象沉涩。

（1）病室环境安排，限制探视。

（2）做好精神调护，安定情绪，减除恐惧焦虑。

（3）发病期应绝对卧床休息，必要时予心电监护。

（4）观察胸痛的程度、频度、持续时间，注意面色、汗出、肢温的情况，警惕出现真心痛的危重证候。

（5）疼痛发作时应即刻舌下含化速效救心丸5～10粒，配合针刺阴部、内关穴以活血化瘀，通脉止痛。若服药无效，心绞痛持续5 min以上立即报告医生。

（6）胸痛伴胸闷者予以吸氧2～4 L/min。

（7）饮食宜清淡素食、低脂、多维生素，戒烟酒。可用菊花3 g、生山楂、草决明各15 g，放入保温杯中，以沸水冲泡频频饮用，每天1次连服数天。

二、阳气虚损证

胸闷气短，胸痛及背，腰膝酸软，心悸，盗汗，乏力，面色苍白，唇甲淡白，舌淡白，脉沉细。

（1）注意保暖，严防感冒。

（2）卧床休息，心电监护，监测生命体征。

（3）观察脉搏、呼吸、心率及血压的变化。如心率增快至120次/分以上，血压下降，心律不齐，呼吸急促，立即报告医生，做好抢救准备。

（4）注意静脉输液的速度。

（5）排便切忌用力。

三、气阴两虚证

胸闷隐痛，时作时止，心悸气短，倦怠懒言，面色少华，头晕目眩，遇劳则甚，舌偏红或有齿印，脉细弱无力或结代。

（1）适当休息。

（2）保持大便通畅，避免努责而诱发或加重本病，平时可食蜂蜜1～3匙，每日1～2次。

（3）气短多汗乏力，可用西洋参3 g代茶以益气养阴。

（4）饮食忌辛辣伤阴之品，少食多餐，忌过饱。可选用白参3 g，梗米60 g，冰糖适量，同时砂锅煮成粥食。

四、阳虚欲脱证

胸闷气短，甚则胸痛彻背，心悸汗出，畏寒肢冷，腰酸乏力，面色苍白，唇甲青紫，舌白或紫暗，脉沉微欲绝。

（1）置患者于重症监护病室，密切观察心率、脉搏、血压的变化。

（2）遵医嘱正确使用强心、利尿剂及抗休克、抗心律失常的药物，并观察药后反应。

（3）静脉滴注参附注射液20～40 mL或用独参汤喂服，急以回阳救脱。

（4）监测24 h的液体出入量，正确记录，做好各种抢救准备。

（5）加强保暖，可用热水袋（60℃）敷双足，但应慎防烫伤。

（6）安慰患者及家属，解除恐惧感，限制探视。

第三节　冠心病的中医康复

一、体力康复

体力康复要强调“不可不动”和“不可大动”的原则。坚持适量活动，益处颇多。扩张冠状动脉，增加侧支循环，改善心肌功能，增强心脏活动，提高心肌对缺氧的耐受力，增加心脏排血量，促进血液循环。活动还可降低血脂，减肥，防止血栓形成，放松心情，增加乐趣和陶冶心神，故体力恢复“不可不动”。但活动不当，运动超量给心绞痛患者带来的危害也屡见不鲜，所以活动一定要适度。以运动后不觉重度疲乏，心率比运动前增加20次/分左右为要，休息30 min到1 h即可完全恢复为宜。运动前后应避免情绪激动，运动前不能饱餐，运动时不能穿得太厚，影响散热，运动后不要马上洗澡或把抽烟视作休息放松的方式。活动循序渐进，持之以恒，故体力康复“不可大动”。

二、饮食康复

1．饮食选择　中医营养学理论别具特色，它着重于食物的性味，注意调整脏腑阴阳和十二经气的平衡。将食物分为平性、凉性、温性三大类，如谷物为平性食物，阴阳性质大致平衡，因而是人类的主食；豆类、蔬菜、水果等属于凉性食物；海产品（鱼、藻类）、动物类食品（肉、酪、蛋、乳等）多属温性食物。而心病患者多为胸阳不振、脾虚积聚及血脉瘀阻，所以，在饮食中，除食用一般米谷麦类外，应适当食用辛温宣散、苦温行气之品，如葱、香菜、杏仁霜、萝卜等，以使胸阳得振；应忌食寒凉之物，如绿豆、芹菜等各种冷食，以防痰湿不化而加重血脉瘀阻。

2．饮食清淡　饮食清淡是与过嗜膏粱厚味相对而言。《素问・藏气法时论》云："五谷为养，五果为助，五（畜）为益，五菜为充。气味合而服之，以补精益气。此五者，有辛酸甘苦咸，各有所利，或散或收，或缓（或急，或坚或软，四时五脏，病随五味所宜也。"而过食肥甘、膏粱厚味，必生湿伤脾，致食物中厚浊部分化生痰浊，壅遏脉中，脉道不通，影响气血的正常运行，因而发生心病。蔬菜、豆类等素食，不仅能提供身体所必需的糖类、蛋白质、脂肪和矿物质等营养素，同时含有丰富的维生素C，能预防和治疗动脉硬化，减少心血管病的发生。素食中含有丰富的膳食纤维，具有良好的通便作用，减少因便秘而排便用力引起的胸痹、心衰发作或加重。

3．饮食有节　清代龙绘堂《蠢子医》明确指出："纵然适口莫乱食，只食八分便已是。"因而饮食有节，定时定量，使脾胃消化功能处于常态，是保证身体健康的基本条件。再者，在饮食方面，要坚持"三少一多"原则。三少：一为少吃糖，因多吃糖可造成代谢紊乱，从而引起肥胖和糖尿病，这是发生心血管疾病的危险因素；二为少吃盐，食盐过多会造成水钠潴留，进而发生高血压而增加心脏负担；三要以清淡素食为主，稍进瘦肉、鱼类食品，忌动物脂肪、动物内脏，以防动脉硬化而发生心病。一多，即多吃富含维生素的食物，如粗粮、芹菜、胡萝卜、苹果、莴笋等。强调"三少一多"并非要吃低劣饮食，相反，要食用适量蛋白质。蛋白质是人体组织代谢的必需物质，食用量按每天每千克体重1 ~ 1.5 g计算，最好食用乳类、蛋、鱼、豆类等。

4．饮食宜忌　饮食应多样化，同时应注意饮食的宜忌。食物有寒、热、温、凉之性，辛甘、酸苦、咸之味，疾病有寒热、虚实、表里、阴阳之别，故一定要根据患者的疾病证候类型，来指导患者选择不同属性的食物，以达"虚则补之"、"实则泻之"、"寒者热之"、"热者寒之"的治疗目的。正如《金匮要略・禽兽鱼虫禁后并治》言："所食之味，有与病相宜，有与身相害。若得宜，则益体，害则成疾。"所以护理心病强调饮食宜忌非常重要。《灵枢・五味》认为五味各有所宜，各有所禁。"肝病禁辛，心病禁咸，脾病禁酸，肾病禁甘，肺病禁苦。肝色青，宜食甘……心色赤，宜食酸……脾色黄，宜食咸……肺色白，宜食苦……肾色黑，宜食辛。”《素问·宣明五气》也载：“辛走气，气病无多食辛；咸走血，血病无多食咸；苦走骨，骨病无多食苦；甘走肉，肉病无多食甘；酸走筋，筋病无多食酸。”感寒者可食葱姜，受热者可食绿豆、萝卜、西瓜等。阳病者，宜食红枣、蜂蜜、羊肉、狗肉等温性食物，忌食生冷瓜果等凉性食物；阴病者，宜食百合、梨、海参等养阴食物；湿热病者忌辛辣醇酒、炙烤等燥热动火食物。服药期间还应指导患者注意食物与药物有协同和相克的区别，如相宜者，赤小豆配鲤鱼，可加强利水作用；黄芪配薏苡仁可加强渗湿利水作用等。性能相克者，如鳖鱼忌包菜，薄荷忌鳖肉，甘草忌鲢鱼，天冬忌鲤鱼，土茯苓、使君子、铁落忌茶，白术忌桃、李、大蒜，蜂蜜忌葱，黄连、桔梗、乌梅忌猪肉，人参忌萝卜。

三、身心康复

身心康复中稳定情绪、平衡心态是关键。心病的发作同情志过激，特别是郁和怒关系十分密切，其措施有“节制”、“疏泄”和“转移”三法。

“节制”就是做到心理平衡。首先要清静，正确对待自己，要除“六害”，即名利、声色、货财、滋味、佞妄、妒忌，方能以理收心，诚实待人，心态清静；其次要修德，待人要宽厚大度，满怀爱心，助人为乐，性善德高；再次要开朗，正确对待处境，乐观处世，知恩图报，知足常乐，自得其乐，享受人生。

“疏泄”就是当抑郁在心、消极苦闷时要善于疏导和发泄，比如大哭一场，无拘无束地大喊一下，找诸亲好友畅谈一番等；但不可采用不理智的疏泄行为，如打骂等。

“转移”就是当心情不快，痛苦不堪时尽力“转移”掉，如漫步散心、养花观鱼、书画琴棋、适量劳作等，以便脱离刺激因素，升华兴趣。

四、冠心病的中医康复原则

（一）调神为先，形神俱养

养神与养形是中医康复医疗的根本大法。关于养神，《内经》指出要做到“内无思想之虑，以恬愉为务。”即在康复医疗中要排除杂念与精神刺激，使心神宁静，情绪乐观，在养形方面，形体以胃气为根本。冠心病的食疗历史十分悠久，如在战国前成书的《山海经》中，就有“荔食之已心痛”的记载。在调节饮食的过程中，宜清淡食物，远肥甘厚味辛辣之品，多食蔬菜、豆制品、瘦肉、鱼类、玉米等主食，山楂、苹果、柑橘等水果。

（二）天人相应，起居有常

中医学认为，自然界的变化会直接或间接地影响人体的生理功能和病理变化，并认为心在五行属火，春相，夏旺，四季休，秋囚，冬死。在心痛证的康复过程中，应顺应春生、夏长、秋收、冬藏的自然规律，采取相应的生活制度，使之适应自身的生理节律。

（三）扶正固本，养气保精

1. 培补元气　采用中药、针灸诸法，调补脏腑经络气血。

（1）阳气虚衰证：症见胸闷气短，胸痛彻背，心悸汗出畏寒肢冷、腰酸乏力，面色苍白，唇甲青紫，舌质淡白或有紫斑，脉沉细或沉微欲绝。治宜温阳益气，活血通络。方拟参附汤加减。

（2）心肾阴虚证：症见胸闷痛，心烦不寐，心悸盗汗，腰酸膝软，眩晕，耳鸣，舌红少津，或舌边有紫斑，脉细数或细涩。治宜滋阴补肾，养心安神。方拟左归饮加减。

（3）气阴两亏证：症见胸闷隐痛，时发时止，心悸短气，倦怠懒言，面色少华，头晕目眩，遇劳即甚，舌质偏红或有齿印，脉细无力或结代。治宜益气养阴，活血通络。方拟炙甘草汤加减。

（4）心血瘀阻证：症见心胸剧痛痛处固定不移，入夜痛甚，伴心悸不宁，舌质紫暗或有瘀点，脉沉涩。治宜活血化瘀，通脉止痛。方拟血府逐瘀汤加减或用丹参饮加减；或用参三七末。

（5）痰浊闭阻证：症见胸闷如窒，痛引肩背，气短喘促，肢体沉重，体胖多痰，舌质淡胖，舌苔浊腻，脉弦滑。治宜通阳泄浊，豁痰开结。方拟瓜蒌薤白半夏汤加减。

（6）寒凝心脉证：症见胸痛彻背，感寒痛甚，胸闷气短，心悸喘息，不能平卧，面色苍白，四肢厥冷，舌苔薄白，脉沉细紧。治宜宣痹通阳、辛温散寒。方拟瓜蒌薤白白酒汤加减。或用苏合香丸，或心痛丸，或用宽胸丸芳香温通止痛。

2. 固摄阴精　节制情欲以防阴精耗损，以保证人体顺利康复。

3. 运行真气　以气功、导引、保健按摩等，来促进真气运行，调动机体内部力量，增强自我康复的功能。气功的基本处方，以放松功和内养功为主，配合保健功、洗髓筋经等。病情好转后，可练太极拳、鹤翔桩、行步功、形神桩、站桩功等。也可按五脏辨证练“六字诀”、“小练形”、“五行掌”等。运动量应有严格的自我监督或医师监督。要根据患者的具体情况辨证施功，高血压宜多练静功，意守下丹田或涌泉、大敦穴等。用探呼吸法，呼气宜长，多用站桩姿势。心脏病心功能不全者，亦宜多练静功，取盘式或靠坐式，病情缓解后宜练《内功圈说》中的康上十六段锦，或练保健功。心绞痛者可练《内功圈说》中的“延年九转法”。

（四）动静结合，中合为度

在冠心病的康复治疗过程中，心神宜静，形体宜动，既要注意调和七情（喜、怒、忧、思、悲、恐、惊），注重精神心理治疗与精神卫生，又要适当的户内外活动，功能锻炼，促进机体的康复。

第十七章 中西医结合治疗冠心病

第一节 辨病与辨证治疗相结合

一、辨证论治

中医学的证候不同于一般的症状或某些综合症候群，它是机体在疾病发展过程中某一阶段之病因、病位、病性、症状、病机的综合概括，是病的横断面，涵盖着此患者在该阶段的邪正双方的全面状况和发展态势。而“病”则是机体在致病因素作用下的全部病理的纵向过程。一个病可有几个证的演变过程，一个证也可是几种病的共同反映。所谓辨证，是将望、闻、问、切四诊所搜集的病史、症状、体征等资料，结合可能影响疾病性质的患者年龄、体质等自身因素和自然、社会环境等外界因素，在中医理论指导下，通过综合分析，审辨其病变部位、病变性质、邪正斗争的盛衰强弱及其发展趋势等，最后概括地确定其为某一“证型”，为临床施治提供依据。在几千年的诊疗实践中，中医学形成了独特的辨证方法。其中八纲辨证、病邪辨证、脏腑辨证至今仍为临床所常用。在辨证学领域里，阴、阳、表、里、寒、热、虚、实，称为“八纲”。八纲辨证是中医各种辨证方法的纲领，它把错综复杂的病证，归纳为表与里、寒与热、虚与实、阴与阳四个对立面，用来指导临床诊治。其中表里反映病位的浅深，寒热反映疾病的性质，虚实反映邪正的盛衰，而阴阳则统驭上述六纲，即表、热、实证属阳，里、寒、虚证属阴，故阴阳又是八纲中的总纲。

另外，八纲辨证主要是提纲挈领地概括疾病的病位、病性等大致情况，故临床运用时，还须与其他辨证方法如脏腑、气血、病邪等辨证结合起来，才能使辨证更加具体和明确。脏腑辨证是以脏腑的生理功能、病理表现及脏腑之间的相互关系为依据；对疾病的症状和体征进行分析归纳，借以推究病机，审辨病位、病性及邪正盛衰情况，最后确定为某一脏腑寒、热、虚、实证候的一种辨证方法。由于各种疾病最终离不开脏腑的病理变化，所以脏腑辨证是中医各种辨证方法的基础，也是临床诊断疾病的基本方法。

辨证论治是运用中医理论，靠四诊所得信息，做出诊断并定出治则、方药的思维过程。其核心步骤或最终目的是辨出“证”，“证”是中医具体施治之对象。辨证施治始于《内经》，到《伤寒杂病论》才初步形成体系，以后经历代医学家的发展，才形成了中医学独特的理论。辨证施治是中医学的精华、特色和优势所在。大量中西医结合内科临床资料，以及现代医学诊断学、病理学、生物化学、分子生物学检测等证明，内科疾病的中医辨证施治有肯定的疗效。尤为引人注目的是很多研究资料表明，凡运用中药复方、单味中药后中成药治疗内科疾病，必须辨证施治才能发挥疗效。然而遗憾的是，有关辨证施治的知识、方法等，迄今还没有形成系统的理论和方法论，没有建立起一门独立的学科。致使很多基本概念或范畴、方法及步骤还没有形成统一的定义和规范，很多疾病的辨证分型及施治方剂还在探索之中。鉴此，总结中西医结合的治疗实践，摸索出辨证施治的规律，使中医学在治疗和方药上达到理想化的择优选择，从而创建辨证施治的规范化，是我国中医界面临的一个重要课题。辨证论治的优点，是不管什么疾病，无论何等复杂的病情，都可以从辨证入手，提出治疗方法，但其不足之处是对疾病产生的具体机制和确定的诊断缺乏现代科学根据。

二、辨病论治

辨病是认识矛盾（疾病）过程。辨病一词，古今均用。所谓“辨”，就是认识事物（疾病）的现象和本质。“辨”含有认识、区分、得出结论的含意。“病”的概念在中西医中名同而质异。这当然与认识疾病的时代、科学技术水平、思维方式不同有关，也与个人的临床经验有关。在中医中的“病”含有“证”和“症”的主要内容，多数是非确定型的；但在西医中，“病”的概念是较明确的，多数是确定型的。西医从一个病的发生原因、病理解剖、病理生理（病机）、临床表现等均有较详细的研究和认识。当然，西医认识“病”的本质也有一个随着时代发展而逐步深化的过程。

“辨病”是西医的通用原则。我们认为“辨病”是把病因相同、病理解剖相同、病理生理（病机）相同、临床表现相同或相似的病例归在一起，即把因果关系明确的同类疾病归在一起，找出这类疾病发生、发展、演变的共同规律，对这类病有了本质的认识。西医对病的认识较中医深入而精细。西医借助于现代科学的发展成果，将病的病理信息（症状、体征、检验、病理、特殊仪器检查结果等）进行了详细的收集和分类，从微观至宏观都有较详细的了解，可以说是“胸中有数”。因而，西医对病的认识方法成为世界范围内的公认原则，也是今后医学发展的主流。中医的辨病将逐渐为西医的辨病所代替，这是一个不以个人意志为转移的客观规律。对一个具体患者辨病的本质结论只能是一种，即一个具体病的本质，不会因医生不同而发生改变。

辨病治疗，就是用固定的方剂或单味药，进行临床疗效观察。而辨病为主的治疗，也是用固定方剂治疗，但其中某些方剂则有针对某些症状，进行随证加药。20多年来，全国许多医疗单位都应用了辨病为主的方法，对冠心病心绞痛进行了临床疗效观察，其中有不少方剂与单味药，取得了较好的效果。根据不同的方剂或单味药，用中医学理论进行分类，将其分为若干不同类型的治法，而用于各种不同的证型。这些治法有：益气活血法，活血化瘀法，滋补肝肾法，疏通脉络法，补肾养心法，宣痹通阳化痰法，养阴清心法，芳香温通法，平肝清热通络法，宣痹通阳活血法，化痰祛瘀通络法等，从而提高了疗效。

辨病，它是医生根据患者的病史、自觉症状和各种检验手段获得的客观指征来确立诊断的思维过程，是以研究各种疾病的发生发展的特殊规律为宗旨的。因此，辨证与辨病既有联系，又有区别。辨证注重个体差异，着重反映疾病在某一阶段的病理特征和机体的反应状况；辨病侧重于认识疾病的特性，从总体上把握疾病的发展趋势。掌握了中医的辨证论治手段，即使在没有明确的疾病诊断，或者虽有疾病诊断而目前对这种疾病尚无特效疗法的情况下，也能对这些疾病进行治疗。相反，如出现只有实验室各方面检查所得出“病”的证据而无证可辨的情况，则可根据辨病的原则去进行施治。

三、辨病与辨证治疗相结合

很多疾病在某一阶段都有可能表现同一症状，出现中医的同一个证型。那么单凭脉诊舌象、患者的主诉，单凭问诊是不是能真正地解决问题。传统中医在对疾病的认识上有它的优势，但也不可否认有它的局限。对于现代中医临床而言，对于同一个中医的证型，中医的治疗措施也应该有所区别。毕竟每种疾病的性质、发展传变规律是非常不同的，治疗结果和预后也是有很大差别的。现代中医临床方面大多数是病理生理基本清楚的疾病，单纯的症状和病因诊断如胸痹，心痛，真心痛等已不能满足临床医疗的需求，有必要借助西医的病理生理观察延长自己的诊断视野。很多疾病可以有同一个症状，肿瘤、胃炎、胃息肉、胃痉挛、心肌梗死、心绞痛、胰腺炎、胆囊炎都可以出现胃脘痛表现，而且在这些疾病，在某一阶段都有可能出现中医的同一个证型，如表现为气虚痰阻型胃痛。那么这个胃痛，究竟应该怎么治疗，单凭脉诊舌象、患者的主诉，单凭问诊是不是能真正地解决问题？而且有些情况下会不会耽误病情？对于现代中医临床而言，对于同一个中医的证型，中医的治疗措施也应该有所区别。毕竟每种疾病的性质、发展传变规律是非常不同的，治疗结果和预后也是有很大差别的。

现代科学的日益发展，为辨证和辨病的结合创造了有利的条件。例如瘀血证，中医以往仅能从舌面瘀点、痛有定处、不明原因的发热、胸痛、少腹硬满急结、口燥但欲饮水不欲咽等方面去认识，而今已可通过血液流变学的客观指标如血细胞比容、全血比黏度、血浆比和度、红细胞电泳、纤维蛋白原等指标来参照证实。如在辨证的同时，再配合辨病用药，其疗效将会更令人鼓舞。总之，辨证与辨病的结合，标志着现代中医药学研究的进展，也为当前进行中西医结合临床与理论研究指出了一条途径。两者的结合，一方面可发挥中医学术的特长——辨证用药，着重调整机体功能；另一方面又可吸收现代医学之长用药针对病因，以控制疾病的发展。因此，对其深入研究，已成为当前中西医结合的一个热点。

辨证与辨病相结合，无疑会使治疗更具特异性和针对性。中医认识和治疗疾病，历来既强调辨证，又重视辨病。张仲景在《伤寒论》六经标题中，特标出“辨病脉证并治”数字，即是明证。其治疗各种病证，也都将辨证分型和专方专药融为一体，取得了很好的疗效。

辨证论治，是中医治疗疾病的最大特点，要学中医，必须掌握好“辨证论治”。作为中医学的临床体系，它与西医学的“辨病论治”遥相对应“由于中医和西医发展的历史不同，所以对疾病的认识方法、理论体系也完全不同。但是两者都是人类同疾病进行斗争的手段，这个手段的最终形式，中医采用‘辨证论治’，西医采用‘辨病论治’”。

所以，中西医结合的一个重要方面就是“辨证论治”与“辨病论治”的结合，而这种结合的前提就是要先研究清楚两者间的不同点。

“证”“病”的差别基本上可以代表“辨证论治”与“辨病论治”的区别。因为这两个不同体系的实质内容就在“证（病）”和“治”两字，而“治”是决定于“证（病）”的，“证（病）同治亦同”，“证（病）异治亦异”。喻嘉言说“医不难于用药，而难于认证”。朱丹溪说“认证为先，施治为后。”历来学者论述“证”与“病”的区别时，多是褒前贬后。一般认为“同病异证（异治）”与“异病同证（同治）”是中医“辨证论治”的精髓。“证”概括了疾病的个性，因为同一个病可辨为不同的证。“证”又概括了疾病的共性，因为不同的病可辨为同一个证。集个性和共性于一身，就称为“证”的“典型性”。显然，言下之意，作为证的相对面，“病”就不具有“典型性”或者说具有“不典型性”了。

中医的疾病概念包括“病”“证”两方面，由于古代解剖学水平的限制，它们都是指的人体的外表信息，中医的证和西医的病的本质区别有两个方面：①纵的方面，证是外部信息，病是内部信息；②横的方面，即外部与外部，内部与内部的区别。一般来说，内在病理是内在映象的根由，假如某一内部信息不能唯一地、完全地控制某一外部映象的变化，我们就说这对内、外信息在横的方面是不同的（反过来则相同，这种情况也有）。例如：西医用于诊断疾病的症状、体征，就可看成是其“病”的外在反映。这些反映与中医的证的信息有许多不重合的地方，如中医重视舌诊、脉诊；西医擅长体检。这就是证、病横向不同的例子。

显然，中医的病与西医病、证，中医的证与西医的证，也有纵向的区别。中医病、证之间，西医病、证之间，中医的病与西医的病、证之间，中医的证与西医的证之间，以及每类信息内部之间，也有横向的区别。

目前在临床实践中，大多数情况是辨病与辨证相结合，以辨病为纲，以辨证为目，以病统证，即一个西医病种以下分中医的若干个证型。这是目前为止绝大多数中西医结合专著或教科书所采用的形式。临床实践运用则是在明确西医疾病诊断的基础上，根据每种病发生发展和变化的全过程的基本矛盾，区分其不同阶段的主要矛盾和临床表现，结合现代研究成果，运用中医理论，对患者的疾病做出中医证的诊断。如冠心病血瘀证、肝硬化血瘀证、脑栓塞血瘀证等，亦可称为“异病同证”；或冠心病下分气虚证、阳虚证、阴虚证、气阴两虚证。

辨证与辨病，这并不是简单地选择前者和后者的问题，临床强调辨病，并不是对辨证论治的否定，也不是偏离了中医方向，相反，是对中医诊治疾病的一种完善和补充。传统中医在临床上也讲究辨病，《伤寒论》、《金匮要略》中就是病脉证治，把某病作为标题以强调治法和发展传变规律，也有辨病治疗的专方专药。

四、病证结合标本兼治

病与证是我们认识疾病时，采取一纵一横的视角得出的相辅相成的两个概念。每一个具体的西医或中医病名是医学上对该疾病全过程的特点（病因、病机、主要临床表现）与规律（演变趋势、转归、预后等）所作的病理概括与抽象，是对该疾病的本质认识。证代表疾病当前所处阶段的病理状态，只能反映疾病过程中全部病机的一部分，因而也就不是病机实体的全部信息，只是呈现的一个横断面。《金匮要略》中的“见肝之病，知肝传脾，当先实脾”，即明白地告诉人们在治疗时要针对疾病的变化规律，而不一定局限于病的某个阶段。中医的辨证是在识病的前提下进行的，只有辨病明确，才能识证分明。诚如宋代名医朱肱在《南阳活人书》中所说，诊治疾病必须“名定而实辨”，“因名识病，因病识证，如暗得明，胸中晓然，反复疑虑，而处病不差矣。”辨病是认识疾病的总体，辨证则是认识疾病的局部。一个病有一个病的内在规律，疾病在其发展过程中，由于各种因素的影响，可出现各种不同的证，但这些不同的证总受着疾病基本病理过程的制约和影响。同病异治，异病同治，是以证为核心，固然是中医诊疗的重要特色，同一疾病存在不同个体差异性或不同阶段可表现为不同证候，因而可采取不同治法，但作为冠心病，有其特定的病因与发展规律，规定着治疗方向，因而必有贯穿始终的治疗大法。若仅满足于辨证论治、满足于某个阶段临床症状的暂时改变，中医的治疗水平就无法提高。正如已故名医赵锡武论病证关系时所说“有病始有证，而证必附于病，若舍病谈证，则皮之不存，毛将焉附？”过分强调“辨证论治”的重要性，严重忽略“辨病论治”，与其说是保留、突出中医特色，不如说是割裂完整的中医体系。

同时，也反对只重“辨病”，不重“辨证”，死搬硬套，刻舟求剑，不顾中医特色似是而非地只根据西医病名而盲目用药。因为人有异秉，病有殊变，临床上既要有高度的原则性，又要有灵活性。对于一些难以根治的疾病，但可通过调整功能以改善症状，或调整机体对各种致病因子的反应状态，或患者仅有功能上的改变时，辨证论治具有难以比拟的重要意义。对于许多疾病，人们还没有正确认识，或虽有认识但在治疗上尚无良策，辨证论治可以调整机体功能，改善症状并能提高生存质量，还有许多身体不适但无实验室指标改变的“第三状态”，用辨证论治的方法可使其恢复到健康状态，这是中医辨证论治的优势所在。

冠心病有其特定的病理变化，针对病理变化处方用药，应该说是辨病论治之实质，亦即中医治病求本之意。但冠心病的发生发展并不是固定不变的，在不同病变阶段所表现的病理性质不尽一致，然而不管如何变化，均受到冠心病总的基本病理变化的制约，即病规定着证的变化规律。就实质而言，辨病强调致病因素的作用和疾病本身特异性的变化规律，治疗重在消除各种病原因素。辨证旨在揭示人体自身运动的规律及机体的功能状态对环境反应的差异性，治疗重在调整机体的反应状态和自身的某些属性。辨病与辨证的结合，既体现了中医诊病的整体性、规范性，又体现了中医治病的细致性、灵活性。辨病与辨证各有其长处与短处，相比而言，辨证治疗是宏观的，时空性的，辨病治疗则具有稳定性强，疗效确切和可操作性强等优点。西医之长归根结底在于深入分析，中医之长则在整体综合，两者有极大的互补性。对于某一个冠心病患者，须深入了解其原因、病理、生理、生化方面的特殊变化，以及其疾病发展中证的演变，从中西两方面的理论高度进行辨别剖析，辨病与辨证相同处找结合点，不同处取长补短。

中医在审病求因方面十分强调内因（正气），而对外因认识很概略，然而西医很重视发病的外界因素而略于对内因的认识，两者结合起来正好取长补短，所以采用中医辨证论治，调整内在平衡，增强抵抗能力，同时并用驱除外因的一些西药起协同作用。在临床实践中辨病与辨证的具体步骤以先辨病、后辨证为妥。这样做除了便于扩大思路，为患者选择以中医治疗为好，或以西医治疗为好，或用中西医结合治疗的方法治疗为好，而且因为明确的病理变化常带来不同的治法。有学者强调，中医虽有病名，但并未脱古人以症状为主的窠臼，内涵不够确切严格，缺乏明确的病因、病性、病位和病理变化规律，外延又很广泛，使辨病无所适从，故以辨西医的病为宜。现在临床上多用的是西医辨病诊断，中医辨证论治，这只是中西医结合的初级形式。它忽略了专方专药的应用，使得治疗无一定规律可循，方药可重复性小。在西医诊断前提下，把辨证结合起来，把专方专药的应用与分型论治结合起来，对于充实中医学术理论，提高治疗效果，都大有禅益。

长期以来，“证”在中医学领域里具有至高无上的地位，辨证论治，作为中医理论体系中具有显著特征性和最佳代表性的内容，起着主宰中医灵魂的作用。“同病异治，异病同治”即是体现“以证为纲”的著名学术观点。施治的异同由“证”的异同所决定，而与辨病分离脱节，久之辨“病”的地位就被放在次要的位置上了。这种“废病存证”的思想，阉割了识病为本、认证为标的诊断原则，阻碍了中医学的发展。

实际上，辨病论治是中医固有的诊疗方法，回溯中医历代典籍，都非常重视辨病与专方专药，远在商周时期的甲骨文中，《五十二病方》中系统载有52种疾病，书中还提到其他病名约计103种。在中医奠基之作《内经》有以病的形式进行讨论的专篇，张仲景的《伤寒杂病论》是一部突出辨证论治的名著，该书有“胸痹心痛病脉证并治”，这是重视辨病论治的最好明证。晋唐时期辨病论治得以继承和发展，疾病的分类更加详细，命名更加科学，注重病因治疗，晋代葛洪指出医学研究应“分别病名，以类相续，不相错杂”，隋代巢元方以病为纲，从源分候，论病1000余种，著成我国第一部研究诸病之源的病理专书《诸病源候论》。唐代孙思邈提倡“夫欲理病，先察其源”，《千金要方》既有辨病论治，按病列方，也有在辨病基础上辨证论治，按证列方。

五、辨证辨病结合，提高冠心病心绞痛临床研究水平

寻求证和病在疾病某一阶段的相互联系与差异是证病结合的关键所在。在中医辨识疾病某阶段临床症状所属性质（寒、热、阴、阳）的过程中，尽可能赋予量化的内容。在此基础上，进一步分析研究现代医学量化检测指标和症状轻重的相关规律；在中医辨病过程中，吸取西医学疾病包括病理、生理改变的认识，运用中医传统理论，把握冠心病心绞痛某阶段具有的特殊症状的病机特性、证的归属及其病理生理改变和中医病机、证的联系。两方面的有机结合，应为中西医结合临床冠心病心绞痛研究的结合点。

中医、西医尽管有不同的理论体系和认识人体生理病理变化的方法，但是中医和西医的认识也有相一致之处。西医学疾病在同一疾病的某一阶段，疾病多有相同的病理变化，临床症状亦大多相似，这种一致性反映在中医临床的认识上，亦应有自己的规律。如冠心病心绞痛急性发作期，病理变化为冠状动脉粥样硬化、痉挛，血小板黏附、聚集，血栓形成等，中医认为属“不通则痛”，其不通之因多为气滞、寒凝、血瘀、痰阻等。进而辨之，劳累性心绞痛，因其病因“劳”而发，依据中医动则耗气的认识，认为病机为气虚血瘀，多可采用益气活血方法治疗；变异性心绞痛或以冠状动脉痉挛为主要诱因引发的不稳定性心绞痛，疼痛多发生在凌晨4～5时，中医认为多属阳虚寒凝，宜用温阳宣通、活血化瘀法治疗等。在治疗冠心病心绞痛的过程中，皆显示有一定效果。在此基础上，结合传统中医理论认识，扶正时

注重脏腑的特点和脏腑之间的联系，祛邪时注意邪气的性质，不断总结验证，会对中医治疗冠心病心绞痛临床研究的提高起到一定的作用。

证病有机结合，进行中医药治疗冠心病心绞痛疗效的评价，既注意病理生理变化，又注重机体的整体状态，可望得出较为切合临床实际的令人信服的结论。在血瘀证和冠心病心绞痛轻重的关系研究方面，国内进行了大量的研究工作，证明血瘀证轻重和冠心病心绞痛类型、轻重有一定关系。如不稳定型心绞痛较稳定型心绞痛血瘀症状为重，这也符合现代对证的微观研究的结论。我们比较研究了血瘀轻重和冠状动脉造影所示冠状动脉病变轻重的关系，证明冠状动脉狭窄程度和血瘀证的轻重有一定的相关性。尽管因个体差异，使内在的生理病理变化反映在临床症状上会有许多不同，但相同病理变化表现在临床上的症状总有一定向规律，这为证病结合提供了基础。血瘀证和活血化瘀治法在冠心病领域的研究，不仅研究了血瘀证轻重变化和冠心病心绞痛轻重及不同类型的相互关系，同时也将血瘀证状态下的微见变化（如血流变学的改变、血小板功能的改变）作为血瘀证轻重变化的客观标准和冠心病心绞痛的轻重类型结合起来，进行比较研究，为临床评价活血化瘀药治疗冠心病、心绞痛的疗效，建立了较为科学的方法，值得冠心病心绞痛中气虚证、痰阻证等其他证的研究借鉴。

第二节　中西医结合防治冠心病

一、中西医结合研究冠心病的困惑与对策

新中国成立后，中西医结合研究虽然取得了很大成绩，但未能取得创新性、突破性的发展，关键在于中西医结合存在“以西解中”的研究误区，主要表现在以下几个方面：

1. 以解剖形态学定位研究中医的解剖学　有的虽与现代解剖学相一致，但大部分是功能概念，如“心主血脉”与现代解剖学相一致，而“心主神明”则为功能学概念了。故发展中西医结合，必须把脏象研究从形态学定位转变为功能定位，再用现代的科学理论和技术进行研究，才可望有新的发现。

2. 单纯“以西解中”，未能以中医学术思想为指导去发现新的功能物质　中西

医结合在用现代医学的成果去解释中医，在促进中医药现代化并与现代医学同步发展方面，发挥了重要作用，但遗憾的是未能用中医学的“天才臆测”，以形象思维为指导去寻找脏腑的新功能，发现新物质。用中医学术思想指导中西医结合研究，为现代医学的发展做出新的贡献。

3．单纯以现代研究西药的思路去研究中药复方　西药为化学合成药，需要说明其化学结构和成分。作为单味中药有效成分的研究，说明药物的作用是必要的，而作为临床常用的中药复方则是根据中医理法方药的理论，按君臣佐使规律配伍而成的，是系统论思想的整体观，如果脱离中医理论，欲在中药复方中寻找一个单体有效成分，几乎是不可能的。但怎么来证明中药复方的作用机制呢？必须说明复方是由什么药组成的，主要有效成分是什么，能治疗什么病，其作用机制是什么，如果能明确这三点，就会被中西医学所接受。

4．必须是动物实验的结果方被认为是科学，而临床实践不算科学　中医学的发展是经过多年的临床实践的总结，而被称为经验医学，或被称为“前科学”、“潜科学”的，其实也可以说由于历史原因。中西医结合研究必须以临床实践有效为前提，动物实验与临床实践结合，互相补充才能更全面，特别对身心医学的研究更应如此。中西医结合欲求得发展，关键在于运用中医的学术思想，采取现代的科学理论和技术研究中医、发展中医，才能在“各个提高”的基础上，发展中西医结合。为此，西学中人员还要在已有实践的基础上再学习中医，达到“温故而知新”。

5．中西医结合研究的难点分析　由于中医学产生的时代背景不同和历史的局限性，为中西医结合研究带来了困难，具体表现在以下几个方面：①医哲交融。中医的内涵中有的是哲学思想，有的则是临床实践经验，两者不可分，可是要作为实验医学又需要分清哪些是哲学指导思想，哪些是实验理论；②精华与糟粕难分。世界是可知的，但人的认识又受历史因素的影响，是有限的。对待中医学的“精华与糟粕”，不能用现代科学（包括现代医学）能否解释作为衡量标准，否则，可能把“现代”认为是“糟粕”的丢掉，但也可能对本来就是“糟粕”的一直进行研究。我们应以对待文化遗产的态度，以实践为依据，对某些中医理论和经验存疑待研；③医学向整体医学发展，“还原论”方法显示出其局限性。如何把实验医学与整体医学结合起来，主客观指标统一，也是实验医学研究的难点；④中西医理论体系不同，缺乏对应语。如何从中西医对人体认识的不同角度寻找结合点，发现规律，促进整体医学的发展，是中西医结合研究的又一难点。

二、中西医结合是整体医学时代的重要标志

医学发展的历史大致经过经验医学、实验医学、整体医学三个时代。目前医学的发展正处于实验医学与整体医学并存的时代，指导医学的模式为“生物医学模式”和“生物–自然–社会–心理个体医学模式”。作为“两个时代”、“两种模式”的桥梁，中西医结合将起到重要的作用。从中医学的特点和中西医结合的难点不难看出，中西医结合研究需要在思路与方法上有一个新的突破，解决好以下5个问题。

1. 形象思维与逻辑思维的统一　运用系统论、控制论和信息论（三论）的理论和方法，在辨证思想指导下，将形象思维与逻辑思维统一起来，使思路方法上有一个新的突破。

2. 局部与整体的关系　中医学注重宏观整体，西医学注重微观局部。中西医结合就是要把宏观整体与微观局部结合起来，以求得对健康和疾病的全面认识。因为整体是由部分组成的，但整体又不等于部分之和。部分功能的体现是在整体条件下才能表现出其生理功能。

3. 内因与外因的关系　内外环境的变化（包括自然和社会），对人的物质代谢和心理活动具有重要的影响，直接关系到人的健康与疾病，乃至生存和发展。

4. 客观指标与患者主诉的关系　患者是疾病的主体，在临床医疗中要正确对待患者主诉、医生经验和仪器对诊治疾病所起的作用，处理好三者之间的关系。

5. 分析与综合的统一性次开发　分析是综合的基础。采用“综合–分析–综合”的方法，即从整体出发，去指导分析，在分析的基础上，再进行综合，又回到整体。正确评价所得的分析结果。

三、中西医有机结合的临床思路探讨

1. 临床中西医药有机结合的必要性与可能性　人类个体总是不断因各种内外环境影响而进行机体内相关基因的“创新”，以达“适者生存”进化目的。而自然界与人体内的多种病原微生物，在内外环境影响下也相应对其遗传结构产生变异以达其适应生存的进化，如不少病原微生物不断增强的耐药性，便是它们适应性改变遗传结构的进化表现之一。但它们这种进化，更能随机地形成对人类与生物界的新致病因素。现代“物质生活”中的某些有害因素，与生存环境中的有害因素累加，也使不少个体的某些基因、器官、组织、代谢等多方面受到损害，这也是内源性疾病

增多的重要原因。然而，对于危害人类的新老疾病，尽管随现代理化检测水平的提高，促进了临床医学诊断水平的超前提高，使各种原未知机制的疾病获得了新的认识。而且，运用包括移植术在内的多种创新手术治疗，或某些非手术创新治疗，或某些新研发的制剂用于某些疾病治疗；或包括“克隆”等某些基因诊治方法在临床的试用；确使多学科中有些疑难疾病或获有效治疗，或达延缓生命时限作用。但先进的诊断并不能替代有效治疗。而上述类型治疗方法与新制药物，效应面仍局限，费用也较昂贵，也不能对各学科绝大多数疾病达普遍应用作用。个体因某些基因结构特异性形成的生理病理特殊性、对上述治疗方法或药物耐受，也极可能产生个体适应性与效应性差异。故治疗各学科各种疾病仍须以现有中西药物治疗为主。“患者靠医医靠药”。因此，认识临床现用的中西药各自优势与不足，是确认中西医有机结合可能与必要的必须。

长期以来临床使用的西药，对某些感染性或非感染性疾病的病因根治治疗；心、脑、肾、肝、肺等脏器疾病危急症的救治；纠正代谢紊乱，补充急需的生命物质；对症及时缓解诸如高热、呕泻、疼痛、痉厥等多种临床症状；中毒或休克救护等多方面的速效应激性，确是中药一时无法达到的作用效果。但对不少疑难急慢性疾病的治疗，西药则难奏其效，有的疾病则基本无西药可用。同时各种西药作用多存局限，不少西药易形成的耐药性又无法回避，有的西药毒副反应，则可造成某些患者严重药源性疾病发生。而且现时有很多急进性病毒感染性疾病，更无特效抗病因病毒西药可用，这也造成了不少人对某些急性病毒传染病的危机感。多属动植物的中药为天然所生，其内基本都含有与人体生理物质（如核酸、蛋白质、脂类、糖、多种离子等）成分相似、或相近的有机生物成分作用，有的则具有广谱抗病毒、抗菌、抗炎及抗多种病原微生物作用，有的则有极强增细胞免疫与体液免疫作用，有的中药通过有机整合，则可对不少关联脏器组织及神经-内分泌-免疫系和血液流变学网络的、多种急慢性疾病的生理病理损伤和相应功能的恢复、能达有效治疗或治愈目的。而不少中药则对病变过程中受损基因、细胞及组织结构的修复，能给予一般西药成分难以替代的物质成分补充。中药既具一药多效，和多药组合则高效及毒不良反应极少的优点，又有根据疾病个体时段“证候多层证型”辨证论治需要，可随机选药组方达整合多无高效治疗的应变优势。故能从局部到整体对疾病多层面病因病位病理，达到有效治疗目的。上述说明西药具有对危急病症与生命物质补充的速效应激性，及对某些疾病病因根治等多面的优势临床治疗效应。而中药则对各种疾病多层面病因病理及功能修复具有广度适应性治疗效应优势，及可随机优选多效中药组方的优势，故运用两者优势进行互补，则既是中西医结合对各种疾病治疗产生有效或高速效目的地必要，也是对多种疑难顽疾临床能给予有效治疗的必需。但中药必须经有机、有序组合，才能达整合协同治疗效应，故任何单一中药制剂不要误导为“灵药”。

2. 中西医有机结合的临床思路探讨

（1）辨病与辨证相结合：中西医结合是中西医两种医学的取长补短，互相渗透。一般说来，辨证论治是中医学的特点，它体现了中医的整体观，重视人体内在的抗病能力，强调具体情况具体分析。西医以辨病为主，重视局部的器质和功能变化，运用现代科学技术和手段，在诊断和治疗方面也有许多特长。因此，将中医的辨证与西医的辨病结合，是中西医结合临床研究的基本思路。

在西医诊断的前提下进行中医辨证论治，是目前中西医结合临床诊疗经常采用的方法。通过这种方式观察的大量病例，确定了许多种病的中医治疗效果，为以后的工作奠定了基础。在总结辨证论治的规律时，必然要归纳出各种病的常见证型，这样就发展成为西医的辨病与中医的辨证分型相结合。一个病的辨证分型方案应是该病辨证论治规律的反映，对辨证分型的不同看法，主要还是在于辨证分型的具体方案是否真正反映了辨证论治的规律。另外一点是辨证分型中的治疗问题。辨证分型的目的是为了指导治疗，故一般都是按证型固定方药或主方。这种作法并不违反辨证论治的原则。自古以来，除治疗专病的验方外，每个方剂都是为一定的证型而设立的。这样，每个证型有其相应的方剂，每个方剂也有其适应的证型，从而达到理、法、方、药的高度统一。早在《伤寒论》中就是按方剂的适应证型进行病证分类，每个证型各有相应的方剂，甚至以方剂作为证型的命名，这就所谓“方证对应”。

除了中医有辨证分型之外，西医的诊断中也有分型或分期的问题。在大多数情况下，中医和西医的分型依据是不同的，例如西医常以病理组织学变化，局部的功能变化或致病微生物的不同属性作为分型的主要依据，而中医则常依据整体的反应性或功能变化。多年来，对这两种分型进行了不少的对比研究，发现其间有一定的关系。但由于其着眼点和依据不同，不可能完全对应，所以在中西医结合的临床研究中，中医和西医的分型常只能相互补充，而不能彼此取代。

将西医的辨病与中医辨证论治相结合，本身就体现了同病异治的原则。在这种结合过程中，将不同的疾病进行横的联系，发现部分病例尽管疾病的诊断不同，却有共同的证候，可用相同的治法和方药进行治疗，这又体现了异病同治的原则。中西医结合临床研究既可以从某一种疾病出发，寻求有效的治疗方法，也可以有计划地从某一证出发，对于若干种不同疾病的患者中共同具有该证候者，应用相同的方法进行治疗，探讨辨证论治的规律。后者不仅能为中西医结合的理论研究提供重要的资料，同样也是提高临床疗效的一种有效途径。

中西医结合临床研究方法必然依据中西医结合临床研究思维方式而确定，即体现辨病与辨证相结合的基本思路。亦服务于中西医结合临床研究的总体目标：在继承中医整体、宏观、动态性的思维优势，吸取中医注重观察、比较、类比、试错、分类、调查等方法的精华，充分运用现代科学理论、方法和技术开展中西医结合临床研究，解决临床医学的重大诊疗问题，揭示“病”与“证”的发生、发展规律和内在统一的客观基础，促进现代生命科学理论的发展。

（2）宏观辨证与微观辨证相结合：所谓微观辨证，即是临床上收集辨证素材的过程中引进现代科学，特别是现代医学的先进技术，发挥它们长于在较深入的层次上，微观地认识机体的结构、代谢和功能的特点，更完整、更准确、更本质地阐明证的物质基础，简言之，是试用微观指标认识和辨别证。

在完全正常的健康人和西医所说的患者之间，存在着一片很大的空白，这一人群虽有这样那样的症状，但按西医看是“无病可认”，达不到任何疾病的诊断标准，往往给予“神经症”或“XX系统功能紊乱”的诊断。但在中医看来，却是“有证可辨”，也“有药可治”。以上是指虚证而言，实证则不一定是疾病与健康之间的空白，而是机体的种种反应状态，西医对这种反应状态不曾予以理会，中医则同样“有证可辨，有药可治”。微观辨证将揭示许多已知结构的未知功能，这样通过宏观辨证就能发现人体隐潜性变化，例如见到肾阳虚外貌就可预测到下丘脑的衰老钟调节功能已提前衰退。可以说是“宏观辨证通过微观指标可以发现隐潜病变，从而弥补了辨病的不足”。

中医有过解剖，但并不长于解剖，故对人体的观察是以外象推证，以方药测证。宏观辨证不足之处，在于人体内在病变不一定都会在外表显露出来，也就是尚未“形见于外”出现典型的证。“证”的症状有时全部显露，有时会部分表现而不易辨识，有时还潜伏着，要到一定阶段才表现出来。例如支气管哮喘，从明、清以来的治疗理论一般都是“发时治肺，未发治肾”，说明传统中医通过方药测证，已预见到补肾将对哮喘可起到预防发作的作用，近人对哮喘患者的内分泌研究中，发现患者即使无肾虚的临床表现，也有类似于肾阳虚证的隐潜性变化——肾上腺皮质功能偏低。

西方医学长于识“病”，东方医学长于辨“证”，两种截然不同的医学体系在治病的认识和实践上确是各有所长，我国广泛地从宏观上采取辨病与辨证的结合，随着中西医结合临床研究的深入，以及引进现代医学的先进技术对中医“证”本质的研究，越来越感到病与证的结合必须从深入的“微观”层次上，才能找到结合点。在具体的临床与实验研究中，并不应以微观辨证取代宏观辨证，而是弥补宏观辨证用肉眼来观察事物方法之不足，因此也是为发展宏观辨证，提高宏观辨证的水平，将微观讲证和宏观辨证有机地结合。结合得好，必然会把识病治病的水平提高一大步，有时也可能有不一致的表现，这就要善于去粗取精，去伪存真，有所取舍。微观辨证，是辨病和辨证相结合的一次飞跃和突破。

第十八章　中西医结合治疗心肌梗死后再灌注

第一节　气虚血瘀与左室功能受损

一、中医学对急性心肌梗死的认识

中医学无急性心肌梗死这一病名，从临床表现当属于“真心痛”、“心痛”、“脱证”等病的范畴。早在《灵枢·厥病》中就有：“真心痛，手足青至节，心痛甚，朝发夕死，夕发朝死”的记载；《素问·脏气法时论》中有心痛的记载：“心痛者，胸中痛，胁支满，胁下痛，膺背府胛间痛，两臂内痛。”指出心痛表现为胸中（膻中）、膺背（胸膺）剧痛，胸部支撑胀满，胁下、背部及肩胛间痛，两臂内侧痛；汉代张仲景所著《金匮要略》对本病的症状描述为“胸背痛，心痛彻背，背痛彻心”；《诸病源候论·心痛病诸候》曰：“心为五脏主而藏神，其正经不可伤，伤之则痛，为真心痛，朝发夕死，夕发朝死，不暇展治”，指出“真心痛”的病位在心，病因为心经损伤。至于其发病机制，如《灵枢·经脉》所说：“手少阴气绝则脉不通，脉不通则血不流”；《素问·痹论》云：“心痹者，脉不通”，“痹……在于脉则血凝而不流”，明确指出心痹是由于“血凝而不流”，“凝而不流”即血瘀，导致心脏脉络不通。造成血瘀的先导常为气虚，如《素问·脉要精微论》曰：“夫脉者……血之府也……细则气少，涩则心痛”，已经认识到气虚易致血脉涩滞不畅而发心痛。善于运用活血化瘀法著称的清代医家王清任，常在运用活血化瘀法时配伍大量补气药，扶气通阳以活血脉。《医林改错》云：“元气既虚，必不能达于血管，血气无力，必停留而瘀。”年老体弱，肾气渐衰，或久病累及心肾，以至心气不足，血运行不畅、血脉凝滞不通而导致真心痛的发生。又如清代医家喻嘉言的精辟论述“胸痹心痛，然总因阳虚，故阴得乘之。”综上所述，急性心肌梗死之病因病机为本虚标实，气虚血瘀是急性心肌梗死的发病基础，心络痹阻是急性心肌梗死发病的重要因素。可见，手少阴气绝是本，脉不通是标，血液运行不畅是结果。由于心主血脉，心气虚弱则无力鼓动心血之运行，致使血涩不通而成真心痛。因此，气虚血瘀是心肌梗死的主要病机，补益心气以恢复心血的运行为其主要治法。心气充沛，脉道通利，血液充盈，血液才得以正常运行，气血行于心之络脉，可濡养心之脏，行使心之功能。若心气不足，则鼓动无力，不能推动血之运行，气血不行，心络中气血运行滞涩，导致心络痹阻不通，不通则痛，出现真心痛。

二、左室受损的原因

许多研究已经证实急性心肌梗死后出现Q-Tc间期延长是一种普遍存在的现象，Q-Tc能反映心室除极和复极全部电活动所需时间。诸多因素如某些抗心律失常药物、电解质紊乱、心肌梗死、严重窦性过缓等均可引起Q-Tc间期延长，在心肌缺血及低氧血症时，也可使其延长，且氧分压越低其延长越明显，其原因可能是由于心肌缺血、缺氧导致心室肌纤维弥漫性传导障碍复极分散不均所致。而急性心肌梗死急性期由于心肌缺血、坏死，自主神经紊乱等原因，导致心肌细胞电活动紊乱，出现急性期、晚期后除极复杂等而致病情恶化。而陈旧心肌梗死后Q-Tc间期变化对临床意义较少，急性心肌梗死患者易合并高血压、糖尿病、高血脂等疾病，在急性心肌梗死发病时以热痰血瘀、气滞血瘀等类型多见，而热痰血瘀型多见于单纯性心肌梗死，气滞血瘀型多见于急性心肌梗死合并高血压患者。其原因可能是气滞血瘀型患者素有心情不畅或郁怒伤肝，皆同时存在肝阳上亢，肝失条达，血行失畅，脉络不通，心脉痹阻而易出现此型。此型心肌细胞损伤程度较重，梗死部位多为前壁，发生心律失常机会多。可能是由于长期高血压导致心室肥厚劳损，故缺血机会多。损伤、坏死程度重，Q-Tc间期延长亦较长。Q-Tc间期的延长也和反映心肌缺血程度及冠状动脉受累的支数，狭窄程度有关。经药物治疗后，心肌缺血及心律失常明显好转，故Q-Tc间期明显缩短。本文观察所见气滞血瘀患者药物治疗后，心肌酶恢复正常，临床症状消失。Q-Tc间的变化可作为急性心肌梗死辨证分型的一个观察指标，同时也为我们提供了判断治疗病情预后的一种方法。

有人采用冠状动脉结扎致心肌梗死后心衰，是模拟缺血性心脏病如冠心病心肌梗死所致的心衰，符合临床实际。在术后8周对实验动物进行二维超声心动图评价。其结果提示心肌梗死后心衰左室重构的形态特点是梗死区室壁肌层变薄、周径延展、室壁运动异常（收缩减弱、不收缩或收缩期反向运动甚至室壁瘤形成）。这种梗死区膨胀的重构形成后进一步对左室功能产生严重影响，表现为左室功能严重减损（射血分数大幅降低），充盈压增高，引起左室容积及压力增高，使收缩期和舒张期室壁张力均增高，进而非梗死区心肌失代偿性肥大，最终导致整体心室进行性扩大。

三、急性心肌梗死导致左室受损的病理研究

现代医学研究已证实，AMI早期溶栓治疗可以使梗死相关冠状动脉再通，获得早期再灌注，从而挽救濒危心肌，缩小梗死面积，对改善心功能及其预后具有重要意义。但亦发现部分患者在梗死相关冠状动脉再通后，即缺血心肌再灌注时，其心功能却无改善，甚至恶化，并见室性心动过速、心室颤动发生率增加，这种现象被认为是再灌注性损伤所致。因此，如何减轻心肌缺血再灌注损伤，从而取得更好的“净效应”，这是人们当前所关注的热门课题。

肿瘤坏死因子-α（TNF-α）是机体在应激情况下由单核巨噬细胞所分泌的细胞因子，由于最初的发现和分离都证实它在肿瘤生长中有直接作用，故命名为肿瘤坏死因子。TNF-α是机体炎症和免疫反应的调节因子，具有增加白细胞与血管内皮黏附，增强内皮细胞的促凝血活性和抑制心肌收缩力等多种生物学作用。冠状动脉的内皮细胞表面存在着TNF受体，并直接受TNF的作用与影响，当血管内皮细胞损伤后将引起TNF释放，而TNF对血管内皮细胞又可产生直接的细胞毒性作用，破坏内皮细胞结构及功能的完整性，致使内皮细胞大片脱落、坏死，同时刺激血小板生长因子的产生；由于TNF损伤了血管内皮细胞，促进了血小板因子等物质对内皮细胞表面的黏附，并加速凝血过程，抑制纤溶系统从而诱发AMI的发生。同时发现心肌发生急性缺血梗死24 h内无论是在梗死区还是非梗死区TNF-α的表达都明显增加，并且这种增加持续存在，提示心肌组织缺血缺氧激活了心肌细胞和心肌局部的单核-巨噬细胞，从而导致TNF-α表达的增加。在离体心脏实验中，观察到缺血心肌所释放的TNF-α不仅降低心肌收缩力和冠状动脉流量，而且会增加心室终末舒张压及磷酸肌酸激酶的释放；并发现血清TNF-α水平与心肌梗死范围成正比，而中和血浆TNF-α可明显减少心肌坏死面积、减少血管内皮损伤及改善心功能。因此，阻断TNF-α的生成和表达对治疗心肌梗死具有重要的临床价值，可成为新的治疗心肌梗死的药理

学策略。研究表明心肌缺血-再灌注后体内TNF-α活性明显升高，提示TNF-α参与了心肌缺血-再灌注损伤的病理过程。

最近的研究发现血清TNF水平与心衰临床心功能分级（NYHA分级）、肺毛细血管楔压（PCWP）、血浆肾素活性（RA）和血清去甲肾上腺素（NE）水平呈正相关，与体重、射血分数（EF）、血清钠的浓度呈负相关，且死亡者的TNF值明显高于存活者，提示TNF是反映心衰严重程度及预后的重要指标。动物实验证明，TNF-α对左室重构有一定影响，如灌注TNF-α可以产生明显的左室扩大，表现为左室舒张压力-容积曲线右移，左室舒张末压力-应变（strain）曲线左移，导致左室容积增加，并严重损害了左室腔的顺应性。TNF-α可以刺激细胞外基质蛋白如胶原纤维连接蛋白的表达，也可刺激胶原酶的表达，因此，TNF-α在左室扩大和重构中可能起重要作用。心肌细胞凋亡引起的心肌细胞减数是充血性心力衰竭病情进展的重要机制之一。

四、益气活血药对急性心肌梗死的临床研究

有人观察益气活血汤（丹参、红花、黄精、人参、当归、白术、赤芍、麦冬、香附、桂枝）对急性心肌梗死患者左心室功能影响，发现益气活血药防治急性心肌梗死后VR，可以改善心肌收缩舒张功能，扩张冠状动脉，改善心肌供血，限制急性心肌梗死后VR的发展。结果表明：对照组和治疗组治疗后LVEF值均有显著升高，LVDD显著下降；治疗组较对照组在LVEF改善程度明显；同时还表明应用益气活血汤，对急性心肌梗死后患者病状改善明显。有人采用心脏多普勒超声技术，观察具有益气活血作用的丹参及黄芪注射液对心肌梗死后左心室收缩功能的影响及血液流变学指标的变化，结果表明：心肌梗死患者经用丹参及黄芪注射液治疗后，左心室功能得到明显改善，增加了左心输出量，血液流变学指标亦得到明显改善。

第二节　血瘀络阻与微循环障碍

中医认为的血瘀证是一种由多种原因引起的综合征，与微循环障碍有密切联系的病理过程。经实验研究发现凡存在血瘀证的冠心病、肺心病、类风湿关节炎、

红斑狼疮、脑血管病等患者都有微血管的闭塞、血流缓慢、血细胞聚积、血黏度增加、红细胞变形能力下降等微循环障碍的表现。清代后期大医家叶天士明确提出“久病血瘀”、“久病入络”的概念，并将气郁到血瘀的发展过程概括为“郁为气结在经”，“久则血伤入络”，“久病在络，气血皆窒”即初期引起气郁，后期造成血瘀，最终的结果是气血在络脉（小血管，包括微循环系统的微动脉、微静脉和毛细血管）里停滞凝固。

由于受历史条件和科技手段的制约，中医对微循环障碍的认识只是停留在散见于医籍的关于络病的片断的认识上，但即使如此，医学大家们仍然依靠“四诊”的手段，找到用药物通络的手段，也筛选出一系列的有效方药，包括辛味通络药、虫类通络药、藤类通络药、络虚通补药等，并指出了用药原则：“久病当以缓攻，不致重损。”血液流变学常识告诉我们：影响血黏度的因素包括全血和血浆黏度、血沉、红细胞比容和变形能力，血小板形态、聚集性等，其中全血黏度与红细胞、白细胞、血小板的变应性有关，血浆黏度与血脂、纤维蛋白原含量有关。

在我国，中医界关于活血化瘀中药的研究十分热。目前对中医血瘀证的研究已经进入细胞学和分子生物学水平，概括起来主要在血小板功能、内皮细胞功能、微循环研究、免疫功能变化等方面的研究，其重点和热点是对血管内皮细胞的研究。现代医学认识到血管内皮细胞不仅是血液和血管平滑肌的屏障，而且是高度活跃的代谢库。内皮细胞对维持血管的舒缩，抑制血小板的聚集及平滑肌细胞增殖均具有重要作用。6-keto-$PGF_{1\alpha}$为前列环素（PGI_2）的代谢产物，PGI_2是内皮细胞合成并分泌的血管舒张因子，PGI_2的主要作用抑制血小板的黏附与聚集，拮抗血栓烷A_2，使血管扩张。体内PGI_2减少可引起冠状动脉收缩、血小板聚集和血栓形成，诱发或加重心肌缺血，TXB_2是TXA_2的稳定水解产物，是体内调节血小板功能的主要因子，具有强烈的血小板聚集和血管收缩作用，已知在正常生理状态下，TXA_2/PGI_2的浓度比例相对平衡，以保持机体的内环境稳定。当TXA_2/PGI_2严重失衡，将会导致微血管强烈收缩和微血管内血栓形成，发生心血管事件。大量的研究发现活血化瘀药能有效升高6-keto-$PGF_{1\alpha}$水平，降低TXB_2水平，因此活血化瘀药能调控心肌缺血再灌注损伤TXA_2/PGI_2，保持其平衡，防治微血管强烈收缩和血管内血栓形成，遏制无复流现象，发现其中许多品种具有降脂、降季占效果。作为天然药物，许多单味的活血化瘀中药的药效的物质基础不像西药那样单一，而是活性物质的群体。这些化合物按一定要求天然配伍组合，可作用于多个靶点，发挥多途径多层次的整合作用，用于治疗呈现多效性，其机制涉及拮抗、补充、平衡、调节、激发等多种形式，其作用的部位、环节也可涉及多个系统、多个器官、多种细胞。比如，以临床上用于治疗冠心病的丹参为例，现代药理研究证实：其化学成分多达数十种，因此，用一味丹参就可作用于多个靶点，起到降脂、降黏、降压、扩张血管、增加血流量、改善微循环（增加毛细血管张力和降低毛细血管通透性）、抑菌、抗炎、抗氧化、提高机体免疫力等作用，具有改善循环系统、中枢神经系统、内分泌系统、免疫系统等方面的功能。

中医认为心主血脉，是血行通畅之主导。心的气血阴阳平衡则心血畅流。由于气血同源，气为血之帅，血为气之母，气行则血行，气滞则血瘀。气血失调多由于心气不足，心阳虚弱，阴寒凝滞，血脉不通。心血瘀滞则使心脉痹阻不通，心血瘀阻则心主血脉功能减弱或血液循环流速减慢，血黏度增高，呈现凝、浓黏聚状态。血行不畅，血液瘀阻导致血瘀证的临床表现。现代医学认为心脑疾患或心功能受损时，心搏出量减少，心输出量、射血分数降低。左室顺应性下降，心室舒张末容积压力升高，血黏度增高，血流瘀滞，同时还可使肾上腺素分泌增加，使血浆中血栓素（TXA_2）增加，血管痉挛收缩，血流减慢，血液回流相对减少，静脉血管压力升高，血管壁缺氧，血管通透性增高，血管内血液成分外渗出血管，血液进一步浓缩，血黏度增加，血液更加缓慢；同时血液纤维蛋白原活性增加，血液中纤维蛋白原变成纤维蛋白凝块，血液呈现出浓缩、黏滞、聚集凝固的病理过程，血管闭塞不通则加重血液的出血和血凝反应，实验室检测中存在血瘀症候群指标。各种心脑疾患并发心衰、心律失常等其基本病机为气滞血瘀、阴寒凝滞血瘀、心血瘀阻。临床多用活血化瘀原则达治疗目的。活血化瘀可归纳为：行气活血化瘀，温阳理气活血化瘀，滋补心肾，调节心脾通阳活血化瘀，回阳救逆活血化瘀等。上述治疗方法均可引起扩张血管、解除痉挛、溶解血栓、稀释血液、强心利尿、改善微循环作用。

现代医学对活血化瘀药理研究，对心脑疾患血瘀的治疗用药问题认为：①益气药有正性肌力作用，可能与抑制心肌细胞膜上的K^+–Na^+–ATP酶有关，并能改善缺血心肌细胞中糖原与核酸含量，减少心肌中氧和能量的消耗，同时还扩张血管，对缺氧条件下的心肌超微细胞结构特别是线粒体有保护作用；②活血化瘀药有降低血小板聚集和释放作用，能增加纤维蛋白溶解酶的活性或减少毛细血管的通透性，改善微循环，降低血黏度，解除血管痉挛，增加冠状动脉血流；并能抑制TXA_2的合成和释放，改善脏器供血，减轻心脑负荷，使心脉血液畅通。

第三节 瘀热凝滞与血栓形成及再狭窄

一、动脉壁损伤修复过程中组织增生造成的再狭窄

大量的人体材料研究表明，为了尽可能获得较多的管腔面积，球囊的扩张不可避免地要造成动脉壁的损伤。在损伤修复的过程中，新生的内膜或中膜组织过度增生以及同时伴随的细胞外基质形成，是造成再狭窄的主要病理基础。需要指出的是，再狭窄并不取决于增生组织的绝对量，而是取决于所得管腔面积与所失管腔面积之比。损伤的类型在一定程度上决定着修复的方式。人的冠状动脉属肌型动脉，内膜本来较厚，加上粥样硬化斑块的存在，厚度更加明显。PTCA可造成两种形式的损伤：一种损伤仅限于斑块内或仅累及内膜；另一种是同时累及中膜的损伤。这是许多动物实验材料难以看到的。

仅限于内膜的损伤往往发生在富于脂质核心的斑块上，常伴有血栓形成，继之平滑肌细胞、幼稚的梭形细胞及新生毛细血管一起形成新的内膜，其中可见巨噬细胞浸润。很显然，内膜损伤由内膜中以平滑肌细胞为主的细胞增殖形成新内膜，附壁血栓机化也可参与新内膜形成。累及中膜的损伤则往往于薄弱处撕开，形成深达中膜的裂隙，然后由中膜平滑肌细胞增殖修复。病理切片上可以清晰地观察到增生的平滑肌细胞从中膜迁徙至损伤处并在内膜增生的现象。研究表明，内膜损伤约占40%，中膜损伤约占60%，两者均可造成再狭窄。

平滑肌细胞增殖均伴随着表型的转化。损伤部位的平滑肌细胞首先发生分化，表现为肌丝减少，细胞器增多，由收缩型变为合成型；然后逐渐再分化，肌丝增多，细胞器减少，由合成型变为收缩型。免疫组织化学染色发现这些细胞开始只表达vimentin，然后表达HHF-35和a-actin，最后表达CGA-7。巨噬细胞和细胞外基质成分在平滑肌细胞的表型转变中起重要作用。平滑肌细胞增殖受各种生长因子如PDGF、EGF、FGF、TGF等的调控。这些因子由巨噬细胞、平滑肌细胞和血管内皮细胞所产生，互相影响形成网络效应。此外有研究发现，PTCA后的新生组织中还可以检出某些血管活性物质，如能够引起血管收缩的血管紧张素转化酶、内皮素等。这

些物质对平滑肌细胞的迁徙、增生也有明显的促进作用。平滑肌细胞在增生和表型转变过程中，同时产生大量细胞外基质成分，如各型胶原纤维、纤维连接蛋白、层粘连蛋白及氨基葡萄糖聚糖等。其最终结局为纤维化。

平滑肌细胞增殖导致再狭窄不管在人体还是动物实验均已获病理形态学的确认。目前再狭窄的研究重点也主要是针对平滑肌细胞增殖而进行的。尽管有研究称只有30%的再狭窄与此有关，但其研究方法并非病理形态学方法，实际数字可能要高得多。另外需要指出的是，放置支架并不能阻止平滑肌细胞的增殖。相反，它可能比单纯的球囊扩张所致的内膜增生更明显。

二、血管重塑与再狭窄

经皮腔内冠状动脉成形术（PTCA）后，随着新内膜的形成，动脉的大小、口径也会发生变化。这些变化称之为血管重塑。目前，血管重塑的概念非常混乱。近年来文献报道，新生组织内血管舒张物质（如心钠素）的浓度也有明显减少。收缩–舒张物质浓度的不平衡，使管壁长期处于收缩状态，可能是慢性弹性收缩的主要病理机制。这方面仍然需要大量的研究。

三、血栓形成与再狭窄

血栓形成多见于不稳定心绞痛和急性心肌梗死患者PTCA治疗术后，因为这些患者的斑块多为纤维帽薄、脂质核心大且富于泡沫细胞的不稳定斑块。许多此类斑块可以发生自发破裂。PTCA时的球囊扩张更易使其损伤。纤维帽破裂后，其下的脂质核心具有高度的成血栓性，极易招致血小板、纤维素沉积，形成血栓。病理检查常常发现，血栓只有少数为阻塞性大血栓，多数为附壁的纤维素性血栓，覆盖于损伤部位的内膜处。这可能与动脉血流较快有关，也可能与抗凝治疗有关。血栓的结局是机化，由平滑肌细胞、血管内皮细胞和巨噬细胞逐渐取而代之。然后表面增生的平滑肌细胞形成新的内膜或纤维帽，从而造成管腔狭窄。一些研究表明，放置支架后的再狭窄与血栓形成的关系也很密切。

第四节　祛瘀生新与血管新生

一、血管新生的概念

“血管新生”由英国外科医生约翰·亨特于1787年最早提出。从发生学和组织学的角度出发，广义的血管新生分为两种类型：一种是血管形成，其定义是由内皮细胞前期细胞或者血管母细胞形成新的血管，这一过程发生于胚胎初期，强调血管“从无到有”的一个生物学过程；另一种是血管新生，其定义是组织中存在的成熟血管内皮细胞发生增殖和游走，以芽生或非芽生的形式生成新的小的血管，强调血管“从少到多”的生物学过程。一般认为血管新生主要指狭义的血管新生，即在原来的血管结构上长出新血管的生物学过程，即“从少到多”。血管新生与很多疾病有关，这已成为临床上治疗多种疾病的靶点，可分为血管新生过度和血管新生不足两方面。一方面是血管新生过度所导致的疾病，如动脉粥样硬化和糖尿病视网膜病变等；另一方面是血管新生不足所导致的疾病，如心肌梗死、心肌缺血再灌注损伤和伤口愈合缓慢等。因此，血管新生已成为临床上治疗多种疾病的重要靶点。血管新生是在原来存在的血管结构上长出新血管的生物学过程，是由于细胞-细胞、细胞-基质及细胞-细胞因子相互作用的结果。成熟器官已形成的血管中，内皮细胞保持一种静止、非增殖状态。而对急性心肌梗死的血管新生是指在缺血心肌已有的血管床上，促进内皮细胞发芽长出新支，形成血管网。

二、血管新生的常见方式

在血管新生的过程中主要存在两种生长方式：芽生式和非芽生式。

芽生式是血管新生的关键过程，血管出芽过程依赖于血管内皮细胞被诱导所形成的特殊亚型。在血管出芽时所伸出分支的最前端细胞，被称为尖端细胞，自1996年Kurz首次发现并提出尖端细胞概念之后，依据尖端细胞参与的作用，分为出芽和吻合两个过程。血管出芽时，在浓度梯度血管内皮生长因子（VEGF）等因子作用下，尖端细胞分泌基质金属蛋白酶（MMP），降解其表面的细胞外基质，同时VEGF等因子通过促进血管内皮钙黏蛋白的内吞作用，导致细胞间连接不稳定，从而促进出芽形成。当新生的血管有血流灌注时，血管肌球蛋白将内皮钙黏蛋白沿细胞骨架转运至尖端细胞前端丝状伪足的末梢，使新出芽的血管与原有血管形成吻合，或者与其他血管的新芽血管吻合，当血管吻合之后，局部抑制血管生成的信号增强，尖端细胞出芽延伸能力下降。

在尖端细胞后端紧邻的细胞称为茎细胞，其增殖能力强，主要起到延长新生血管分支的作用。血管间发生黏附吻合后，新生血管内开始有血液灌注，内皮细胞就会分化成静止的队列细胞。芽生式的具体机制：血管出芽时尖端细胞和茎细胞之间身份不固定，可以竞争，其表型由VEGF和Notch信号通路调控。VEGF诱导血管出芽后，使得尖端细胞VEGF受体-2（VEGFR-2）表达升高，Notch的配体Dll4表达上调，与相邻的表面Notch受体结合，激活Notch信号通路，寸分泌酶水解并释放出茎细胞Notch胞内结构域，入核调节基因转录，使茎细胞VEGF受体-1（VEGFR-1）表达增高，VEGFR-1促进血管新生的能力较VEGFR-2弱，从而抑制茎细胞诱发血管新生能力。另外，茎细胞表面表达Notch的另一个配体Jaggedl Jaggedl与Dll4能够竞争性结合尖端细胞上的Notch受体，抑制Notch通路激活，从而抑制尖端细胞诱导的血管生成过程。

非芽生式指原有毛细血管被横贯血管的间质突起纵向一分为二，变成两条新的毛细血管。一般认为在发生非芽生式的血管新生过程之前，被分割的毛细血管常常发生内皮细胞增生和管腔变大现象。另有一种特殊形式的非芽生式方式，指的是较细的毛细血管呈柱状插入较粗的血管腔内，在整个过程中并不需要内皮细胞出芽，而是形成大管套小管的嵌套模式，因此被称为套入式的血管新生。有学者认为套入式血管新生实际是非芽生式血管新生模式的一种特殊形式，因为在血管网络形成时，两种血管新生方式是同时存在的。此外，不同部位血管新生方式可以不同，如脑血管的血管新生以芽生方式为主，而肺部的肺血管新生以非芽生方式为主。

三、VEGF治疗心肌缺血的临床应用

长达10年的临床前研究为临床试验证实新生血管能够减轻缺血这个观念开辟了道路。第一个临床试验使用的是一种冠状动脉内和静脉内VEGF 165灌注蛋白的化合物，在60天的运动耐量、心肌灌注、心绞痛症状或功能分级等方面，治疗组患者并未获得显著性的益处。然而在120天VEGF高剂量组可以观察到受益趋势。FGF血管重建临床试验（FIRST）对一次冠状动脉内灌注成纤维细胞生长因子-2（FGF-2）进行

了检验，患者功能状况和症状分级具有显著改善，但对于90天后运动耐量和心肌灌注与安慰剂相比没有差异。对促进血管生长因子家族VEGF、FGF的一系列双盲、随机的临床研究并没有成功的提出绝对清晰的治疗效果证据。虽然具有令人振奋的疗效线索，但整体效果与一个新药的批准规定和临床承认仍有很大的差距。然而，以上提出的有限成功能够强有力地支持这样一个观念，即血管新生治疗能够使心血管患者受益。

中国是一个具有5000多年历史及丰富文化底蕴的国家。中医治疗缺血性疾病的研究起源也很久远，并取得了显著的成效。然而，之前对相关中成药在促进血管新生方面的机制研究非常少。最新的研究发现，中药治疗冠心病最具影响力的代表药物麝香保心丸具有较明显的促血管生成活性，麝香保心丸（人参、麝香、苏合香、冰片、肉桂、蟾蜍、牛黄）在中医治疗上具有益气活血，芳香开窍，强心理气的功效。除了能促进CAM（鸡胚绒毛尿囊膜）的血管生成，还能促进牛肾上腺微血管内皮细胞增殖并形成管腔结构。在体研究发现，麝香保心丸能促进实验性心肌梗死大鼠心脏的微血管内皮细胞增殖并形成管腔结构，增加心肌血管面密度，同时，使心肌梗死面积显著减小。上述研究都是采用国际公认的药物筛选方法。研究还发现，对麝香保心丸促进血管生成的机制可能与其能促使内皮细胞表达VEGF和bFGF（碱性成纤维细胞生长因子）的mRNA增高并释放VEGF和bFGF增多有关。

四、血管新生研究的关键问题

毋庸置疑，血管新生研究已经成为心血管疾病中重要的治疗策略，然而，目前临床上仍未出现一个肯定的成熟的促血管新生药物，这不仅因为血管新生是一个极为复杂的过程，而且与药物本身的相适性也有密切关系。

缺血组织主要的生理反应是局部毛细血管的生长。这样一个反应对伤口愈合和其他组织修复肯定具有益处，但其是否足以补偿由主要动脉干近端阻塞引起的缺血，却仍无确定证据，而且修复一条中度大小的阻塞动脉需要毛细血管床巨大的增加。

另外，以下情况尚需考虑：首先，促血管生成因子如VEGF和FGF等，可加速粥样斑块内血管生成导致斑块的扩张或破裂，可通过刺激成纤维细胞及血管中层平滑肌细胞增生而促进冠状动脉狭窄的发展；其次，促进血管新生存在着血管生成源性疾病的潜在危险，如肿瘤形成和转移、糖尿病患者视网膜病变加重等；第三，由于其显著的血管活性可导致体循环低血压；第四，基因治疗中，裸DNA及非病毒载体转染效率低、持续时间短，而病毒载体如腺病毒转染效率高，但存在着免疫反应的危险。另外作为一种全新的治疗手段，血管生成生长因子的有效输送形式、最佳治疗时间、患者群选择、临床终点事件、安慰剂、伴随治疗药物等也存在着大量的有待商榷之处。

当前，治疗性血管新生的研究领域渐趋成熟并继续发展。由于缺乏任何成功事例，关于这一类新药物的可能机制目前肯定是实验性的。血管新生疗法给冠心病治疗开辟了一个新的途径。通过新血管生成建立有效的侧支循环，改善心肌缺血，无疑是一种崭新的治疗策略。血管新生药物的成功研发必将是药物发展史上的重要里程碑。大量的临床需求和对血管生成理解的进步，引领我们坚信，成功的药物肯定会出现并且会开创心血管治疗的真正革命。随着研究方法和手段的不断进步，中医药辨证论治体系及大量益气活血、祛瘀生新的中医药在临床的广泛应用和其良好的临床疗效，也必然会在冠心病血管新生领域发挥更大的作用。

第五节　气血冲和与内源性调控保护

气为血之帅，血为气之母，气和血都是维持人生命的最重要的精微物质，气与血是相互依存的，血有赖于气的推动而流行，气也赖于血的供养而发挥作用，血液的循环需要气的推动才能循环全身无阻滞，血流遍体畅行。正常生理活动有赖于气血功能的协调来维持，一旦失调，即可发病。

《素问·评热病论》说：“邪之所凑，其气必虚”。正气抗御外邪入侵的这一功能，与免疫功能的防御作用，即抵御病原微生物感染的作用相当。正气的抗病能力还表现为维持脏腑功能的协调、气血的流行畅达。在中医病因学中，特别注意内生邪气，如痰饮、瘀血以及内生五邪等。上述邪气，往往是脏腑功能失调，气血失和的病理产物，又反过来影响人体，导致疾病的发生。《丹溪心法》谓：“气血冲和，万病不生，一有怫郁，诸病生焉。故人身诸病多生于郁”。郁是诸多疾病自身而生的关键环节，故前人有“百病皆兼郁”的论断。郁是气血失于冲和的病理状态，若脏腑协调、气血冲和，则郁不能存在，而诸病亦皆难生。正气的这一功能则与免疫功能中的维持机体内在平衡的功能相吻合。正气失常可以致病，而免疫过强则可导致自身免疫病的发生。一旦体内产生了上述病理产物，人体的正气又会奋起而抵抗之。如果正气不足，而这些病理产物又难以迅速除尽，必然会导致邪气愈结愈甚，同时正气因之而耗伤，甚则危及生命。如积证的发生，常常因为情志失调，饮食失节，或感外邪，以致气机郁滞，血行不畅，瘀血内阻，结而成块，积渐而大，终至不治。《素问·经脉别论》曰："当是之时，勇者气行则已，怯者则着而病也"。这种预防或消除体内病理产物的形成、堆积的功能，则与免疫监督相当。因此，可以说，中医学正气的抗病能力，包括免疫这一生理功能，但正气只是从整体、宏观的角度阐释了人体免疫功能的大致内容，至于微观、局部的内容，是正气学说所不能阐述清楚的。

气血冲和提高人的免疫功能，即抗病能力，但却不是正气的全部内容。人体的功能活动是正气主要的、根本的功能，也是抗病能力产生的基础。人体的功能活动以脏腑为场所，而脏腑之中又以五脏为中心，五脏的功能活动产生了气血，气血又是脏腑功能活动的物质基础。脏腑的相互联系、脏腑与其他组织器官的关联、气血的运行又以经络为路径。脏腑、经络、气血功能活动既是正气的内容之一，同时，其功能活动又产生正气。正气旺盛则抗病能力强。任何疾病的发生，都必然是脏腑、经络、气血功能的失调，病程久延，还会导致脏腑、经络、气血的损伤，即正气亏虚，因此，在疾病过程中，邪正斗争的同时，或邪去之后，都存在着正气的自我恢复，从而使机体康复的过程。这种自我修复的功能，通称康复能力，它同样是正气的重要组成部分。这些虽与抗病能力不同，但两者之间却有着密切的联系。抗病能力、康复能力都以脏腑、经络、气血的功能为基础，都与疾病过程有关，但抗病能力与疾病的发生、发展相关，而康复能力则与疾病的痊愈相关。这些都不是免疫这一生理功能所能概括的。

气血是人体生命活动的动力，抵御病邪的基础，按现代医学观念就是提高人的免疫功能，但要比免疫功能全面的多，还包括改善微循环，清除氧自由基，补充营养等，都属于正气。正气与免疫分别是两种医学体系中的基本概念，两者之间有着内在的联系。从免疫的主要功能来看，大致相当于正气的抗病能力。中医学认为，正气亏虚是疾病发生的内在根据，因此，非常重视人体正气在疾病发生过程中的重要作用。正气充盛，抗病力强，致病邪气难以侵袭，疾病也就无从发生。

《素问·六微旨大论》曰："出入废则神机化灭，升降息则气立孤矣。"说明人身气机的升降出入废止和息灭是导致疾病危重甚至死亡的根本机制。由此引申其义，可以认为疾病的发生和发展，是关乎人体气机失去正常的状态，即气机出入阻隔，升降失序。从某种意义上来说，这是中医病因病机的基本观点。后世医家宗其旨意，并作了很大发挥，其中元代医家朱丹溪和清代医家王孟英尤为突出。朱丹溪曾谓："气血冲和，万病不生，一有怫郁，诸病生焉。故人身诸病，多生于郁。"强调了气血郁滞在发病学上的重要地位。丹溪倡导气、血、湿、热、痰、食"六郁"之说，认为此六者既可单独致病，亦可合而为害，但其主要关键，则在于气郁。因此他治疗郁证，首重调理气机，这在他所创制的越鞠丸、六郁汤中得到充分的体现。

中医药诱导的内源性调控保护，是更为积极、主动、调节机体的内环境。总结近年来的医学类科研期刊中关于行气化瘀中药对动脉粥样硬化患者的防治作用，通过大量实验研究证明，调节载脂蛋白代谢、影响一氧化氮释放、保护内皮功能，抑制血管平滑肌细胞增殖、提高过氧化物酶的活性，抑制脂质过氧化、抑制血小板功能，调节前列环素与血栓素A_2的平衡、调节AS相关的活性多肽及基因的表达。

第十九章　冠心病的预防

第一节　一级预防

凡事预则立，不预则废。在人群中我们要识别出哪些人容易罹患冠心病，也就是通常我们所称的“高危人群”，有针对性地进行预防、治疗。根据国内外丰富的流行病学知识，冠心病主要的危险因素有以下几种。

一、年龄和性别

男性较女性易患冠心病，患病率之比约为2∶1。男性在45岁，女性在55岁后冠心病的患病率明显增高，年龄愈大，患病率也愈高。当然，这类危险因素是无法改变的，但是对特定人群，我们应更加关注他们是否还具有冠心病的其他危险因素。

二、吸烟

其是冠心病的独立危险因素，应当大力提倡戒烟。

三、高血压

高血压是冠心病的首要危险因素，不论性别和年龄，血压水平愈高，患病时间愈长者，其危险性愈大。我国的《高血压防治指南》将高血压的定义界定为≥140/90 mmHg，并根据血压水平及相关危险因素，分为低危、中危、高危、极高危。老年人收缩期血压的正常水平仍应界定在＜150 mmHg，高于此临界值，脑卒中、冠心病的患病率将大幅度增高，因此需要处理。从我国的流行病学研究得出的数据显示，体重过重、盐摄入量大和饮酒是高血压发病的重要危险因素。适量的体育活动有助于高血压的预防及血压的有效控制。对于非药物疗法仍达不到有效的血压控制目标者，应用药物治疗。

四、血脂异常

血脂中的胆固醇，尤其是低密度脂蛋白胆固醇（low density lipoprotein cholesterin，LDL-C）与冠状动脉粥样硬化关系密切，它的异常增高是冠心病的重要危险因素。有人认为，与西方一些国家相比，我国人群的血胆固醇水平较低，因此在冠心病预防上不是重要靶点。但应指出的是，根据流行病学研究，近十年来我国城乡居民血胆固醇水平都在上升，在大城市和经济发达的地区尤为明显。另外，根据上海一项长达十年的临床研究，尽管我国人群的血胆固醇水平较低，但冠心病的患病率和血胆固醇水平仍呈正相关。因此，控制血胆固醇水平仍是重要的。膳食是影响血脂的重要环节，健康合理的膳食，应从青少年时期就加以注意。老年人的脂质代谢特点更易发生高胆固醇血症，在膳食方面尤其注意控制脂肪的摄入。但据我国一项最新研究显示，应用药物（主要为他汀类）强化降脂治疗的长期获益不显著，心血管不良事件等并未有明显改善，仍需要大规模临床研究观察饮食控制与药物控制血脂之间如何平衡。

五、糖尿病

糖尿病是冠心病的重要危险因素，糖尿病患者罹患冠心病的风险是非糖尿病患者的4倍。大型临床试验证明积极控制血糖有利于降低心血管疾病的发病率。对于糖耐量降低或空腹血糖受损者也应注意减少糖的摄入，控制体重和增加运动。

以上是冠心病主要的危险因素，在预防工作中要注意全面兼顾。在以上需控制的危险因素中，有很多是相通的，即：①控制体重在合理的水平（BMI为18.5～24 kg/m^2）；②戒烟；③健康的膳食营养，其中特别注意的是脂肪摄入量应占总热量30%以下，食盐量应在6 g/d以下，应有充足的蔬菜，鼓励多吃水果；④适当的体育活动。

对于已有“三高”症状，即高血压、高血脂和高血糖，通过非药物治疗尚不能满意控制者，则应采用药物治疗。在治疗中，要求被治疗的项目要达到“目标水平”。冠心病一级预防是十分重要的，但其仍存在一些特殊性，如对于青少年、围生期、绝经期、中年男性与老年人群的预防就有些差别，青少年冠状动脉痉挛大多与先天性因素相关，围生期或经期不正常的女性在缺乏雌激素保护的情况下出现动脉粥样硬化斑块的可能性较大，急性心肌梗死的发病年龄大大提前，40岁左右的男性，工作压力大、作息不规律、有大量吸烟史，发生急性心肌梗死、心源性休克、猝死的可能性较大，如果就医不及时，将带来灾难性后果。

第二节　二 级 预 防

国内外冠心病、心力衰竭指南一致强调，改善冠心病患者预后的重要措施是充分使用有循证医学证据的二级预防药物。我国目前冠心病患者二级预防用药状况非常不理想，有研究显示，接受他汀类药物、醛固酮受体拮抗药、抗血小板药物、β受体阻滞药的治疗率，我国普遍落后于全球平均水平的10%左右。坚持二级预防用药，医师需要个体化调整药物剂量，监测药物不良反应，提高用药的依从性。应用上述有充分循证医学证据的二级预防药物。

一、他汀类药物

即使入院时患者总胆固醇和（或）低密度脂蛋白胆固醇无明显升高，也可启用并坚持长期使用他汀类药物，但应注意监测其肝损伤及横纹肌溶解症等不良反应。

二、抗血小板药物

若无禁忌证，所有冠心病患者均应长期服用阿司匹林80～100 mg/d，CABG后应于6 h开始使用阿司匹林。若不能耐受，可用氯吡格雷75 mg/d，或替格瑞洛90 mg，2次/日代替。发生ACS或接受PCI治疗的患者，需联合使用阿司匹林100 mg/d和氯吡格雷75 mg/d治疗12个月。

三、醛固酮受体拮抗药

慢性心力衰竭患者服用醛固酮拮抗药以及β受体阻滞药和ACEI/ARB类药物被称为“黄金三角”，可有效抑制醛固酮的有害作用，减轻心室重构，但应注意监测血钾和肾功能等。

四、β受体阻滞药和ACEI/ARB

若无禁忌证，所有冠心病或慢性心力衰竭患者均应使用β受体阻滞药和ACEI，如患者不能耐受ACEI，可用ARB类药物代替。

五、冠心病的多重危险因素控制

约70%的心源性死亡和50%的急性心肌梗死发生于已确诊患者，其发生或再发心肌梗死和猝死的机会要比无冠心病病史者高4～7倍。斑块稳定性是影响冠心病发生和发展的主要决定因素，而“三高”、吸烟、交感神经活性增强、应激性等因素均可导致动脉粥样硬化斑块不稳定。研究显示，通过积极有效的二级预防，能促使易损斑块稳定，降低心血管不良事件的发生。

第三节　三级预防

冠心病的三级预防是指重病抢救，预防并发症发生和降低死亡率，包括康复治疗。其主要是指不稳定型心绞痛的治疗和急性心肌梗死的治疗。

三级预防的重点是预防心肌梗死的并发症及预防再梗死。三级预防的主要措施如下：

一、医院内的治疗

如口服药物、溶栓、介入治疗、冠脉搭桥术。

二、家庭自我防治

（1）合理饮食。

（2）适当运动和锻炼。

（3）家庭护理和康复。

（4）急救。

（5）药物治疗。

（6）控制血压。

（7）控制血糖。

（8）戒烟。

第四节 中西医结合预防

一、未病先防

1. 不妄作劳 劳，包括劳力、劳心和房劳。当代社会，竞争激烈，人们面临着非常大的精神和心理压力，又有巨大的物质诱惑，故熬夜、精神紧张、房劳过度者有相当大的人群，导致心血、肾精暗耗，阴虚则阳亢，君火旺盛，相火妄动，肝阳上亢，导致心血管疾病特别是心脑血管突发事件的不断发生。劳逸适度，以合于四时阴阳变化规律，保持人体形神俱旺，气血流通，对心血管病的防治将有极大的作用。

2. 虚邪贼风，避之有时 反常的气候变化及寒暖交替之时，往往是心血管突发事件的高发期。气候异常或剧烈变化可导致人体气血逆乱，阴阳失调，进而发病。而对于心血管病患者而言，烟酒也当为“虚邪贼风”，可耗伤体内的阴精阳气，影响脾胃的运纳功能，导致痰浊内生，气血瘀滞，进而发生一系列生理病理变化，特别是影响血压血脂，最终导致冠心病、脑卒中的发生和发展。故慎起居，避外邪，适应四时寒暖变化，戒烟限酒，是预防心血管疾病的重要措施。

3. 法于阴阳，和于术数 “法于阴阳，和于术数”，指效法天地阴阳自然变化之规律和特点，恰当地应用各种养生的方法。要顺应自然“春生、夏长、秋收、冬藏”的变化规律，采取相应的养生方法。内经中所提出的四季养生：春天“夜卧早起，广步于庭，被发缓形，以使志生，生而勿杀，予而勿夺，赏而勿罚”；夏季“夜卧早起，无厌于日，使志无怒，使华英成秀，使气得泄，若所爱在外”；秋季“早卧早起，与鸡俱兴，使志安宁，以缓秋刑，收敛神气，使秋气平，无外其志，使肺气清”；冬季“早卧晚起，必待日光，使志若伏若匿，若有私意，若已有得，去寒就温，无泄皮肤，使气亟夺”。强调“夫四时阴阳者，万物之根本也，所以圣人春夏养阳，秋冬养阴，以从其根，故与万物沉浮于生长之门。逆其根，则伐其本，坏其真矣。故阴阳四时者，万物之终始也，死生之本也，逆之则灾害生，从之则苛疾不起”、“从阴阳则生，逆之则死；从之则治，逆之则乱，反顺为逆，是谓内格”。顺从自然界四时阴阳变化规律，采取相应的养生方法，就能使人体阴阳平衡，气血顺畅，脏腑功能活动正常，健康无疾；违背了自然界阴阳四时的变化规律，则阴阳失衡，气血逆乱或瘀滞，脏腑功能活动紊乱，导致疾病的发生和发展。这是包括心血管疾病在内的所有疾病发生发展的根本原因。“法于阴阳，和于术数”，也可说是养生防病的总纲，包括饮食起居、劳逸、精神调养等，都应顺应这一原则。

4. 食饮有节，起居有常　饮食起居是人们生活的基本内容与方式，饮食起居失常可导致疾病的发生。“脾胃为后天之本，气血生化之源”。盖饮食自口而入，经过脾胃熟腐消化、运化转输，进而化生为精微气血津液，敷布营养全身。如果饮食起居失常，就会导致疾病的发生发展。如饮食不足，则气血津液精微生化无源，无以营养全身，轻则抗病力弱易受邪袭，即“邪之所凑，其气必虚”，重则虚劳诸疾旋即发生。心血管疾病如贫血性心脏病即部分与此有关，而风湿性心脏病又往往由于营养不良，复加居处潮湿，起居不慎，“风寒湿三气杂至，合而为痹”，继而“脉痹不已，复感于邪，内舍于心”所致。这些年来，随着人们生活水平的提高，营养过剩、体力活动的减少，起居失常所致的心血管病如血脂异常、高血压、糖尿病、冠心病、脑卒中、心力衰竭等发病率越来越高。“以酒为浆，以妄为常，醉以入房，以欲竭其精，以耗散其真，不知持满，不时御神，务快其心，逆于生乐，起居无节，故半百而衰也”。

5. 恬淡虚无，真气从之　在社会发展日新月异、竞争日趋激烈、物质日益丰富的时代，恬淡虚无，终非易事。思虑劳心，嗜欲无度，七情易伤，“怒则气上，喜则气缓，悲则气消，恐则气下，惊则气乱，思则气结”。气为血帅，气机逆乱，必致血行瘀滞，导致心病发生，尤其是高血压、冠心病及心血管突发事件与情绪变化关系尤为密切。故“志闲而少欲，心安而不惧”，“嗜欲不能劳其目，淫邪不能惑其心，愚智贤不肖，不惧于物”，才能合于养生之道。近几十年来，现代医学也逐渐认识到情志对心血管疾病发病的影响。诸如A型性格、负性情绪作为心血管疾病危险因素的临床意义的研究，印证了中医传统养生强调调摄情志，倡导恬淡虚无的养生理论。情志失调，暴怒伤肝，肝郁气滞，气滞则血瘀，心脉瘀阻，流行不畅，则为心痛胸痹，气滞痰凝，痰浊瘀血，因饮食或肝气引发内伏之瘀血痰浊流窜经络，痹阻心脉，则发为真心痛；气滞化火，火伤阴血，心神失养则为心悸怔忡，失眠健忘。肝火上炎，甚则引肝阳上亢则为眩晕之属。通过适当的医疗体育训练，行为疗法，情志疗法，可以减轻情绪反应，进而防止心血管疾病的发生。

二、既病防变

1. 调气　朱丹溪认为，百病皆生于气，情志因素在心血管疾病的发生与发展中起到很大的作用，心理学研究证实负性生活事件是心血管疾病发病的危险因素，A型性格与冠心病有关。情志失调常可引起中风、眩晕、胸痹发作或加重；而心血管疾病发生后，常会使患者产生情绪抑郁，心烦易怒等情绪变化。肝主疏泄与调畅气机，因此调理气机的重点又是调肝。《西溪书屋夜话录》有治肝三十法，分肝气、肝风、肝火论治，并认为三者同出而异名，源于一而变化多端。因此对于心血管疾病如眩晕、心悸、胸痹等适时进行随症调理，可使发作危险性降低。调肝诸药如乌梅、防已等有钙拮抗药样作用，滋养肝阴，平肝潜阳，可防治肝阳上亢之眩晕等症的发作与加重。疏肝理气之四逆散用于胸痹等症的防治亦取得疗效。

2. 调血　心血管疾病的发生与发展与血液的生成、输布、运行失常有关，因此一旦发生心血管疾病，要防止其发展恶化，重点应在调血，养心重在理血。理血之法对心血管疾病的二级预防尤为适宜。补心血方药有当归补血汤，酸枣仁、夜交藤等。活血化瘀方药有丹参、赤芍、川芎、红花、桃仁、乳香、郁金、地龙、水蛭等。如心悸者，多因心气、心血不足，心神失养，通过养心血，使心血充足，心悸失眠之症自可减少发作。对心血瘀阻之胸痹，若间断给予活血化瘀或与益气补肾同时，亦能起到稳定病情、巩固疗效的作用。有文献报道对冠心病的随访观察证实活血化瘀等中医药治疗对冠心病二级预防的价值；血府逐瘀汤对PTCA术后再狭窄有一定的预防作用。也有不少实验研究发现活血化瘀法可以改善血管内皮功能、抑制平滑肌细胞增殖，改善血流变与微循环，从而对心血管疾病起到预防与治疗作用。

3. 健脾补肾，巩固先、后天　健脾可以助水谷化生精微以滋养气血，使心气、肝血得以化生，肾精得气血滋养而不衰，并杜绝痰浊化生之源。常用药有山药、荷叶、山楂、茯苓、砂仁等。许多健脾药能改善与调节血脂代谢紊乱，有利于防止动脉粥样硬化的进展。因肺主气，司呼吸，外主皮毛，补脾可以实后天，并可起到培土生金之效，使肺气足而腠理密，不易发生外感六淫之病，对预防因反复链球菌感染而引起风湿活动及反复上呼吸道病毒感染引起心肌炎加重有积极的意义。

肾为先天之本，阴阳之根。通过对中老年高血压患者的临床证候调查发现，中老年男性高血压患者常有肾虚，并兼有心肝两虚。而冠心病、高血压等病多见于中老年男性，由此可见，肾气不足在其中发挥着作用。补肾之法不在滋补，而宜于清补，滋补之法，用于心血管疾病缓解期，常有生湿化痰之嫌。故补肾培元，常选山茱萸、菟丝子、枸杞子、二至丸、五子衍宗丸等。给予稳定期的冠心病患者服用补肾之品如五子衍宗丸，可增强患者体质，减少心绞痛发作。对慢性充血性心力衰竭者，应用补肾培元纳气，以巩固其疗效。

参考文献

[1]马思楠，齐月.2型糖尿病合并冠心病的中医药及西医临床研究[J].中国现代药物应用，2024，18（3）：166–169.

[2]辛春雷，李妍，刘景峰，等.临床内科疾病诊断与药物治疗[M].长春：世界图书出版公司，2023.

[3]李燕萍，刘善丽.居家老年人护理技术[M].北京：中国医药科学技术出版社，2023.

[4]王丽梅.中医中药治疗冠心病并血脂异常的临床疗效[J].内蒙古中医药，2022，41（10）：61–62.

[5]楚淑芳，董彦敏，赵恒侠，等.荷芪散治疗痰瘀互结证2型糖尿病合并冠心病的临床疗效及对血清TMAO水平的影响[J].广州中医药大学学报，2022，39（2）：241–248.

[6]张二莉，侯跃钢.复方丹参滴丸辅助治疗对糖尿病合并冠心病患者炎症介质、血液流变学的影响[J].深圳中西医结合杂志，2022，32（13）：69–72.

[7]周错，李赣，曹敏.高血压病患者必读——基础知识及中医药治疗[M].上海：上海科学技术出版社，2022.

[8]王芹.临床医学检验与内科诊疗[M].广州：汕头大学出版社，2022.

[9]刘万利.养心益气汤治疗2型糖尿病合并冠心病的疗效研究[J].糖尿病新世界，2021，24（12）：24–27.

[10]魏炳珍.冠状动脉粥样硬化性心脏病合并2型糖尿病患者的临床特点[J].中国社区医师，2021，37（12）：71–72.

[11]刘建军，徐明明.中医护理技术临床实务[M].北京：中国中医药出版社，2021.

[12]邵南文.基于中西医临床病症特点探讨老年冠心病中西医结合的诊治策略[J].中西医结合心血管病电子杂志，2021，9（30）：47–50.

[13]赵亚会，韩伟.丹红注射液联合比索洛尔治疗2型糖尿病合并冠心病室性心律失常[J].实用医药杂志，2021，38（2）：112–116.

[14]高爱社，陈芳.基础病理学研究进展[M].上海：上海科学技术出版社，2021.

[15]陈佩仪，陈偶英.中医护理技能[M].北京：中国中医药出版社，2021.

[16]乔树宾.2019临床医疗护理常规——心血管内科诊疗常规[M].北京：中国医药科学技术出版社，2020.

[17]陈灏珠.心脏病学[M].北京：人民卫生出版社，2020.

[18]曹高凡，陈志英.冠心病合并高血压中药汤剂口服配合中医护理干预效果评价[J].中西医结合心血管病电子杂志，2020，8（9）：146–148.

[19]宋熙彬.中医治疗冠心病慢性心力衰竭的研究进展[J].内蒙古中医药，2020，39（2）：140–141.

[20]辛杰.实用心血管疾病护理规范[M].北京：科学技术文献出版社，2019.

[21]薛洪璐.现代内科临床精要[M].长春：吉林科学技术出版社，2019.

[22]刘立壮，单晓琳，孙辰莹，等.养心益气汤治疗2型糖尿病合并冠心病的疗效及机制初探[J].四川中医，2019，37（8）：80–83.

[23]李凡民，牛文堂.现代临床心电图学（下）[M].2版.长春：吉林科学技术出版社，2019.

[24]于宁.现代内科疾病诊断与治疗[M].北京：科学技术文献出版社，2018.

[25]葛均波，徐永健，王辰.内科学[M].9版.北京：人民卫生出版社，2018.

[26]陈玲.内科护理学[M].南京：江苏凤凰科学技术出版社，2018.

[27]万学红，卢雪峰.诊断学（精校修订版）[M].8版.北京：人民卫生出版社，2018.

[28]刘硕，邱瑞瑾，商洪才.心血管疾病中西医结合临床研究的重点、策略及方法[J].中国中西医结合杂志，2018，38（3）：365–367.

[29]李云鹏.通脉养心丸对冠心病合并糖尿病经PCI术后的影响分析[J].当代医学，2018，24（36）：140–141.

[30]姜淑凤，周少林.中医实用技术[M].北京：科学技术文献出版社，2017.

[31]侯翠荣.中药治疗糖尿病的研究进展综述[J].内蒙古中医药，2017，36

（14）：143–144.

[32]姜远英，文爱东.临床药物治疗学[M].4版.北京：人民卫生出版社，2016.

[33]陈志强.中西医结合内科学[M].北京：中国中医药出版社，2016.

[34]封银曼，马秋平.中医护理[M].北京：人民卫生出版社，2015.

[35]苗阳，马晓昌，衷敬柏.高血压病中西医实用手册[M].北京：人民军医出版社，2015.

[36]杨洪.中医护理[M].北京：人民卫生出版社，2014.

[37]余艳兰.常见内科疾病中的中医护理[M].北京：中国出版集团，2012.

[38]梁繁荣.针灸学[M].2版.上海：上海科学技术出版社，2012.

[39]吴勉华.中医内科学[M].北京：中国中医药出版社，2012.

[40]丁邦晗，杨敏，周珂，等. 胸痹心痛患者心电图改变与中医证型的关系[J]. 中国中西医结合急救杂志，2008，15（1）：31–32.

[41]王昀. 论络病理论与心脑血管疾病的相关性[J]. 中医杂志，2008，49，（4）：293–294.

[42]韩旭，李七一，陈美兰，等. 冠心病中医辨证分型客观化的研究进展[J]. 江苏中医药，2008，40（2）：89–91.

[43]顾奎琴.高血脂的生活指导[M].北京：人民军医出版社，2005.

[44]盛瑞兰主编.内科护理学[M].南京：东南大学出版社，2002.

[45]李潭溪，李适昱.慢性病危重急症抢救手册[M].天津：天津科学技术出版社，2001.